全国县级医院系列实用手册

# 口腔科医生手册

主　编　周学东　白玉兴

副主编　张连云　王佐林

　　　　董福生　牛玉梅

人民卫生出版社

**图书在版编目（CIP）数据**

口腔科医生手册/周学东,白玉兴主编.—北京:人民卫生出版社,2017

（全国县级医院系列实用手册）

ISBN 978-7-117-24154-0

Ⅰ.①口…　Ⅱ.①周…②白…　Ⅲ.①口腔疾病-诊疗-手册　Ⅳ.①R78-62

中国版本图书馆 CIP 数据核字（2017）第 030981 号

| 人卫智网 | www.ipmph.com | 医学教育、学术、考试、健康,购书智慧智能综合服务平台 |
| 人卫官网 | www.pmph.com | 人卫官方资讯发布平台 |

全国县级医院系列实用手册

口腔科医生手册

主　　编:周学东　白玉兴
出版发行:人民卫生出版社(中继线 010-59780011)
地　　址:北京市朝阳区潘家园南里 19 号
邮　　编:100021
E - mail: pmph @ pmph.com
购书热线:010-59787592　010-59787584　010-65264830
印　　刷:北京盛通印刷股份有限公司
经　　销:新华书店
开　　本:850×1168　1/32　印张:23
字　　数:583 千字
版　　次:2017 年 5 月第 1 版　2017 年 5 月第 1 版第 1 次印刷
标准书号:ISBN 978-7-117-24154-0/R·24155
定　　价:156.00 元

打击盗版举报电话:010-59787491　E-mail:WQ @ pmph.com
(凡属印装质量问题请与本社市场营销中心联系退换)

# 《全国县级医院系列实用手册》编委会

# 出版说明

　　县级医院是我国医疗服务承上启下的重要一环，是实现我国医疗服务总体目标的主要承载体。目前，我国县级医院服务覆盖全国人口 9 亿多，占全国居民总数 70% 以上，但其承担的医疗服务与其功能定位仍不匹配。据《2014 中国卫生和计划生育统计提要》数据显示，截至 2013 年，我国有县级医院 1.16 万个，占医院总数的 47%；诊疗人次 9.24 亿人次，占医院总诊疗人次的 34%；入院人数 0.65 亿人，占医院总入院人数的 46%。

　　为贯彻习近平总书记"推动医疗卫生工作重心下移、医疗卫生资源下沉，推动城乡基本公共服务均等化，为群众提供安全有效方便价廉的公共卫生和基本医疗服务"的指示，落实国务院办公厅《关于全面推开县级公立医院综合改革的实施意见》和《关于推进分级诊疗制度建设的指导意见》等文件精神，推动全国县级医院改革发展与全国分级诊疗制度顺利实施，通过抓住县级医院这一关键环节，实现"郡县治，天下安"的目标，在国家卫生和计划生育委员会的领导下，在中国医师协会、中华医学会、中国医院协会的支持下，人民卫生出版社组织编写了本套《全国县级医院系列实用手册》。

　　本套图书编写有如下特点：

　　1. 编写工作是在对全国 31 个省市自治区 100 多家县级医院的充分调研基础上开展的，充分反映了全国县级医院医务工作者迫切需求。

　　2. 图书品种是严格按照县级医院专业构成和业务能力发展要求设置的，涉及临床、护理、医院管理等 27 个专业。

3. 为了保证图书内容的学术水平，全部主编均来自全国知名大型综合三甲医院；为了增加图书的实用性，还选择部分县级优秀医生代表参与编写工作。

4. 为了保证本套图书内容的权威性和指导性，大部分参考文献来源于国家制定的指南、规范、路径和国家级教材。

5. 整套图书囊括了县级医院常见病、多发病、疑难病的诊治规范、检查技术、医院管理、健康促进等县级医院工作人员必备的知识和技术。

6. 本套图书内容在保持先进性的同时，更侧重于知识点的成熟性和稳定性。

7. 本套图书写作上字斟句酌，字词凝练。内容表达尽量条理化、纲要化、图表化。

8. 本书装帧精良，为方便阅读，参照国际标准制作成易于携带的口袋用书。

本套图书共 27 种，除适合于县级医院临床工作者阅读之外，还兼顾综合性医院年轻的住院医师和临床研究生使用。本套图书将根据临床发展需要，每 3~5 年修订一次。整套图书出版后，将积极进行数字化配套产品的出版。希望本套图书的出版为提升我国县级医院综合能力、着力解决我国"看病难、看病贵"等问题，做出应有贡献。

希望广大读者在使用过程中发现不足，并反馈给我们，以便我们逐步完善本套图书的内容，提高质量。

人民卫生出版社
《全国县级医院系列实用手册》编委会
2016 年 1 月 18 日

# 前　言

　　本书是人民卫生出版社规划出版的《全国县级医院系列实用手册》系列之一的口腔医学手册，供全国县级医院的口腔临床医师阅读之用。该书以口腔常见病、多发病为主，重点介绍基本知识、基础理论和基本技能，同时介绍了国内外口腔临床医学发展新趋势，是县级医院口腔医师从事临床工作重要的诊疗规范手册和便携式"口袋书"。

　　基于县级医院口腔医师的临床实践，本书编写具有以下特点：①内容简明扼要，强化同类疾病间的鉴别诊断和注意要点，突出实用性。内容涵盖口腔医学的临床各个领域，突出基层口腔医师临床实践中的全科特点。②章节的编排上，既有按疾病类型阐述的，又有从疾病症状阐述的，既体现了内容的科学性，又兼顾了基层临床医师工作实际操作性。③重视从症状和体征出发、挖掘知识、提出诊断与处理思路的临床思辨能力和临床严谨科学态度的培养。④将口腔临床医学最常见的疾病特点与技术操作融为一体，为县级口腔临床医师诊疗规范提供了重要参考。

　　由于时间和水平有限，诚恳欢迎对本书的内容及编辑工作提出宝贵的批评和建议。

周学东

2017 年 3 月 15 日

# 目　录

# 第一章

## 口腔基本解剖生理

### 第一节　牙体解剖

#### 一、牙的概述

（一）牙的组成、分类及功能

1. 牙的组成　从外观上看，牙由牙冠、牙根及牙颈三部分组成。从牙的纵剖面观察，牙由釉质、牙骨质、牙本质三种硬组织和一种软组织——牙髓组成。

2. 牙的分类　人的一生有两副牙，第一副为乳牙，共20颗；第二副为恒牙，28～32颗。根据牙的形态和功能不同，可分为切牙、尖牙、前磨牙及磨牙四类。切牙和尖牙位于口角之前，称为前牙；前磨牙和磨牙位于口角之后，称为后牙。

3. 牙的功能　咀嚼功能；协助发音及言语；保持颌面部正常形态。

（二）牙位记录

1. 部位记录法　目前为我国常用的临床牙位记录法。

（1）牙列分区：4个分区，即：

**1**

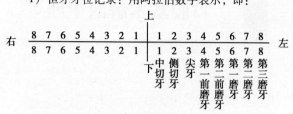

（2）牙位记录

1）恒牙牙位记录：用阿拉伯数字表示，即：

|  |  |  |  |  |  |  |  |  |  |  |  |  |  |  |  |
|---|---|---|---|---|---|---|---|---|---|---|---|---|---|---|---|
| 右 | 8 | 7 | 6 | 5 | 4 | 3 | 2 | 1 | 1 | 2 | 3 | 4 | 5 | 6 | 7 | 8 | 左 |
| | 8 | 7 | 6 | 5 | 4 | 3 | 2 | 1 | 1 | 2 | 3 | 4 | 5 | 6 | 7 | 8 | |

下

中切牙　侧切牙　尖牙　第一前磨牙　第二前磨牙　第一磨牙　第二磨牙　第三磨牙

如：⌞5 表示左上第二前磨牙。

2）乳牙牙位记录：用罗马数字表示，即：

|  |  |  |  |  |  |  |  |  |  |  |  |
|---|---|---|---|---|---|---|---|---|---|---|---|
| 右 | V | IV | III | II | I | I | II | III | IV | V | 左 |
| | V | IV | III | II | I | I | II | III | IV | V | |

下

乳中切牙　乳侧切牙　乳尖牙　第一乳磨牙　第二乳磨牙

如：III⌋ 表示右上乳尖牙。

2. 国际牙科联合会系统（FDI）　牙的位置用两位数字表示：十位数代表牙列分区以及乳牙或恒牙，即：

恒牙编号：

| 18 | 17 | 16 | 15 | 14 | 13 | 12 | 11 | 21 | 22 | 23 | 24 | 25 | 26 | 27 | 28 |
|---|---|---|---|---|---|---|---|---|---|---|---|---|---|---|---|
| 48 | 47 | 46 | 45 | 44 | 43 | 42 | 41 | 31 | 32 | 33 | 34 | 35 | 36 | 37 | 38 |

如：18 表示右上颌第三磨牙，读作1、8。

乳牙编号：

| 55 | 54 | 53 | 52 | 51 | 61 | 62 | 63 | 64 | 65 |
|---|---|---|---|---|---|---|---|---|---|
| 85 | 84 | 83 | 82 | 81 | 71 | 72 | 73 | 74 | 75 |

如：83 表示右下颌乳尖牙，读作8、3。

**3. 通用编号系统**　记录牙位时，每个牙均有其固定的编号。

恒牙编号：

上

| 右 | 1 | 2 | 3 | 4 | 5 | 6 | 7 | 8 | 9 | 10 | 11 | 12 | 13 | 14 | 15 | 16 | 左 |
| | 32 | 31 | 30 | 29 | 28 | 27 | 26 | 25 | 24 | 23 | 22 | 21 | 20 | 19 | 18 | 17 | |

下

如：#26 表示右下颌侧切牙。

乳牙编号：

| 右 | A | B | C | D | E | F | G | H | I | J | 左 |
| | T | S | R | Q | P | O | N | M | L | K | |

### （三）牙的萌出

牙的萌出、发育是一个连续的过程，包括牙胚的发生、牙体硬组织矿化与形成及萌出 3 个阶段。乳、恒牙萌出平均年龄及替换见表 1-1-1。

表 1-1-1　乳、恒牙萌出平均时间及替换表

| | | 乳牙 | I | II | III | IV | V | | | |
| | | 恒牙 | 1 | 2 | 3 | 4 | 5 | 6 | 7 | 8 |
| 上颌 | 乳牙（以月为单位） | | 8 | 9 | 18 | 14 | 28 | | | |
| | 恒牙（以年为单位） | | 8 | 9 | 12 | 10 | 12 | 6 | 12 | 18 以后 |
| 下颌 | 乳牙（以月为单位） | | 6 | 7 | 16 | 12 | 22 | | | |
| | 恒牙（以年为单位） | | 6 | 7 | 9 | 10 | 12 | 6 | 12 | 18 以后 |

## 二、牙的外形

乳牙是人的第一副牙，共 20 颗。依次分为乳切牙、

**1**

乳尖牙和乳磨牙。乳牙与恒牙相比，无前磨牙。恒牙是人类的第二副牙，共有 28~32 颗，上、下颌各 14~16 颗，成对位于中线两侧，左、右同名牙解剖形态相同。

因切牙类、尖牙类、前磨牙类是替换相应乳牙而萌出的，故它们之间的形态基本相似。

乳牙与恒牙的形态特点及区别：

1. 乳牙的体积较小，牙冠短而宽，但乳磨牙的体积依次增大，即第二乳磨牙大于第一乳磨牙；恒牙磨牙的体积依次减小，即第二磨牙小于第一磨牙。

2. 乳牙钙化程度低，呈乳白色；恒牙则呈淡黄色。

3. 乳牙牙颈显著缩窄，冠根分界明显；唇（颊）颈嵴明显突出。

4. 上颌乳尖牙牙尖偏远中，而上颌尖牙牙尖偏近中。

5. 上颌第一前磨牙颊尖偏远中，而上颌第一乳磨牙颊尖偏近中。下颌第一乳磨牙形态特别，有 4 个牙尖，2 个近中尖大于 2 个远中尖。

6. 由于乳牙根方有恒牙牙胚，故乳前牙根尖部向唇侧弯曲，乳磨牙根干短、根分叉度大；恒牙则无此特征，根干较长，根分叉度较小。

7. 下颌第二乳磨牙 3 个颊尖等大；下颌第一磨牙则近中颊尖大于远中颊尖大于远中尖。

### 三、牙体髓腔解剖形态

牙髓腔是位于牙体中部的一个与牙体外形相似同时又显著缩小的空腔，简称髓腔。髓腔（图 1-1-1）可分为髓室、根管、根尖孔。前牙髓室与根管无明显界限，后牙髓室呈立方形，分有顶、底和四壁。根管最狭窄处常不在根尖孔，而是在距根尖孔约 1mm 处。

（一）恒牙髓腔形态

1. 切牙髓腔形态　多为单根管。

（1）上颌切牙髓腔形态：近远中径大于唇舌径，单根管。

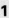

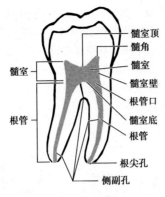

图 1-1-1　髓腔各部名称

（2）下颌切牙髓腔形态：髓腔体积小，唇舌径大于近远中径，根管多为窄而扁的单根管。双根管率：下颌中切牙约有 4%；下颌侧切牙约有 10%。

2. 尖牙的髓腔形态　上颌尖牙髓腔的唇舌径大于近远中径，粗大单根管。下颌尖牙双根管者约占 4%。

3. 前磨牙的髓腔形态　髓室似立方形，颊舌径大于近远中径，髓室顶有颊、舌 2 个髓角。

（1）上颌前磨牙髓腔形态：根管类型较多，上颌第一、第二前磨牙双管型分别约占 65%、11%，单双管型分别约占 28%、41%，单管型约占 7%、48%。

（2）下颌前磨牙髓腔形态：下颌第一前磨牙颊侧髓角特别高，舌侧髓角不明显，17% 在根中部形成双管型或单双管型。下颌第二前磨牙多为单根管。

4. 磨牙髓腔形态

（1）上颌磨牙髓腔形态：上颌第一、第二磨牙髓室较大，呈立方形，颊舌径大于近远中径。髓室顶最凹处约平齐颈缘。髓室底位于颈缘龈方 2mm 处。一般有 4 个髓角，其中近中颊髓角最高。髓室底可见 3~4 个根管口，其中舌侧根管较圆，为粗而长直的单根管。上颌第一磨牙近颊根管双根管率约占 63%，远颊根管约占 9%。上颌第二磨牙近颊根管双根管率约占 30%。

**1**

（2）下颌磨牙髓腔形态：近中舌髓角最高。下颌第一磨牙近中根管双根管率约占 87%，远中根管约占 40%。下颌第二磨牙近中根管双根管率约占 64%，远中根管多为单根管。若近远中根在颊侧融合，根管也在颊侧连通，根管横断面成 C 字形，称为 C 形根管（图 1-1-2）。根管治疗时，要注意充填完全。

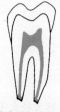 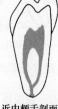  

C 形根管

颊侧近远中剖面　　　近中颊舌剖面　　　牙颈部横剖面

图 1-1-2　下颌第二磨牙髓腔形态
C 形根管（箭头所示）

（二）乳牙髓腔形态

乳牙髓腔形态大体与乳牙的外形相一致，若按髓腔的大小与牙齿的大小比例而言，则乳牙的髓腔较恒牙者大，表现为髓室大、髓角高、髓室壁薄、根管粗、根尖孔也大。

# 第二节　牙列、𬌗与颌位

## 一、牙列

上、下颌牙齿按一定的顺序在牙槽骨上紧密排列形成一个弓形的整体，称为牙列。依牙列的形状又可将其分为方圆形、卵圆形、尖圆形三种类型。

（一）牙排列的规律

1. 近远中向倾斜（表 1-2-1）
2. 唇颊舌向倾斜（表 1-2-2）

表 1-2-1　牙冠的近远中向倾斜

| | 前牙 | 后牙 |
|---|---|---|
| 上颌 | $\underline{2\mid2 > 3\mid3 > 1\mid1}$<br>向近中倾斜 | $\underline{645\mid456}$<br>近、远中倾斜度较小，牙长轴较正 | $\underline{7\mid7 < 8\mid8}$<br>向近中倾斜 |
| 下颌 | $\overline{3\mid3 > 2\mid2 > 1\mid1}$<br>向近中倾斜 | $\overline{654\mid456}$<br>近、远中倾斜度较小，牙长轴较正 | $\overline{7\mid7 < 8\mid8}$<br>向近中倾斜 |

表 1-2-2　牙冠的唇颊舌向倾斜

| | 前牙 | 后牙 |
|---|---|---|
| 上颌 | $\underline{3\mid3}$<br>牙长轴较正 | $\underline{654\mid456}$<br>牙长轴较正 | $\underline{87\mid78}$<br>向颊侧倾斜 |
| 下颌 | $\overline{3\mid3}$<br>牙长轴较正 | $\overline{21\mid21}$<br>向唇侧倾斜 | $\overline{87654\mid45678}$<br>向舌侧倾斜 |
| | $\overline{21\mid12}$<br>向唇侧倾斜 | | |

**1**

### (二) 船曲线

牙弓内所有牙齿的切缘及牙尖连续所形成的曲线称为船曲线。从侧面观，牙齿由前向后排列成弯向上的弧形，称为纵船曲线。上颌者又可称为补偿曲线；下颌者称为 Spee 曲线，正常曲度为 0 ~ 2.5mm。从前方观察，所见上、下颌同名磨牙颊舌尖相连形成冠状方向的船曲线，称为横船曲线。

## 二、船

在下颌的各种功能运动中，上、下颌牙发生接触的现象被称为船或咬合，习惯上又称为船关系或咬合关系。临床上最重要、最常用的接触关系是牙尖交错船。

### (一) 牙尖交错船

牙尖交错船是指上、下颌牙牙尖相互交错，船面接触最广的咬合接触关系。此时，下颌可以居中也可能并非居中，但牙尖保持交错接触，整个牙列及牙周组织受力均匀，便于承受和分散船力，是一种非常重要的咬合关系。

牙尖交错位时，上、下颌牙列中线一致，并与面部中线也一致。上、下颌牙齿保持着一牙对二牙的关系。同时，上、下颌牙列间存在适当的覆盖与覆船关系 (图 1-2-1，图 1-2-2)。由于上颌牙列比下颌牙列宽大，因而在牙尖交错位 1 时上牙列盖过了下牙列。盖过的水平距离称覆盖，盖过的垂直距离称覆船。

第一磨牙是萌出最早的恒牙，因此，第一磨牙的咬合关系是牙尖交错船的重要标志。牙尖交错位时，上颌第一磨牙的近中颊尖正对下颌第一磨牙的颊沟，称为"中性船"；如果下颌第一磨牙的颊沟位于上颌第一磨牙近中颊尖的远中或近中，则分别称为远中船或近中船。

### (二) 船的发育阶段

1. 乳牙期间的船　从 2 岁半至 6 岁为乳牙船时期。由于 4 岁以后颌骨发育速度明显加快，牙槽骨迅速增大，而乳牙大小仍保持原样，因此，牙量会显得不足。所以

4 岁前后乳牙𬌗特征略有不同。

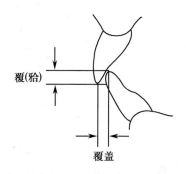

图 1-2-1　上、下颌前牙的覆盖、覆𬌗

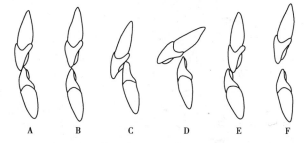

图 1-2-2　前牙覆盖覆𬌗分类

A. 正常𬌗　B. 对刃𬌗　C. 深覆𬌗
D. 深覆盖　E. 反𬌗　F. 开𬌗

（1）4 岁以前乳牙𬌗特征

1）乳牙在颌骨上的位置较正，没有明显的近远中向或唇颊舌向倾斜。

2）𬌗曲线不明显。

3）上、下颌第二乳磨牙的远中面常彼此平齐，呈一垂直平面，称为终末平面，又称齐平末端。亦有因各种发育因素的影响呈近中梯或远中梯。

4）由于乳切牙的牙长轴接近垂直，无明显唇舌向倾斜，使乳牙的覆𬌗较深，覆盖较小。

**1**

（2）4～6岁期间乳牙殆特征

1）随着颌骨的发育，乳牙排列逐渐稀疏，乳切牙区及乳尖牙区出现间隙，其中上颌乳尖牙近中和下颌乳尖牙远中的间隙称为灵长类间隙。

2）牙的切缘及殆面产生一定的磨耗。

3）上、下颌第二乳磨牙的远中面不在同一个平面，下颌第二乳磨牙移至上颌第二乳磨牙的近中。

4）随着下颌支的发育，暂时性深覆殆程度可有所减小。

2. 替牙期间的殆 从6～12岁左右称为替牙殆期。此期殆的变化很快，一些暂时的错殆现象多数可自然调整至正常。暂时的错殆有以下几种：

（1）上唇系带位置过低。

（2）上颌中切牙间隙。

（3）上颌切牙牙冠偏远中。

（4）暂时性远中殆。

（5）暂时性拥挤。

（6）暂时性深覆殆。

## 三、颌位

颌位即下颌骨相对于上颌骨的位置。下颌骨相对于上颌骨可有许多位置关系。但是对于临床治疗有重要参考意义的，并且相对稳定的下颌位置只有3个，即牙尖交错位、后退接触位和下颌姿势位。

牙尖交错殆时下颌的位置即牙尖交错位，也曾称为正中殆位。牙尖交错位是下颌的主要功能位，也是最易重复的下颌位置，临床上可作为许多检查、诊断和治疗的基准位。

下颌从牙尖交错位再向后退少许（约1mm）的位置，称为后退接触位，是下颌的生理性最后位。

当人直立或端坐，两眼平视前方，口腔在不咀嚼，不吞咽，也不说话的时候，下颌处于休息状态，此时的颌位，即为下颌姿势位。在下颌姿势位时，上、下颌牙

**1**

列自然分开，脱离殆接触，从前向后保持着一个楔形间隙，称为息止殆间隙，简称殆间隙。该间隙在前牙切缘之间为 2~4mm。

# 第三节　运动器官、脉管及神经解剖

## 一、骨及关节

### (一) 颌骨

1. 上颌骨　上颌骨位于颜面中部，左右各一，相互对称。形态不规则，由一体四突组成。

上颌体可分为前、后、上、内四面，其中央部的空腔称为上颌窦。

上颌体前面有眶下孔，内有眶下神经、血管通过，在此可进行眶下神经阻滞麻醉。上颌体后面中部有数个牙槽孔，在行上牙槽后神经阻滞麻醉时，麻醉药应注入牙槽孔周围；上颌体后面与前面在外侧的移行处为颧牙槽嵴，伸向上颌第一磨牙。

上颌窦位于上颌体内。其下壁由前向后盖过上颌第二前磨牙至上颌第三磨牙的根尖，其中以上颌第一磨牙根尖距上颌窦底最近。临床上在拔除上述各牙及摘除断根时，应避免使用推力，以免将牙根推入上颌窦。

2. 下颌骨　下颌骨是颌面部骨中唯一能活动的骨，呈马蹄形，由水平部的下颌体和垂直部的下颌支组成（图 1-3-1）。下颌支内面有下颌孔，是下牙槽神经阻滞麻醉处。上缘前方突起为喙突，后方突起为髁突，与颞骨下颌窝形成颞下颌关节。

### (二) 颞下颌关节

颞下颌关节由下颌骨髁突、颞骨关节面及两者之间的关节盘、关节周围的关节囊和关节韧带所组成（图 1-3-2）。关节面的负重区在关节结节后斜面及髁突前斜面上。

**1**

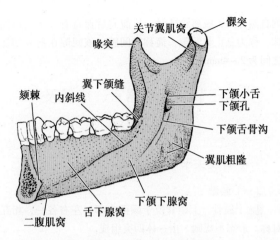

图 1-3-1 下颌骨（内侧面）

关节韧带每侧有 3 条，即颞下颌韧带、茎突下颌韧带和蝶下颌韧带。其功能是悬吊下颌，使下颌运动于正常范围。

颞下颌关节有 3 种基本功能运动，即开闭运动、前后运动和侧方运动。这些功能运动是通过颞下颌关节的转动和滑动行使的。颞下颌关节通过开闭、前后和侧方运动完成咀嚼、言语等生理功能。

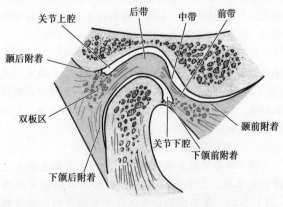

图 1-3-2 颞下颌关节的组成

**二、咀嚼肌**

咀嚼肌包括升颌肌群和降颌肌群，均止于下颌骨。升颌（闭口）肌群有颞肌、咬肌和翼内肌等。颞肌位于颞窝的皮下，为扇形扁肌（图1-3-3）。咬肌位于下颌支外侧的皮下呈长方形（图1-3-4）。翼内肌位于下颌支的内侧面，有深、浅两个头（图1-3-5）。翼外肌位于颞下窝，起始部有两个头，肌纤维呈水平方向，主要参与下颌的前伸和侧方运动，单侧收缩可使下颌向对侧运动（图1-3-5）。降颌（开口）肌群有下颌舌骨肌、颏舌骨肌、舌骨舌肌和二腹肌等。

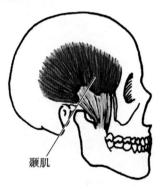

图1-3-3 颞肌

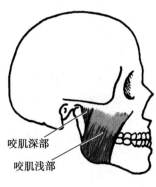

图1-3-4 咬肌

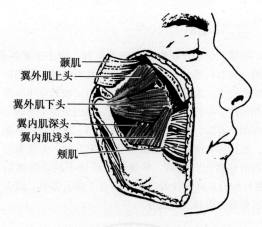

颞肌
翼外肌上头
翼外肌下头
翼内肌深头
翼内肌浅头
颊肌

图 1-3-5　翼内肌和翼外肌

## 三、脉管

脉管包括动脉、静脉和淋巴。

（一）动脉

口腔颌面部的动脉来源于颈总动脉和锁骨下动脉（图 1-3-6）。颈总动脉在颈部分为颈内动脉和颈外动脉。颈内动脉主要供应脑和眼；颈外动脉的分支主要分布于颈前部、口腔颌面部、颅顶及硬脑膜等处，与口腔颌面部关系十分密切。

颈外动脉主要分支包括甲状腺上动脉、舌动脉、面动脉、上颌动脉及颞浅动脉等，上、下颌牙的动脉供应主要来自于上颌动脉。

（二）静脉

口腔颌面颈部的静脉分为浅静脉和深静脉（图 1-3-7）。浅静脉包括面静脉和颞浅静脉。面静脉除了收集面前部软组织的静脉血，还引流由翼丛而来的面深部的静脉血。面静脉以有瓣膜者居多，但这些瓣膜不能很好地阻止血液逆流，当面部发生化脓性感染时，尤其是上唇和鼻根部炎症，易在面静脉内形成血栓，若处理不当或挤压，其感染源或栓子可经系列交通达海绵窦，导致颅内严重的海

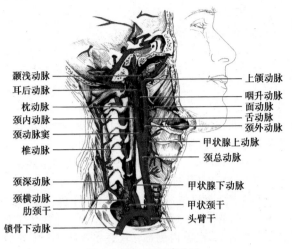

颞浅动脉
耳后动脉
枕动脉
颈内动脉
颈动脉窦
椎动脉

颈深动脉
颈横动脉
肋颈干
锁骨下动脉

上颌动脉
咽升动脉
面动脉
舌动脉
颈外动脉
甲状腺上动脉
颈总动脉

甲状腺下动脉
甲状颈干
头臂干

图 1-3-6 头颈部动脉

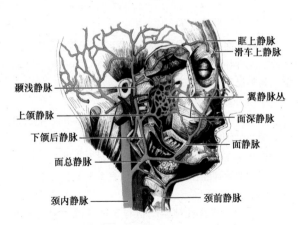

颞浅静脉
上颌静脉
下颌后静脉
面总静脉
颈内静脉

眶上静脉
滑车上静脉

翼静脉丛
面深静脉
面静脉

颈前静脉

图 1-3-7 头颈部静脉

绵窦化脓性、血栓性静脉炎。故临床上常将鼻根部与两侧口角连成的三角区称为面部危险三角区。

深静脉主要是位于颞下窝内的翼丛。在施行上牙槽后神经阻滞麻醉时，应正确掌握注射针进入的方向、角度及深度，避免刺破翼丛而发生血肿。

**1**

（三）淋巴

与颌面部有关的淋巴结主要有：

1. 腮腺淋巴结　主要收集来自颞区、额区以及耳廓、外耳道，上、下睑的外侧部及鼻根部、腮腺与腮腺相应的面部皮肤、眼睑外侧、外耳道、咽鼓管和鼓室黏膜的淋巴。

2. 面淋巴结　主要收集眼睑内侧、眶内侧及鼻等处的淋巴，还接纳上唇、颊部和颧部内侧的淋巴。

3. 颏下淋巴结　主要收集下唇中部、颏部、口底前部、下颌切牙及舌尖等处的淋巴。

4. 下颌下淋巴结　引流颏下、下颌下腺、舌下腺、上唇、下唇的外侧、颊部、鼻、牙龈，上、下颌牙（下颌切牙除外），眼睑内侧部、软腭和舌前 2/3 等处的淋巴。

## 四、神经

口腔颌面颈部的神经与口腔关系密切者主要有三叉神经、面神经、舌下神经及舌咽神经等。本部分重点讲解三叉神经和面神经。

（一）三叉神经

三叉神经为最大的一对脑神经（图 1-3-8），是口腔颌面部的主要感觉神经和咀嚼肌的运动及本体感觉神经。其感觉纤维在面部的分布以睑裂、口裂为分界。

上、下颌神经在口腔的分布见表 1-3-1。

（二）面神经

面神经为混合性神经，含有 3 种纤维：①运动纤维：支配面部表情肌、颈阔肌、镫骨肌、二腹肌和茎突舌骨肌。该支如果损伤，面部表情会出现异常。②副交感纤维：节后纤维支配舌下腺和下颌下腺。③味觉纤维：经鼓索加入舌神经至舌，支配舌前 2/3 的味觉。

面神经颅外段的分支　面神经在腮腺边缘呈辐射状发出 5 组分支（图 1-3-9）：

1

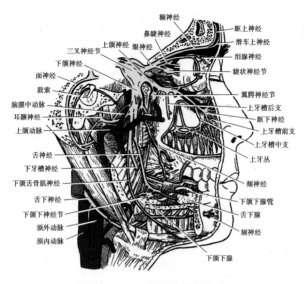

图 1-3-8 三叉神经及其分支

表 1-3-1 上、下颌神经在口腔的分布

| 神经名称 | | 分布部位 |
|---|---|---|
| 上颌神经 | 鼻腭神经 | $\underline{1|1}$ 的牙髓和 $\underline{321|123}$ 的腭侧黏骨膜及牙龈 |
| | 腭前神经 | $\underline{876543|345678}$ 的腭侧黏骨膜及牙龈 |
| | 上牙槽后神经 | $\underline{87|78}$ 的牙髓及 $\underline{6|6}$ 的腭根及远中颊根、牙周膜、牙槽骨、颊侧牙龈 |
| | 上牙槽中神经 | $\underline{54|45}$ 的牙髓及 $\underline{6|6}$ 的腭根及远中颊根、牙周膜、牙槽骨、颊侧牙龈 |
| | 上牙槽前神经 | $\underline{321|123}$ 的牙髓及其牙周膜、牙槽骨、唇侧牙龈 |

17

**1**

续表

| 神经名称 | | 分布部位 |
|---|---|---|
| 下颌神经 | 颊神经 | $\overline{8-5\|5-8}$ 的颊侧牙龈、颊部的皮肤和黏膜 |
| | 舌神经 | $\overline{8-1\|1-8}$ 的舌侧牙龈、口底及舌前2/3的黏膜、舌下腺和下颌下腺 |
| | 下牙槽神经 | $\overline{8-1\|1-8}$ 的牙髓及其牙周膜、牙槽骨 |
| | 颏神经 | $\overline{4-1\|1-4}$ 的唇颊侧牙龈及下唇黏膜、皮肤及颏部皮肤 |

（1）颞支：分布于额肌、眼轮匝肌上份、耳前肌和耳上肌。若该支受损，同侧额纹消失。

（2）颧支：支配眼轮匝肌、颧大肌、颧小肌、提上唇肌和提上唇鼻翼肌。若该支受损，眼睑不能闭合。

（3）颊支：支配颊肌和口裂周围肌。若颊支受损，可出现鼻唇沟变浅或消失等症状。

（4）下颌缘支：支配降口角肌、降下唇肌及颏肌。下颌缘支若受损伤，可导致患侧口角下垂、流口水。

（5）颈支：分布至颈阔肌。

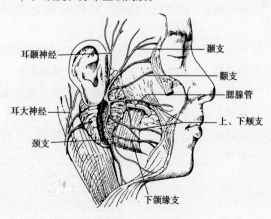

图 1-3-9 面神经在腮腺内的分支

## 第四节 颌面部的解剖和生理

### 一、口腔的解剖和生理

#### （一）口腔的境界和分部

口腔是消化道的起始部，当闭口时，被上、下颌牙列、牙龈及牙槽骨弓分为两部，前外侧部称为口腔前庭，后内侧部称为固有口腔（图1-4-1）。

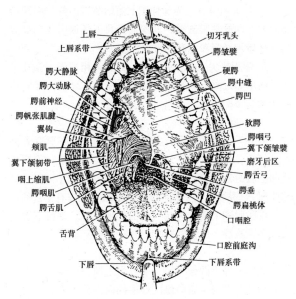

图1-4-1 口腔（右侧腭黏膜部分切除）

#### （二）口腔前庭及其表面标志

在口腔前庭各壁上，有以下临床常用的表面解剖标志（图1-4-1）：

1. 前庭沟 即口腔前庭的上、下界，为唇、颊黏膜移行于牙槽黏膜的转折处。

2. 上、下唇系带 为前庭沟中线上扇形或线形的黏

**1**

膜小皱襞，义齿基托边缘在此处应有适当的缓冲。

3. 颊系带　为口腔前庭沟相当于上、下颌尖牙或前磨牙区的扇形黏膜皱襞，义齿基托边缘在此处也应适当缓冲。

4. 腮腺乳头　在平对上颌第二磨牙牙冠的颊黏膜上，有一乳头状结构称为腮腺乳头，是腮腺导管开口的部位。

5. 磨牙后区　位于下颌最后磨牙的远中，由磨牙后三角及磨牙后垫组成。

6. 翼下颌皱襞　为延伸于上颌结节后内侧与磨牙后垫后方之间的黏膜皱襞，其深面为翼下颌韧带。该皱襞是下牙槽神经阻滞麻醉的重要标志。

7. 颊脂垫尖　在大张口时，此尖约相当于下颌孔平面，向后邻近翼下颌皱襞前缘，可作为下牙槽神经阻滞麻醉的参考标志。

（三）唇

唇分为上唇和下唇，其间为口裂，上、下唇联合处称为口角，静止状态下口角的位置在尖牙与第一前磨牙之间。唇由外向内分为皮肤、浅筋膜、肌层（主要为口轮匝肌）、黏膜下层、黏膜5层。唇部皮肤内有丰富的汗腺、皮脂腺和毛囊，为疖、痈的好发部位。黏膜下层内含较多黏液腺，腺管阻塞时，可发生黏液囊肿。

（四）颊

颊的上界为颧骨下缘，下界为下颌骨下缘，前界为唇面沟，后界为咬肌前缘。颊由外向内分为皮肤、皮下组织、颊筋膜、颊肌、黏膜下层和黏膜6层。黏膜上有腮腺导管的开口。

（五）牙周组织

牙周组织包括牙周膜、牙槽骨、牙骨质和牙龈（图1-4-2）。

1. 牙龈　牙龈为覆盖于牙槽嵴及牙颈的口腔黏膜，坚韧而不能移动。牙龈边缘游离部分称为游离龈，其与牙面之间环状狭小的空隙，即龈沟，正常深度约为0.5～

**1**

3mm（平均1.8mm）。游离龈根方紧密附着于牙槽嵴表面的即为附着龈，其表面有许多点状凹陷称点彩。两牙邻面之间的牙龈称牙间乳头，也称龈乳头。在口腔内行浸润麻醉时，药物应注入口腔前庭沟黏膜下层内，而不应注入牙龈深部，以免引起疼痛或牙龈撕裂。

2. 牙周膜 又称牙周韧带，是连接牙骨质与牙槽骨之间的致密结缔组织，其厚度范围为0.15～0.38mm。

3. 牙槽骨 是上、下颌骨包围和支持牙根的部分，又称牙槽突。

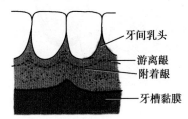

图1-4-2 牙龈的各部唇面观

（六）腭

腭分为前2/3的硬腭及后1/3的软腭两部分。黏膜及黏膜下层紧密的附于硬腭的骨膜，此三层统称为黏骨膜。表面解剖标志见图1-4-1。软腭较厚，主要由腭肌和腱膜所构成，表面覆盖以黏膜组织。通过腭、咽肌的协调运动完成腭咽闭合，以行使其语言、吞咽等功能。

（七）舌

舌附着于口底，表面覆以黏膜。上面拱起称为舌背，其以"∧"形界沟分为舌前2/3的舌体和舌后1/3的舌根（图1-4-3）。舌背黏膜遍布舌乳头，分别为丝状乳头、菌状乳头、轮廓乳头及叶状乳头。其中丝状乳头司一般感觉，余者有味觉功能。舌的下面为舌腹，黏膜平滑而薄，正中有舌系带。如舌系带过短，可致发音不清。

（八）舌下区

舌下区指舌体以下、下颌骨体以内的口腔底部，表面为黏膜覆盖。在舌系带两侧各有一舌下阜，为下颌下

**1**

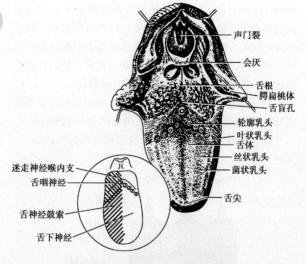

声门裂
会厌
舌根
腭扁桃体
舌盲孔
轮廓乳头
叶状乳头
舌体
丝状乳头
菌状乳头
舌尖

迷走神经喉内支
舌咽神经
舌神经鼓索
舌下神经

图1-4-3　舌背及舌的神经分布

腺导管开口处。舌下阜两侧向后外斜行的为舌下襞，是下颌下腺导管的表面标志。由于口底组织比较疏松，在外伤或感染时容易形成血肿、水肿或脓肿，将舌推向上后，造成呼吸困难或窒息，应特别警惕。

## 二、口腔蜂窝组织间隙及其连通

口腔蜂窝组织间隙包括眶下、颊、咬肌、翼下颌、颞下、咽旁等间隙，本部分主要介绍前四种间隙。

1. 眶下间隙　位于眼眶前部的下方，以尖牙窝为中心的上颌骨前壁构成眶下间隙的底，浅面有部面表情肌覆盖。上颌前牙及前磨牙、鼻侧部及上唇的感染，可侵及该间隙。其中，大多是由牙源性感染引起的。此间隙向后可达颊间隙，并有面动、静脉经过，面静脉连于内眦静脉经眼静脉与海绵窦相通，炎症可由此蔓延至海绵窦。

2. 颊间隙　位于颊肌与咬肌之间，略呈倒立的锥形。颊间隙与翼下颌间隙、咬肌间隙、眶下间隙、颞下间隙及颞间隙等处的脂肪组织相连，成为感染相互扩散的途径。该间隙与磨牙邻近，磨牙根尖的感染可侵及该间隙。

3. 咬肌间隙　又称咬肌下间隙，位于咬肌与下颌支之间。该间隙感染多来自下颌第三磨牙。咬肌间隙与翼下颌、颊、颞及颞下等诸间隙相连通。

4. 翼下颌间隙　又称翼颌间隙，位于下颌支内侧面与翼内肌之间。该间隙感染常来自下颌磨牙的炎症；在进行下牙槽神经阻滞麻醉时，可因消毒不严格将感染源带入而波及此间隙。该间隙与咽旁、咬肌、舌下、下颌下、颞及颞下等诸间隙相连通。

### 三、唾液腺

1. 腮腺　为唾液腺中最大的一对，尖向下略呈不规则的三角形。可分为浅、深两叶。浅叶位于下颌支浅面后缘；深叶突入下颌支与乳突之间的下颌窝内。腮腺导管开口处称为腮腺乳头。腮腺内的主要血管神经有颞浅动静脉、耳颞神经、颈外动脉、下颌后静脉、面神经等。

2. 下颌下腺　呈卵圆形，表面包有下颌下腺鞘。腺体与鞘结合疏松，易于分离。下颌下腺导管开口于舌下阜。下颌下淋巴结有 3~6 个，口腔颌面部恶性肿瘤转移时，常将其与下颌下腺一起摘除。

3. 舌下腺　位于口底舌下襞的深面，呈扁圆形，较小，有两种排泄管，分别开口于舌下阜和舌下襞。

（马惠萍）

# 第二章

## 口腔保健

　　2007 年世界卫生组织（WHO）提出的口腔健康包括："无口腔颌面部慢性疼痛、口咽癌、口腔溃疡、先天性缺陷如唇腭裂、牙周（牙龈）病、龋病、牙齿丧失以及影响口腔的其他疾病和功能紊乱。"口腔健康是全身健康的重要组成部分，是人类现代文明的重要标志之一，是反映生命健康质量的一面镜子，世界卫生组织早已把口腔健康作为人体健康的十大标准之一。

　　WHO 全球口腔卫生策略《21 世纪继续提高人类口腔健康水平》指出，适当的口腔保健、彻底地口腔检查是达到 21 世纪人人享有口腔健康的有效途径之一。按照口腔保健的提供者和保健内容，口腔保健分为自我保健、专业保健、社区保健 3 个层次。自我口腔保健方法包括漱口、刷牙、邻面牙间隙清洁等；专业口腔保健技术主要包括局部用氟、窝沟封闭、预防性树脂充填、非创伤性充填（ART）、预防性洁治；基层口腔专业人员应通过应用口腔预防专业技术，提供龋病和牙周病等口腔常见疾病的基础防治。同时，县级医院口腔医师应提供以人群和家庭为基础的包含口腔健康教育、健康管理、预防、医疗、转诊等为一体的社区口腔卫生保健服务。

　　建立预防保健的观念，全面掌握和开展三个层次口腔保健的技术，是基层口腔医师专业工作的必要基础、重要内容和充分保证。

# 第一节 自我口腔保健

2

自我口腔保健在预防口腔疾病和维护人们口腔健康方面所占的地位越来越重要。研究表明，在专业保健、社会保健、自我保健三类卫生保健中，自我保健是最有潜力、最有前景的一个卫生保健领域。自我口腔保健方法是开展自我口腔保健的重要手段。

## 一、漱口

漱口是最常用的清洁口腔的方法。

（一）漱口液的选择

一般漱口用清洁水或淡盐水含漱；为了辅助预防和控制口腔疾病，常用加入某些药物的溶液作为漱口剂。医师应根据患者的不同疾病、不同需求推荐使用加入不同药物的漱口液（表2-1-1）。

表2-1-1 各种漱口液的成分及作用

| 成分 | 作用 |
| --- | --- |
| 含有氟化物的漱口液，如 0.05%～0.2%氟化钠 | 防龋作用 |
| 含如精油、三氯生、茶多酚、西吡氯铵等药物 | 抑菌消炎作用 |
| 含0.5%普鲁卡因等 | 对口腔溃疡等引发的疼痛有缓解作用 |
| 含焦磷酸盐、六偏磷酸钠、过氧化氢 | 美白作用 |

（二）漱口的方法及注意事项

漱口时将少量漱口液含入口内，紧闭嘴唇，上、下颌牙稍微张开，使液体通过牙间隙区轻轻加压，然后鼓动两颊及唇部，使溶液能在口腔内充分地接触牙面、牙龈及黏膜表面，同时运动舌，使漱口水能自由地接触牙面与牙间隙区。利用水力前后左右，反复冲洗滞留在口腔各处的碎屑和食物残渣，然后将漱口水吐出。

指导漱口时需要注意以下几个方面：

1. 漱口时间通常为饭后漱口，可清除食物碎屑，清新口气。口腔黏膜溃疡、牙周洁治或牙周手术前后，可用药物漱口液含漱 1 分钟，每小时含漱 1~2 次。

2. 每次用量漱口的效果与漱口液用量、含漱力量、鼓漱的次数有关。应根据个人口腔大小含入适量的漱口液，用力鼓漱，才能有效地清除口腔内的食物残渣或异物，达到含漱的目的。通常含漱液一次用量为 5~10ml。

3. 注意问题 漱口液使用前应阅读说明书。药物漱口液只用于牙周洁治和手术后，不作为日常口腔护理用品长期应用，避免产生耐药性。

漱口不能去除菌斑，不能代替刷牙。

## 二、菌斑显示

控制菌斑对于预防龋病、牙周病等常见口腔疾病，保证牙周病治疗的顺利进行以及维持疗效、防止复发具有非常重要的意义。要达到菌斑控制的目的，必须掌握对菌斑的临床评估方法，了解牙面的不洁状态，检查评价菌斑控制程度，才能彻底地去除菌斑以及准确评价菌斑控制的效果。菌斑是无色、柔软的物质，黏附于牙面，肉眼不易辨认，可借助菌斑显示剂使菌斑染色而显现。

### (一) 材料

菌斑显示剂大多由染料制成，剂型有溶液和片剂两类。常用的菌斑染色剂为 2% 碱性品红（basic fuchsin），其成分为碱性品红 1.5g，乙醇 25ml，漱口的浓度可进一步稀释为 1% 水溶液；或者 2%~5% 藻红（erythrosin）片剂，通常为每片 15mg。

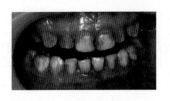

图 2-1-1 幼儿乳牙菌斑显示效果

（二）操作方法

1. 液体菌斑显示剂 用小棉球或棉签蘸取显示剂涂布于牙面，滞留1分钟后用清水漱口，无菌斑处显示剂被冲掉，有菌斑处显示剂不能被冲掉而着色。

2. 片剂菌斑显示剂 嘱患者将药片放入口中左、右侧共咀嚼1分钟，再用舌舔至牙的颊舌面，然后用清水漱口，菌斑可被染色。

3. 菌斑观察 被染色的牙齿可显示菌斑附着的位置、范围（图2-1-1）。患者可用镜子或口镜观察到唇颊侧及舌腭侧的菌斑情况。进行刷牙后，再次检查刷牙后菌斑减少情况。仍有染色提示菌斑刷的不干净，则应再次刷牙，或配合使用其他工具，直至彻底消除菌斑为止。

4. 注意事项 应注意个别人对显示剂中的某些成分的过敏反应，故使用前要仔细询问过敏史。应注意保护患者衣物，避免菌斑显示剂引起染色不易清洗。

（三）菌斑控制的临床评估

菌斑的有效控制在极大程度上依赖于患者自身的积极行动，而调动患者自我口腔保健积极性的动力是让他们亲眼看到口腔致病因素的存在与去除。除数码相机照相、口腔内镜等方法外，O'Leary 的菌斑控制记录卡是国际上广泛采用的、能帮助患者记录菌斑控制效果的评价方式（图2-1-2）。

1. 记录方法 记录全口每一颗牙的4个牙面（唇侧、舌侧、近中、远中），凡显示有菌斑存在的牙面，可在记录卡中相应部位的格内用"—"表示；凡未萌出或缺失的牙，用"×"表示。

**2**

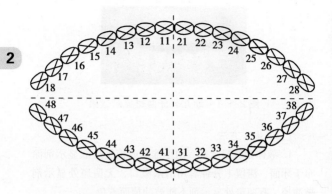

图 2-1-2　O'Leary 菌斑控制记录卡

2. 计算方法

（1）菌斑百分率 =（有菌斑牙面总数/受检牙面总数）×100%

（2）受检牙面总数 = 受检牙总数 ×4

如菌斑百分率 <20%，可认为菌斑基本被控制；如菌斑百分率 ≤10%，则已达到良好目标。

## 三、刷牙

刷牙是保持口腔卫生的重要的自我保健方法。刷牙的目的是清除牙面和牙间隙的菌斑、软垢与食物残屑，减少口腔细菌和其他有害物质，减少菌斑的堆积，防止牙石的形成。与其他口腔卫生保健措施相比，刷牙适合于所有人群，因而具有普遍的意义。

（一）牙刷的选择

1. 选择牙刷的基本原则　包括：

（1）刷头小；

（2）刷毛硬度为中度或软毛；

（3）刷毛末端充分磨圆；

（4）刷柄易把握。

2. 个人选择牙刷应考虑的因素　包括：

（1）个人用牙刷去除牙面菌斑而又不损伤口腔中软

硬组织结构的能力；

（2）手的灵巧性以及按刷牙操作程序进行的意愿和能力；

（3）牙龈与牙周的健康状况与解剖特点；

（4）牙错位与拥挤程度。

3. 指导牙刷选择还应该考虑的因素 包括：

（1）针对口腔内的特殊解剖情况或修复体，可选用如正畸牙刷、牙缝刷和义齿刷，以最大程度帮助控制菌斑，维护口腔健康或延长修复体的使用寿命。

（2）儿童根据不同年龄段的需求有针对性地选择阶段性牙刷（表2-1-2）。

表2-1-2 不同年龄段儿童选择阶段性牙刷

| 年龄 | 特征 | 指导建议 |
| --- | --- | --- |
| 2岁以下 | 乳牙萌出阶段，基本是父母给孩子刷牙 | 选择宽柄软毛、软胶刷头牙刷，指套型牙刷或硅胶牙刷最佳 |
| 2~4岁 | 乳牙阶段，儿童开始学着自己刷牙 | 选择小头软毛的牙刷，选择能够引起孩子的刷牙兴趣并适合儿童握持、不滑的卡通牙刷柄 |
| 5~7岁 | 儿童开始萌出第一恒磨牙 | 使用末端刷毛长的牙刷 |
| 8岁以上 | 混合牙列时期，口腔清洁难度加大 | 可选择交叉刷毛和有末端动力刷毛的特殊设计的牙刷 |

（3）对手动牙刷无法达到理想刷牙效果者，应鼓励适当选择电动牙刷。

（4）对于不能养成良好刷牙习惯的人，可配合使用计时器、菌斑显色剂等工具或推荐使用带有力量智能向导的电动牙刷。

（5）对于舌苔多的人可选择带有舌苔清洁器的牙刷，能帮助清除舌苔，可减轻和预防口臭。

（二）牙膏的选择

牙膏是辅助刷牙的一种制剂，可增强刷牙的摩擦力，帮助去除食物残屑、软垢和牙菌斑，有助于消除或减轻口腔异味，使口气清新。一般人群对牙膏的选择常考虑它的香型、价格、外观、特质、发泡、摩擦剂、清洁能力、清新爽口以及品牌，但最重要的还是其功效与安全性。功效牙膏的区分需要参照包装和有效成分标注（表2-1-3）。

表2-1-3 不同牙膏的功效及成分

| 功效标注 | 常用功效成分 | 注意事项 |
| --- | --- | --- |
| 防蛀牙膏 | 氟化钠、单氟磷酸钠及氟化亚锡等 | 3~6岁的儿童每次牙膏用量约为"豌豆"大小，应在家长监督与指导下使用 |
| 去菌斑抗炎牙膏 | 三氯生、西吡氯铵和氯己定（洗必泰） | 实施有效刷牙，使用牙线、牙签，甚至预防性洁治等机械手段是菌斑控制基础，牙膏等仅是辅助手段 |
| 抗敏牙膏 | 氯化锶、硝酸钾、氟化亚锡、羟基磷灰石等 | 使用前应做详细的口腔检查，以确定牙本质敏感症状的原因，进行专业针对的治疗 |
| 美白牙膏 | 可溶性焦磷酸盐、枸橼酸钠 | 针对内源性色素，目前主要使用的是过氧化物成分，如过氧化氢或过氧化脲等；这些产品需要在临床医师的指导下使用 |

| 功效标注 | 常用功效成分 | 注意事项 |
|---|---|---|
| 中草药牙膏 | 中草药提取物，如云南白药、两面针、田七、独一味等 | 中草药牙膏只是牙膏，对于口腔炎症的作用不可以代替专业治疗 |

（三）刷牙指导

1. 刷牙方法 刷牙方法有很多种，每一种方法都有它的特点。然而，没有一种刷牙方法能适合于所有的人。人们习惯应用的拉锯式横刷法弊病较多，但如予以改进，也可变成一种较好的刷牙方法。好的刷牙方法应简单易学，去除菌斑效果好，不损伤牙体和牙周组织。这里主要介绍两种主要的刷牙方法。

（1）水平颤动拂刷法：是一种有效清除龈沟内和牙面菌斑的刷牙方法。水平颤动主要是去除牙颈部及龈沟内的菌斑，拂刷主要是清除唇（颊）、舌（腭）面的菌斑。

具体操作方法为（图2-1-3）：

1）将刷头放置于牙颈部，刷毛指向牙根方向（上颌牙向上，下颌牙向下），与牙长轴约呈45°角，轻微加压，使刷毛部分进入龈沟内，部分置于牙龈上。

2）从后牙颊侧以2~3颗牙为一组开始刷牙，用短距离水平颤动的动作在同一个部位数次往返，然后将牙刷向牙冠方向转动，拂刷颊面。刷完第一个部位之后，将牙刷移至下一组2~3颗牙的位置重新放置，注意与前一部位应保持有重叠的区域，继续刷下一部位，按顺序刷完上、下颌牙齿的唇（颊）面。

3）用同样的方法刷后牙舌（腭）侧。

4）刷上前牙舌面时，将刷头竖放在牙面上，使前部刷毛接触龈缘，自上而下拂刷。刷下前牙舌面时，自下而上拂刷。

5）刷咬合面时，刷毛指向咬合面，稍用力作前后短距离来回刷。

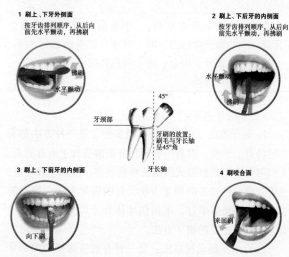

图2-1-3　水平颤动拂刷法（改良 Bass 刷牙法）

（2）圆弧刷牙法：又称 Fones 法刷牙法（图2-1-4），该方法最易为年幼儿童学习理解和掌握。

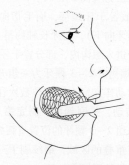

图2-1-4　圆弧刷牙法

刷牙要领：是在闭口的情况下，牙刷进入颊间隙，刷毛轻度接触上颌最后磨牙的牙龈区，用较快、较宽的圆弧动作，用很小的压力从上颌牙龈拖拉至下颌牙龈。

前牙切缘对切缘接触，做连续的圆弧形颤动；舌侧面与腭侧面需往返颤动。

2. 刷牙要领

（1）刷牙的顺序：为保证刷牙时不遗漏某些部位，建议按照一定的顺序做到面面刷到，两个刷牙位置之间均应有重叠。

（2）刷牙的时间：普通人群建议每次刷牙时间至少为2分钟。

（3）刷牙的次数：每天至少要刷牙2次，晚上睡前刷牙更重要。

（4）刷牙时，有些部位常被忽视或牙刷难以达到，在刷牙时应给予特殊的关照，需要补充一些刷牙动作或使用牙线或牙间刷。如上、下颌最后一颗牙的远中面和邻近无牙区的牙面，排列不齐的牙，异位萌出的牙等。口腔清洁还应包括用牙刷清洁舌面，也可用刮舌板。

3. 注意事项

（1）通常每个人不必拘泥于固定的刷牙方法和技术动作。只要经过适当的训练，合适的刷牙方法一般都可以收到较好的效果。大多数方法中都包括有旋转、拂刷与颤动3种基本动作。这些基本动作有助于使牙刷刷毛能到达每个牙面或牙龈部位，以轻柔的压力振动菌斑使其从牙面松脱，然后通过拂刷与擦洗达到清除牙菌斑的作用。

（2）应尽量避免不恰当的刷牙方法，如力量过大或者过度横刷。这样不但达不到刷牙的目的，反而会引起各种不良后果，最常见的是牙龈组织的萎缩、牙颈部磨损、楔状缺损等牙体硬组织的损伤，并由此而引起牙颈部敏感。

（3）当一些口腔异常情况发生时，如急性口腔炎症、创伤；或牙周手术后、拔牙后、牙修复后；或急性期坏死性溃疡性龈炎等，只要可能，均应鼓励患者刷牙，以减少感染的可能，促进创口愈合。

**2**

### 四、牙间隙清洁

牙与牙之间的间隙称为邻间隙或牙间隙，牙间隙最易滞留菌斑和软垢。刷牙时刷毛难以进入邻间隙或不能完全伸入牙间隙，需配合使用包括牙线、牙签、牙间刷、电动冲牙器等牙间隙清洁工具，方能更有效地清除牙菌斑。

**（一）牙线**

牙线是由尼龙线、丝线或涤沦线等纤维制成的细线，是一种清洁牙齿的用品。

1. 适用情况　适用于邻面间隙或龈乳头处的清洁，特别是对平的或凸的牙面。

2. 使用方法（图 2-1-5）

（1）取一段长约 20～25cm 的牙线，将线的两端合拢打结形成一个线圈；或取一段约 30～40cm 长的牙线，将其两端各绕在左右手的中指上。

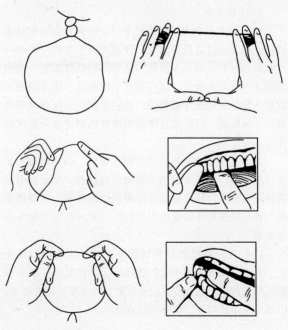

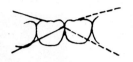

图2-1-5 牙线使用示意图

（2）清洁右上后牙时，用右手拇指及左手示指掌面绷紧牙线，然后将牙线通过接触点，拇指在牙的颊侧协助将面颊牵开。

（3）清洁左上后牙时转为左手拇指及右手示指执线，方法同上。

（4）清洁所有下牙时可由两手示指执线，将牙线轻轻通过接触点。

（5）进行（2）~（4）操作步骤时，两指间牙线长度约为1~1.5cm。

（6）牙线通过接触点，手指轻轻加力，使牙线到达接触点以下的牙面并进入龈沟底以清洁龈沟区。应注意不要用力过大以免损伤牙周组织。如果接触点较紧不易通过，可牵动牙线在接触点以上做水平向拉锯式动作，逐渐通过接触点。

（7）将牙线贴紧牙颈部牙面并包绕牙面使牙线与牙面接触面积较大，然后上下牵动，刮除邻面菌斑及软垢。每个牙面要上下剔刮4~6次，直至牙面清洁为止。

（8）再以上述同样的方法进行另一牙面的清洁。

（9）将牙线从𬌗面方向取出，再次依上法进入相邻牙间隙逐个将全口牙邻面菌斑彻底刮除。

3. 注意事项

（1）勿遗漏最后一颗牙的远中面，且每处理完一个区段的牙后，以清水漱口，漱去被刮下的菌斑。

（2）放入牙缝时要慢慢滑动，以免太过用力伤害到牙龈。

（3）对于不能熟练掌握上述牙线使用技巧的个体，可推荐使用牙线棒（图2-1-6）。

**2**

（4）牙线是一次性的用品，不要重复使用。

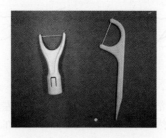

图2-1-6 牙线棒

（二）牙签

牙签是用来剔除嵌塞在牙间隙内的食物碎屑和软垢的工具。

1. 适用情况　适用于牙龈退缩，根面暴露，邻面间隙较大的部位。

2. 使用方法　将牙签以45°角进入牙间隙，牙签尖端指向𬌗面，侧面紧贴邻面牙颈部，向𬌗方剔起或做颊舌向穿刺动作，清除邻面菌斑和嵌塞的食物，并磨光牙面，然后漱口（图2-1-7）。

3. 注意事项　使用牙签时应避免用力过大而损伤牙龈，以免加重牙龈退缩和增大牙间隙。

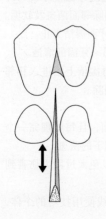
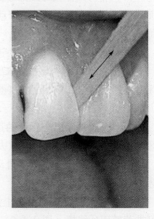

图2-1-7 牙签使用示意图

**2**

（三）牙间刷

牙间刷是用来清洁牙齿之间的位置的清洁工具，又称牙缝刷，其状似小型的洗瓶刷，为单束毛刷，刷头是用细的尼龙丝加上不锈钢丝卷绕而成，有多种大小不同的形态和型号供选择。

1. 适用情况　主要用于清除刷牙难以达到的部位，例如清除邻面菌斑与食物残渣、矫治器、固定修复体、种植牙、牙周夹板、缺隙保持器等以及前磨牙邻面凹陷处、根分叉、凹的根面、最后磨牙远中面等部位。

2. 使用方法　牙缝刷使用时，只需把它塞入牙缝中，前后移动来清洁牙齿邻面（图2-1-8）。

3. 注意事项　若牙缝较小，则不宜使用牙间刷，硬塞进去会损伤牙龈，此时需要使用牙线。

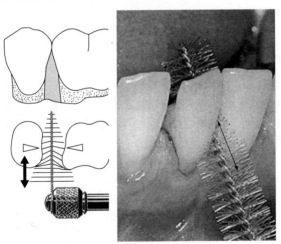

图2-1-8　牙间刷使用示意图

（四）电动冲牙器

电动冲牙器，也称水牙线，是一种利用高压脉冲水流产生的柔性冲击，清洁牙间隙以及牙龈沟，同时按摩和刺激牙龈的新型口腔清洁器具。

**2**

1. 适用情况 普通人群均可使用，特别适用于口气困扰严重者、牙龈出血者、配戴正畸矫治器者，牙龈炎、牙周炎等口腔疾病的患者，口腔内有种植牙、义齿等的患者，口腔术后需要保洁预防感染者。中老年人牙缝较大，用冲牙器更容易清除牙缝中的食物残渣。

2. 使用方法 电动冲牙器使用方法比较简单，接通电源，持握手柄，将冲牙器的喷嘴放入口腔内，对准牙间隙，略微朝向冠方，打开开关进行冲洗。

3. 注意事项

（1）时间：每日 2～3 次，特别在每次用餐后冲洗 1～3 分钟。

（2）冲洗液：使用清水即可，也可以加入漱口液或者镇痛消炎药等不同功能的辅助剂，针对性地强化一些治疗效果。

# 第二节 专业口腔保健

基层口腔专业人员应通过实施口腔预防保健的适宜技术，提供龋病和牙周病等口腔常见疾病的基础防治。常用的专业口腔保健技术包括局部用氟、窝沟封闭、预防性树脂充填、非创伤性充填修复和预防性洁治术。

## 一、局部用氟

局部用氟是将氟化物直接用于牙表面，通过局部作用来预防龋病的技术。已在本章第一节中介绍过的含氟漱口水和含氟牙膏，氟浓度较低，患者可在家里自行使用。含氟涂料、含氟凝胶、含氟泡沫等技术使用氟化物浓度相对较高（表2-2-1），需要严格控制，应由口腔专业人员操作使用。

### （一）含氟涂料

1. 适应证 以下龋齿高危人群除推荐自我家庭用氟外，需使用强化措施增强抗龋力。

表2-2-1　局部用氟常见的剂型、氟浓度和使用方法

| 剂型 | 氟浓度 | 使用方法 | 使用时间 | 适用年龄 | 使用频率 |
|---|---|---|---|---|---|
| 含氟涂料 | 2.26% F$^-$ | 牙面涂布 | 待其干燥 | 2岁以上 | 半年1次 |
| 含氟凝胶 | 1.23% F$^-$ | 使用托盘 | 4分钟 | 6岁以上 | 半年1次 |
| 含氟泡沫 | 1.23% F$^-$ | 使用托盘 | 4分钟 | 3岁以上 | 半年1次 |

（1）学龄前儿童、中小学生；

（2）口腔内已经有多个龋齿者；

（3）口腔内带有固定矫治器者；

（4）牙列拥挤或牙排列不齐者；

（5）釉质脱矿或釉质发育有缺陷者；

（6）牙龈萎缩，牙根面暴露的中老年人；

（7）长期药物治疗导致的口干综合征者；

（8）进食甜食频率高且口腔卫生较差者；

（9）头颈部进行放射线治疗者；

（10）不能进行口腔自我清洁的残障者。

2. 器械　口镜、探针、镊子、棉卷、棉签、小毛刷、吸唾装置。

3. 材料　2.26%的含氟涂料。

4. 操作方法

（1）清洁牙面：在使用前清洁牙面，以增强氟化物与牙面的接触，延长氟化物在牙面滞留的时间。

（2）隔湿和干燥：在操作过程中保持牙面干燥，可用吸唾装置，如果没有吸唾装置，也可用隔湿棉卷代替。

（3）涂布：用小毛刷将含氟涂料直接涂布在所有牙面上，特别是两个牙之间的邻间隙（图2-2-1）。

（4）时间：自然干燥或者用压缩空气轻吹牙面，直至含氟涂料干燥，使含氟涂料在牙面上形成一层薄膜。

（5）医嘱：2～4小时内不进食，当晚不刷牙。

（二）含氟泡沫

1. 适应证　同含氟涂料。

2. 器械　口镜、探针、镊子、棉卷、托盘。

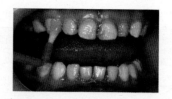

图2-2-1 局部涂氟

3. 材料 1.23%的含氟泡沫。
4. 操作方法（图2-2-2）

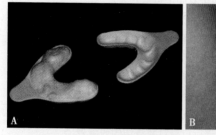
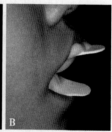

图2-2-2 含氟泡沫使用示意图
A. 分别为放置含氟泡沫和未放置含氟
泡沫的托盘 B. 含氟泡沫的使用

（1）清洁牙面：在使用前清洁牙面，以增强含氟泡沫与牙面的接触，延长含氟泡沫在牙面上滞留的时间。

（2）涂布：将置有含氟泡沫的托盘放入口中，压入上、下颌牙列，轻轻咬住，使含氟泡沫布满所有的牙面并挤入牙间隙。托盘有大、中、小号之分，选择型号要与牙列大小相合适，既能覆盖全部牙列，又有足够的深度覆盖到牙颈部，同时要避免托盘过大产生不良刺激。托盘内的含氟泡沫要适量，做到既能覆盖全部牙列，又能避免含氟泡沫过多使患者感到不适或被吞咽。

（3）体位：操作过程中保持患者的身体前倾，可用吸唾装置或用口杯接住流出的唾液，避免吞咽动作。

（4）时间：让托盘在口内留置4分钟，之后取出托盘并拭去残余含氟泡沫，也可让患者自行吐净口中的泡沫。

(5) 医嘱：30分钟内不漱口，不进食，不喝水。

（三）含氟凝胶

1. **适应证** 同含氟涂料。

2. **器械** 口镜、探针、镊子、棉卷、托盘。

3. **材料** 1.23%的单氟磷酸钠凝胶。

4. **操作方法** 同含氟泡沫的临床操作。

5. **注意事项** 在使用不同产品的氟化物之前，要仔细阅读产品说明，严格控制每次的用量。在临床操作过程中应避免儿童发生误吞、误咽。对于过敏体质、哮喘等儿童，应避免使用。

## 二、窝沟封闭

窝沟封闭是指不损伤牙体组织，将封闭材料涂布于牙冠咬合面、颊舌面的窝沟点隙，阻止致龋菌及酸性代谢产物对牙体的侵蚀，以达到预防窝沟龋的方法。

1. **适应证** 有下列情况的牙适合进行窝沟封闭：

(1) 咬合面、颊面及舌腭面的窝沟点隙深，特别是有可以插入或卡住探针的窝沟（包括可疑龋）；

(2) 对侧同名牙已患龋，或者有患龋倾向；

(3) 牙萌出达咬合平面或牙冠窝沟点隙均完全暴露于口腔。如果牙尚未完全萌出，部分咬合面被牙龈覆盖，则难以有效隔湿，影响封闭效果。

窝沟封闭主要适用于乳磨牙、恒磨牙及恒前磨牙，其最佳时机是牙冠完全萌出，龋齿尚未发生的时候，一般乳磨牙在3～5岁，第一恒磨牙在6～8岁，第二恒磨牙在11～13岁时。当然，临床医师发现牙面任何部位具有龋患风险的深窝沟点隙均可进行窝沟封闭。

2. **器械** 口镜、探针、镊子、低速手机、清洁用小毛刷、三用枪、无油空气压缩机、吸唾装置、适量棉卷或棉球、涂布封闭剂的小毛刷。光固化窝沟封闭剂需要配备光固化机、咬合纸、高速手机和钻针。

3. **材料** 酸蚀剂（常用37%的磷酸凝胶）、窝沟封

**2**

闭剂。

4. 操作方法（图 2-2-3）

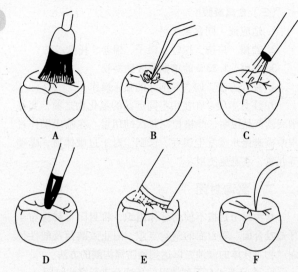

A     B     C

D     E     F

图 2-2-3 窝沟封闭操作示意图

（1）清洁牙面：在低速手机上装上小毛刷，彻底清洁准备封闭的窝沟部位，然后用水枪充分冲洗。

（2）酸蚀：清洁牙面后即用棉卷隔湿，将牙面吹干并保持干燥。用小毛刷或小棉球蘸取适量酸蚀剂涂在要封闭的窝沟部位，不要反复涂擦，酸蚀面积一般为牙尖斜面的 2/3。常规用 37% 的磷酸凝胶酸蚀，酸蚀时间为 30 秒，不同产品的酸蚀时间可能有差异，需仔细阅读产品使用说明。酸蚀后用水枪冲洗牙面 10 ~ 15 秒，以确保将残余的酸蚀剂冲洗干净。边冲洗边用吸唾器吸干冲洗液，切忌让患者自行吐出冲洗液，以免酸蚀牙面被唾液污染。

（3）干燥：冲洗后立即用棉卷隔湿并吹干牙面，吹干后的牙面应该呈白垩状外观。如果酸蚀后的牙面没有出现这种现象，说明酸蚀程度不够，应重新酸蚀。操作中要确保酸蚀牙面不被唾液污染，如果发生唾液污染，应再冲洗牙面，彻底干燥后重复酸蚀步骤。

（4）涂布封闭剂：用小毛刷或专用器械，将适量封闭剂涂布在干燥的牙面上。要使封闭剂充分渗入窝沟点隙中，可用小毛刷引导，注意封闭后的窝沟点隙中不能留有气泡。

（5）固化：光固化封闭剂涂布后，立即用光固化灯照射。照射时尽量靠近，但不能接触牙面。照射时间一般为 20～40 秒。

（6）检查：封闭剂固化后，用探针进行全面检查。检查固化程度，有无气泡存在，寻找遗漏或未封闭的窝沟并重新封闭；观察有无过多封闭材料和是否需要去除，如发现问题应及时处理；检查咬合关系，如果封闭剂过厚应调磨。

5. 注意事项

（1）窝沟封闭的防龋效果与封闭剂的保留率直接相关，因此操作必须严格、规范，避免酸蚀不充分，避免唾液或者气枪压缩空气中混有水/油，污染酸蚀后的牙面，致使封闭剂脱落。

（2）不建议流体树脂作为窝沟封闭剂使用。

6. 封闭后还应定期（3 个月、半年或一年）复查，观察封闭剂的保留情况，脱落时应重做封闭。

## 三、预防性树脂充填

对于早期的窝沟龋，仅去除窝沟处龋损的釉质或牙本质，采用常规酸蚀方法和树脂材料充填方法治疗，并在周围未发生龋坏的窝沟处使用窝沟封闭方法预防发生龋齿，称为预防性树脂充填。该方法只去除少量龋坏组织，不做预防性扩展，保留了更多的健康牙体组织。

1. 适应证 进行预防性树脂充填术应严格选择适应证。凡是有明确患龋迹象的早期窝沟龋，已不适宜窝沟封闭的牙均可做预防性树脂充填。

（1）窝沟较深，有患龋倾向（窝沟壁呈不透明、白垩色外观）；

（2）早期的小窝沟龋，深度浅，范围小。

不过，预防性充填不适于范围大而深的窝沟龋和复面龋损，类似情况需要做常规的龋齿充填术。

2. 操作方法　预防性树脂充填是常规树脂充填和窝沟封闭的结合与发展，因此进行预防性树脂充填应该熟练掌握常规树脂充填和窝沟封闭技术，详见本章第一节及第五章第一节中龋病的相关内容（图2-2-4）。

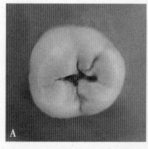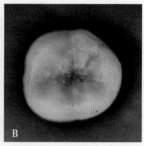

图 2-2-4　预防性树脂充填示意图

A. 保守备洞

B. 进行树脂充填和深窝沟窝沟封闭后效果

## 四、非创伤性充填修复

非创伤性充填修复（ART）是使用手用器械清除龋坏的牙体组织，然后用粘接、耐压和耐磨性能较好的玻璃离子材料将龋洞充填的技术。

1. 适应证

（1）非创伤性充填适用于因精神或身体原因不能耐受常规口腔科治疗的特殊人群，如婴幼儿、老人、患有精神疾病的个体等。也适用于临床医疗设备短缺、没有电动口腔科设备的地区。

（2）对牙的选择有严格适应证：适用于恒牙或乳牙的中小龋洞，能允许手用器械进入，能去净龋坏牙体组织，无牙髓暴露，无可疑牙髓炎的患者。

2. 器械　口镜、探针、镊子、ART专用的大、中、小型挖匙、口腔科用斧、雕刻刀、调拌刀、调和刀。

3. 材料 充填用的玻璃离子水门汀、棉卷、棉球、凡士林、成形片、楔子。

4. 操作方法

（1）检查：检查牙齿龋坏的部位、深度等，判断是否适合做非创伤性充填。

（2）洞形制备：清洁龋坏牙齿，使用手用器械去除龋坏牙体组织，略微修整洞形。

（3）清洁窝洞：用牙本质处理剂清洁窝洞，促进玻璃离子水门汀材料与牙齿结构间的化学结合。

（4）调和材料：按产品说明调和玻璃离子水门汀，准备充填。

（5）充填：隔湿患牙，用调和刀将材料充填到预备好的洞形中。可配合使用手指，在戴手套的示指上涂少许凡士林，用力按压窝洞和窝沟里的软修复材料（称为指压法），约30秒后移开手指，用器械去除多余材料。注意要充填密实，修整边缘与咬合，最后涂凡士林。充填过程中注意隔湿，保持干燥。

（6）医嘱：充填结束后1小时内不进食。

5. 注意事项 非创伤性充填修复体可能发生脱落、断裂、边缘继发龋、严重磨损等问题，处理方式是按照标准步骤重新充填修复，要彻底清洁所有牙面和残留的修复体，去除软化牙本质，按操作步骤完成修复。如果手用器械无法处理，则需要采用电动器械进行常规充填处理。

## 五、预防性清洁术

由于个人清除菌斑的能力和效果有限，故牙的有些部位是很难清洁干净的。预防性清洁术是指口腔专业人员用口腔器械帮助受检者彻底地清除菌斑。

1. 适应证 预防性清洁术适用于普遍人群，可与口腔健康教育、定期口腔检查及其他预防措施同时进行。

2. 器械 口镜、探针、镊子、慢速机头、抛光杯。

3. 材料 牙线、菌斑显示液、打磨膏。

4. 操作方法

（1）使用菌斑显示剂进行菌斑染色与记录。

（2）指导患者合适的刷牙方法。

（3）使用牙邻面清洁器，包括牙线、牙签、牙间刷等清除牙邻面菌斑。

（4）用橡皮杯蘸上打磨膏清洁牙的平滑面。

5. 注意事项 对于已形成的龈上、龈下牙石，上述预防性洁治术则具有局限性，需要通过手用洁治器械和超声波洁牙机进行龈上洁治（详见第七章第四节牙周病的治疗）。

# 第三节 社区口腔保健

县级医院口腔医师应提供以社区人群和家庭为基础提供的医疗保健服务，应在政府领导、上级卫生机构指导下，合理使用社区卫生资源，以人的口腔健康为中心、家庭为单位、社区为范围，以妇女、儿童、老年人、慢性病患者、残疾人等为重点，以解决社区主要口腔卫生问题、满足基本口腔卫生服务需求为目的，提供口腔健康教育、预防、医疗、转诊等为一体的基层口腔卫生保健服务。

## 一、社区口腔卫生调查

社区口腔卫生调查的基本方法主要是采用卫生统计学和流行病学方法。

县级医院口腔医师有义务与公共卫生医师、疾病预防控制中心机构等合作开展社区口腔卫生调查。

社区口腔卫生调查主要包括以下内容：

（1）社区人口学资料：如社区人口数量、人口构成等人口学特征的资料。

（2）社区环境因素：即宏观社会经济发展状况及存在的相关问题，如地理位置、交通、气候、社会经济地

**2**

位、人文与地理特色等。

（3）社区居民口腔健康状况调查：包括社区居民口腔健康观念、行为，口腔疾病流行病学调查、全身健康状况调查等；建立口腔疾病患者社区、家庭及个人档案等。

（4）社区口腔卫生服务需要与需求情况：社区居民口腔健康状况，口腔疾病发病人数、患病人数，居民对社区口腔卫生服务的了解程度和有偿服务的可接受情况等，居民所获得的口腔卫生服务内容、需要提供服务的方法和措施、社区居民口腔卫生需求情况的评价和建议等。

（5）其他：如医疗保险制度、患者医疗服务质量满意度、医疗服务态度满意度等。

## 二、社区口腔卫生诊断

社区诊断是在社区口腔卫生调查的基础上，对社区口腔健康状况、人群口腔健康的危害因素、人群对口腔卫生服务的需求与利用及社区口腔卫生资源等情况所进行的分析和判断。

社区诊断的内容：

1. 社区口腔健康状况及相关问题；
2. 社区自然环境状况；
3. 社会、人文环境状况；
4. 社区资源状况。

分析人群口腔健康状况及影响因素，找出危害社区人群口腔健康的主要问题和影响因素是社区诊断的主要内容。以此为依据，基层口腔医师主导或者参与制订社区口腔卫生服务计划，并组织实施，以提高社区口腔健康水平。

## 三、社区口腔卫生服务

1. 口腔健康教育和指导　向包括孕妇、婴幼儿、学龄儿童、老年人和特殊人群在内的社区居民提供基本的口腔卫生保健知识、信息和咨询，指导掌握维护自我口腔健康的方法和技能，提高自我口腔保健能力。具体内容包括：

（1）提供口腔卫生与保健信息及口腔卫生指导，包括知识、技能与实践；

（2）自我口腔保健技术知识讲解与技术示范；

（3）个人营养、饮食习惯与食品选择咨询与指导；

（4）个人口腔卫生实践、养成卫生习惯与生活方式；

（5）适当补充氟化物（除高氟地区外）；

（6）适当限制糖消耗量与消耗方式，进行糖消耗量、次数与消耗方式指导；

（7）选择健康食品指导。

2. 口腔定期检查、早期诊断与早期处理

（1）通过健康教育活动，提醒大家定期口腔健康检查非常重要，并建议儿童每半年检查一次；成人每年检查一次；准备怀孕的妇女先检查后受孕。

（2）不同年龄阶段定期检查针对问题有侧重点。儿童时期主要会产生龋坏和牙列不齐的问题，定期进行检查，发现龋洞应及时充填，尤其是不良习惯、牙列不齐更要及时的矫治，以免错过矫治的黄金时期；成年人主要会产生龋病和牙周病，不明原因的牙痛要及时治疗，以免产生严重后果；老年人面临的主要是失去牙和修复牙的问题，残根、残冠应及时处理，以免造成身体其他的严重伤害。

（3）定期检查，要注意全身性疾病的早期在口腔中的表现。如铅中毒、麻疹、某些血液病、遗传病、梅毒、艾滋病等早期可在牙龈和口腔黏膜上出现相应病征等。通过口腔健康检查，可及早发现、及早诊断、及早治疗全身性的疾病。

（4）发现如黏膜白斑、红斑、扁平苔藓等癌前病变，或者肿块、结节、白色、平滑式鳞状斑块状等异常情况的出现，应引起重视，并采取相应措施。

3. 基本口腔预防和医疗　提供以门诊为主要形式的基本口腔预防和医疗服务，内容包括：

（1）重视并提供使用包括窝沟封闭、ART、预防性充填、局部用氟等口腔疾病防治适宜技术，提供口腔疾病的初级预防保健。

（2）提供口腔常见病、多发病的基本诊疗服务，包括缓解疼痛（机械或药物方法），简单急诊处理。

（3）开展口腔疾病双向转诊服务。县级医院口腔科应与大型综合医院口腔科、口腔专科医院之间建立双向转诊服务机制，保证患者得到连续的口腔医疗服务，实现双向转诊和会诊。

（4）提供电话预约、家庭出诊、特需服务等服务内容，为特殊者或特需者提供口腔预防诊疗服务、洁治、牙列缺失与缺损的修复以及功能康复和咨询服务等专项服务。

4. 口腔卫生信息管理　制订口腔卫生服务信息的收集、整理、统计、分析和报告制度；建立和建设口腔卫生服务数据库；分析和定期编辑口腔健康监测报告的资料等，为卫生行政管理部门的政策制定和卫生规划实施提供依据。

（周学东　尹　伟）

# 第三章

## 口腔急诊

## 第一节 牙 痛

牙痛是口腔临床常见的主诉之一，是患者就诊的主要原因。牙痛常由牙体、牙周组织疾病引起。但一些非牙源性疾病如神经痛、恶性肿瘤、心绞痛等全身疾病也可引起牙痛。因此，以牙痛为主诉的患者，必须详细询问病史，做全面的检查，从而准确地作出诊断。

### 一、临床诊断

【病史】

（一）现病史

1. 疼痛的起始时间、可能的原因及加重或缓解的因素。

2. 疼痛的部位、性质、程度及发作的时间。

3. 疼痛与治疗的关系。

（二）既往史

1. 是否有修复、正畸、拔牙等治疗史。

2. 是否有颌面部外伤史；是否有咬硬物、夜磨牙、紧咬牙等不良习惯。

3. 有无上颌窦炎、中耳炎、颞下颌关节病、三叉神经痛、颌骨骨髓炎、口腔颌面部肿瘤等邻近器官的疾病。

4. 是否有头颈部放疗史；有无白血病、心血管系统疾病、雷诺病、神经官能症、癔症；是否是月经期、产褥期、更年期等。

【临床检查】

1. 患者主诉患侧上、下颌牙齿有无龋坏，特别应注意检查牙齿的邻面颈部、基牙及不良修复体边缘处牙体组织的隐蔽部位；全冠修复且冠𬌗面已被磨穿的牙齿；有无充填体或修复体；有无楔状缺损、牙隐裂、畸形中央尖、牙内陷、咬合创伤、外伤牙折；有无深牙周袋、龈乳头红肿、坏死、牙周组织急性炎症或脓肿；有无拔牙创伤的感染；口腔前庭沟及面部有无肿胀；开口是否受限，颞下颌关节有无弹响、压痛。

2. 叩诊 垂直及侧方叩诊有无不适或疼痛。

3. 咬诊 有无早接触；有无咬合不适或咬合痛。

4. 扪诊 可疑患牙根尖部有无压痛、肿胀，其质地和范围；上颌窦区及颞下颌关节区有无压痛；下颌下淋巴结有无压痛。

5. 牙髓活力检测有无异常。

6. X线检查 可发现隐蔽部位的龋齿、髓石、牙内吸收、牙外吸收、牙根纵裂、根折、根分叉和根尖部疾病（如肉芽肿）等；可检查充填体和髓腔的距离，充填体与洞壁间是否存在密度降低区；可发现有无阻生牙或埋伏牙、牙槽骨有无破坏、上颌窦与颌骨内部有无肿物、颞下颌关节有无病变。

7. 其他 必要时应同相关科室会诊，以排除心脏、血液、精神等全身性疾病。

【鉴别要点】

牙痛不仅可发生于不同类型的牙源性疾病，也可存在于非牙源性疾病。因此，应对患者的主诉、体征、病史及全身状况进行综合分析以鉴别不同的疾病。

(一) 牙体牙髓病及其并发症

1. 深龋 患者诉酸、甜、冷、热刺激可引起疼痛，停止刺激则疼痛消失，可见深龋洞，探之疼痛。

**3**

2. 牙本质过敏症 牙齿遇机械、冷、热、酸、甜刺激时痛，咬硬物时酸痛，无自发痛。可查到磨耗、楔状缺损、酸蚀症或牙外伤等引起的牙本质暴露，探诊暴露的牙本质时有敏感点，刺激去除后疼痛立即消失，牙髓活力测试正常。

3. 牙髓炎 急性牙髓炎主要表现为严重的牙痛，特点是自发性、阵发性疼痛、夜间痛及放射痛。患者无法指出患牙部位，在牙髓炎初期，冷热刺激均可使疼痛加重，进入化脓期后，冷刺激可使疼痛缓解。检查可见深龋，探痛明显，牙髓活力测试敏感，并可见导致发生牙髓炎的其他因素，如牙体缺损、牙折或深牙周袋。

4. 根尖周炎或牙槽脓肿 疼痛为持续性，与冷热刺激无关，患者常觉患牙伸长，咬合时有明显疼痛，能指明患牙部位。在急性化脓期还可见根尖相应部位的软组织充血、水肿、压痛及可伴有的相应全身症状。慢性根尖周炎可查见瘘管（图3-1-1）。患牙可见深龋、残冠、残根等（图3-1-2）。

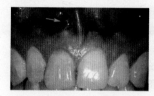

图3-1-1 上前牙区（11）根尖瘘管

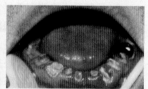

图3-1-2 下颌残根、残冠

5. 牙髓受电流刺激痛 牙齿与对𬌗牙轻接触时有电击样痛，无自发痛。有多个牙充填或修复史。患侧上、下对𬌗牙有不同金属修复体或充填体；牙髓活力测试正常。

6. 髓石引起的牙痛 疼痛发作与温度刺激无关，而变换头位或体位可引起疼痛，有时表现为偏头痛，其余症状同急性牙髓炎。无明显牙体、牙周疾病；牙髓活力测试迟钝或正常；X线片见髓腔内有髓石（图3-1-3）；

诊断性传导麻醉可协助诊断。

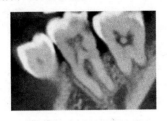

图 3-1-3　37 牙髓腔髓石

（二）牙周组织疾病

1. 牙周炎　可有不同程度的持续性钝痛，形成急性牙周脓肿时，则疼痛加剧，检查可见龈缘红肿易出血，牙周袋形成并溢脓。牙有不同程度的松动。

2. 牙间乳头炎　自发性胀痛，有轻度遇冷热刺激痛，可定位，有食物嵌塞史。有邻面龋或不良充填体，龈乳头红肿，探触痛，探诊出血；相邻患牙叩诊轻痛，牙髓活力测验正常。

3. 创伤性牙周膜炎　自发性持续性酸痛，咬合痛，有咬硬物或外伤史或有不良咬合习惯。无明显牙体牙周疾病；叩诊（＋～＋＋）；牙髓活力测验正常；冷测一过性敏感；功能动度Ⅱ°；牙尖交错𬌗或侧方𬌗时可有早接触。

4. 智齿冠周炎　多发生于年轻人，常有自发性持续性疼痛，伴张口受限，并有全身症状。检查可见第三磨牙阻生，冠周龈瓣红肿压痛、脓肿形成；下颌下淋巴结肿大，白细胞升高。

（三）牙齿附近组织或器官的疾病

1. 急性化脓性上颌窦炎　为面部持续性胀痛，重者可有颞部放射性或夜间痛，疲劳时加重，无冷热刺激痛及夜间痛。检查可见上颌窦前壁有压痛，中鼻道有脓性分泌物，全身症状明显，上颌窦穿刺可抽出脓液。

2. 上颌窦肿物　自发性持续性痛。夜间更重；头痛，面颌部痛甚，有时眼痛，流泪；牙龈麻木，面部有蚁爬感；有脓血鼻涕，鼻塞。无明显牙体牙周疾病。牙龈感觉丧失，眶下区感觉异常或麻木，多个前磨牙、磨牙松动；晚期张口受限，面部可有膨隆；X线片见上颌窦内有占位性病变，窦壁骨破坏。

3. **颌骨骨髓炎**　有牙齿反复肿痛史。自发性持续性牙痛，放射至耳颞部；颌骨剧痛；发热、全身不适。可查到深龋或非龋性牙松动、龈沟溢脓和口臭；可有下唇麻木，颌面部肿胀；后期可有X线改变。

4. **颞下窝肿物**　早期出现下颌牙自发性持续性疼痛和麻木，无冷热刺激痛。牙可无异常，无扳机点；口角皮肤、颊黏膜感觉异常或感觉丧失；肿瘤长大后可在上颌后部口腔前庭沟触到；颅底位X线片可见相应部位的骨破坏。

5. **翼腭窝肿物**　早期出现下颌牙自发性持续性疼痛和麻木，无冷热刺激痛。牙可无异常，无扳机点；三叉神经第二支分布区黏膜感觉丧失；晚期出现眼部症状；X线片见占位性病变及骨破坏。

6. **埋伏牙压迫牙根吸收**　类似牙髓炎或根尖周炎样疼痛。无牙体牙周疾病，牙髓温度测验反应敏感或迟缓痛；X线片示埋伏牙压迫患牙牙根吸收。

（四）神经系统疾病

三叉神经痛表现为阵发性剧痛，性质如针刺、刀割、撕裂、电击；咀嚼、说话及触摸面部某处引起疼痛；可持续数秒至1~2分钟；无夜间痛及冷、热刺激痛。无明显牙体牙周疾病；患者述可能与某一患牙有关，但患牙经相关治疗后疼痛仍存在；有"扳机点"，触该点后立刻引发沿三叉神经分布区域的剧烈疼痛，间歇期疼痛消失。疼痛发作时患者为了减轻疼痛可做出各种特殊动作，发作时还常伴有颜面表情肌的痉挛性抽搐。

（五）全身疾病

1. **缺血性心脏病**　左侧牙齿阵发性痛，但同时左颊不痛，无冷热刺激痛，不能指明患牙部位；有冠心病史、心绞痛史，牙无异常，如有患牙，其症状和治疗与本次疼痛无关。心肌梗死或心绞痛时疼痛放射至颈、颊肌、下颌缘；心电图检查可帮助诊断。

2. 白血病　阵发性自发痛、不能定位，高热、呈急重病容。牙龈肿胀苍白，可无牙体疾病，多个牙齿温度测试可有疼痛。体温升高，白细胞计数明显增高。

3. 癔症、神经衰弱、更年期　自发性、阵发性或持续痛，不能指明疼痛部位；无明显诱因，无冷热刺激痛。无牙体牙周疾病，如有患牙，其症状和治疗与疼痛无关；体征与主诉不相符；牙髓温度测试反应正常。有癔症、神经官能症、更年期综合征。

## 二、治疗

1. 急性牙髓炎和急性根尖周炎　应急诊行开髓减压引流术。如已形成骨膜下或黏膜下脓肿，应切开引流。对于无保留价值的牙可拔除，但根尖周炎急性期应根据牙位、难易程度决定是否拔牙。

2. 急性牙周脓肿或冠周炎　脓肿尚未形成者，用生理盐水冲洗龈袋或牙周袋，局部涂或龈袋内置碘甘油等，全身辅以抗生素治疗；脓肿已形成者，应及时切开引流。

3. 创伤性牙周膜炎　由于多为咬合创伤引起，可调磨患牙或对殆牙，消除早接触。

4. 对于邻近组织疾病及全身疾病所引起的牙痛，主要原因在于原发疾病的治疗，应视患者的情况对相关疾病予以治疗。

## 三、注意要点

牙痛是口腔临床常见的主诉之一，临床常见于以牙体牙髓炎为代表的牙源性疾病。但对于以牙痛为主诉的患者，不应仅将思维局限于牙源性疾病，还要注意与非牙源性疾病鉴别。应仔细询问患者并行全面检查，综合分析以作出正确的诊断。特别要重视鉴别缺血性心脏病和恶性肿瘤引发的牙痛。

# 第二节 出 血

口腔牙龈、颌面部出血是口腔最常见的急诊症状之一。引起出血的原因包括：炎症（如龈炎、牙周炎）、手术（如拔牙后出血及口腔颌面部术后出血）、损伤、肿瘤（如牙龈瘤、血管瘤破裂或恶性肿瘤侵蚀所致出血）和全身因素（如出血性紫癜、血友病、白血病等血液疾病；慢性肝炎、肝硬化等肝脏疾病；长期服用抗凝血药物的患者；月经期代偿性出血）。

## 一、临床诊断

【病史】

1. 出血的诱因，是否受到外伤和刺激，可能的出血原因。

2. 出血的持续时间，出血的剧烈程度，是否有自限性。

3. 是否有牙周疾病和口腔黏膜疾病的病史。

4. 是否有全身疾病的病史，有无血液病及肝、脾功能异常等。

5. 是否处于妊娠期。

6. 是否有长期服用抗凝血药物史。

7. 是否有良好的口腔卫生习惯。

【临床检查】

1. 出血的部位，是否局限于某个部位。

2. 出血部位有无促进因素存在，如不良修复体或食物嵌塞。

3. 出血的性质，是可以自行止血，还是流血不止。需区分动脉性、静脉性和毛细血管性出血。

（1）动脉性出血：呈喷射状，出血量极多，血液鲜红色，有时可见动脉搏动。

（2）静脉性出血：呈汹涌状，出血量多，血液暗红色。

（3）毛细血管出血：呈渗出状，出血量少，血液暗红色或紫红色。

4. 对于手术后出血需区分原发性、继发性和反应性出血。

（1）原发性出血：即手术后出血未停止。

（2）继发性出血：发生于术后 48 小时或手术后数天，多与感染有关。

（3）反应性出血：见于手术后，常为应用肾上腺素后局部血管扩张所致。

5. 其他部位的出血情况，皮肤是否有出血点和瘀斑存在。

6. 口腔内是否有肿块的存在。

7. 口腔卫生状况，有无龈炎或牙周炎，牙石及菌斑分布。

【实验室检查】

如怀疑为血液系统疾病时，应做血常规、出凝血时间检查。

1. 紫癜  血小板计数减少，出血时间延长，血块收缩不良。

2. 血友病  凝血时间延长，第 Ⅷ、Ⅸ 或 Ⅺ 因子缺乏。

3. 白血病  白细胞总数增加，出现大量原始白细胞或幼稚细胞。

【鉴别诊断】

1. 慢性牙龈出血  主要原因为局部因素引起的牙龈慢性炎症，如龈缘炎、牙周炎、增生性龈炎、食物嵌塞、咬合创伤和不良修复体等，牙龈出血缓慢且易自行停止。口腔卫生极差，可见软垢。

2. 急性龈炎症性疾病  如疱疹性龈炎和坏死性龈炎所致的牙龈出血较多，且常不易自行停止（图 3-2-1）。坏死性龈炎还常于夜晚睡眠时发生显著的牙龈出血，与口腔卫生不良、精神紧张和过度劳累有关，患者多有吸烟不良习惯。妊娠期龈炎，患者处于妊娠期，牙龈鲜红

**3**

而松软，轻触极易出血，有时自动出血，其所引发的出血在分娩后多可停止或减轻。

3. 牙龈瘤　女性多见，以青年及中年人常见。多发生于龈乳头部。位于唇、颊侧者较舌、腭侧者多。最常见的部位是前磨牙区（图3-2-2）。肿块较局限，呈圆球或椭圆形，一般生长较慢，但在女性妊娠期可能迅速增大，较大的肿块可遮盖一部分牙及牙槽突，表面可见牙齿压痕。随着肿块增长X线可见骨质吸收，牙周膜增宽的阴影。牙可能松动、移位。

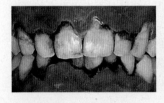

图 3-2-1　急性龈炎
牙龈出血

图 3-2-2　牙龈瘤出血

4. 颌面部损伤和手术后出血　损伤和手术史是重要的诊断依据。另外牙龈外伤，如肉骨、鱼刺的刺入，刷牙或牙签的损伤均可引起牙龈出血，但一般均较为短暂，去除外伤因素后多可自行停止。

5. 肿瘤　颌骨、牙龈、舌等部位的血管瘤、癌及网织细胞肉瘤均可表现为牙龈、舌等部位出血（图3-2-3）。

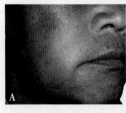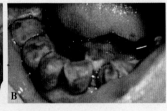

图 3-2-3　右侧下颌骨中央性颌骨癌

A. 右侧中央性颌骨癌外侧观

B. 右侧中央性颌骨癌致口内牙龈出血

6. **某些全身性系统疾病**　由于凝血功能的变化也可引起牙龈出血，如缺铁性贫血、溶血性贫血、骨髓再生障碍、白血病、血小板减少性紫癜、血友病、慢性肝炎及肝硬化、脾功能亢进、高血压等。全身疾病导致牙龈出血的共同特点是牙龈出血多为自发性持续性流血，口腔内黏膜和全身其他部位的皮下也可能有出血或瘀斑，并有全身症状和其他的口腔表征。根据血常规、骨髓穿刺和其他的特殊检查，多可明确诊断。

## 二、治疗

1. 牙龈出血

（1）牙龈出血多发生于龈缘或龈乳头处。处理时应首先去除血块，找到出血点。止血方法有：1% ~ 3% 过氧化氢局部冲洗常可止血；肾上腺素棉球局部压迫；擦干血迹用苯酚（乙醇还原）或三氯化铁烧灼出血点或用小棉球充塞龈乳头间隙，但使用时应注意勿灼伤正常组织。

（2）因感染而导致的出血，除局部处理外，应同时使用抗生素药物控制感染。

2. 拔牙后出血　首先去除口腔内血液及牙槽窝内过高的血凝块，明确出血点后，再分别处理。

（1）牙龈撕裂出血：缝合止血。

（2）龈缘渗血：用纱布加止血粉或肾上腺素加压止血。

（3）牙槽窝出血：牙槽窝内置入抗生素吸收性明胶海绵，再于其上置纱布卷嘱患者咬合即可止血；若出血量多，大量涌出时，如下颌第三磨牙拔除后下牙槽血管破裂所致，可用碘仿纱条填塞压迫，并加以缝合止血，纱条应于2~3天后逐步取出。

（4）牙槽窝出血如为肉芽组织感染所致，应彻底刮尽肉芽组织、冲洗，让新鲜血液重新充盈牙槽窝，咬合止血。牙槽窝内如有残留的牙碎片、异物等须一并刮除，根据感染情况给予抗生素。

**3**

3. 损伤性出血　一般损伤性出血伤口清创术后出血即可停止；动脉性出血应找出血管断端结扎止血；静脉性出血以压迫止血为主，局部应用止血药物或血管收缩剂；若出血量较大应行结扎止血；若系血肿应抽去血性液体后加压包扎止血。

4. 手术后出血　术后出血应根据出血的性质和出血量来处理。一般小的出血采用局部加压包扎即可；如较大血管出血或加压包扎无效应打开创口，清除血凝块，找到出血点，予以结扎或缝扎。手术区的血肿，出血已停止，应拆除数针缝线去除血凝块后加压包扎，并放置引流。

5. 肿瘤出血　若系晚期恶性肿瘤出血，一般以局部压迫为主，全身辅以止血药物；若系动脉受侵出血，应行颈外动脉结扎，局部缝扎或填塞止血；颌骨中性血管瘤误拔牙后引起的出血，则先以碘仿纱条填塞或手指压迫为主，待血基本止住后，立即或 1~2 天后行栓塞颈外动脉治疗。注意栓塞治疗必须在 1 周内完成，否则可引起再次大出血并导致生命危险。

6. 血液疾病　有凝血机制障碍者，在炎症、手术或损伤后常出血不止，其局部处理与上述方法相同。但除局部处理外，还应查明出血原因，重点在于全身治疗，如血友病患者应针对性输入第Ⅷ因子等，一般血液病患者出血应请相关科室协助处理。

### 三、注意要点

1. 牙龈出血常由炎症等局部因素引起，但应警惕全身疾病如血液性疾病等。若由全身性因素导致，除局部处理外，重点在于全身治疗。

2. 尽管颌骨中央性血管瘤并不常见，但颌骨中央性血管瘤误拔牙后会引起严重的大出血，甚至危及生命。因此，在拔牙中出现较为严重的大出血时，除了要考虑下牙槽血管损伤或颌骨骨折外，还应考虑颌骨中央性血管瘤的可能。建议牙槽外科拔牙前最好行全口牙位曲面体层 X 线片（俗称全景片）等影像学检查，初步排除颌骨中心性血管瘤。

3. 对精神高度紧张的患者应给予镇静剂，以免情绪过分激动、血压升高而加重出血，尤其有高血压的患者更应重视心理安抚。

4. 对于为防治心脑血管疾病、冠状动脉搭桥等手术后长期使用抗凝血药物的患者，在行口腔颌面部牙周治疗、拔牙及其他手术时，术前应充分评估术后出血风险，并采取必要措施。

## 第三节 口腔颌面部损伤

口腔颌面部损伤可分为口腔颌面部软组织损伤、牙和牙槽突损伤、颅面骨骨折。口腔颌面部位于呼吸道上端、血运丰富，伤后出血较多、易形成血肿、组织水肿反应快而重。如口底、舌根或下颌下等部位损伤，可因水肿、血肿压迫、舌后坠、血凝块和分泌物的堵塞而影响呼吸或发生窒息。颌面部上接颅脑、下连颈部，上颌骨或面中1/3部位损伤容易并发颅脑损伤，下颌骨损伤容易并发颈伤。口腔颌面部腔窦多，有口腔、鼻腔、鼻窦及眼眶等。这些腔窦内存在着大量细菌，如与伤口相通，则易发生感染。同时，口腔颌面部是人体暴露在外的部分，该部位的损伤可引起机体组织器官不同程度的反应和功能障碍，常造成人外貌的缺陷甚至损毁，造成严重的心理创伤。因此，掌握口腔颌面部损伤的基本特点和紧急救治的正确处理方法十分重要。

### 一、窒息

窒息可分为阻塞性窒息和吸入性窒息两类。前者主要原因有：①血凝块、呕吐物、碎骨片、游离组织块等异物等阻塞上呼吸道造成窒息，昏迷伤员更易发生。②组织块移位引起窒息，如上颌骨横断骨折时，骨块向后下方移位，可堵塞咽腔，压迫舌根；下颌骨颏部粉碎性骨折或双发骨折时，由于口底降颌肌群的牵拉，可使下颌骨前部向后下移位及舌后坠而阻塞气道。③口底、舌根、咽侧及颈部损伤后，发生血肿或组织水肿，进而压迫呼吸道引起。而昏迷伤员直接将血液、唾液、呕吐物或其他异物吸入气管、支气管或肺泡内引起的窒息称为吸入性窒息。

（一）临床诊断

窒息的前驱症状为伤员的烦躁不安、出汗、口唇发绀、鼻翼扇动和呼吸困难。严重时呼吸出现"三凹征"（锁骨上窝、胸骨上窝及肋间隙明显凹陷）。进一步发展，随之发生脉搏减弱、加快、血压下降及瞳孔散大等危象，甚至死亡。

（二）治疗

应根据阻塞的原因采取相应措施。

1. 阻塞性窒息的急救

（1）及早清除口、鼻腔及咽喉部异物：迅速用手指或器械掏出或用吸引器吸出堵塞物，保持呼吸道通畅。

（2）牵出后坠的舌：可在舌尖后约 2cm 处用大圆针和 7 号线穿过舌的全层组织，将舌拉出口外；并使伤员的头部偏向一侧或采取俯卧位，便于唾液或呕吐物的引流。

（3）悬吊下坠的上颌骨骨块：当上颌骨骨折块下坠明显，出血多，可能引起呼吸道阻塞或导致误吸时，现场可临时采用筷子、压舌板等物品横放于上颌双侧前磨牙处，将上颌骨骨折块向上悬吊，并将两端固定于头部绷带上，使上颌骨骨折复位并起到止血作用。

（4）插入通气导管：对于咽部和舌根肿胀压迫呼吸道的伤员，可经口或鼻插入通气导管，以解除窒息；如情况紧急，又无适当导管时，可用 1~2 根粗针头做环甲膜穿刺，随后改行气管切开术；如呼吸已停止，可紧急做环甲膜切开术进行抢救，随后改行常规气管切开术。

2. 吸入性窒息的急救 应立即行气管切开术，通过气管导管，充分吸出进入下呼吸道的血液、分泌物和其他异物，解除窒息。

## 二、外伤出血

(一)临床诊断

1. 外伤史。

2. 根据出血部位，判断出血性质　动脉出血一般呈喷射状，色鲜红；而静脉出血呈漫出状，暗红色；毛细血管出血呈渗出状，出血量少，血液暗红色或紫红色。

(二)治疗

出血的急救，应根据损伤的部位、出血的来源和程度、现场条件采用相应的止血方法。常用的急救方法有压迫止血法、结扎止血法和药物止血法。

1. 压迫止血

(1)指压止血法：适用于出血较多的暂时性紧急止血，随后尚需其他确定性方法进一步止血。其是用手指压迫出血部位供应动脉的近心端，如在咬肌止端前缘的下颌骨面上压迫面动脉；在耳屏前压迫颞浅动脉等。在口腔、咽部及颈部严重出血时，可用拇指在患侧胸锁乳突肌前缘、环状软骨平面将搏动的颈总动脉压闭至第6颈椎横突上。

(2)包扎止血法：可用于毛细血管、小静脉及小动脉的出血。可先将软组织复位，然后在损伤部位覆盖多层纱布敷料，再用绷带行加压包扎。包扎时应注意压力要合适，勿加重骨折块移位和影响呼吸道通畅。

(3)填塞止血法：可用于开放性、洞穿性伤口和窦腔出血。一般将碘仿或油纱布块填塞于伤口内，再用绷带行加压包扎。在颈部或口底伤口填塞纱布时，应注意保持呼吸道通畅，防止发生窒息。

压迫止血是一种不确切而且临时的止血方法，对于较大血管的出血，还需要做进一步的处理。

2. 结扎止血　是常用且可靠的止血方法。紧急情况下，对于伤口内活跃出血可先以止血钳夹住血管断端，连同止血钳一起妥善包扎后运送伤员。如条件许可，应以血管钳夹住做结扎或缝扎止血。口腔颌面部较严重的出血，如局部不能妥善止血时，可考虑结扎颈外动脉。

3. **药物止血**　适用于组织渗血、小静脉和小动脉出血。可将止血药物直接置于出血处，然后外加干纱布加压包扎。全身可辅助使用肾上腺色腙（卡巴克络）、止血敏（酚磺乙胺）等药物。

4. 在急诊处理损伤性出血时，还应结合伤员生命体征的观察，判断出血量，并及时补充血容量，纠正出血性休克。

### 三、颌面部损伤伴发颅脑损伤的急救

由于解剖结构毗邻，颅脑损伤成为颌面部损伤最常见的伴发伤，占 40% 左右。常见的有脑震荡、脑挫裂伤、颅内血肿和颅底骨折和脑脊液漏等；如处理不及时或不当，可能危及患者生命。

（一）临床诊断

1. 了解伤者有无昏迷史、昏迷的时间、昏迷期间有无清醒及再昏迷的病史。如出现昏迷—清醒—再昏迷，则提示有颅内出血可能；如初诊清醒在诊疗过程中逐渐出现昏迷，则提示为亚急性颅内出血。

2. 瞳孔的变化常能反映颅内损伤的程度，如一侧瞳孔变大并伴意识障碍提示同侧颅内血肿或水肿。

3. 出现典型库欣综合征，即"两慢一高"，表现为血压升高、脉搏徐缓有力、呼吸慢而深，提示为急性颅内血肿。

4. 了解是否存在鼻孔或外耳道脑脊液漏。

5. CT 或 MRI 对于判断颅脑损伤具有重要的参考价值。

（二）治疗

1. 口腔医师作为首诊医师，应全面评估和判断颅脑损伤的可能性，而不是急于行专科手术治疗。颌面部损伤伴颅脑损伤，要及时请神经外科医师诊治，待颅脑伤情平稳后再处理颌面部损伤。

2. 对于昏迷者，要注意保持呼吸道通畅，防止误吸

和窒息，必要时应行气管切开术。

3. 对脑水肿、颅内压增高者，应给予20%甘露醇脱水治疗，可同时给予利尿剂和激素。对于硬脑膜外血肿等颅内出血者应请神经外科急会诊，行开颅减压术。

4. 对于脑脊液鼻、耳漏者，应任其自流，并给予抗生素预防感染，禁止做外耳道或鼻腔的填塞与冲洗，以免引起颅内感染。脑脊液漏多在3~7天内逐渐减少或停止，如长期不愈合应请神经外科会诊行硬脑膜裂口修补术。

5. 对烦躁不安的伤者，可给予适量镇静剂，但禁用吗啡，以免抑制呼吸，影响对瞳孔变化的观察以及引起呕吐，使颅内压增高等。

## 四、颌面部损伤休克急救

休克是导致伤者死亡的重要原因。口腔颌面部损伤导致的休克主要为创伤性休克和出血性休克，其中出血性休克更为多见。

（一）临床诊断

1. 血压、脉搏、皮肤色泽与温度、尿量等是临床判断休克的主要指征。心率变化是最为重要的早期指标，如正常成人心率达到120次/分，结合四肢皮肤的变化，常成为早期诊断休克的可靠指标。

2. 出血性休克的早期表现为轻度烦躁、口渴、呼吸浅快、心率加快、皮肤苍白，此时血容量丢失在15%以下，机体尚可代偿。若进一步发展，一旦收缩压下降表明血容量丢失达到20%以上，是机体失代偿的表现。

（二）治疗

1. 失血性休克的处理 以补充有效血容量、彻底消除出血原因、阻止血容量继续丢失为主要措施。对休克早期或处于代偿期伤员，应迅速建立静脉通道，快速补充血容量。可输入晶体液和胶体液，并观察血压和全身状况。如能在30分钟内恢复到80mmHg以上，则预后较好。中度休克者则以输全血为主，适当补充其他液体。

**3**

2. 创伤性休克的处理　为镇静、镇痛、止血和补液，可用药物协助恢复和维持血压。

## 五、颌面部软组织损伤

### （一）临床诊断

1. 单纯颌面部软组织损伤的发生率约占颌面部损伤的 65%。口腔颌面部软组织伤除单独发生，也可与颌骨骨折同时发生。

2. 根据损伤原因和伤情的不同可分为擦伤、挫伤、切割伤、刺伤、挫裂伤、咬伤及火器伤等。各类损伤的临床特点详见"第十一章　口腔颌面部损伤"。

### （二）治疗

若伤者全身情况允许，或经过急救后全身情况好转，具备条件者，即应对口腔颌面部损伤的局部伤口尽早行清创术，包括冲洗伤口、清理伤口和缝合三个步骤。清创术一般在 6~8 小时内进行，但颌面部由于血供丰富、组织抗感染能力强，有时超出这个时间窗仍可做清创处理和早期伤口缝合。如无条件时也应将创口包扎以防止外界细菌进一步污染。颌面部软组织各类损伤具有各自的临床特点，唇、颊、舌、腭部具有不同的功能和解剖特点，因此处理方法也各有不同（详见"第十一章　口腔颌面部损伤"）。

## 六、牙和牙槽突损伤

牙和牙槽突损伤主要见于前牙及上颌，常见于跌打和碰撞等原因。

### （一）临床诊断

1. 牙损伤可分为牙震荡、牙脱位及牙折三类。具体分类方法详见"第五章　牙体硬组织疾病"。

2. 当摇动损伤区的牙时，可见邻近牙及骨折片随之移动，是诊断牙槽突骨折的重要依据。若骨折片移位可引起咬合错乱。另外，牙槽突骨折常伴有唇和牙龈的撕裂、肿胀、牙松动、牙折或牙脱落。

3

3. 牙髓活力检测对进一步牙体牙髓治疗有指导意义。

4. 根尖片、全口牙位曲面体层 X 线片、CBCT 等 X 线检查对了解冠、根折的部位、方向；牙齿移位；牙槽突是否骨折；以及乳牙损伤与恒牙胚的关系均有重要的指导意义。

(二）治疗

1. 牙脱位 以尽力保存患牙为原则。部分脱位，应使牙恢复到正常位置，并结扎固定；完全脱位时，脱出牙最好能在外伤发生当场进行再植，减少牙齿在牙槽窝外的时间。如牙齿被污染，则应立即用冷水或生理盐水冲洗。在不能立即植入的情况下，牙齿应放入牛奶或者患者口腔中保存。牙再植患牙应固定 4 周左右，降低咬合，一般于 3、4 周后行根管治疗术。

2. 乳牙受到损伤时，不仅要考虑到受伤的乳牙，更要关注其下正在发育的恒牙，因此一切治疗计划都要保护恒牙胚，且应将乳牙外伤对继承恒牙生长发育的影响降到最低。

（1）乳牙侧向移位、挫入：①若未伤及恒牙胚，则可定期复查，待其自然复位；②若距离恒牙胚很近或直接嵌入其中则应立即拔除。

（2）完全脱出乳牙一般不进行再植。

（3）恒牙即将萌出，或恒牙胚疑似受感染，则需立即拔除患病乳牙，以利于恒牙的健康生长及发育。

3. 准确复位、妥善固定是牙槽突骨折的治疗原则。固定常采用牙弓夹板、金属丝结扎和正畸托槽方丝弓等方法。为固定可靠，应注意牙弓夹板和正畸托槽的放置均应跨过骨折线至少 3 个牙位。

4. 牙损伤急诊处理后尚需牙体牙髓病专科医师进一步诊治，具体处理详见"第五章 牙体硬组织疾病"）。

## 七、颌面骨骨折

颌面骨骨折包括上、下颌骨骨折、颧骨颧弓骨折、鼻骨骨折、眼眶骨折和全面部骨折。

（一）临床诊断

1. 临床表现

（1）骨折段移位：外力方向、骨折部位、骨折线方向、骨折段上咀嚼肌牵引力，以及是否有牙等多种因素可影响骨折后骨折段移位。

（2）咬合关系错乱：咬合错乱如早接触、开𬌗、反𬌗等（图3-3-1），是上、下颌骨骨折最常见的体征，对颌骨骨折的诊断与治疗有重要意义。

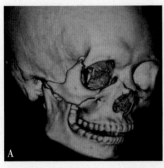
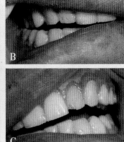

图 3-3-1　右上颌骨、颧骨颧弓骨折
A. 三维 CT 像　B. 右侧后牙早接触
C. 左侧后牙开𬌗

（3）张口受限：常见于下颌骨骨折、颧骨颧弓骨折。

（4）面部畸形：应重点检查是否存在面部塌陷、伸长、鼻背塌陷、眼球内陷、内眦间距增宽等。颧骨颧弓骨折可出现颧面部塌陷；Le Fort Ⅲ 型骨折和全面部骨折常导致面部伸长和凹陷；眶底骨折和鼻眶筛骨折的重要特征为眼球内陷、鼻根塌陷等；鼻骨骨折可出现鼻弯曲畸形或鞍鼻畸形；而鼻根塌陷、内眦增宽、内眦角下垂则是鼻眶筛骨折的重要特征。

（5）眼的症状：上颌骨骨折、颧骨颧弓骨折和眼眶骨折可出现"眼镜症"、复视。

（6）神经症状：下颌骨骨折伤及下牙槽神经，可出现下唇麻木；颧骨颧弓骨折和眼眶骨折损伤眶下神经，引起支配区域麻木；如骨折伤及面神经颧支可导致眼睑闭合不全。

2. 影像学检查

（1）全口牙位曲面体层 X 线片、下颌骨后前位、许氏位、华氏位、颧弓位等常用 X 线平片，可用于了解骨折的部位、数目、方向、类型、骨折移位和牙与骨折线的关系等情况。

（2）CT 是全面了解颅面部骨折信息的常用辅助诊断工具，三维 CT 重建对骨折的诊断和治疗均具有重要的指导意义。

通过详细询问受伤史，特别要了解外伤力的大小、方向和作用部位；认真检查体征，结合 X 线片、CT 结果，一般不难作出诊断。

（二）治疗

1. 颌骨骨折伤员应尽早进行骨折的复位与固定，以恢复伤员原有的咬合关系为治愈标准。具体的适应证及复位和固定方法详见"第十一章  口腔颌面部损伤"。

2. 如合并颅脑、重要脏器或肢体严重损伤，全身情况不佳者，则应首先抢救伤员生命，待全身情况稳定或好转后，再行颌骨和其他颅面骨骨折的处理。但在治疗其他部位损伤的同时不能忽视与颌面外科的衔接，以免延误治疗最佳时机，导致错位愈合，增加后期处理的复杂化。

3. 颅面骨骨折治疗，在重建原有的咬合关系，恢复咀嚼功能的基础上，亦应恢复面部特有的高度、宽度、突度和弧度，从而兼顾形态与功能。

4. 如合并软组织伤时，骨折常与软组织伤一并处理。先行软组织清创并关闭口内伤口，为骨折愈合创造条件，然后再行骨折固定。有裸露的创面时应采用皮瓣或皮片覆盖修复。

5. 骨折线上的牙应尽量保存，可借此固定骨折段。

但如骨折线上的牙已松动、折断、龋坏、牙根裸露过多或有炎症者，则应予拔除，以防止骨折感染或并发骨髓炎。

（三）口腔颌面部损伤急诊处置中的注意要点

1. 口腔颌面部损伤急诊处置，应对伤者做全面检查，并迅速对伤情作出判断，特别注意可能伴发的其他部位损伤和危及生命的并发症。根据其轻重缓急，决定救治的先后步骤，妥善处理。

2. 应严密观察瞳孔、血压、脉搏和呼吸的变化。先抢救危及生命的主要伤情，如及时纠正休克、处理出血、解除呼吸道梗阻，优先处理威胁生命的颅脑损伤和内脏伤。待全身情况好转或稳定后再行颌面部局部损伤的治疗。

3. 口腔颌面部损伤时可因组织移位、肿胀舌后坠、血凝块和分泌物的堵塞而影响呼吸或发生窒息。及早发现和及时处理是防治窒息的关键，在伤者包扎、转运和救治过程中应首先注意保持呼吸道的通畅，防止窒息。在窒息发生之前仔细观察并作出正确判断，如已出现呼吸困难，更应分秒必争，进行抢救。

4. 颌面部特别是面中部损伤可能伴发颅脑损伤者，应观察 24 ~ 72 小时排除颅脑并发症后，再处理颌面损伤。

5. 在抢救颅脑伤的同时，颌面部伤可做简单包扎，但昏迷的伤员严禁做颌间结扎固定。

6. 防治感染，在口腔颌面部损伤特别是开放性创口急救中也非常重要。应及早使用抗生素；同时不应忽略注射破伤风抗毒素以预防破伤风；若为犬咬伤，可酌情注射狂犬疫苗以预防狂犬病。

## 第四节　颞下颌关节脱位

颞下颌关节脱位是指髁突滑出关节窝以外，超越了关节运动的正常限度，以致不能自行回复原位者。根据部位可分为单侧脱位和双侧脱位；根据脱位的性质分为急性前脱位、复发性脱位和陈旧性脱位。临床上以急性前脱位和复发性脱位较常见。

## 一、临床诊断

1. 急性前脱位 好发于女性。常见原因有：①打呵欠、唱歌、大笑、大张口进食、长时间大张口进行口腔科治疗等，翼外肌过度收缩将髁突过度地向前拉过关节结节，同时闭口肌群发生反射性挛缩，使髁突脱位于关节结节的前上方，无法自行回复原位；②在开口状态下，下颌特别是颏部受到外力的打击；③经口腔气管插管、进行喉镜和食管内镜检查、使用开口器、新生儿使用产钳等，用力不当使下颌开口过大，髁突越过关节结节不能自行回位。

患者表现为不能闭口，前牙开𬌗、反𬌗，下颌中线偏向健侧，后牙早接触。双侧脱位患者语言不清，唾液外流，面下1/3变长（图3-4-1A）。检查耳屏前方触诊凹陷，在颧骨下可触及脱位的髁突。关节区与咀嚼肌疼痛。X线片显示髁突位于关节结节前上方（图3-4-1B）。

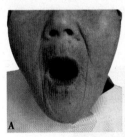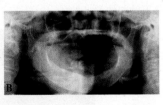

图3-4-1 双侧颞下颌关节前脱位

A. 双侧颞下颌关节前脱位正面观 B. 全口牙位曲面体层X线片示双侧下颌髁突位于关节结节前方

2. 复发性脱位 常见于：①急性前脱位后未予以适当治疗，如复位后未制动或制动时间不够，导致关节韧带、关节囊松弛；②长期翼外肌功能亢进、髁突运动过度，使关节诸韧带、附着及关节囊松脱；③老年人、慢性长期消耗性疾病、肌张力失常、韧带松弛。

患者有反复发作的病史，其临床表现与急性前脱位相同。由于患者惧怕关节脱位，不敢大张口和大声讲话。复位一般较容易，有时患者可自行手法复位。关节造影可见关节囊松弛，关节盘附着撕脱。关节 X 线片除表现为关节前脱位外，髁突、关节结节变平。

3. 陈旧性脱位  急性前脱位和复发性脱位，如数周仍未复位者，称为陈旧性脱位。由于长期处于颞下颌关节脱位状态。关节周围纤维结缔组织增生，复位更加困难。

临床特点为：病程长，无牙颌患者、婴幼儿、重症患者易发生。临床表现与急性前脱位相似，但颞下颌关节和咀嚼肌无明显疼痛，下颌有一定的活动度，可进行开闭口运动。关节 X 线片可辅助诊断。

4. 髁突颈部骨折的鉴别  颞下颌关节脱位应与下颌骨髁突颈部骨折相鉴别。

（1）髁突颈部骨折表现为：骨折患者中线偏向患侧（单侧骨折），或前牙呈开𬌗状态（双侧骨折）。髁突颈部有明显压痛，皮下血肿，X 线片检查可证实（图 3-4-2）。

（2）颞下颌关节脱位：中线偏向健侧（单侧脱位），伴下颌前伸。

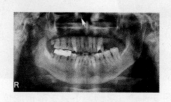

图 3-4-2  全口牙位曲面体层 X 线
片示右侧髁突颈部骨折

## 二、治疗

1. 手法复位  复位前应向患者解释手法复位的过

程，消除患者紧张情绪，配合治疗。有时可按摩颞肌及咬肌，或用1%～2%普鲁卡因做颞下三叉神经或关节周围封闭，以助复位。

常用手法复位方法（图3-4-3）：患者端坐，头部应紧靠墙壁。术者立于患者前方，肘关节水平应高于患者下颌牙𬌗面。两拇指缠以纱布伸入患者口内，放在下颌磨牙𬌗面上，并应尽可能向后；其余手指握住下颌体部下缘，复位时拇指压下颌骨向下，力量逐渐增大；后将颏部缓慢上推，当髁突移到关节结节水平以下时，再轻轻将下颌向后推动，此时髁突即可滑入关节窝而得以复位。在即将复位闭颌时，术者拇指应迅速滑向颊侧口腔前庭，以避免由咀嚼肌反射性收缩而被咬伤。

复位后立即用头颌绷带固定，限制张口活动2周左右。

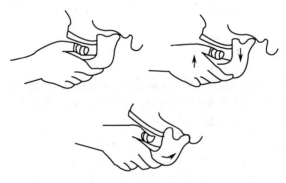

图3-4-3　颞下颌关节脱位的手法复位示意图

2. 其他治疗方法　硬化剂注射、治疗手术复位、髁突高位切除术、关节结节切除术以及关节结节增高术等。

### 三、注意要点

1. 颞下颌关节急性前脱位常采用手法复位；当两侧同时脱位，同时复位有困难时，可先复位一侧，紧接着复位另一侧；复发性关节脱位急诊处理仍为手法复位，但为避免反复脱位，随后一般可注射硬化剂，若无效可采用手术治疗；陈旧性关节脱位手法复位比较困难，一般以手术治疗为主。

2. 陈旧性关节脱位，由于脱位时间长、关节后部结缔组织增生，以及咀嚼肌群张力失调，手术复位一般不能完全退回到原关节窝内，只需将髁突退过关节结节顶点到关节结节后斜面即可。术后配合颌间牵引，数天后可使下颌逐渐回复到牙尖交错位关系。切不可误认为手术失败，轻易切除髁突。

3. 颞下颌关节急性前脱位复位后，为了使被牵拉过度受损的韧带、关节盘和关节囊得到修复，必须在复位后固定下颌 2～3 周左右，限制开颌运动（开口不宜超过 1cm），以避免继发复发性脱位和颞下颌关节紊乱病。

4. 外力作用下导致的颞下颌关节脱位在临床上尚需与下颌骨髁颈骨折相鉴别。

# 第五节 张口受限

正常人的自然张口度约相当于自身示指、中指、无名指三指末节合拢时的宽度，平均约为 4cm。张口度小于正常值即为张口受限。引起张口受限的口腔颌面部疾病主要有颞下颌关节疾病、颌面部感染性疾病、颌面部创伤、颌面部恶性肿瘤、破伤风、癔症等。

## 一、临床诊断

### （一）颞下颌关节紊乱病（TMD）

1. 好发于青壮年，以 20～30 岁患病率最高。多数属关节功能紊乱，也可累及关节结构紊乱甚至器质性破坏。常表现为三大症状：①颞下颌关节区及周围酸胀或疼痛，咀嚼及张口时明显加重；②张闭口运动颞下颌关节弹响、杂音；③张口受限、开口过大或开口时下颌偏斜等运动障碍。病程一般较长，反复发作，可有自限性。

2. 影像学检查

（1）X线平片（关节许氏位和髁突经咽侧位）和CBCT：了解关节间隙改变和骨质改变（图3-5-1），如硬化、骨破坏和增生、囊样变等。

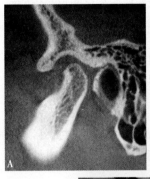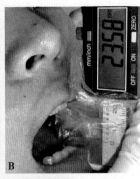
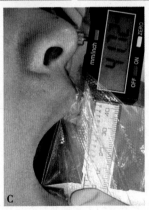

图 3-5-1 右侧不可复性关节盘前移位

A. CBCT 示右侧关节盘前移位（关节前间隙变宽）

B. 不可复性关节盘前移位致张口受限

C. 关节腔透明质酸钠注射治疗后张口度恢复正常

（2）关节造影和 MRI：了解关节盘移位、穿孔、关节盘诸附着的改变以及软骨面的变化。

（3）关节内镜检查：可发现关节盘和滑膜充血、渗血、粘连以及"关节鼠"等。

（二）颞下颌关节强直

1. 颞下颌关节强直　指因器质性病变导致长期开口困难或完全不能开口。临床上可分为关节内强直和关节外强直两类。关节内强直多数发生在 15 岁以前的儿童，常见的原因是儿童时期颞下颌关节损伤（颏部对冲伤和产钳伤）、化脓性中耳炎、下颌骨骨髓炎等。开放性骨折、火器伤、烧伤、术后创面处理不当导致的关节外瘢痕挛缩，以及放疗后软组织广泛地纤维性变造成的颌间瘢痕挛缩是引起关节外强直的常见病因。

2. 临床表现

（1）关节内强直的临床表现

1）进行性开口困难或完全不能开口，几年以上病史。

2）由于咀嚼功能的减弱和下颌的主要生长中心髁突被破坏，出现面下部发育障碍畸形。表现为面容两侧不对称，颏部偏向患侧。患侧下颌体、下颌支短小，相应面部反而丰满；双侧强直者，表现为下颌内缩、后退，形成小颌畸形。发病年龄愈小，下颌发育障碍畸形愈严重。

3）患侧髁突活动减弱或消失。

4）X 线检查：正常关节解剖形态消失，关节间隙模糊或消失，髁突和关节窝融合成骨球状，严重者下颌支和颧弓甚至可完全融合呈 T 形。

（2）关节外强直的主要症状：开口困难或完全不能开口。但面下部发育障碍畸形的𬌗关系错乱，均较关节内强直为轻。口腔或颌面部可见瘢痕挛缩或缺损畸形。多数患侧髁突可有轻微动度，侧方运动度更大。X 线检查，一般髁突、关节窝和关节间隙清楚可见。

（三）急性化脓性颞下颌关节炎

1. 病因　开放性髁突骨折时可由细菌感染附近器官或皮肤化脓性病灶扩散引起；脓毒血症、败血症等血源性感染引起。偶尔也可由医源性（如关节腔内注射、关节镜外科等）感染造成。

2. 临床表现

（1）关节区可见红肿，压痛明显，尤其不能上、下咬合，稍用力即可引起关节区剧痛。

（2）关节腔穿刺，可见关节液混浊，甚至为脓液，涂片镜下可见大量中性粒细胞。

（3）血液化验见白细胞总数增高，中性粒细胞比例上升，核左移，有时可见细胞内有中毒颗粒。

（4）X线片可见关节间隙增宽，后期可见髁突骨质破坏。

（四）类风湿性颞下颌关节炎

1. 成人和儿童类风湿关节炎中超过50%的病例中颞下颌关节会被侵及，但常为最后被侵及的关节。

2. 疼痛、肿胀和运动受限是最常见的症状。在儿童，髁突破坏导致生长紊乱及面部畸形，随后出现关节强直。早期颞下颌关节X线正常，但以后可显示骨破坏并可引起前牙开𬌗畸形。

3. 颞下颌关节的炎症伴有多发性关节炎，实验室检查可证实诊断。

（五）智齿冠周炎

1. 上、下颌第三磨牙萌出不全或阻生时，牙冠周围软组织发生的炎症，称为智齿冠周炎。临床上以下颌第三磨牙最为常见。

2. 智齿冠周炎常以急性炎症形式出现。初期，全身一般无反应，患者自觉患侧磨牙后区胀痛不适，进食咀嚼、吞咽、开口活动时疼痛加重。如病情继续发展，局部可呈自发性跳痛或沿耳颞神经分布区产生放射性痛。若炎症侵及咀嚼肌时，可引起咀嚼肌的反射性痉挛而出现不同程度的张口受限，甚至"牙关紧闭"（图3-5-2）。探针检查可触及未萌出或阻生智齿牙冠的存在。X线检查可帮助诊断。

（六）颌面部间隙感染

1. 口腔颌面部间隙感染，如咬肌间隙、翼下颌间

3

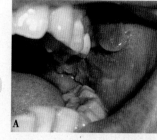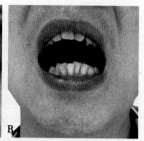

图 3-5-2 左上智齿冠周炎致张口受限

A. 左上智齿冠周炎局部表现

B. 左上智齿冠周炎致张口受限

隙、颞下间隙、颞间隙感染可出现张口受限症状。

2. 口腔颌面部间隙感染常见牙源性或腺源性感染扩散所致。下颌智牙冠周炎及下颌磨牙根尖周炎、牙槽脓肿扩散是导致咬肌间隙感染和翼下颌间隙感染的常见原因,因此患者常先有牙痛史,继而出现张口受限(图 3-5-3)。另外,下牙槽神经阻滞麻醉时消毒不严或下颌阻生牙拔除时创伤过大,也可引起翼下颌间隙感染。颞间隙感染常由邻近间隙感染扩散引起,耳源性感染(化脓性中耳炎、颞乳突炎)、颞部疖痈以及颞部损伤继发感染也可波及。颞下间隙感染可从相邻间隙,如翼下颌间隙等感染扩散而来;也可因上颌结节、卵圆孔、圆孔阻滞麻醉时带入感染;或由上颌磨牙的根尖周感染或拔牙后感染引起。

3. 除张口受限外,咬肌间隙感染的典型症状是以下颌支和下颌角为中心的咬肌区肿胀、变硬、压痛。翼下颌间隙感染表现为咀嚼食物及吞咽疼痛,翼下颌皱襞处黏膜水肿,下颌支后缘稍内侧可有轻度肿胀、深压痛。颞间隙感染表现为颞部或邻近区域广泛凹陷性水肿、压痛、咀嚼痛。颞下间隙位置深在、隐蔽,感染时外观表现常不明显,仔细检查可发现颧弓上、下及下颌支后方轻微肿胀,有深压痛。

3

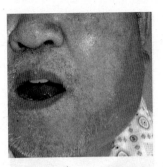

图3-5-3　左侧咬肌等多间隙
感染致张口受限

4. 穿刺对确定深部有无脓肿形成和脓肿的部位有重要的意义。必要时 B 超和 CT 等辅助检查可明确脓肿的部位和大小。细菌培养和药敏试验等实验室检查对于合理使用抗菌药物有重要参考价值。

（七）下颌阻生第三磨牙拔除术后

1. 拔牙术后的单纯反应性开口困难主要是由于拔除下颌阻生牙时，颞肌深部肌腱下段、翼内肌前部以及颞下颌关节受到创伤及创伤性炎症激惹，产生反射性肌痉挛造成的。

2. 临床特点

（1）拔牙过程长，术中敲击、撬动力较大，术后局部反应常较重。

（2）术前患者已有弹响、绞锁等颞下颌关节症状者，拔牙后更易并发张口受限。

（八）颌面部损伤

1. 颌面部损伤，特别是下颌骨骨折，由于疼痛和升颌肌群痉挛而出现张口受限。

2. 颧骨、颧弓骨折（图3-5-4），骨折块发生内陷移位，压迫了颞肌和咬肌，阻碍喙突运动，从而致张口受限。

3. 具体诊断要点详见"第十一章　口腔颌面部损伤"。

**3**

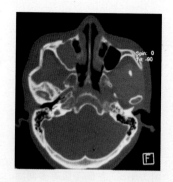

图 3-5-4　右侧颧弓 M 型骨折压迫
颞肌和咬肌致张口受限

（九）颌面部深部恶性肿瘤

1. 上颌窦癌、颞下窝肿瘤、翼腭窝肿瘤、腮腺恶性肿瘤、鼻咽癌等均可引起张口受限或牙关紧闭。

2. 临床特点

（1）恶性肿瘤患者的发病年龄相对较大。

（2）张口受限一般呈渐进性加重。除张口受限，肿瘤侵犯周围组织可出现三叉神经疼痛、面瘫、听力下降、复视等神经症状，以及鼻塞、涕中带血、耳闷堵感、面部和上腭肿胀、头痛等症状。

（3）CT 和 MRI 等影像学检查表现为关节周围不规则软组织影，其内密度不均匀、边缘模糊，可侵犯骨质。

（4）鼻纤维内镜活检可确诊鼻咽癌。

（5）与颞下颌关节紊乱病导致的张口受限的鉴别要点为：颞下颌关节紊乱病除张口受限外，往往伴有关节区疼痛、弹响等病史。另外，张口受限可有缓解史。

（十）癔症性牙关紧闭

此病多发于女青年，既往有癔症史，有独特的性格特征，一般在发病前有精神因素，然后突然发生开口困难或牙关紧闭。如和全身其他肌痉挛或抽搐症状伴发，则较易诊断。

（十一）破伤风牙关紧闭

1. 破伤风牙关紧闭是由破伤风杆菌引起的一种以肌

肉阵发性痉挛和紧张性收缩为特征的急性特异性感染。

2. 临床特点

（1）一般有外伤史。

（2）痉挛通常从咀嚼肌开始，先是咀嚼肌少许紧张，即患者感到开口受限；继之出现强直性痉挛呈牙关紧闭；同时还因表情肌的紧缩使面部表情特殊，形成"苦笑"面容并可伴有面肌抽搐。

（3）对怀疑破伤风的患者，可采用被动血凝分析测定血清中破伤风抗毒素抗体水平，抗毒素滴定度超过0.01U/ml者可排除破伤风。

## 二、治疗

### （一）颞下颌关节紊乱病治疗

应遵循一个合理的、合乎逻辑的治疗程序：①应先用可逆性保守治疗（服药、理疗、黏弹剂补充疗法和𬌗板等）；②然后用不可逆性保守治疗（调𬌗、正畸、修复治疗等）；③最后选用关节镜外科和各种手术治疗。要重视改进全身状况和患者的精神状态。同时对患者进行医疗知识教育，内容包括：张口训练，自我关节保护（如颌面部保暖、咀嚼肌按摩），改变不良生活行为（如偏侧咀嚼、喜食硬食、大笑或打哈欠时张口过大）。具体治疗方法如下：

1. 药物治疗

（1）口服药物：非甾体类抗炎镇痛药物（如双氯芬酸钠、布洛芬等）、盐酸氨基葡萄糖、硫酸软骨素等。

（2）颞下颌关节腔注射药物：2%利多卡因、1%透明质酸钠（图3-5-1B，图3-5-1C）、糖皮质激素（如倍他米松、泼尼松龙混悬液）等。

2. 手术治疗

（1）关节镜外科手术，如关节腔灌洗、粘连松解、关节盘穿孔修补。

（2）关节盘摘除术。

（3）髁突高位切除术。

**3**

3. 其他治疗

（1）超短波、离子导入、微波、激光等局部理疗。

（2）义齿修复、调𬌗、正畸治疗以矫正咬合关系。

（3）调节精神状态和积极的心理治疗。

（4）针刺疗法。

（二）颞下颌关节强直治疗

关节内强直和关节外强直一般都需采用外科手术治疗。

1. 治疗关节内强直的手术有髁突切除术及颞下颌关节成形术。

2. 关节外强直手术是切断和切除颌间挛缩的瘢痕；凿开颌间粘连的骨质，恢复开口度。如瘢痕范围较小，可用断层游离皮片移植消灭瘢痕切除，松解后遗留的创面。如果挛缩的瘢痕范围较大则应采用额瓣或游离皮瓣移植修复。

（三）急性化脓性颞下颌关节炎治疗

全身应用足量、有效的抗生素；关节腔冲洗，腔内直接注入有效的抗生素；若化脓性炎症不能控制，全身中毒症状严重者，应做切开引流术；在急性炎症消退后，鼓励患者进行开口练习。

（四）类风湿性颞下颌关节炎治疗

1. 治疗同其他关节的类风湿关节炎，夜间口腔导板常有助于治疗。

2. 急性期可给予非类固醇抗炎药物并限制下颌运动；当症状减轻时，轻度的下颌运动练习有助于预防运动能力的过度丧失；

3. 如发展成关节强直，则需手术治疗，但疾病未静止前不宜施行手术。

（五）智齿冠周炎的治疗

急性期时，以消炎、镇痛、切开引流、增强全身抵抗力为主。进入慢性期后，应尽早拔除，以防感染再发。

**（六）颌面部间隙感染治疗**

1. 颌面部间隙感染的治疗 若脓肿形成应行脓肿切开引流，炎症经治疗好转后应及时清除病灶牙，如继发颌骨骨髓炎应及早进行死骨和病灶清除术。

2. 口腔颌面部感染的全身治疗 包括全身支持治疗和抗菌药物的合理使用。感染并发全身中毒症状如发热、寒战、白细胞计数明显升高或出现中毒颗粒时，均应在局部处理的同时，全身给予支持治疗，维持水电解质平衡，以减轻中毒症状，并及时有针对性地给予抗菌药物。对已发生败血症、海绵窦血栓性静脉炎、全身其他脏器继发性脓肿形成、中毒性休克等严重并发症时，更应早期进行全身治疗。

**（七）下颌阻生第三磨牙拔除术后张口受限治疗**

1. 一般采用热含漱或理疗、张口训练等措施恢复正常开口度。

2. 若采取上述措施仍未恢复张口度，可行颞下颌关节腔药物（透明质酸钠）注射。

3. 为减少和避免拔除术后张口受限发生，拔牙时操作要轻柔，切口、翻瓣、去骨大小应适度，尽量减轻磨牙后区的创伤；对术前已存在颞下颌关节症状的患者更应减少创伤。

**（八）颌面部损伤**

颌面部损伤治疗要点详见"第十一章 口腔颌面部损伤"。

**（九）颌面部深部恶性肿瘤治疗**

根据不同肿瘤的类型、分类，按照恶性肿瘤的治疗原则处理。如放射治疗是鼻咽癌的首选治疗方法。但是对较高分化癌，病程较晚以及放疗后复发的病例，手术切除和化学药物治疗亦属于不可缺少的手段。

**（十）癔症性牙关紧闭治疗**

用语言暗示或间接暗示常能奏效。

**（十一）破伤风牙关紧闭治疗**

破伤风防重于治。预防破伤风措施包括注射破伤风类毒素主动免疫，正确处理伤口，以及在伤后采用被动免疫预防发病。

### 三、注意要点

1. 张口受限常由于咀嚼肌群或颞下颌关节受累引起，主要病因有：①颞下颌关节紊乱病和关节强直等颞下颌关节疾病；②智齿冠周炎、颌面部间隙感染等感染性疾病；③也可因肿瘤、外伤骨折或瘢痕挛缩等所致。应仔细鉴别，给予相应治疗。

2. 颞下颌关节紊乱病是导致张口受限最为常见的原因之一，引起张口受限的颞下颌关节紊乱病中的常见临床分类有不可复性盘前移位（图 3-5-1）、骨关节炎、咀嚼肌痉挛、滑膜炎等。

3. 智齿冠周炎也是导致张口受限常见原因之一，临床上以下颌第三磨牙最为常见，但上颌第三磨牙冠周炎导致的张口受限，特别是患者机体抵抗能力较强，局部症状不明显时，极易误诊为颞下颌关节疾病，在临床工作中应引起足够的重视。

4. 下颌阻生牙拔除时由于对颞肌、翼内肌、咬肌、颞下颌关节的创伤激惹，产生反射性肌痉挛可造成术后张口受限。一般通过对症处理，随着炎症反应的消退，辅以张口训练可自行恢复。但仍有数周不能恢复的个别病例，可给予关节腔药物注射以帮助恢复张口度。

5. 颌面部瘢痕　如颊间瘢痕挛缩，烧伤、放射治疗等导致的关节周围及（或）颌面深部瘢痕等可致张口受限。近年来，随着头颈部肿瘤放疗技术在临床上的广泛应用，放疗后颌面颈部肌肉等软组织的纤维化，引起的张口受限的病例有增加趋势，应引起关注（图 3-5-5）。

6. 耳源性疾病　如外耳道疖和中耳炎症也常放射到关节区疼痛并影响开口。

7. 破伤风　由于初期症状可表现为开口困难或牙关紧闭而来口腔科就诊，应与颞下颌关节紊乱病鉴别，以免延误早期治疗的时机。

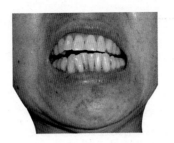

图 3-5-5  放疗后张口受限

8. 上颌窦后壁、颞下窝、翼腭窝等深在部位的恶性肿瘤一般不易被查出,出现张口受限症状易被误诊为颞下颌关节紊乱病,甚至进行了不恰当的治疗,失去了肿瘤早期根治的良机。临床工作中应引起重视。

## 第六节  颌面部肿胀

颌面部肿胀是临床常见的一种客观体征,是由于各种原因导致毛细血管通透性改变、组织间隙积液过量、淋巴回流障碍以及血管和淋巴管畸形的病理现象。由于颌面部特殊的解剖关系,此区域很多疾病均可以局部肿胀的形式表现出来。临床口腔颌面部肿胀的常见病因有:①感染,可分为化脓性或特异性两大类。化脓性感染如根尖周病和牙周疾病、智齿冠周炎、间隙感染、骨髓炎、淋巴结炎等。②唾液腺疾病,包括流行性腮腺炎、阻塞性腮腺炎、涎石病、舍格伦综合征等。③外伤导致的血肿、气肿和创伤性水肿。④血管瘤和脉管畸形。⑤过敏或血管神经性水肿。⑥全身性疾病,如肾炎性水肿、库欣综合征、$IgG_4$ 相关性疾病等。

### 一、临床诊断

(一)病史和查体要点

1. 肿胀部位  单侧、双侧;颞区、颧区、眶区、鼻区、唇区、颊部、咬肌区、腮腺区、下颌下区、口内硬腭区、软腭区、舌根部、舌前部、口底部深浅及界限范围。

2. 肿胀时间  数分钟、数小时、数天、数月或数年，或者出生后即发现局部肿胀。

3. 肿胀性质  软、韧、硬；有无波动感；有无压痛；局部是否发红、发热；压诊有无凹陷。

4. 肿胀原因  有无过敏史、外伤史、手术史、炎症史或其他原因。

5. 辅助检查  必要时做穿刺检查、彩超、X线片或CT检查、血尿常规化验、切取活体组织病理检查等。穿刺出的液体的色泽及性质如何；彩超是否有囊性病变或血流变化；X线片或CT检查是否有占位病变；血尿常规化验血三系及尿蛋白是否正常等。

（二）鉴别诊断

1. 根尖周病、牙周病  肿胀区域的牙齿存在深龋、残根、牙龈萎缩、红肿；曾有刺激性疼痛、牙髓炎症状、患牙伸长和咬合痛、牙龈出血、牙周袋形成和溢脓等症状。根尖片有利于进一步明确诊断。

2. 智齿冠周炎  患者常自觉患侧磨牙后区反复胀痛不适，局部可呈自发性跳痛或放射痛，可伴不同程度的张口受限。口内检查可见智齿萌出不全，周围软组织及牙龈红肿、触痛，挤压可见脓液流出。X线检查可进一步帮助诊断。

3. 颌面部间隙感染  初期表现为蜂窝织炎（图3-6-1），后可形成脓肿。特点是局部皮肤红肿发亮，皮温高，触诊有波动感，压痛明显，穿刺有脓，常伴全身症状。白细胞总数和中性粒细胞升高。

4. 化脓性颌骨骨髓炎  多为牙源性感染。急性期表现为局部剧烈跳痛，面颊部软组织肿胀出血，伴有全身发热、寒战等；慢性期病情发展缓慢，局部肿胀，皮肤微红，口腔内或面颊部可出现多个瘘孔溢脓，肿胀区牙松动。患侧下唇麻木是诊断下颌骨骨髓炎的有力证据。在慢性期颌骨已有明显破坏后X线片检查才具有诊断

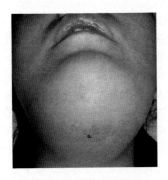

图 3-6-1 口底蜂窝织炎

价值。

5. 淋巴结炎 主要表现为下颌下、颏下及颈深上群淋巴结、耳前、耳下淋巴结炎症。局部淋巴结肿大变硬，自觉疼痛或压痛，病变主要在淋巴结内出现充血、水肿。淋巴结尚可移动，边界清楚，与周围组织无粘连。

6. 流行性腮腺炎 是由流行性腮腺炎病毒引起的急性传染病，有明显接触史及春秋季节性流行，多发生于5~15岁的儿童，常双侧腮腺同时或先后发生，一般一次感染后可终身免疫。腮腺肿大、充血、疼痛，但腮腺导管口无红肿，唾液分泌清亮无脓液。血液中白细胞计数大多正常或稍增高，90%的患者血清淀粉酶有轻度或中度增高，尿中淀粉酶也上升。

7. 阻塞性腮腺炎 多由于导管狭窄引起，大多发生于中年。多为单侧受累。患者有腮腺区进食肿胀史，挤压腺体，腮腺导管口流出混浊液体。腮腺造影显示主导管、叶间、小叶间导管部分狭窄、部分扩张，呈腊肠样改变。

8. 涎石病 腺体或导管内发生钙化性团块而引起的病变，85%左右发生于下颌下腺。表现为下颌下腺区进食反复肿胀，有时疼痛剧烈，呈针刺样，称为"涎绞痛"。检查腺体呈硬结性肿块，导管口可有脓性或黏液脓性唾液流出。X线检查可确诊。

**3**

9. 舍格伦综合征（Sjögren syndrome，干燥综合征）是自身免疫性疾病，主要表现为眼干、口干、唾液腺及泪腺肿大、类风湿关节炎等结缔组织疾病。唾液腺造影及实验室免疫检查、唇腺活检均是诊断此疾病的重要诊断依据。临床上仅表现为干燥综合征，即唾液腺、泪腺等外分泌腺功能障碍称为原发性舍格伦综合征；若合并有其他自身免疫性疾病则称为继发性舍格伦综合征。

10. 外伤所致的颌面部肿胀　有血肿、气肿、水肿。①血肿特点：有外伤史或手术史，皮下或黏膜下淤血，初期呈紫红色、后期转为青色，触诊柔软，边界尚清，穿刺有血。②气肿特点：有外伤史或拔牙（阻生牙拔除）创伤史；皮下气肿发展快，触诊柔软，捻发音明显，边界不清，无压痛。③创伤性水肿特点：有外伤史、手术史、烧伤史、或低温冷冻史。创伤性水肿为创伤区软组织明显肿胀，皮肤紧而发亮，轻度压痛，边界尚清。

11. 囊肿　是一种良性疾病，外有囊壁，内有液体或其他成分。颌面部软组织囊肿一般触诊质地较软，边界较清，无压痛，可以活动。一般无自觉症状，如继发感染可有疼痛、化脓（图 3-6-2）。穿刺检查及 CT 可有效诊断。

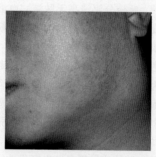

图 3-6-2　腮裂囊肿伴感染

12. 血管瘤和脉管畸形　表浅病损呈蓝色或紫色（图 3-6-3），边界不清，扪之柔软，体位移动试验阳性；微静脉畸形常沿三叉神经分布区分布，呈鲜红或紫红色，与皮肤表面平齐,周界清楚;动静脉畸形病损高起呈念珠状,表面温度较正常皮肤为高,患者可自行感觉到搏动,扪诊有震颤感,听诊有吹风样杂音。

13. 血管神经性水肿 是一种急性局部反应型的黏膜皮肤水肿,特点是有过敏源接触史。急性发病,肿胀迅速、界限不清,触诊质地坚韧、无压痛,皮肤紧张发亮,常发生在唇、口、面颊部。肿胀可在数小时或 1~2 日内消退,不留痕迹,但能复发(图3-6-4)。

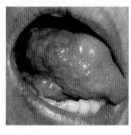 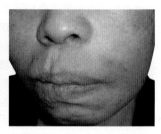

图3-6-3 右舌脉管畸形　　图3-6-4 上、下唇血管
神经性水肿

14. 全身疾病

(1)肾炎性水肿:水肿多从眼睑、颜面部开始。如急性肾小球肾炎,80% 以上患者均有水肿,常为该病的初发表现,典型表现为晨起眼睑水肿或伴有下肢轻度可凹性水肿。除水肿外,可表现为血尿、高血压、肾功能异常等。

(2)库欣综合征:为各种病因造成肾上腺分泌过多糖皮质激素所致病症的总称。典型表现为向心性肥胖、满月脸、多血质、紫纹、肌无力及神经系统疾病、免疫功能降低、性功能障碍等。

(3)$IgG_4$ 相关性疾病:是一种与 $IgG_4$ 相关,累及多器官或组织的慢性、进行性自身免疫性疾病。该病临床谱广泛,包括自身免疫性胰腺炎、肾小管间质性肾炎及腹膜后纤维化等多种疾病。其中累及泪腺、腮腺和下颌下腺者,亦称米库利奇病(Mikulicz's disease)。米库利奇病患者有显著的泪腺、唾液腺肿胀，但口干、眼干症状较舍格伦综合征轻，且血清 $IgG_4$ 水平显著升高（1350mg/L 以上），病理检查可见组织中有大量 $IgG_4$ 阳性淋巴细胞浸润。

15. 另外，出现肿胀症状的患者尚需与颌面部良、恶性肿瘤以及颌骨畸形相鉴别。

（1）良性肿瘤大多为膨胀性生长，一般生长缓慢，外表形态多为球形、椭圆形、分叶状，一般质地中等。良性肿瘤因有包膜，故与周围正常组织分界清楚，多能移动。良性肿瘤一般无自觉症状，但如压迫邻近神经、继发感染或恶变时，则发生疼痛。

（2）恶性肿瘤一般生长较快，无包膜，边界不清，肿块固定，与周围组织粘连而不能移动，常发生表面坏死，溃烂出血，并有恶臭、疼痛。当其向周围浸润生长时，可破坏邻近组织器官而发生功能障碍。可发生颈部淋巴结转移。CT 及 MRI 可协助判定肿瘤的性质、范围，为诊断、治疗提供参考，活体组织检查是诊断金标准。

## 二、治疗

1. 牙体牙髓疾病　需行相应牙体牙髓科和牙周科的专科治疗，消除病因。

2. 智齿冠周炎　在急性期应以消炎、镇痛、切开引流、增强全身抵抗力的治疗为主。当炎症转入慢性期后，若为不可能萌出的阻生牙则应尽早拔除，以防感染复发。

3. 颌面部间隙感染　对轻度感染，仅用局部疗法即能治愈。若脓肿形成，则须切开引流、清除病灶，配合全身抗炎及支持治疗。

4. 化脓性颌骨骨髓炎　急性期应首先采用全身支持及药物治疗，同时配合必要的外科手术治疗。慢性期有死骨形成时，必须用手术去除已形成的死骨和病灶后方能痊愈。

5. 淋巴结炎　炎症初期，休息、全身给予抗菌药物，局部外敷治疗。已化脓者应及时切开引流，同时进行原发病灶（如病灶牙等）的处理。

6. 流行性腮腺炎　应给予抗病毒治疗，支持治疗及自我保护。

7. 阻塞性腮腺炎　多由局部原因引起，故以去除病因为主。有涎石者，先去除涎石。导管口狭窄者，逐步扩张导管口。也可自后向前按摩腮腺，促使分泌物排出。经上述治疗无效者，可考虑手术治疗。

**3**

8. 涎石病　下颌下腺涎石病的治疗目的是去除结石、消除阻塞因素，尽最大可能地保留下颌下腺这一功能器官。但当腺体功能丧失或腺体功能不可能逆转时，则应将腺体一同切除。

9. 舍格伦综合征　本病目前尚无有效的根治方法，主要为对症治疗。可用人工泪液、唾液缓解眼干、口干症状，也可用免疫调节剂调节细胞免疫功能。

10. 外伤所致血肿、气肿、水肿　口腔颌面部损伤伤员只要全身情况允许，或经过急救后全身情况好转，条件具备者，即应对局部伤口进行早期外科处理，即清创术。同时应防止窒息、感染等。

11. 囊肿　一般采用外科手术切除或摘除。如伴有感染则先控制炎症后再行手术治疗。有些囊肿易复发，可癌变，手术应彻底清除囊壁。

12. 血管瘤和脉管畸形　治疗应根据病损类型、位置及患者的年龄等因素来决定。目前的治疗方法有外科切除、激素治疗、激光治疗、硬化剂注射、平阳霉素注射等。一般采用综合疗法。

13. 血管神经性水肿　应明确并隔离变应原，可解除症状，防止复发。症状较轻者可不予药物治疗。症状较重者应给予抗过敏药物治疗。

14. 全身疾病　需对症治疗。其中 $IgG_4$ 相关性疾病对糖皮质激素治疗的反应较好，一旦确诊，应尽早使用糖皮质激素。血清 $IgG_4$ 水平可作为反映治疗效果的标志。

**3**

### 三、注意要点

1. 外伤所致口腔颌面部肿胀应注意防止窒息。

2. 颌面部间隙感染经过抗感染治疗或脓肿切开引流后，临床表现仍无好转，而肿胀继续增大时，应进一步仔细完善检查，排除恶性肿瘤继发感染的可能。及早诊断，及早治疗，以免贻误治疗时机。

3. 阻生牙特别是下颌阻生智齿拔除术后可引起局部肿胀，但近年来随着涡轮手机在阻生牙拔除术中广泛使用，术后出现面颈部肿胀的几率逐渐减少，应鉴别是术后创伤性肿胀还是皮下气肿，并给予对症处理，以避免严重并发症的发生。

4. 除颌面部局部因素外，全身疾病也可引起颌面部肿胀，临床工作中应加以鉴别，避免误诊。

**（周学东　梁新华）**

# 第四章

## 口腔科常用检查技术

## 第一节　常规检查

### 一、基本器械

1. 口镜　有平面和凹面两种，主要用于牵拉颊部和推压舌体以便直接观察检查部位；通过镜子反射影像，可对口腔内难以直视的部位进行观察；还可用于聚集光线，增加局部照明，增加检查部位的可视度；金属口镜的柄端亦可用于叩诊。

2. 探针　具有尖锐的尖端。一端呈半圆形，用于探诊检查牙齿的窝沟点隙、龋洞、穿髓点、根管口等，亦可探查牙齿表面的敏感范围和程度，还可用于检查皮肤和黏膜的感觉功能；另一端呈三弯形，主要用于检查邻面龋。

3. 镊子　用于夹持物品和检查牙齿松动度。

### 二、一般检查

#### （一）问诊

问诊是医师与患者或知晓病情的人交流，了解疾病的发生、发展和诊治过程。问诊是采集病史、诊断疾病的最基本、最重要的手段。问诊内容主要包括：主诉、现病史、既往史和家族史。

1. **主诉**　主诉的记录通常为一句话，应包括部位、症状和患病时间。如"右上后牙冷热刺激痛 2 周"。

2. **现病史**　是病史的主体部分，是整个疾病的发生、发展过程。基本内容包括发病情况和患病时间，主要症状和诱因，症状加重或缓解的原因，病情的发展和演变，诊治经过和效果等。

3. **既往史**　是指患者过去的口腔健康状况、患病情况以及外伤、手术和过敏史等，还包括与口腔疾病有关的全身病史，如高血压、糖尿病、心脏病、血液病等。

4. **家族史**　是指患者的父母、兄弟、姐妹的健康状况及患病情况，有无遗传性疾病、肿瘤、传染病等。特别是过去的某些疾病与现患疾病之间可能有关或相同时，更应详细询问并记录。

（二）视诊

视诊主要观察口腔和颌面部的改变，视诊时一般按照先口外、后口内，先检查主诉部位、后检查其他部位的顺序检查。

1. **全身情况**　虽然患者是因口腔疾病就诊，但口腔医师还是应通过视诊对患者的全身状况有初步的了解，例如患者的精神状态、营养和发育情况等，注意一些疾病可能出现的特殊面容或表情特征。

2. **颌面部**　首先观察面部发育是否正常，左右是否对称，有无肿胀或畸形；皮肤的颜色改变、瘢痕或窦道（图 4-1-1）。如要检查面神经的功能，可观察鼻唇沟有无变浅或消失，可嘱患者闭眼、吹口哨等，观察面部双侧的运动是否协调，眼睛能否闭合，口角是否歪斜等（图 4-1-2）。

3. **牙齿及牙列**　牙齿的颜色、外形、质地、大小、数目、排列、接触关系；牙体的缺损、着色、牙石、菌斑、软垢、充填体等情况；牙列的完整和缺损（图 4-1-3）；修复体的情况等（图 4-1-4）。

**4**

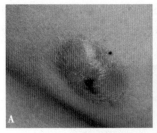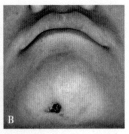

图 4-1-1　颌面部视诊

A. 面部皮肤肿胀破溃　B. 面部皮肤窦道

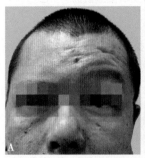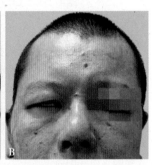

图 4-1-2　面瘫患者视诊

A. 右侧额纹消失　B. 右眼不能闭合

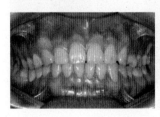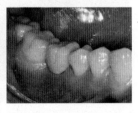

图 4-1-3　全牙列情况　　图 4-1-4　下颌第一磨牙

全冠修复体

　　4. 口腔软组织　牙周组织颜色、形态、质地的改变，菌斑及牙石的状况，肿胀程度及范围，是否存在窦道，牙龈及其他黏膜的色泽、完整性，有无水肿、溃疡、瘢痕、肿物等（图4-1-5）。另外，也要注意舌背有无裂纹，舌乳头的分布和变化，舌的运动情况及唇、舌系带情况等。

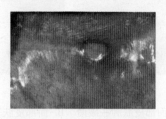

图4-1-5　口腔上唇黏膜溃疡

（三）探诊

探诊是利用探针或牙周探针检查和确定病变部位、范围和组织反应情况，包括牙齿、牙周和窦道等。

1. 牙齿　主要是用于对龋洞的探诊，以确定部位、范围、深浅、有无探痛等；探查修复体的边缘密合度，确定有无继发龋；确定牙齿的敏感范围、敏感程度（图4-1-6）。探诊时需注意动作轻柔，特别是深龋，以免刺入穿髓点引起剧痛。

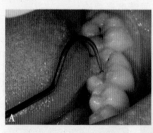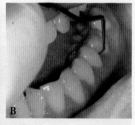

图4-1-6　牙齿探诊

A. 𬌗面探诊　B. 邻面探诊

2. 牙周组织　可用普通探针探测牙龈表面的质感是松软还是坚实，探查龈下牙石的数量、分布、位置，根面有无龋损或釉珠，以及根分叉处病变情况等。探测牙周袋的深度及附着水平情况时要注意使用牙周探针进行探诊，探诊时支点要稳固，探针与牙长轴方向一致，力量适中（一般以 20～25g 压力为宜），按一定顺序如牙齿的颊、舌侧的近中、中、远中进行探诊并做测量记录，避免遗漏（图 4-1-7）。

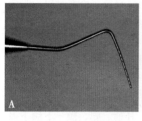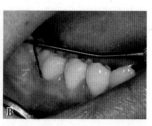

图 4-1-7　牙周探诊

A. 牙周探针　B. 牙周袋探诊

3. 窦道　常见于患牙根尖区牙龈颊侧，也可发生在舌侧，偶见于皮肤。探诊时可用圆头探针，或将牙胶尖插入窦道并缓慢推进探测窦道的方向和深度，结合 X 线片，以探明其来源，帮助寻找患牙或病灶。探诊时应缓慢顺势推进，避免疼痛和损伤（图 4-1-8）。

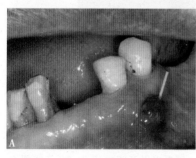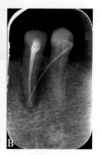

图 4-1-8　窦道探诊

A. 牙胶尖插入窦道辅助定位　B. 牙胶尖协助定位患牙

（四）触诊

触诊是医师用手指在可疑病变部位进行触摸或按压，根据患者的反应和检查者的感觉对病变的硬度、范围、形状、活动度等进行判断的诊断方法。

1. 颌面部　对于唇、颊和舌部的病变，可行双指双合诊检查；对于口底和下颌下区病变，可行双手双合诊检查，以便准确了解病变的范围、质地、界限、动度以及有无波动感、压痛、触痛和浸润等。检查时以一只手的拇指和示指，或双手置于病变部位上下或两侧进行，并按"由后向前"顺序进行。

2. 下颌下、颏下、颈部淋巴结　患者取坐位，头稍低，略向检查侧，检查者立于患者的右前或右后方，手指紧贴检查部位，按一定顺序，由浅入深滑动触诊。触诊顺序一般为：枕部、耳后、耳前、腮、颊、下颌下及颏下，顺胸锁乳突肌前后缘、颈前后三角直至锁骨上窝。触诊检查时应注意肿大淋巴结所在的部位、大小、数目、硬度、活动度、有无压痛、波动感以及与皮肤或基底部有无粘连等情况。应特别注意健、患侧的对比检查（图 4-1-9）。

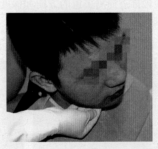

图 4-1-9　淋巴结触诊

3. 颞下颌关节　以双手示指或中指分别置于两侧耳屏前方、髁突外侧，嘱患者做开闭口运动，可了解髁突活动度和冲击感，需注意两侧对比，以协助关节疾病的诊断（图 4-1-10）。另外，以大张口时上、下颌中切牙切缘间能放入患者自己横指（示指、中指和无名指）的数目为依据的张口度检查（图 4-1-11，表 4-1-1），也是颞下颌关节检查的重要内容。

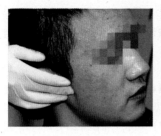 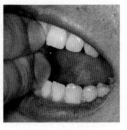

图 4-1-10 颞下颌关节触诊　图 4-1-11 张口度检查

表 4-1-1　张口受限程度的检查
记录方法和临床意义

| 能放入的手指数 | 检查记录 | 临床意义 |
| --- | --- | --- |
| 3 | 正常 | 张口度正常 |
| 2 | Ⅰ°受限 | 轻度张口受限 |
| 1 | Ⅱ°受限 | 中度张口受限 |
| < 1 | Ⅲ°受限 | 重度张口受限 |

4. 牙周组织　用示指指腹触压牙齿的唇、颊或舌侧牙龈，检查龈沟处有无渗出物（图 4-1-12）。也可将示指置于患牙唇（颊）侧颈部与牙龈交界处，嘱患者做各种咬合运动，检查是否有早接触点或殆干扰，如手感震动较大提示存在殆创伤。

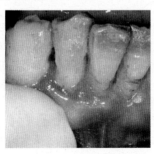

图 4-1-12　牙周组织触诊
侧切牙和尖牙间的牙周袋在触压下溢脓

5. 根尖周组织　用指腹扪压可疑患牙根尖部，根据是否有压痛、波动感或脓性分泌物溢出等判断根尖周组织是否存在炎症等情况。

（五）叩诊

叩诊是用平头金属器械，如金属口镜的末端叩击牙齿，根据患者的反应确定患牙的方法。根据叩击的方向可分为垂直叩诊（图4-1-13）和水平叩诊（图4-1-14）。垂直叩诊用于检查根尖部有无炎症；水平叩诊用于检查牙齿周围组织有无炎症。

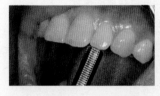 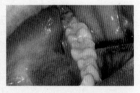

图 4-1-13　垂直叩诊　　　图 4-1-14　水平叩诊

1. 结果判断　叩诊结果一般分5级，记录如下：

（1）叩痛（-）：反应同正常牙，无叩痛。

（2）叩痛（±）：患牙感觉不适，可疑叩痛。

（3）叩痛（+）：重叩引起疼痛，轻度叩痛。

（4）叩痛（++）：叩痛反应介于（+）和（+++），中度叩痛。

（5）叩痛（+++）：轻叩引起剧烈疼痛，重度叩痛。

2. 注意事项　进行叩诊检查时，一定要与正常牙进行对比，即先叩正常对照牙，后叩可疑患牙。叩诊的力量宜先轻后重，以健康的同名牙叩诊不引起疼痛的最大力度为上限，对于急性根尖周炎的患牙叩诊力度要更小，以免增加患者的痛苦。

（六）咬诊

咬诊是检查牙齿有无咬合痛和有无早接触点的诊断方法。常用的方法如下：

1. 空咬法　嘱患者咬紧上、下颌牙或做各种咀嚼运动，观察牙齿有无松动、移位或疼痛。

2. 咬实物法　牙隐裂、牙齿感觉过敏、牙周组织或根尖周组织炎症时，咬实物均可有异常反应（图4-1-15）。检查顺序是先正常牙、再患牙，根据患牙是否疼痛而明确患牙的部位。

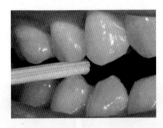

图4-1-15　咬实物法——棉签咬诊

3. 咬合纸法　将咬合纸置于上、下颌牙列之间，嘱患者做各种咬合运动，根据牙面上所留的印记，确定早接触部位（图4-1-16）。

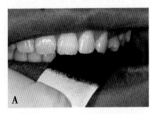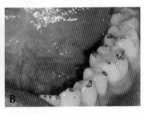

图4-1-16　咬合纸法

A. 咬合检查　B. 牙面印迹

4. 咬蜡片法　将烤软的蜡片置于上、下颌牙列之间，嘱患者做正中咬合，待蜡片冷却后取下，观察蜡片上最薄或穿破处即为早接触点（图4-1-17）。

（七）牙齿松动度检查

用镊子进行唇舌向（颊舌向）、近远中向及垂直方向摇动来检查牙齿是否松动（图4-1-18）。检查前牙时，用镊子夹住切端进行检查；检查后牙时，以镊子合拢抵住后牙粭面的窝沟进行检查。根据松动的幅度和方向对

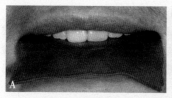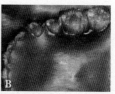

图 4-1-17 咬蜡片法

A. 咬蜡片检查　B. 蜡片咬诊印迹

**4**

松动度进行分级（表 4-1-2）。

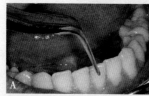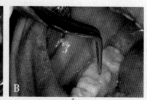

图 4-1-18 牙齿松动度检查

A. 前牙松动度检查　B. 后牙松动度检查

表 4-1-2 牙齿松动度的检查方法和分级

| 检查方法 | Ⅰ° | Ⅱ° | Ⅲ° |
|---|---|---|---|
| 松动幅度 | <1mm | 1~2mm | >2mm |
| 松动方向 | 唇（颊）向 | 唇（颊）向<br>近、远中向 | 唇（颊）向<br>近、远中向<br>垂直向 |

（八）嗅诊

嗅诊是通过辨别气味进行诊断的方法。有些疾病可借助嗅诊辅助诊断，如暴露的坏死牙髓、坏死性龈口炎、干槽症均有特殊腐败气味。

（九）听诊

颌面部检查中听诊应用较少，但将听诊器放在颌面部蔓状动脉瘤上时，表面可听见吹风样杂音。颞下颌关节功能紊乱时，可借助听诊器辨明弹响性质及时间。

# 第二节 辅助检查

## 一、牙髓活力测验

### （一）温度测验

牙髓温度测验是通过观察患者对不同温度的反应对牙髓活力状态进行判断的方法。其原理是：正常牙髓对温度有一定的耐受范围（20～50℃）；当牙髓发炎时，疼痛阈值降低，感觉敏感；牙髓变性时阈值升高，感觉迟钝；牙髓坏死时无感觉。温度低于10℃为冷刺激，高于60℃为热刺激。

1. **冷测法** 可使用小冰棒或冷水，取直径3～4mm、长5～6mm 一端封闭的塑料管内注满水后置冰箱冷冻制备而成的小冰棒，并置于被测牙的唇（颊）或舌面颈1/3 或中1/3 完好的釉面处数秒，观察患者的反应（图4-2-1）。

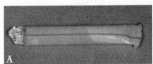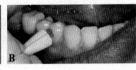

图4-2-1 冷测法

A. 自制小冰棒

B. 冷测法检查

2. **热测法** 将牙胶棒的一端在酒精灯上烤软但不冒烟燃烧（65℃左右），立即置于被测牙的唇（颊）或舌面的颈1/3 或中1/3 釉面处，观察患者的反应（图4-2-2）。

3. **结果判断** 温度测验结果是被测可疑患牙与正常对照牙比较的结果，不能简单采用（＋）、（－）表示，其具体表示方法为：

（1）正常：被测牙与对照牙反应程度相同，表示牙髓正常。

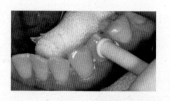

图4-2-2　热测法

**4**

（2）一过性敏感：被测牙与对照牙相比，出现一过性疼痛，但刺激去除后疼痛立即消失，表明可复性牙髓炎的存在。

（3）疼痛：被测牙产生疼痛，温度刺激去除后仍持续一段时间，提示被测牙牙髓存在不可复性炎症。

（4）迟缓性疼痛或迟钝：刺激去除后片刻被测牙才出现疼痛反应，并持续一段时间，或被测牙比对照牙感觉迟钝，提示被测牙处于慢性牙髓炎、牙髓炎晚期或牙髓变性状态。

（5）无反应：被测牙对冷热温度刺激均无感觉，提示被测牙牙髓已坏死。

4. 注意事项　用冷水检测时，应注意按先下颌牙后上颌牙，先后牙再前牙的顺序测验，尽可能避免因水的流动而出现假阳性反应。用热诊法时，热源在牙面上停留的时间不应超过5秒钟，以免造成牙髓损伤。

（二）牙髓电活力测验

牙髓电活力测验是通过牙髓活力电测仪（图4-2-3）来检测牙髓神经对电刺激的反应，主要用于判断牙髓"生"或"死"的状态。

1. 方法　吹干、隔湿被测牙（若牙颈部有牙结石需先去除，以免影响检测结果），先将挂钩置于被测牙对侧口角，检查头置于牙唇（颊）面的中1/3釉面处，用生理盐水湿润的小棉球或牙膏置于检测部位作导体（图4-2-3），调节测验仪上的电流强度，从"0"开始，缓慢增大，待患者举手示意有"麻刺感"时离开牙面，记录读数。先测对照牙，再测可疑患牙。每牙测2~3次，取其中 2 次相近值的平均值。选择对照牙的顺序为：首选对侧正常同名牙，其次为对颌同名牙，最后为与可疑牙处在同一象限内的健康邻牙。

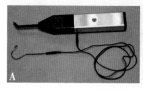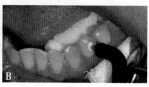

图 4-2-3 牙髓电活力测验

A. 牙髓活力电测仪　B. 牙髓电活力测试

2. **结果判断**　牙髓电活力测验只有被测可疑患牙与对照牙相差一定数值时才具有临床意义。被测牙读数低于对照牙说明敏感，高于对照牙说明迟钝，若达最高值无反应，说明牙髓已坏死。如为右上第一磨牙，则结果可记录为 $\underline{6^{55}}\,|\,6^{20}$。

3. **注意事项**

（1）测试前需告知患者有关事项，说明测验目的。

（2）装有心脏起搏器的患者严禁做牙髓电活力测验。

（3）牙髓活力电测仪工作端应置于完好的牙面上。

（4）牙髓电活力测验不能作为诊断的唯一依据。如患者过度紧张、患牙有牙髓液化坏死、大面积金属充填体或全冠修复时可能出现假阳性结果；若患牙过度钙化、刚受过外伤或根尖尚未发育完全的年轻恒牙则可能会出现假阴性结果。

## 二、影像学检查

### （一）牙片

1. **牙体牙髓病**

（1）**龋病的诊断**：牙片有助于了解龋坏的部位和范围，以及有无继发龋和邻面龋，可用于检查龋损的范围及与髓腔的关系（图 4-2-4）。

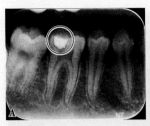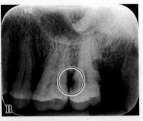

**图4-2-4　牙片辅助诊断牙体牙髓病**

A. 右下第一磨牙继发龋

B. 左上第二磨牙近中邻面龋

（2）非龋性疾病：可协助诊断牙齿的发育异常、牙外伤、牙根折/裂等（图4-2-5）。

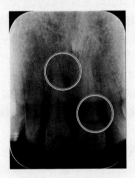

**图4-2-5　牙片辅助诊断非龋性疾病**

双侧上中切牙牙折

（3）牙髓病及根尖周病的诊断：可用于鉴别根尖周肉芽肿、脓肿或囊肿等慢性根尖周病变（图4-2-6）。

（4）辅助根管治疗：可用于了解髓腔情况，如髓室、根管钙化和牙内吸收（图4-2-7）。

2. 牙周病

（1）牙槽骨吸收类型：水平型吸收多发生于慢性牙周炎患牙的前牙；垂直型吸收，也称角型吸收多发生于牙槽间隔较窄的后牙（图4-2-8）。

**4**

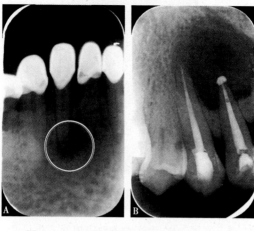

图 4-2-6　牙片辅助诊断牙髓及根尖周病

A. 左下尖牙根尖周肉芽肿

B. 右上尖牙根尖周囊肿

（2）牙槽骨吸收程度：①Ⅰ度吸收：牙槽骨吸收在牙根的颈 1/3 以内；②Ⅱ度吸收：牙槽骨吸收超过根长的 1/3，但在根长的 2/3 以内；③Ⅲ度吸收：牙槽骨吸收超过根长的 2/3（图 4-2-9）

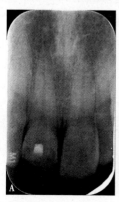
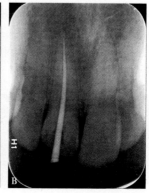

4

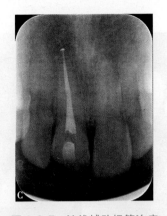

图 4-2-7　X 线辅助根管治疗

A. 根管治疗术前了解髓腔和根管的解剖形态，评估治疗难易程度　　B. 治疗术中确定根管工作长度

C. 治疗术后检查根充情况、复查评价根管治疗疗效

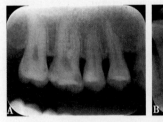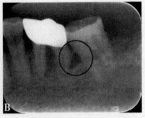

图 4-2-8　牙槽骨吸收

A. 牙槽骨高度呈水平状降低，骨吸收呈水平状或杯状凹陷　　B. 左下第一磨牙远中骨吸收面与牙根间有一锐角形成

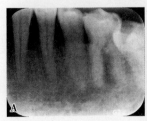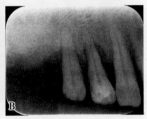

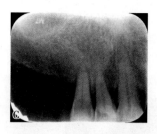

图 4-2-9　牙槽骨吸收程度

A. Ⅰ度吸收　B. Ⅱ度吸收　C. Ⅲ度吸收

**4**

3. 口腔颌面外科疾病　用于检查阻生牙、埋伏牙、先天性缺牙及牙萌出状态、颌骨炎症、囊肿、肿瘤（图 4-2-10）。

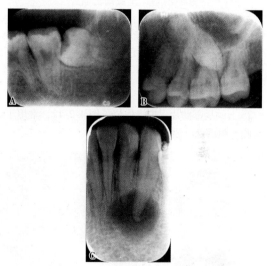

图 4-2-10　X 线诊断口腔颌面外科疾病

A. 阻生牙　B. 埋伏牙　C. 根尖周囊肿

（二）殆片

当上、下颌根尖或者牙槽骨病变较深或者范围较大，普通牙片不能包括全病变，且无条件拍摄全口牙位曲面体

4

层 X 线片时，常采用殆片拍摄来了解病变，一般包括：

1. 上颌前部殆片　拍摄体位见图 4-2-11，常用于观察上颌前部骨质变化及乳、恒牙的情况。

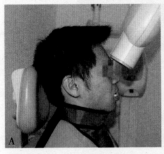
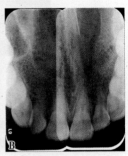

图 4-2-11　上颌前部殆片

A. 患者听鼻线与地面平行，牙尖交错位咬住胶片，X 线中心线向足侧倾斜 65° 角对准头矢状面，由鼻骨和鼻软骨交界处射入胶片中心　B. 可显示上颌前部全貌，包括切牙孔、鼻中隔、上颌窦、鼻泪管、上前牙及腭中缝等结构

2. 上颌后部殆片　拍摄体位见图 4-2-12，常用于观察一侧上颌后部骨质变化的情况。

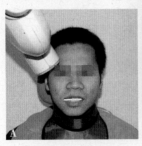
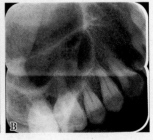

图 4-2-12　上颌后部殆片

A. 将胶片尽量向后偏检查侧放置，牙尖交错位咬住胶片，X 线中心线向足侧倾斜 60° 角，水平角度与被检查侧前磨牙邻面平行，对准被检测眶下孔外侧射入　B. 可显示被检查侧上颌骨后部的影像，包括第一前磨牙至第二磨牙、牙槽突和同侧上颌窦底部

3. 下颌前部殆片　拍摄体位见图 4-2-13，常用于观察下颌颏部骨折及其他颏部骨质变化。

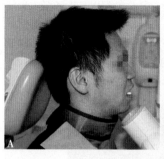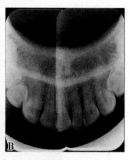

图 4-2-13　下颌前部殆片

A. 患者殆平面与地面平行，胶片长轴位于下切牙之间，尽量向后放置，牙尖交错位咬住胶片，X 线中心线以 45°角对准头矢状面由颏部射入　B. 下颌前部殆片可显示下颌颏部影像

4. 下颌横断殆片　拍摄体位见图 4-2-14，常用于检查下颌骨体部骨质有无颊、舌侧膨胀，也可用于辅助诊断下颌骨体骨折移位以及异物、阻生牙定位等。以投照软组织条件曝光可用于观察下颌下腺导管结石。

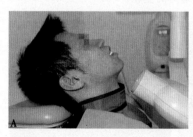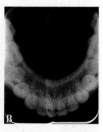

图 4-2-14　下颌横断殆片

A. 患者听鼻线与地面呈 45°角，胶片长轴位于两下切牙之间。X 线中心线对准头矢状面，经两侧下颌第一磨牙连线中点垂直胶片射入　B. 下颌横断殆片可显示下颌体和牙弓的横断面影像

（三）全口牙位曲面体层X线片

全口牙位曲面体层X线片可分为上颌牙位、下颌牙位及全口牙位三种，以全口牙位最常用。其可在一张胶片显示双侧上、下颌骨、上颌窦、颞下颌关节及全口牙齿。主要用于观察上、下颌骨肿瘤、外伤、炎症、畸形等病变及其与周围组织的关系，也适用于张口困难、难以配合牙片拍摄的儿童患者等（图4-2-15）。

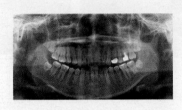

图4-2-15 全口牙位曲面体层X线片

（四）X线投影测量片

口腔正畸、正颌外科经典的投影测量分析通常应用头颅正位、侧位定位拍摄所获得的X线图像（图4-2-16），主要用于分析正常及错𬌗畸形患者的牙、颌、面形态结构，记录颅面生长发育及矫治前后牙、颌、面形态结构的变化。

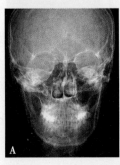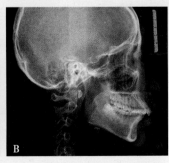

图4-2-16 X线投影测量片

A. 头颅正位片　B. 头颅侧位片

（五）电子计算机 X 线体层摄影（CT）

在口腔颌面部，CT 主要用于颞下窝、翼腭窝、鼻窦、唾液腺、颌骨及颞下颌关节疾病等的检查。对颌面部骨折，以及肿瘤特别是面深部肿瘤的早期诊断及其与周围重要组织的关系能提供较准确的信息，对指导手术有重要意义（图 4-2-17）。

**4**

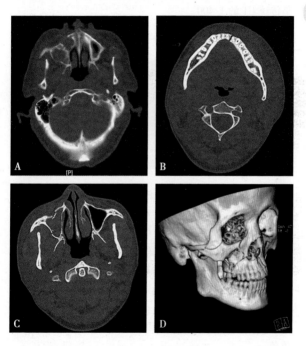

图 4-2-17　口腔颌面部 CT
A. 右侧上颌骨肿瘤　B. 左侧下颌骨骨折
C. 右侧上颌骨骨折　D. 上颌骨骨折 CT 三维重建图像

（六）口腔颌面锥形束 CT（CBCT）

CBCT 可显示平行于牙弓方向、垂直于牙弓方向和垂直于身体长轴方向的断层影像，可根据临床需要显示曝光范围内任意部位、任意方向的断层影像。多用于埋伏牙、根尖周病变、牙周疾病、颞下颌关节疾病和牙种植术的检查（图4-2-18）。

与传统CT相比，CBCT具有许多优点：

1. CBCT的体素小，空间分辨率高，图像质量好；

2. CBCT辐射剂量相对较小，平均剂量是1.19mSv，是传统CT的1/400。

**4**

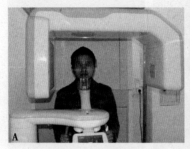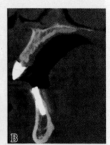

图4-2-18 CBCT

A. 拍摄体位 B. 种植体CBCT图像

（七）磁共振成像（MRI）

MRI主要用于口腔颌面外科肿瘤及颞下颌关节疾病的检查和诊断，尤其是颅内和舌根部良、恶性肿瘤的诊断和定位，以及脉管畸形、血管瘤的诊断和相关血管显像等方面。另外，对炎症和囊肿的检查也有临床参考价值。

三、穿刺检查

穿刺检查主要用于诊断和鉴别颌面部触诊有波动感或非实质性含液体的肿块性质，于常规消毒处理、局麻后，用注射器刺入肿胀物抽取其中的液体等内容物，进行肉眼和显微镜观察。

1. 肉眼观察　通过颜色和性状的观察，初步确定是脓液、囊液还是血液。

2. 显微镜检查　不同液体在镜下有不同特点：脓液主要为中性粒白细胞；慢性炎症时多为淋巴细胞；囊液内可见胆固醇结晶和少量炎症细胞；血液主要为红细胞。

3. 注意事项

（1）穿刺应在严格的消毒条件下选用适宜针头进行：临床上脓肿穿刺多选用 8 号或 9 号粗针；血管性病变选用 7 号针；对唾液腺肿瘤和某些深部肿瘤用 6 号针头行穿刺细胞学检查，或称"细针吸取活检"，除非特殊需要，多不提倡粗针吸取活检，以免造成瘤细胞种植。

（2）穿刺检查应掌握正确的操作方法，注意进针的深度和方向以免损伤重要的组织结构。

（3）临床上如怀疑是颈动脉体瘤或动脉瘤，则禁忌穿刺。

（4）怀疑结核性病变或恶性肿瘤要注意避免因穿刺形成经久不愈的窦道或肿瘤细胞种植性残留。

## 四、选择性麻醉

选择性麻醉是通过局部麻醉的方法来判定引起疼痛的患牙。当临床难以对两颗可疑患牙作出最后鉴别，且两颗牙分别位于上、下颌或这两颗牙均在上颌但不相邻时，可采用选择性麻醉帮助确诊患牙。

1. 如两颗可疑痛源牙分别位于上、下颌，则对上颌牙进行有效的局部麻醉（包括腭侧麻醉），若疼痛消失，则上颌牙为痛源牙；反之则下颌牙为痛源牙。

2. 如两颗可疑牙均在上颌，则对位置靠前的牙行局部麻醉，若疼痛消失，则该牙为痛源牙；反之则位置靠后的牙为痛源牙。其原因是支配后牙腭根的神经由后向前走行。

## 五、实验室检查

### (一) 口腔微生物涂片检查

取脓液或溃疡、创面分泌物进行涂片检查，可观察、分析分泌物的性质和感染菌种，必要时可做细菌培养和抗生素药敏试验，以指导临床用药。

### (二) 活体组织检查

1. 适应证　疑是肿瘤的肿块、长期不愈口腔溃疡（>2个月）、癌前病变、结核、梅毒性病变、放线菌病及口腔黏膜病变以及手术后的标本确诊。

2. 注意事项

(1) 切取表浅或有溃疡的肿物不宜采用浸润麻醉，也不宜使用染料类消毒剂，黏膜病变标本取材不应小于0.2cm×0.6cm。

(2) 急性炎症期禁止活检，以免炎症扩散和加重病情。

(3) 血管性肿瘤、血管畸形或恶性黑色素瘤一般不做活组织检查，以免造成大出血或肿瘤快速转移。

(4) 范围明确的良性肿瘤，活检时应完整切除。

(5) 疑为恶性肿瘤者，做活检的同时应准备手术、化疗或放疗，时间尽量与活检时间间隔短，以免活检切除部分瘤体组织引起扩散或转移。

### (三) 血液检查

1. 急性化脓性炎症　应查血常规、观察白细胞计数、分类计数。如白细胞计数升高提示有感染，但白细胞计数明显升高并有幼稚白细胞，则应考虑白血病。

2. 口腔、牙龈出血　口腔黏膜有出血瘀点，有流血不止、术后止血困难，应查血常规、凝血功能和血小板计数。

3. 口腔黏膜苍白、舌乳头萎缩、口舌灼痛　应查血红蛋白量和红细胞计数。

4. 使用磺胺或抗生素类药物或免疫抑制剂药物　应定期进行血常规检查，注意白细胞变化。

（四）尿检查

重度牙周炎、创口不易愈合的患者，应查尿常规，检查有无糖尿病。

（黄晓晶　吕红兵）

**4**

# 第五章

## 牙体硬组织疾病

    牙体硬组织疾病包括龋病和牙体硬组织非龋性疾病两类，其中，龋病是最常见的牙体疾病，可不同程度的累及一颗或多颗，甚至全口牙齿，具有发病率高，流行分布广，危害大的特点。牙体硬组织非龋性疾病包括：发育异常性疾病、着色牙、牙本质敏感症和牙外伤。牙齿在生长发育期间，受到某些局部或全身不利因素影响，使牙在结构、形态、数目和萌出方面受到影响，会导致牙齿发育异常，并使牙齿颜色发生改变，影响美观。牙本质敏感症虽不是一种独立疾病，但其与磨损、楔状缺损等非龋性牙体硬组织疾病并存，因此在本章中并述。牙外伤在儿童和成人的发生逐年增高，多数国家统计显示1/3的学龄前儿童乳牙列和20%~25%恒牙列牙齿曾遭受牙外伤，本章将着重对其临床诊疗进行叙述。

## 第一节　龋　病

    龋病是在以细菌为主的多种因素影响下，牙体硬组织发生的慢性进行性破坏的一种疾病。随着龋病的发展，牙体硬组织出现有机物脱矿、无机物崩解，最终导致牙体硬组织的缺损，形成龋洞，其临床特征是牙体硬组织由表及里的色、形、质的改变。本节将对龋病的临床特点、诊断、鉴别诊断和治疗要点进行分别叙述。

## 一、龋病的临床表现及分类

龋病的临床分类方法多样，其中，依据病变损害程度的分类，简单、易掌握，是最常用的临床分类方法（表5-1-1）。

表 5-1-1　龋病临床表现及分类

| 1. 按病变损害的程度分类（图 5-1-1） | |
| --- | --- |
| 分类 | 临床表现 |
| 浅龋<br>superficial<br>caries | 发生于冠部釉质或根面牙骨质及始发于根部牙本质层的龋损。牙冠的浅龋又分为窝沟龋和平滑面龋，窝沟龋的早期表现为龋损部位色泽变黑，色素沉着区下方为龋白斑，呈白垩色改变。探针检查时有粗糙感或钩挂感。平滑面龋早期一般呈白垩色点或斑，随着时间延长和龋损继续发展，可变为黄褐色或褐色斑点。临床一般无自觉症状，需常规检查才能发现 |
| 中龋<br>moderate<br>caries | 龋损进展至牙本质浅层或中层。临床可形成龋洞，牙本质因色素侵入呈黄褐或深褐色，患者对冷、热、酸、甜刺激可有酸痛或敏感等主观症状 |
| 深龋<br>deep<br>caries | 龋损进展至牙本质深层。临床上可见较深的龋洞，易被探查。但位于邻面的深龋洞以及有些隐匿性龋洞，外观仅略有色泽改变，洞口很小而病变进展很深，临床检查较难发现。患牙对各种刺激均较敏感，遇冷、热和化学刺激时，产生的疼痛较中龋时更加剧烈 |

续表

| 2. 按病变发展速度分类 | |
|---|---|
| 分类 | 临床表现 |
| 急性龋<br>（湿性龋）<br>acute<br>caries | 病变进展较快，数月即可出现牙齿缺损，形成龋洞。临床多见于儿童或青少年。洞内龋坏组织颜色较浅，呈浅黄色，质地较软且湿润，使用挖器易大片去除。由于病变进展速度快，牙髓组织来不及形成修复性牙本质或形成较少，如未得到及时治疗，常易发生牙髓炎症 |
| 猖獗龋<br>（猛性龋）<br>rampant<br>caries | 是急性龋的一种特殊类型。起病急骤，进展迅速，表现为短期内多数牙、多个牙面同时患龋。洞内龋坏牙本质很软，几乎不变色，釉质表面有多数弥散性白垩色病变。多见于全身系统疾病、Sjögren 综合征及头颈部肿瘤接受放射治疗的患者，由于唾液腺损害而致唾液分泌量减少，又未注意口腔清洁保健而导致龋的发生 |
| 慢性龋<br>（干性龋）<br>chronic<br>caries | 病程进展慢，龋坏组织染色深，呈棕黑或棕褐色，龋坏牙本质较干硬，探针常不能插入。由于进展缓慢，容易形成对牙髓有保护作用的修复性牙本质。成年人及老年人的龋损多属此类型 |
| 静止龋<br>arrested<br>caries | 龋病发展过程中，由于病变区周围环境的改变，使隐蔽部位变得开放，原有致病条件发生了改变，龋病不再继续发展，损害仍保持原状，这种龋损称为静止龋，也是一种慢性龋。可见于邻牙拔除后的邻面釉质龋，还可见牙齿咬合面龋损，咀嚼作用可能将龋病损害部分磨平，菌斑不易堆积，病变停止，探诊硬而光滑 |

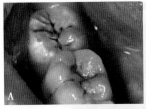
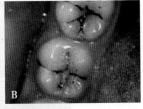
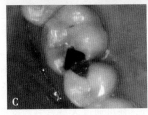

图5-1-1　龋病按损害的程度分类

A. 浅龋　B. 中龋　C. 深龋

## 二、龋病的诊断

（一）诊断方法

1. 问诊　通过对患者的病史和主诉症状的询问，了解个体与龋病发生相关的口腔局部和全身健康状况，有利于辅助诊断和制订诊疗计划。

2. 视诊　观察牙面有无黑褐色改变和失去光泽的白垩色斑点，有无龋洞形成。当怀疑有邻面龋时，注意观察邻面边缘嵴区有无釉质下的墨渍变色或有无可见龋洞。视诊应对有无龋损、病变的牙面、部位、涉及的范围程度得出初步印象（图5-1-2）。

3. 探诊　利用尖头探针对龋损部位及可疑部位进行检查。探测牙面有无粗糙、钩挂或插入的感觉。探查洞底或牙颈部的龋洞是否变软、酸痛过敏，有无剧烈探痛。还可探查龋洞部位、深度、大小、有无穿髓孔等。

4. 叩诊　龋病本身并不引起牙周组织和根尖周围组织的病变，故叩诊反应应为阴性。若患龋牙出现叩痛，应考虑出现牙周及根尖周病变。

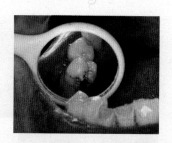

图 5-1-2　口镜辅助检查近中邻面龋

**5**

5. X 线检查　邻面龋、继发龋或潜行性龋等隐匿性龋损不易用视诊和探针查出时，可拍 X 线片进行辅助检查。临床常用根尖片和咬翼片，龋损区在 X 线片上显示透射影像。此外，还可通过 X 线片判断龋洞的深度及其与牙髓腔的关系（图 5-1-3）。

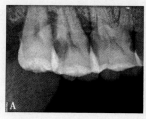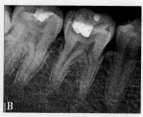

图 5-1-3　龋病根尖片辅助诊断

A. 16、17 近远中邻面龋　B. 46 𬌗面继发龋

6. 温度刺激试验　主要用冷诊检查，可用冷水刺激检查患牙，以刺激是否迅速引起尖锐疼痛，刺激去除后是否立即消失或存在一段时间来判断病情。温度诊对龋病诊断，特别是深龋很有帮助。

7. 牙线检查　早期邻面龋损，探针不易进入，可用牙线自咬合面滑向牙间隙，然后自颈部拉出，检查牙线有无变毛或撕断的情况。如有，提示存在龋病。

8. 光纤透照检查　利用光导纤维透照系统对可疑患牙进行诊断，尤其对前牙邻面龋诊断甚为有效，可直接看出龋损部位和病变深度、范围。

9. 化学染色　是使用染料对可疑龋坏组织染色，通过观察正常组织与病变组织不同的着色诊断龋坏，临床常用1%的碱性品红染色。

（二）诊断标准

临床上最常使用的诊断标准一般按病变程度分类进行。

1. 浅龋　位于牙冠部，为釉质龋，又分为窝沟龋和平滑面龋。若发生于牙颈部，则为牙骨质龋。患者一般无主观症状。釉质平滑面龋一般呈白垩色或黄褐色斑点，探诊时有粗糙感。窝沟龋龋损部位色泽变黑，探诊有钩挂感。邻面的平滑面龋早期不易察觉，应用探针或牙线仔细检查，X线片可作出早期辅助诊断，可看到釉质边缘锐利影像丧失，釉质层出现局部透射影像（图5-1-4A）。

2. 中龋　患者对冷热酸甜，尤其酸甜刺激时有一过性敏感症状，刺激去除后症状立即消失。可见龋洞。窝沟处龋洞口小底大，洞内牙本质软化，呈黄褐或深褐色，探诊可轻度敏感。邻面中龋可于𬌗面边缘嵴相应部位见到三角形黑晕，X线片可见釉质和牙本质浅层的透射影像（图5-1-4B）。

3. 深龋　患者有明显的冷热酸甜刺激症状和食物嵌入引起的一过性疼痛，但无自发痛。临床上可见深大的龋洞，窝沟处的深龋洞口开放，易被探查。邻面的深龋洞以及有些隐匿性龋洞，外观仅略有色泽改变，洞口小而病变进展很深，临床检查较难发现，应结合患者主观症状，仔细探查。X线片可辅助判断龋损范围和与髓腔的距离，易于确诊（图5-1-4C）。

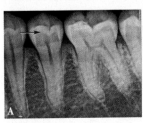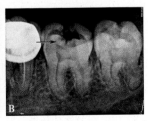

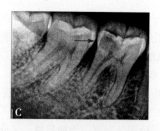

图 5-1-4 不同程度龋损的 X 线影像
A. 浅龋 B. 中龋 C. 深龋

（三）鉴别诊断

1. 浅、中龋与釉质发育异常性疾病的鉴别

（1）釉质矿化不全：表现为白垩状损害，表面光洁，白垩状损害可出现在牙面任何部位，而浅龋有一定的好发部位（图 5-1-5）。

（2）釉质发育不全：是牙发育过程中，成釉器的某一部分受到损害所致，可造成釉质表面不同程度的实质性缺陷，甚至牙冠缺损。釉质发育不全时也有白垩色或黄褐色斑块的改变，但探诊时损害局部硬而光滑，病变呈对称性，这些特征均有别于浅龋（图 5-1-6）。

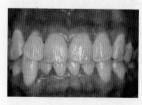
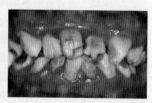

图 5-1-5 釉质矿化不全　　图 5-1-6 釉质发育不全

（3）氟牙症：又称斑釉牙、氟斑牙。受损牙面呈白垩色至深褐色横纹或斑块，也可合并釉质凹陷状缺损。患牙为对称性分布，地区流行情况是与浅龋相鉴别的重要参考因素（图 5-1-7）。

2. 深龋的鉴别诊断

（1）可复性牙髓炎：患牙常有深龋、牙隐裂等接近

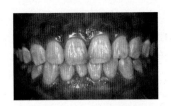

图 5-1-7　氟牙症

髓腔的牙体硬组织病损、深的牙周袋或咬合创伤。遇冷热酸甜刺激时，患牙出现一过性疼痛反应，尤其冷刺激更为敏感。无叩痛，没有自发性疼痛。与深龋难以区别时，可先按可复性牙髓炎进行安抚治疗。

（2）慢性闭锁性牙髓炎：患者可有长期冷热刺激痛史和自发痛史。冷热温度刺激引起的疼痛反应程度重，持续时间较长。常有叩诊不适或轻度叩痛。根尖片有时可见根尖部牙周膜间隙轻度增宽。

### 三、龋病的治疗

龋病的治疗目的是终止病变发展，保护牙髓，恢复牙齿形态和功能，维持与邻近软硬组织的正常生理解剖关系。龋病的治疗原则是针对龋损的不同程度，采用不同的治疗方法。龋病的治疗包括非手术治疗和修复治疗。其中，非手术治疗是针对牙齿早期龋的一种保守疗法，包括药物治疗、再矿化治疗等；修复治疗包括直接修复技术（银汞合金充填术、树脂充填术等）和间接修复技术（嵌体、瓷贴面、全冠等）。

（一）非手术治疗

非手术治疗是采用药物或再矿化等技术终止或消除龋病的治疗方法。

1. 药物治疗

（1）适应证

1）恒牙平滑面早期釉质龋，尚未形成龋洞者；

2）致龋环境已消失的静止龋；

3）接近替换期的乳前牙邻面浅龋及乳磨牙𬌗面广

泛性浅龋。

（2）治疗方法

1）常用的氟化物：有75%氟化钠甘油糊剂、8%氟化亚锡溶液、酸性磷酸氟化钠（APF）溶液、含氟凝胶及含氟涂料等。氟化物对软组织无腐蚀性，不使牙变色，安全有效，前后牙均可使用。

2）治疗方法：用橡皮杯等清除牙面的菌斑和牙石，隔湿，干燥患区牙面；用浸有氟化物的小棉球或者小毛刷反复涂擦患处1~2分钟，如用含氟涂料则不必反复涂擦；根据患龋病情和效果可连续多次涂擦（图5-1-8）。

3）治疗要点：专业氟化物浓度较高，不可让患者吞食。治疗后半小时内避免进食或漱口。

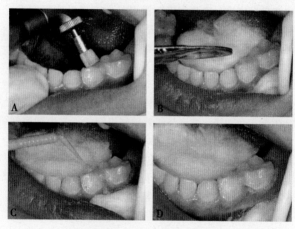

图5-1-8　氟化物治疗过程
A. 毛刷清洁牙面　B. 隔湿干燥牙面
C. 小毛刷涂布氟化物　D. 涂氟后

2. 再矿化治疗

（1）适应证

1）光滑面早期龋，白垩斑或褐斑；

2）龋易感者可作预防用；

3）急性龋、猖獗龋充填修复治疗时的辅助药物。

（2）治疗方法

1）局部应用：适用于个别牙齿的再矿化。先清洁牙面，隔湿，干燥牙面；再将浸有再矿化液的棉球或棉片湿敷于患处，每次放置15分钟，每日1次，连续15～20次为一疗程；可连续做2～3个疗程，各疗程间隔1周。

2）含漱：适用于全口多个牙齿再矿化的家庭治疗。正规细致刷牙后，用再矿化液含漱，每次3～5分钟，每日3次。再矿化液含漱建议在餐后进行，漱后2小时内不要进食。

（二）直接修复技术

1. 银汞合金充填术

（1）适应证

1）Ⅰ、Ⅱ类窝洞的充填；

2）后牙Ⅴ类洞，特别是可摘义齿的基牙修复；

3）对美观要求不高患者的尖牙远中邻面洞，龋损未累及唇面，偶尔也用于下前牙邻面洞；

4）大面积龋损时配合附加固位钉的修复或冠修复前的牙体充填。

（2）操作流程（图5-1-9）

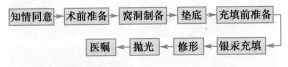

图5-1-9　银汞合金充填术操作流程

（3）操作步骤（图5-1-10）

（4）治疗要点

1）应采用无痛治疗技术，术区的清洁与隔离推荐使用橡皮障。

2）遵循窝洞制备原则，根据窝洞形状设计和修整窝洞外形及边缘，制备抗力形和固位形。因银汞合金边缘韧性较差，脆性大，洞面角应制备为90°，使银汞合金充填体和牙体组织获得最大强度。

5

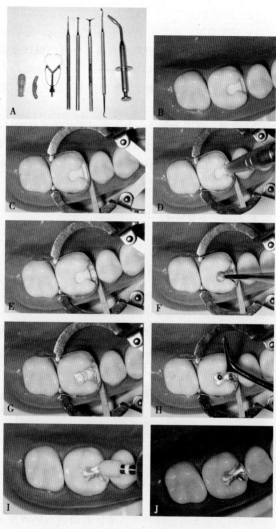

图 5-1-10 银汞合金充填术操作步骤

A. 银汞合金预成胶囊及充填器械　B. Ⅱ类洞形制备
C. 放置成形片、成形夹及楔子　D. 输送银汞合金
E. 龈壁充填后　F. 少量、分次加压充填　G. 充填完成
后　H. 用雕刻器对银汞合金刻形、抛光　I. 24 小时后
橡皮轮抛光　J. 充填后𬌗面观

3）中等深度的窝洞（洞底距髓腔的牙本质厚度大于 1mm），可采用聚羧酸锌粘固剂或玻璃离子粘固剂单层垫底；近髓深洞，应用氢氧化钙粘固剂覆盖近髓洞底，再用聚羧酸锌、磷酸锌或玻璃离子粘固剂，双层垫底至标准深度。

4）银汞合金充填前应调磨对殆牙或邻牙异常高陡的牙尖斜面或边缘嵴，对双面洞和复杂洞应放置成形片和楔子。

5）遵循少量、多次的充填原则，少量、分次输送银汞合金，每次厚度不超过 1mm；复面洞应先充填邻面，先用小头充填器将点、线、角及倒凹、固位沟处压紧，后用大头充填器逐层填压至略超填。

6）充填后 20 分钟内采用雕刻器对银汞合金刻形，恢复牙的功能外形、边缘嵴、邻面正常突度和邻接关系等；同时应调整咬合，使充填体与对殆牙恢复正常的咬合关系，嘱咐患者勿用患侧咀嚼，24 小时后进行打磨抛光。

2. 复合树脂充填术

（1）适应证：复合树脂可用于临床上大部分的牙体缺损修复，其广义的适应证包括：

1）Ⅰ～Ⅵ类窝洞的修复；

2）冠底部和桩核的构建；

3）窝沟封闭或预防性修复；

4）美容性修复，如贴面、牙外形修整、牙间隙封闭；

5）粘接间接修复体和暂时性修复体。

（2）操作流程（图 5-1-11）

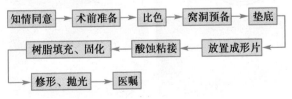

图 5-1-11 复合树脂充填术操作流程

（3）操作步骤（图 5-1-12）

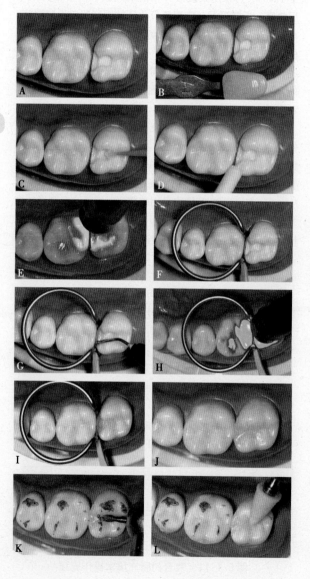

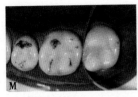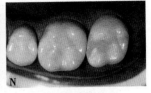

图 5-1-12 复合树脂充填术操作步骤

A. Ⅱ类洞形制备　B. 比色　C. 涂布自酸蚀粘接剂
D. 气枪轻吹　E. 光固化　F. 放置成形片及楔子
G. 流动树脂充填龈壁　H. 光固化　I. 殆面充填
J. 充填完成后　K. 调殆　L. 抛光　M. 邻面抛光
N. 充填后殆面观

（4）治疗要点

1）比色应在自然光下进行，不要长时间凝视牙或比色板，避免产生视觉疲劳，比色时先确定色系，再确定牙的彩度和明度。

2）预备洞缘，除根面窝洞的洞缘角为90°外，其他部位的釉质洞缘应大于90°，预备釉质斜面，增加树脂粘接力，窝洞深度根据病损深度而定，不需统一。

3）通常不需衬底，如果牙体预备后近髓或牙髓暴露，则需要使用氢氧化钙盖髓剂间接或直接盖髓，然后用玻璃离子粘固剂封闭盖髓区，防止随后的酸蚀剂对氢氧化钙的溶解作用。

4）一次酸蚀粘接法适用于只涉及釉质或釉质面积较大的修复，如前牙Ⅳ类洞、贴面修复等；二次酸蚀粘接法适用于同时涉及釉质和牙本质的窝洞。

5）充填原则是控制厚度，分层充填。第一层树脂的厚度应在1mm内，以后每层树脂的厚度不要超过2mm。在充填技术中，整块填充适用于深度小于2mm的浅窝洞，水平逐层充填适用于前牙唇面充填和后牙窝洞髓壁的首层充填，斜向逐层填充技术产生的聚合收缩最小，是后牙窝洞充填的首选技术。

**要点提示**

龋病的临床表现及分类
- 按病变发展速度分类
- 按龋病损害的程度分类

龋病的诊断
- 诊断方法
- 诊断标准及鉴别诊断

龋病的治疗
- 非手术治疗（药物治疗、再矿化治疗）
- 直接修复技术（银汞合金充填术、复合树脂充填术）

# 第二节　牙发育性疾病

## 一、牙发育异常和结构异常

### （一）釉质发育不全

釉质发育不全指在牙发育期间，由于全身疾患、营养障碍或严重的乳牙根尖周感染导致釉质结构异常。根据性质不同分为两类：①釉质发育不全：因釉质基质形成障碍所致，临床上常有实质缺损；②釉质矿化不全：基质形成正常而矿化不良所致，临床上一般无实质缺损。两者可单独发病，也可同时存在。

1. 临床表现　根据釉质发育不全的程度可将其分为轻症和重症（图 5-2-1）。

（1）轻症：釉质形态基本完整，仅有色泽和透明度的改变，形成白垩状釉质，这是由于矿化不良、折光率改变而形成的，一般无自觉症状。

（2）重症：牙面有实质性缺损，即在釉质表面出现带状或窝状的棕色凹陷。

1）带状（横沟状）缺陷：在同一时期釉质形成全面遭受障碍时，可在牙面上形成带状缺陷。带的宽窄可反映障碍时间的长短，如果障碍反复发生，就会有数条并列的带状凹陷的出现。

2）窝状缺陷：由于成釉细胞成组地破坏，而其邻近的细胞却继续生存并形成釉质所致。严重者牙面呈蜂窝状。

另外还有前牙切缘变薄，后牙牙尖缺损或消失。由于致病因素出现在牙发育期才会导致釉质发育不全，故受累牙往往呈对称性。

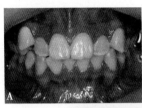
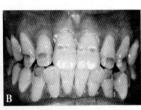
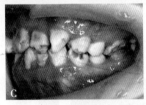

图 5-2-1　釉质发育不全

A. 轻症　B. 带状（横沟状）缺陷　C. 窝状缺陷

2. 防治原则　釉质发育不全系牙在颌骨内发育矿化期间所留下的缺陷，而在萌出以后被发现，并非牙萌出后机体健康状况的反映。所以对这类患牙再补充维生素 D 和矿物质是毫无意义的。由于这类牙发育矿化较差，往往容易磨耗。患龋后发展较快，应进行防龋处理。牙齿发生着色、缺陷的可通过复合树脂充填修复、树脂贴面、烤瓷贴面、烤瓷冠修复等方法进行治疗。

（二）遗传性乳光牙本质

遗传性乳光牙本质因具有遗传性，牙外观有一种特殊的半透明乳光色而得名（图 5-2-2）。

1. 临床表现　牙冠呈微黄色半透明，光照下呈乳光。釉质易从牙本质表面分离脱落使牙本质暴露，从而发生严重的咀嚼磨损。在乳牙列，全部牙冠可被磨损至龈缘，造成咀嚼、美观和语言等功能障碍。严重磨损导致低位咬合时，还可继发颞下颌关节功能紊乱等疾病。X线片可见牙根短。牙萌出后不久，髓室和根管完全闭锁。

2. 治疗原则　由于乳牙列常有严重咀嚼磨损，故需用覆盖殆面和切缘的殆垫预防和处理。在恒牙列，为防止过度的磨损，可用烤瓷冠，也可用殆垫修复。

（三）先天性梅毒牙

先天性梅毒牙包括半月形切牙、桑葚状磨牙和蕾状磨牙。梅毒牙多见于恒牙列，乳牙极少受累。10% ~ 30%的先天性梅毒患者有牙的表征。

1. 临床表现

（1）半月形切牙：亦称哈钦森牙。这种切牙的切缘比牙颈部狭窄，切缘中央有半月形缺陷，切牙之间有较大空隙（图5-2-3）。

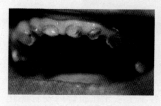 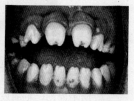

图5-2-2　遗传性乳光牙本质　图5-2-3　半月形切牙

（2）桑葚状磨牙：牙尖皱缩，表面粗糙，釉质呈多个不规则的小结节和坑窝凹陷，散在于近殆面处，故有桑葚状磨牙之称。

（3）蕾状磨牙：牙尖处横径缩窄，殆面收缩，颈部为全牙横径最大处，虽不似桑葚状，但牙尖向中央凑拢，致使殆面收缩如花蕾，因而得名。

2. 防治原则　在妊娠早期治疗梅毒，是预防先天性梅毒的有效方法。若在妊娠后4个月内用抗生素行抗梅毒治疗，95%的婴儿可免得先天性梅毒，这样也可防止梅毒牙的发生。对梅毒牙可用修复学方法或光固化复合树脂修复。

## 二、牙形态异常

### （一）过小牙、过大牙、锥形牙

1. 临床表现　牙的大小若与骨骼和面部的比例失去协调，则有过大或过小之感。个别牙若偏离解剖上正常值的范围，且与牙列中其他牙明显不相称时，称为过小牙或过大牙。过小牙多见于上颌侧切牙、第三磨牙和额外牙（图5-2-4）。如为圆锥形时则称锥形牙，即牙的切端比颈部狭窄（图5-2-5）。

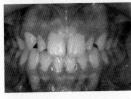

图5-2-4　过小牙

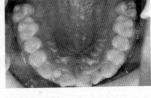

图5-2-5　锥形牙

2. 防治要点　前牙区的过小牙常影响美观，如有足够长度的牙根，可用复合树脂或冠修复，以改善美观。过大牙冠而牙根小者，导致菌斑的积聚和牙周病的发生，加上又有碍美观，可考虑拔牙后修复。

### （二）融合牙、双生牙、结合牙

1. 临床表现

（1）融合牙：常由两个正常牙胚融合而成。在牙发育期，可以是完全融合，也可以是不完全融合。牙本质总是相连通的。无论是乳牙或恒牙均可发生融合牙，最常见于下颌乳切牙。此外，正常牙与额外牙有时也可发生融合（图5-2-6）。

（2）双生牙：系由一个内向的凹陷将一个牙胚不完全分开而形成的。通常双生牙为完全或不完全分开的牙

冠，有一个共同的牙根和根管（图 5-2-7）。双生牙在乳
牙列与恒牙列皆可发生。双生乳牙常伴有其继承恒牙的
先天性缺失。

（3）结合牙：为两个牙的牙根发育完全以后发生粘
连的牙。在这种情况下，牙借助增生的牙骨质结合在一
起。结合牙偶见于上颌第二磨牙和第三磨牙区，这种牙
形成时间较晚，而且牙本质是各自分开的，所以结合牙
容易与融合牙或双生牙相区别。

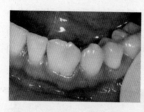 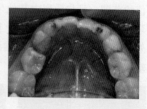

图 5-2-6　融合牙　　　　图 5-2-7　双生牙

2. 防治要点　乳牙列的融合牙或双生牙，有时可延
缓牙根的生理性吸收，从而阻碍其继承牙的萌出。因此，
若已确定有继承恒牙，应定期观察，及时拔除。发生在上
颌前牙区的恒牙双生牙或融合牙，由于牙大且在联合处有
深沟，因此，对美观有影响。对这种病例应用复合树脂处
理，一则可改善美观，再则可消除菌斑滞留区。

（三）畸形中央尖

畸形中央尖多见于下颌前磨牙，尤以第二前磨牙最多
见，偶见于上颌前磨牙。常为对称性发生。一般均位于𬌗
面中央窝处，呈圆锥形突起，故称中央尖（图 5-2-8）。
此外，该尖也可出现在颊嵴、舌嵴、近中窝和远中窝。形
态可为圆锥形、圆柱形或半球形等，高度 1~3mm。半数
的中央尖有髓角伸入。

1. 临床表现　中央尖折断或被磨损后，临床上表现
为圆形或椭圆形黑环，中央有浅黄色或褐色的牙本质轴，
在轴中央有时可见到黑色小点，即为髓角。圆锥形中央
尖，萌出后不久与对𬌗牙接触，即遭折断，使牙髓感染

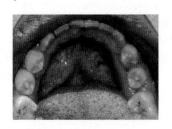

图 5-2-8　畸形中央尖

坏死，影响根尖的继续发育，这种终止发育的根尖呈喇叭形。但也有一些中央尖逐渐被磨损，修复性牙本质逐渐形成，或属无髓角伸入型，这类牙有正常的活力，牙根可继续发育。因此，发现畸形中央尖时，应根据不同情况，给予及时相应的处理。

2. 治疗要点

（1）对圆钝而无妨碍的中央尖可进行观察，而不做处理。

（2）尖而长的中央尖容易折断或被磨损而露髓，牙刚萌出时可在麻醉和严格的消毒下一次磨除，然后制备洞形，按常规进行盖髓治疗。另一种方法是在适当调整对殆牙的同时，多次少量调磨中央尖，避免其折断或过度磨损，利于髓角部形成足够的修复性牙本质而免于露髓。

（3）已发生牙髓或根尖周病变时，须行牙髓治疗；年轻恒牙，应先采用根尖诱导形成术，待牙根发育完成后，再行完善的根管治疗。

（四）牙内陷

牙内陷为牙发育时期，成釉器过度卷叠或局部过度增殖，深入到牙乳头中所致。牙萌出后，在牙面可出现一囊状深陷的窝洞。常见于上颌侧切牙，偶发于上颌中切牙或尖牙。根据牙内陷的深浅程度及其形态变异，临床上可分为畸形舌侧窝、畸形根面沟、畸形舌侧尖和牙中牙。

1. 临床表现

（1）畸形舌侧窝：是牙内陷最轻的一种（图5-2-9）。由于舌侧窝呈囊状深陷，容易滞留食物残渣，利于细菌滋生，再加上囊底存在发育上的缺陷，常引起牙髓的感染、坏死及根尖周病变。

（2）畸形根面沟：可与畸形舌侧窝同时出现。为一条纵形裂沟，向舌侧越过舌隆突，并向根方延伸，严重者可达根尖部，甚至有时将根一分为二，形成一个额外根。畸形根面沟尚未引起病变时，一般很难被诊断。有时在 X 线片上显示线样透射影，易被误认为副根管或双根管（图 5-2-10）。畸形根面沟使龈沟底封闭不良，上皮在该处呈病理性附着，并形成骨下袋，成为细菌、毒素入侵的途径，易导致牙周组织的破坏。

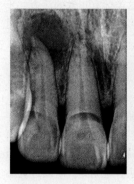 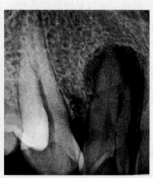

图 5-2-9　畸形舌侧窝　　图 5-2-10　畸形根面沟

（3）畸形舌侧尖：除舌侧窝内陷外，舌隆突呈圆锥形突起，有时突起成一牙尖（图 5-2-11）。牙髓组织亦随之进入舌侧尖内，形成纤细髓角，易遭磨损而引起牙髓及根尖周组织病变。

（4）牙中牙：是牙内陷最严重的一种。牙呈圆锥状，且较其固有形态稍大，X 线片示其深入凹陷部好似包含在牙中的一个小牙，其实陷入部分的中央不是牙髓，而是含有残余成釉器的空腔（图 5-2-12）。

2. 治疗要点

（1）对牙内陷的治疗，应视其牙髓是否遭受感染而定。早期应按深龋处理，将空腔内软化组织去净，形成洞形，行间接盖髓术。若去腐质时露髓，应将内陷处钻开，然后根据牙髓状态和牙根发育情况，选择进一步处理的方法。若牙外形也有异常，在进行上述治疗后酌情进行冠修复，以恢复牙齿原来的形态和美观。

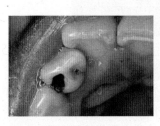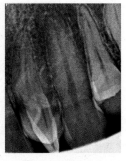

图 5-2-11　畸形舌侧尖　　图 5-2-12　牙中牙

（2）对畸形根面沟的治疗，应根据沟的深浅、长短以及对牙髓牙周波及的情况，采取相应的措施：①如牙髓活力正常，但腭侧有牙周袋者，先做翻瓣术，暴露牙患侧根面，沟浅可磨除，修整外形；沟深制备固位形，常规玻璃离子粘固剂或复合树脂粘接修复，生理盐水清洗创面，缝合，上牙周塞治剂，7 天后拆线。②如牙髓无活力伴腭侧牙周袋者，可在根管治疗术后，即刻进行翻瓣术兼裂沟的处理。③若裂沟已达根尖部，由于相互交通造成了牙周组织广泛破坏，则预后不佳，应予拔除。

### 三、牙数目异常

牙数目异常主要是指额外牙和先天性缺牙。正常牙数之外多生的是额外牙，而根本未曾发生的牙是先天性缺牙。

#### （一）额外牙

额外牙可发生在颌骨任何部位，但最多见的是"正中牙"（图 5-2-13），位于上颌两中切牙之间，常为单个，但也可成对。"正中牙"体积小，牙冠呈圆锥形，根短。上颌第四磨牙也较常见，位于第三磨牙远中侧。

此外，额外牙还可在下颌前磨牙或上颌侧切牙区出现。额外牙可萌出或阻生于颌骨内，如有阻生，常影响邻牙位置，甚至阻碍其正常萌出，亦可导致牙列拥挤，成为牙周病和龋病的发病因素。乳牙的额外牙少见。

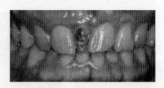

图 5-2-13　额外牙

（二）先天性缺牙

先天性缺牙又可分为个别缺牙、多数缺牙和全部缺牙三种情况。个别缺牙多见于恒牙列，且多为对称性，最多见者为缺少第三磨牙。其次为上颌侧切牙（图5-2-14）或下颌第二前磨牙缺失。缺失牙也可为非对称性，在下颌切牙区内缺少个别牙。个别缺失牙的原因尚不清楚，但一般认为有家族遗传倾向。

缺牙数目少不影响功能美观可不处理。额外牙已萌出或者影响恒牙牙胚萌出的埋伏牙应拔除。额外牙埋伏在颌骨内，不产生任何病理变化时，不处理。多数牙缺失时，可做义齿修复，恢复咀嚼功能。

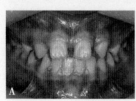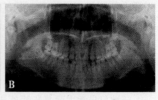

图 5-2-14　先天缺牙

A. 上颌侧切牙缺失　B. 上颌侧切牙缺失 X 线片

四、牙萌出异常

（一）早萌

萌出过早，多见于下颌乳切牙。在出生时，或出生后不久即萌出，如系正常乳牙，因牙胚距口腔黏膜过近所致，也可能为额外牙。早萌的牙根常发育不全，甚至无牙根，因而附着松弛，常自行脱落，亦可尽早拔除。

个别恒牙早萌，多系乳牙早脱所致。多数或全部恒牙早萌极为罕见。在脑垂体、甲状腺及生殖腺功能亢进的患者，可出现恒牙过早萌出。

（二）萌出过迟、异位和萌出困难

全口牙迟萌多为系统病或遗传因素的影响，个别乳牙迟萌可能与外伤或感染有关。一般乳牙很少有异位或萌出困难。恒牙萌出困难，常见于上颌切牙（图5-2-15），因乳切牙过早脱落，长期用牙龈咀嚼，使局部黏膜角化增强，龈质地坚韧肥厚所致，必要时需切去部分龈组织，露出切缘以利萌出。恒牙迟萌或异位（图5-2-16），往往因乳牙滞留，占据恒牙位置或乳牙过早脱落，造成邻牙移位，以致间隙不够。

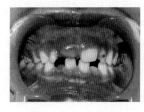 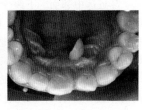

图 5-2-15 萌出困难　　　图 5-2-16 异位萌出

---

**要点提示**

1. 牙齿在生长发育期间，由于受到某些全身或者局部不利因素的影响，使牙齿在结构、形态、数目和萌出方面出现异常。

2. 临床意义较大的发育异常为釉质发育不全、牙内陷和畸形中央尖，要掌握它们的临床表现和防治原则。

3. 牙齿发育异常的预防应在胚胎或婴幼儿时期进行，发育异常类疾病的治疗多为对症治疗。

# 第三节 着色牙

着色牙是口腔中常见的疾病，各个年龄组人群均可发生，既可以发生在乳牙，也可以发生在恒牙。根据病因的不同，又可以分为内源性着色牙和外源性着色牙两大类。内源性着色牙指的是由于受到疾病或药物的影响，牙内部结构包括釉质、牙本质等均发生着色，常伴有牙发育的异常，活髓牙和无髓牙均可以受累。外源性着色牙主要指由于药物、食物、饮料（如茶叶、咖啡、巧克力等）中的色素沉积在牙表面引起牙着色，牙内部组织结构完好，只影响牙的美观，不影响牙的功能。

（一）临床表现

1. 外源性着色 主要表现为在牙的表面，如牙颈部、牙近远中邻面、下颌牙舌面和上颌牙腭面有条状、线状或者块状的色素沉着。根据着色原因不同，可有多种色素沉着，严重者覆盖整个牙面，极大地影响美观（图 5-3-1A）。

2. 内源性着色 由于许多内源性着色均发生在牙萌出前牙冠形成时期，因此通常为多个牙同时受累，且常伴有牙结构的发育缺陷（图 5-3-1B）。

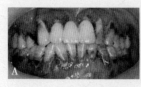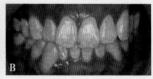

图 5-3-1 着色牙

A. 外源性着色 B. 内源性着色

（二）治疗要点

1. 外源性着色牙 一般采用常规口腔卫生清洁措施，包括超声波洁牙、喷砂洁牙均可去除，严重者可能需经过多次反复清洁才能去除。

2. 内源性着色牙 内源性着色牙的治疗方法主要包括：树脂修复、牙漂白、烤瓷冠或全瓷冠修复等，可根据牙着色的程度不同而选择不同的治疗方法。

## 一、氟牙症

氟牙症又称氟斑牙或斑釉牙，具有地区性分布特点，我国氟牙症流行区很多。氟牙症为慢性氟中毒早期最常见且突出的症状。氟中毒除了影响牙齿外，严重者同时患氟骨症，应引起高度重视。

### （一）临床表现

1. 氟牙症临床表现的特点是在同一时期萌出牙的釉质上有白垩色到褐色的斑块，严重者还并发釉质的实质缺损。临床上常按其程度分为白垩型（轻度）、着色型（中度）和缺损型（重度）3 种类型（图 5-3-2）。

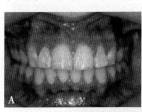
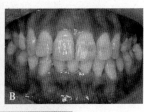
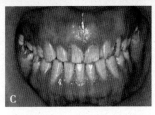

图 5-3-2 氟牙症
A. 白垩型（轻度） B. 着色型（中度）
C. 缺损型（重度）

（1）白垩型：牙面失去光泽，出现不透明斑块。
（2）着色型：牙面出现黄色、黄褐色或棕褐色。

（3）缺损型：除以上改变外，牙面出现浅窝或凹坑状缺损或因磨损使牙失去正常外形。

2. 多见于恒牙，发生在乳牙者甚少，程度亦较轻。这是由于乳牙的发育分别在胚胎期和婴儿期，而胎盘对氟有一定的屏障作用。但如氟摄入量过多，超过胎盘筛除功能的限度时，也能不规则地表现在乳牙上。

3. 对摩擦的耐受性差，但对酸蚀的抵抗力强。

4. 严重的慢性氟中毒患者，可有骨骼的增殖性变化，骨膜、韧带等均可钙化，从而产生腰、腿和全身关节症状。急性中毒症状为恶心、呕吐、腹泻等。

（二）鉴别诊断（表 5-3-1）

表 5-3-1　牙釉质发育不全的鉴别诊断

| | 釉质发育不全 | 氟牙症 | 四环素牙 |
|---|---|---|---|
| 病史 | 牙齿发育矿化期，感染等疾病史 | 牙齿发育矿化期，高氟地区居住史 | 牙齿发育矿化期，四环素族药物服用史 |
| 病因 | 全身疾病、营养障碍、严重的乳牙根尖周炎 | 饮水或食物中摄入过量的氟 | 服用四环素族药物 |
| 临床表现 | 矿化不良-无釉质缺损 | 白垩色 | 着色在牙本质层 |
| | 发育不良-有釉质缺损，与时间有关联 | 着色，褐色至灰黑色可伴有缺损 | 可伴有釉质缺损 |
| 缺损情况 | 带状或窝状 | 窝状 | 窝状 |
| 累及牙齿 | 恒牙 | 恒牙，很少累及乳牙 | 恒牙，也可累及乳牙 |
| 治疗 | 复合树脂 | 外漂白 | 外漂白 |
| | 烤瓷冠/全瓷冠 | 复合树脂、烤瓷冠/全瓷冠 | 复合树脂、烤瓷冠/全瓷冠 |

（三）防治原则

最理想的预防方法是选择新的含氟量适宜的水源。对已形成的氟牙症可用磨除、酸蚀涂层法、复合树脂修复和烤瓷冠或全瓷冠修复等方法处理。

（四）治疗方法

1. 磨除、酸蚀涂层法　用于釉质染色牙面（图5-3-3）。

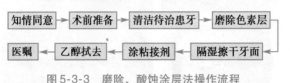

图5-3-3　磨除、酸蚀涂层法操作流程

2. 复合树脂修复法　用于釉质缺损牙面（图5-3-4）。

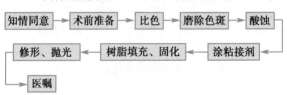

图5-3-4　复合树脂修复法操作流程

## 二、四环素牙

牙齿发育矿化期间服用了四环素族药物，使牙齿的颜色和结构发生改变的疾病称为四环素牙。

（一）临床表现

根据四环素牙的形成阶段、着色程度和范围，可将其分为以下四个阶段（图5-3-5）：

1. 第一阶段（轻度四环素着色）　整个牙面呈现黄色或灰色，且分布均匀，没有带状着色。

2. 第二阶段（中度四环素着色）　牙着色的颜色由棕黄色至黑灰色。

3. 第三阶段（重度四环素着色）　牙表面可见到明显的带状着色，颜色呈黄灰色或黑色。

4. 第四阶段（极重度四环素着色）　牙表面着色深，严重者可呈灰褐色，任何漂白治疗均无效。

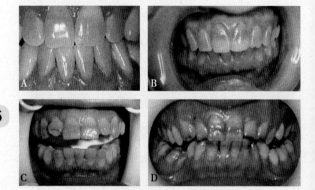

图 5-3-5　四环素牙

A. 第一阶段（轻度四环素着色）　B. 第二阶段（中度四环素着色）　C. 第三阶段（重度四环素着色）

D. 第四阶段（极重度四环素着色）

（二）防治原则

为防止四环素牙的发生，妊娠和哺乳的妇女以及 8 岁以下的儿童不宜使用四环素类药物。着色牙可通过光固化复合树脂修复、烤瓷冠修复或漂白等方法进行治疗。

（三）治疗方法

诊室漂白术使用的药物大多为强氧化剂，如 30% 过氧化氢、10% ~15% 过氧化尿素等药物，置于牙冠表面进行漂白。在放置药物的同时还可辅助加用激光照射、红外线照射、冷光源照射等方法增加脱色效果。

1. 适应证　适用于无实质缺损的氟斑牙，轻、中度四环素牙，外染色牙和其他原因引起的轻、中度变色牙，而且主要适用于活髓牙。

2. 方法步骤（图 5-3-6）

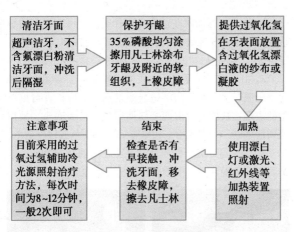

图 5-3-6　诊室漂白术操作步骤图

**要点提示**

1. 氟牙症具有地区性分布特点，我国氟牙症流行区很多。氟牙症为慢性氟中毒早期最常见且突出的症状。氟中毒除了影响牙齿外，严重者同时患氟骨症，应引起高度重视。

2. 国内直至 20 世纪 70 年代开始有四环素牙的报道。目前，随着四环素类药物使用的减少，这类疾病的发病已逐渐少见。

# 第四节　牙本质敏感症

## 一、楔状缺损

楔状缺损是发生在牙齿唇、颊面颈部的慢性硬组织缺损。

（一）临床表现

楔状缺损往往发生在同一患者的多颗牙。一般上颌牙重于下颌牙，口角附近的牙多于其他区域的牙。一般可分为浅、中、深三种程度（图 5-4-1）。

1. 浅 损害局限在釉质或牙骨质内，可有轻度的敏感症状，检查发现缺损很浅甚至没有。在此阶段就诊者很少。

2. 中 损害深度在牙本质中层或深层。遇到冷热酸甜等刺激时会有明显的不适或激发痛。临床检查可见典型的表现：缺损大致由两个斜面组成，口大底小，缺损处质地坚硬，表面光滑，边缘整齐，无染色或轻度染色。

3. 深 可导致牙髓腔暴露甚至牙齿的横向折断。这个阶段会出现牙髓、根尖周病的相应症状。

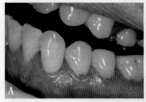
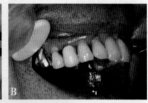
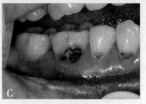

图 5-4-1 楔状缺损
A. 浅 B. 中 C. 深

（二）防治要点

1. 预防 消除高耸的牙尖、锐利的边缘，必要时通过正畸、修复等方法恢复咬合关系。正确地选用牙膏牙刷，采用正确的刷牙手法。避免大量摄取酸性饮食。戒除不良习惯，避免咬异物、硬物等不良习惯。

2. 治疗 缺损不深、症状不明显者可以不做处理。有过敏症状可做脱敏治疗。缺损较深者可行充填修复。缺损达到牙髓腔，有牙髓感染或根尖周病时，应做相应的治疗。已经或几乎导致牙齿横折者，可在根管治疗术完成后，做桩核冠修复。

## 二、牙隐裂

牙隐裂是指发生在牙冠表面的细小、不易发现的、非生理性的细小裂纹。牙隐裂具有隐匿性，诊断难。即便确诊并做了治疗，疗效也很难保证。

（一）临床表现

1. 牙隐裂好发于后牙的咬合面，隐裂多起自磨牙和前磨牙咬合面的窝沟（图5-4-2），以上颌第一磨牙最常见，中老年患者高发。隐裂患牙常见明显的磨损和高陡的牙尖，与对殆牙咬合紧密。

2. 牙隐裂初期可表现为牙本质过敏，随着裂纹的加深，可出现激发痛、自发痛及咬合痛。

3. 患者常见主诉为较长时间的咀嚼不适或咬合痛，病史较长，咬在某一特殊部位引起剧烈疼痛是该病的典型症状。

4. 要特别注意发育沟是否延长，上颌磨牙的隐裂线常与殆面近中舌沟重叠；下颌磨牙和前磨牙的隐裂线常与殆面近、远中发育沟重叠，并越过边缘嵴到达邻面或与面颊舌沟重叠。

5. 隐裂患牙X线片可见到某部位的牙周膜间隙增宽，相应的硬骨板增宽或牙槽骨出现透射区，也可以无任何表现。

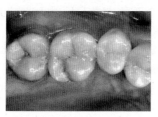

图5-4-2　牙隐裂

（二）防治要点

1. 消除创伤殆，高陡的牙尖、锐利的边缘嵴是长期的不均匀磨损所致。

2. 平衡咬合力，防治个别牙齿负担过重而发生隐裂。

3. 裂纹未及髓腔，无牙髓炎症状时行复合树脂充填治疗。

4. 有牙髓炎、根尖炎症状时行根管治疗，根管治疗的同时应做钢丝结扎或正畸带环保护，防止牙髓治疗过程中牙冠劈裂，术后全冠修复。

5. 患牙因隐裂而劈裂，行截根术、半切术或拔除。

## 三、牙本质敏感症

牙本质敏感症（DH）是指牙齿受到生理范围内的刺激，包括机械、化学、温度、渗透压等时出现的短暂、尖锐的疼痛或不适的现象。症状特点是随着刺激的来临和离去而迅速出现和消失。一般会累及几颗牙，甚至全口牙。DH是一种症状，而不是一种独立的疾病。

（一）诊断要点

1. 症状　酸、甜、冷、热等化学和温度刺激可导致酸痛，刷牙、吃硬性食物等机械刺激可导致更为明显的酸痛。

2. 检测

（1）探诊：用探针的尖端轻轻划过牙齿的可疑部位，根据患者的主观反应将敏感程度分为4级：0°、1°、2°、3°，分别表示为：无不适、轻微不适、中度痛和重度痛。

（2）温度试验

1）空气法：三用枪向待测牙吹气，此方法最为简便，但不够精确。

2）仪器法：通过仪器对牙齿的温度耐受性进行检测。

（二）防治原则

1. 有牙本质暴露者，用药物脱敏、激光以及充填修复等方法进行处理。

2. 治疗相关疾病包括牙周组织病、咬合创伤等。

3. 避免医源性破坏牙体硬组织。

4. 注意全身状态的调整。

（三）治疗要点

牙本质暴露的程度不重，可采用保守的脱敏治疗。目前临床常用树脂类脱敏，其操作简便，作用快而持久。使用时可先用橡皮轮等去除表面食物残渣等，以清洁水冲洗过敏区后隔湿，轻轻吹干，用蘸有脱敏剂的小毛刷涂擦脱敏区，等候 30 秒，然后用气枪吹干至表面液体较干为止。最后以大量流水冲洗，如果疗效不显著，可反复进行，也可使用光固化灯进行照射。

脱敏治疗无效，而患者感到非常痛苦，强烈要求治疗者，可考虑人工冠修复，甚至去髓术。但一般只适用于患牙数目较少的患者。

## 四、磨损

磨损是指正常的咀嚼运动之外，高强度、反复的机械摩擦造成的牙体硬组织的快速丧失。磨损为非咀嚼磨损，是病理性的，应采取措施加以防治。

（一）临床表现

1. 后牙的磨损一般重于前牙，且以𬌗面为重。磨损导致牙齿的尖、窝、沟、嵴结构模糊，牙本质外露（图5-4-3）。因磨损不均，常见高耸的牙尖、锐利的边缘。磨损处一般没有色素，表面坚硬光滑，与未磨损部位间没有明显界限。后牙邻面磨损重者因为邻牙间原来紧密的点状接触变成较为松弛的面状接触。检查中可有食物嵌塞、邻面龋以及牙周疾病等体征。

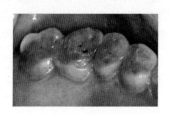

图 5-4-3　牙磨损

2. 前牙磨损多见于咬合关系不好、有不良咬习惯者。严重的前牙磨损可使牙冠明显变短。

3. 磨损可引起牙本质敏感症、牙髓和根尖周病。

（二）治疗要点

1. 戒除不良的咬合习惯，改善刷牙方法。

2. 发现高耸的牙尖和锐利的边缘，应通过调磨予以纠正。

3. 食物嵌塞者，应通过调𬌗、恢复接触关系等措施加以改善。

4. 牙本质过敏，牙髓、根尖周病和颞下颌关节综合征等症状出现时，应做相应处理。

5. 磨牙症患者应通过戴咬合垫、肌电反馈治疗，以及精神、心理干预等方法加以改善。

---

**要点提示**

1. 牙慢性损伤性疾病的治疗原则包括对因治疗、对症治疗和修复牙体缺损。

2. 牙本质敏感症是多种牙体疾病共有的一种症状，其治疗应根据过敏症状发生的部位、面积大小，采用不同的处理方法。

---

# 第五节 牙外伤

牙外伤（TDI）是指牙齿受急剧创伤，特别是打击或撞击所引起的牙体硬组织、牙髓组织和牙周支持组织的损伤。这些损伤可单独发生，亦可同时出现，损伤的形式和程度具有多样性和复杂性。本节将根据 WHO 临床分类法对常见牙外伤的临床特点、诊断和治疗要点进行分别叙述。

## 一、牙齿硬组织和牙髓损伤

### （一）冠折

1. 临床分类　冠折的分类是建立在解剖学、治疗方法和预后等因素基础上进行的（表5-5-1，图5-5-1）。在恒牙外伤中，冠折构成比例占26%～76%。

表5-5-1　冠折的分类

| 损伤类型 | 定义 |
| --- | --- |
| 釉质损伤 enamel infraction | 釉质不完全折裂（裂纹），没有牙齿的实质性缺损 |
| 釉质折断 enamel fracture | 冠折局限在釉质，有牙齿的实质性缺损（简单冠折） |
| 釉质-牙本质折断 enamel-dentin fracture | 冠折包括釉质和牙本质，有牙齿的实质性缺损，没有牙髓暴露（简单冠折） |
| 复杂冠折 complicated crown fracture | 冠折包括釉质和牙本质，有牙齿的实质性缺损，牙髓暴露 |

2. 诊断要点

（1）症状

1）釉质损伤：又称釉质裂纹，没有缺损，在牙外伤中很常见但易被忽视，患者无不适症状。

2）釉质折断：多发于单颗前牙，特别是上颌中切牙的近、远中切角，没有暴露牙本质，一般无自觉症状，有时粗糙断面会划伤唇、舌黏膜。

3）釉质-牙本质折断：属于没有露髓的简单冠折，可见牙本质暴露，常出现对温度改变和咀嚼刺激的敏感症状，有时可见近髓处透红。

4）复杂冠折：冠折处牙髓暴露，可有少量出血，探诊和温度刺激时敏感。如未及时处理，露髓处可出现牙髓增生或发生牙髓炎。

（2）检查

1）光源照射检查：用垂直于牙体长轴的光源照射检查，易于发现釉质裂纹的位置和走向。

2）牙髓活力检测：使用牙髓活力电测试（EPT）

**5**

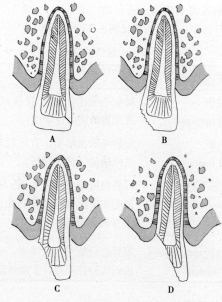

图 5-5-1　冠折的不同类型示意图

A. 釉质损伤　B. 釉质折断

C. 釉质-牙本质折断　D. 复杂冠折

仪或激光多普勒流量学（LDF）测试仪检测牙髓是否受损。

3）影像学检查：根尖 X 线片是常用的辅助检查手段，可帮助明确冠折部位与髓腔的毗邻关系，牙齿髓腔大小和牙根发育情况等影响治疗方案选择的信息，以及诊断牙根和牙周支持组织的损伤状况（图 5-5-2）。

3. 治疗要点

（1）釉质损伤：常不需特殊处理，多发性釉质裂纹可使用酸蚀技术及复合树脂粘接剂封闭釉质表面，以防着色。

（2）釉质折断：缺损小不影响美观的患牙，仅需少量调磨锐利边缘至无异物感；断断形状或程度难以通过调磨修整外形时，需采用光固化复合树脂修复治疗（见

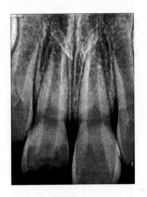

图5-5-2　前牙复杂冠折

本章第一节）。

（3）釉质-牙本质折断：牙本质少量折断者，断面用光固化复合树脂修复或断冠即刻粘接复位；折断近髓者，年轻恒牙用氢氧化钙间接盖髓，观察6~8周行光固化复合树脂修复；成人患牙可酌情做间接盖髓或根管治疗（转上级医院诊治）。

（4）复杂冠折：视露髓孔大小、清洁程度、露髓时间及牙齿发育状况等选择合适的牙髓治疗，其中年轻恒牙应做直接盖髓或活髓切断术，待根尖形成后再做根管治疗或牙冠修复；成年人做根管治疗后进行牙冠修复（转上级医院诊治）。

（二）冠根折

1. 临床分类　冠根折为外伤造成釉质、牙本质和牙骨质的折断。根据是否累及牙髓，分为简单冠根折和复杂冠根折（图5-5-3）。冠根折的病例占恒牙外伤的5%。

2. 诊断要点

（1）症状

1）冠根折通常只有单一折线，折断线常自唇侧切缘几毫米处延伸至龈缘，斜行至舌侧龈沟下方。

2）因舌侧牙周韧带纤维和牙髓的牵拉作用，冠根折牙齿折断片多与牙龈相连，冠方断端的移位通常较轻

**5**

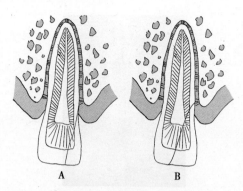

图 5-5-3　冠根折示意图

A. 简单冠根折　B. 复杂冠根折

微，尤其后牙区的冠根折容易被忽视。

3）完全萌出的前牙通常发生复杂冠根折，而部分萌出的前牙通常发生简单冠根折。

4）冠根折患牙即使牙髓暴露，临床症状通常也较轻微，可出现咬合或叩诊时局部疼痛。

（2）影像学检查

1）根尖 X 线片：由于根方的斜向折断线几乎垂直于投照光线（图 5-5-4A），因此，常规 X 线检查折断线显示不清时，应采用多角度投照技术；X 线检查常见清晰的唇侧折断线，而舌侧折断线显示并不明显（图 5-5-4B）；发生在唇舌向的垂直冠根折，折断线在 X 线片上清晰可见；而近远中向的垂直冠根折则很少能显示。

2）CBCT 扫描重建技术可准确观测和诊断各种不同方位的冠根折（图 5-5-5）。

3. 治疗要点

（1）急诊应急处理：前牙冠根折可用树脂夹板和邻牙固定断片，但须在外伤后几天内尽快进行根管治疗；后牙简单冠根折的暂时性治疗可先拔除冠方折断片，再用玻璃子水门汀保护暴露牙本质。

（2）表浅的简单冠根折可拔除冠方断片，采用酸蚀和树脂粘接技术进行断冠粘接复位或进行全冠修复。

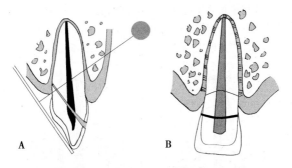

图 5-5-4　复杂冠根折拍摄 X 线片的示意图

A. 常规 X 线投照角度几乎垂直于折断面　B. X 线上唇侧折断线影像清晰可见，而舌侧折断线则不明显

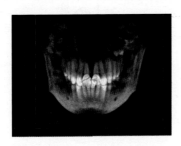

图 5-5-5　上颌中切牙冠折的
三维重建影像

（3）折断面位于腭侧不影响美观的冠根折，可拔除折断片并行牙龈切除术（详见第七章第四节），暴露冠根的断端，再根据牙髓活力状况选择永久性治疗和修复方式（转上级医院诊治）。

（4）垂直冠根折通常需要拔除；未完全贯通的年轻恒切牙垂直冠根折可采用正畸牵引的方法，将断根牵引到合适位置，再进行盖髓和修复治疗（转上级医院诊治）。

（三）根折

1. 临床分类　根折可累及牙本质、牙骨质和牙髓，在牙外伤中相对比较少，占恒牙外伤的 0.5%～7%。按其部位可分为根颈 1/3 根折、根中 1/3 根折和根尖 1/3 根折，其中，根尖 1/3 最为常见（图 5-5-6）。

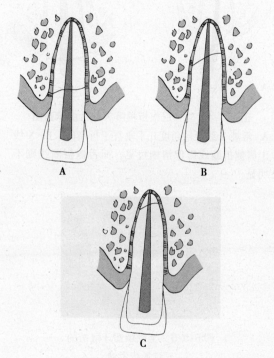

图 5-5-6　根折示意图
A. 根颈 1/3 根折　B. 根中 1/3 根折
C. 根尖 1/3 根折

2. 诊断要点

（1）症状

1）多见于牙根完全形成的成人患牙，因为年轻恒牙的支持组织不如牙根形成后牢固，外伤时常易被撕脱或脱位，一般不致引起根折。

2）根据根折部位不同，患牙松动度和叩痛亦不同。近根颈 1/3 和根中 1/3 根折，叩痛明显，松动 Ⅱ°~Ⅲ°；近根尖 1/3 根折，仅有轻度叩痛，轻度松动或不松动。

3）牙髓活力测试结果不一，一些患者可出现牙髓"休克"，6~8 周后逐渐恢复活力反应。

（2）影像学检查：X 线检查是诊断根折的重要依据（图 5-5-7）。投照时应保持中心射线与根折平面一致或平行，角度在 15°~20°范围内，根折线显示最清晰。

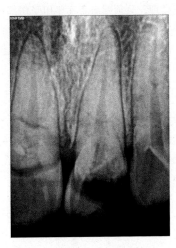

图 5-5-7　冠根折

少数根折早期无明显影像学改变，数日后才会出现清晰的根折影像。

3. 治疗要点　治疗原则为使断端复位并固定患牙，注意消除咬合创伤，关注牙髓状态。具体的治疗方法依据根折部位不同而有所差别。

（1）根颈 1/3 根折：如果残留牙根长度和强度不足以支持桩冠修复，需拔除该牙，行义齿修复；或为避免过早的牙槽骨塌陷，可对残留牙根行根管治疗，保留无感染的牙根于牙槽骨内，待牙龈组织愈合后在上方行覆盖义齿修复（详见第十五章第三节）；如折断线在龈下1~4mm，断根不短于同名牙的冠长，牙周情况良好者可选用根管治疗术联合正畸根牵引术，或辅以冠延长术后进行桩冠修复（转上级医院诊治）。

（2）根中1/3根折：复位，夹板固定患牙，检查咬合利用调𬌗或全牙列𬌗垫消除咬合创伤，弹性固定2~3个月。每月定期复查，观察牙髓状况，必要时根管治疗（转上级医院诊治）。

（3）根尖1/3根折：如果无明显松动且无明显咬合创伤可不用处理，只须嘱患者不要用受伤部位咀嚼，定期进行追踪复查。如有明显松动并伴有咬合创伤时，应对患牙进行固定，定期复查观察牙髓牙周组织状态和断面愈合情况。

## 二、牙周支持组织损伤

### （一）牙震荡

牙周膜的轻度损伤，通常不伴牙体组织的缺损（图5-5-8）。创伤发生率占恒牙外伤的23%。

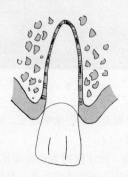

图 5-5-8　牙震荡示意图

1. 诊断要点

（1）症状

1）患牙有伸长感，咬合明显不适。

2）垂直和水平向叩诊敏感，患牙不松动，无移位。

3）牙髓活力测试通常有反应。

（2）影像学检查：X线片表现根尖牙周膜间隙正常或略有增宽。

2. 治疗要点

（1）降低对殆牙咬合高度，减轻患牙的殆力负担。

（2）受伤后1、3、6、12个月应定期复查，观测牙髓活力，若发生牙髓坏死应进一步行根管治疗术。须记住，年轻恒牙的活力可在受伤1年后才丧失。

（二）牙脱位

1. 临床分类　牙受外力作用而脱离牙槽窝者称为牙脱位。由于外力的大小和方向不同，牙脱位的表现和程度亦不相同（表5-5-2，图5-5-9）。

表5-5-2　牙脱位的分类

| 类型 | 定义 |
| --- | --- |
| 亚脱位 | 牙周膜的重度损伤，牙齿有异常松动，但没有牙齿移位 |
| 半脱位 | 牙齿自牙槽窝部分脱出 |
| 侧方脱位 | 牙齿偏离长轴向侧方移位，并伴有牙槽窝碎裂或骨折 |
| 嵌入性脱位 | 牙齿向牙槽骨内移位，并伴有牙槽窝碎裂或骨折 |
| 全脱位 | 牙齿完全脱出牙槽窝外 |

2. 诊断要点

（1）症状

1）亚脱位：牙齿没有移位，但有水平向的松动，有叩痛和咬合痛。有龈沟渗血，牙髓活力测试通常有

5

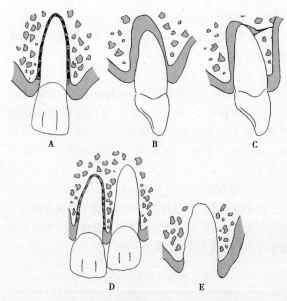

图 5-5-9　牙脱位的不同类型示意图
A. 亚脱位　B. 半脱位　C. 侧方脱位
D. 嵌入性脱位　E. 全脱位

反应。

2）半脱位：患牙明显伸长，松动Ⅲ°，常见牙周膜出血，叩诊反应迟钝。

3）侧方脱位：牙冠常向舌侧移位，通常伴有牙槽窝侧壁折断和牙龈裂伤。

4）嵌入性脱位：患牙牙冠明显短于正常邻牙，嵌入牙槽窝中，伴有牙槽骨壁的折断。叩诊不敏感，可出现高调金属音，龈沟出血。

5）全脱位：常见萌出期的上颌中切牙，患牙从牙槽窝中脱出，可伴有牙槽窝骨壁骨折和唇部软组织损伤。

（2）影像学检查

1）亚脱位：可见牙周膜间隙轻度增宽。

2）半脱位：咬合片和正位片均可见根尖区牙周膜

间隙明显增宽。

3）侧方脱位：咬合片可见一侧根尖区牙周膜间隙明显增宽，常规投照的牙片几乎不能发现牙齿的移位。

4）嵌入性脱位：可见牙周膜间隙部分或全部消失。与正常邻牙相比，患牙釉牙骨质界偏向根尖。

3. 治疗要点

（1）亚脱位：调𬌗，固定松动患牙，嘱勿咬硬物，定期复诊观测牙髓活力。

（2）半脱位：局麻下尽快复位患牙，结扎固定 4 周。术后 3、6 和 12 个月进行复查，若发现牙髓已坏死，应及时做根管治疗。

（3）侧方脱位：局麻下复位患牙，应注意先用手指向切端推出移位牙根，解除牙根的骨锁结，再行牙齿复位。患牙复位后需按压唇腭侧牙槽骨板以保证完全复位促进牙周组织的愈合。同时，复位并缝合撕裂的牙龈，最后，对患牙进行固定，定期复诊观察。

（4）嵌入性脱位：年轻恒牙不必强行拉出复位，应选择自然再萌出的治疗方法，完全萌出大约需要 6 个月；根尖发育完成的可采用正畸牵引或局麻下外科复位，夹板固定 6 ~ 8 周，定期复查。复位后 2 周应做根管治疗术，因为这些牙通常伴有牙髓坏死，而且容易发生牙根吸收（转上级医院诊治）。

（5）完全脱位：即刻再植是全脱出牙齿最好的治疗方法。0.5 小时内进行再植，90% 患牙可避免牙根吸收。因此，牙脱位后，应立即将牙放入原位，如牙已落地污染，应迅速捡起脱落的牙齿，手持牙冠部用生理盐水或无菌水冲洗，然后放入原位。如果不能即刻复位，可将患牙置于患者的舌下或口腔前庭处，也可保存在牛奶、生理盐水或唾液中并尽快到医院就诊，切忌干藏（转上级医院诊治）。

1）即刻再植操作流程（图 5-5-10）

2）即刻再植步骤：①清洗患牙：再植前用生理盐

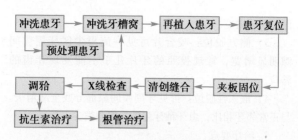

图 5-5-10　即刻再植操作流程

水冲洗患牙至可见污染物被清除，严重污染部位用盐水纱布小心去除，但不要消毒。②若为根尖孔开放的年轻恒牙，用1%多西环素溶液浸泡5分钟，可以消毒根尖组织并显著提高牙髓血管再灌注发生的概率。③盐水冲洗牙槽窝，检查其完整性，如果有牙槽骨骨折，可使用口镜末端进行复位。④夹持牙冠，再植入牙槽窝，以手指力量轻柔的将其完全复位。⑤酸蚀树脂粘接夹板固位再植牙10~14天。⑥缝合牙龈/唇部撕裂伤。⑦通过X片确定牙齿位置。⑧若有殆创伤需调殆或使用全牙列殆垫。⑨给予抗生素和破伤风抗毒素治疗：氯己定漱口2周，2次/天。8岁以上，口服多西环素；8岁以下，口服青霉素。如距离破伤风毒素注射大于5年，需再次行破伤风毒素注射。⑩牙齿根尖封闭的恒牙，再植后7~10天在夹板拆除前进行根管治疗；根尖孔粗大的，随访观察1年，若有炎症或吸收表现，立即进行根管治疗。

3）牙周膜无活力牙齿再植：口外保存时间超过60分钟或更长者，用氟化钠溶液处理牙根面后再植：①刮除患牙根面坏死牙周膜，去除牙髓；②将患牙置于2.4%的氟化钠溶液（pH = 5.5）浸泡20分钟；③根管治疗；④3周牙槽窝愈合后，牙槽窝成形，再植患牙；⑤夹板固定6周，影像学检查随诊3年，直至没有进展性骨强直发生。

**要点提示**

牙齿硬组织和牙髓损伤

● 冠折（釉质损伤、釉质折断、釉质-牙本质折断、复杂冠折）

● 冠根折（简单冠根折、复杂冠根折）

● 根折

牙周支持组织损伤

● 牙震荡

● 牙脱位（亚脱位、半脱位、侧方脱位、嵌入性脱位、全脱位）

**（赵今 李艳 林静）**

5

# 第六章

## 牙髓根尖周疾病

## 第一节 牙髓病

### 一、可复性牙髓炎

可复性牙髓炎是牙髓组织以血管扩张、充血为主要病理变化的初期炎症表现。

【诊断要点】

1. 症状 患牙遇到冷、热或甜、酸刺激时，出现瞬间的疼痛反应，尤其对冷刺激更敏感。没有自发性疼痛。

2. 检查

(1) 患牙常有接近髓腔的牙体硬组织病损，如深龋、深楔状缺损、牙隐裂等。患牙也可有深牙周袋，或咬合创伤、正畸外力过大。

(2) 温度测验表现为一过性疼痛。

(3) 叩痛 (-)。

【鉴别诊断】

1. 深龋 深龋患牙的冷诊反应正常，只有当冰水滴入洞中方可引起疼痛。当深龋与可复性牙髓炎一时难以区别时，可先按可复性牙髓炎进行安抚治疗。

2. 不可复性牙髓炎 可复性牙髓炎与不可复性牙髓炎的关键区别在于前者无自发痛史，后者一般有自发痛史。不可复性牙髓炎患牙对温度测验的疼痛反应程度较重，持续时间较长，有时还可出现轻度叩痛。在临床上，若可复性牙髓炎与无典型自发痛症状的慢性牙髓炎一时难以区分，可先采用诊断性治疗，即用氧化锌丁香油（酚）粘固剂进行安抚治疗，在观察期内视其是否出现自发痛症状再明确诊断。

3. 牙本质过敏症　牙本质过敏症的主要表现是酸、甜、冷、热等刺激可导致酸痛，刷牙、吃硬性食物等可导致更为明显的酸痛。

【治疗】

彻底去除作用于患牙上的病源刺激因素，同时给予安抚治疗。

**6**

## 二、不可复性牙髓炎

### （一）急性牙髓炎

急性牙髓炎的临床特点是发病急，疼痛剧烈。临床上绝大多数病例属于慢性牙髓炎急性发作，龋源性者尤为显著。

【诊断要点】

1. 症状　急性牙髓炎（包括慢性牙髓炎急性发作）的主要症状是剧烈疼痛。疼痛的性质具有下列特点：

（1）自发性阵发性痛：疼痛可分为持续过程和缓解过程。炎症牙髓出现化脓时，可有搏动性跳痛。

（2）夜间痛：患者常因牙痛难以入眠，或从睡眠中痛醒。有时患者带凉水瓶就诊。

（3）温度刺激加剧疼痛：冷、热刺激可引起患牙的剧烈疼痛。如牙髓已有化脓或部分坏死，患牙可表现为"热痛冷缓解"。

（4）疼痛不能自行定位：疼痛发作时，患者多不能明确指出患牙，且疼痛呈放射性或牵涉性，常放射到患牙同侧的上、下颌牙或头、颞、面、耳等部位，但不会放射到患牙的对侧区域。

2. 检查

（1）可见深龋洞、冠部充填体或其他近髓的牙体硬组织疾病，其中牙隐裂常被忽略（图6-1-1）。或患牙有深牙周袋。

（2）探诊常可引起剧烈疼痛。有时可探及微小穿髓孔，并可见有少许脓血自穿髓孔流出。

（3）温度测验表现为敏感或激发痛。冰棒去除后，疼痛症状持续一段时间。当患牙对热诊更为敏感时，表明牙髓已出现化脓或部分坏死。

（4）急性牙髓炎早期，患牙叩痛（－）；而发展到晚期，可出现垂直叩痛（±）。

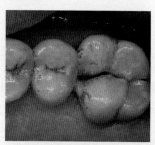

图6-1-1　牙隐裂引起急性牙髓炎

【鉴别诊断】

1. 三叉神经痛　表现为突然发作的电击样或针刺样剧痛。一般有疼痛"扳机点"，患者每触及该点即诱发疼痛，但每次发作时间短，最多数秒。此外，三叉神经痛较少在夜间发作，多数不影响患者的睡眠，冷、热温度刺激也不引发疼痛。

2. 龈乳头炎　表现为自发性持续性胀痛；对冷热刺激也有敏感反应，一般不会出现激发痛。患者对疼痛多可定位。检查时发现患者所指部位的龈乳头有充血、水肿，触痛明显。有食物嵌塞史。一般未查到可引起牙髓炎的牙体硬组织损害及其他疾病。

3. 上颌窦炎　急性上颌窦炎的疼痛为持续性胀痛，患侧的上颌前磨牙和磨牙可同时受累而导致2~3颗牙均有叩痛，但未查及可引起牙髓炎的牙体组织疾病。

4. 心源性牙痛　老年男性患者多见，牙痛剧烈，但无明显牙病。牙痛部位不确切，往往数颗牙齿均感到疼痛。虽经口腔科处理及服用止痛药，但都不能解除牙痛。做心电图检查、有心肌缺血改变，口服硝酸甘油后，疼痛停止。

【治疗】

急性牙髓炎的诊疗程序见图 6-1-2。

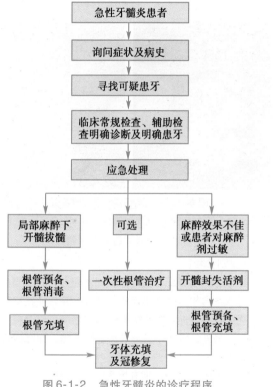

图 6-1-2　急性牙髓炎的诊疗程序

（二）慢性牙髓炎

慢性牙髓炎是临床上最为常见的一型牙髓炎。

【诊断要点】

1. 症状　慢性牙髓炎一般不发生剧烈的自发性疼

痛，但有时可出现不甚明显的阵发性隐痛或者每日定时出现钝痛，一般可定位患牙。患者可有长期的冷、热刺激痛病史。

2. 检查

（1）可见深龋洞、冠部充填体或其他近髓的牙体硬组织疾病（图 6-1-3）。

（2）温度测验多为热诊引起迟缓性痛，或表现为迟钝。

（3）常有叩痛（±）或叩痛（+）。

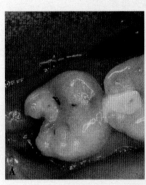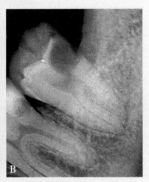

图 6-1-3　深龋引起慢性牙髓炎

A. 左下第二磨牙牙冠部深龋洞　B. X 线显示左下第二磨牙牙冠部透射影至髓腔

【鉴别诊断】

1. 深龋　深龋患牙温度测验同对照牙，只有当温度刺激进入洞内才出现敏感症状，刺激去除后症状立即消失；而慢性牙髓炎对温度刺激引起的疼痛反应会持续较长时间。另外，慢性牙髓炎可出现轻叩痛，而深龋患牙叩诊正常。

2. 干槽症　患侧近期有拔牙史。检查可见牙槽窝空虚，骨面暴露，出现臭味。拔牙窝邻牙虽也可有冷、热刺激敏感及叩痛，但无明确的牙髓疾病指征。

3. 牙龈息肉和牙周膜息肉　慢性牙髓炎当查及患牙深龋洞处有息肉时，要与牙龈息肉和牙周膜息肉相鉴别（图 6-1-4）。

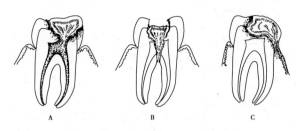

图 6-1-4 龋洞内息肉的来源

A. 牙髓息肉 B. 牙周膜息肉 C. 牙龈息肉

【治疗要点】

慢性牙髓炎的诊疗程序见图 6-1-5。

**6**

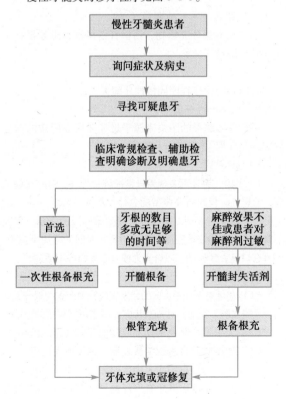

图 6-1-5 慢性牙髓炎的诊疗程序

（三）残髓炎

残髓炎发生在经牙髓治疗后的患牙，由于残留了少量炎症根髓或多根牙遗漏了未做处理的根管，而命名为残髓炎。

【诊断要点】

1. 症状　常表现为自发性钝痛、放射性痛、温度刺激痛。因炎症是发生于近根尖孔处的根管组织，所以患牙多有咬合不适或轻微咬合痛。患牙均有牙髓治疗史。

2. 检查

（1）患牙牙冠做过牙髓治疗的充填体或暂封材料。

（2）强冷或强热刺激可表现为迟缓性痛或仅有感觉。

（3）叩痛（＋）或叩痛（±）。

（4）去除患牙充填物，用根管器械探查患牙根管至深部时有探痛（＋）。

【治疗】

残髓炎的诊疗程序同慢性牙髓炎。

（四）逆行性牙髓炎

逆行性牙髓炎的感染来源于患牙牙周炎所致的深牙周袋，是牙周-牙髓联合病变的一型。

【诊断要点】

1. 症状　患牙可表现为自发性阵发性痛，冷、热刺激痛，放射痛，夜间痛等典型的急性牙髓炎症状。也可呈现为慢性牙髓炎的表现，即冷、热刺激敏感或激发痛，以及不典型的自发钝痛或胀痛。患牙均有长时间的牙周炎病史，可诉有口臭、牙松动、咬合无力或咬合疼痛等不适症状。

2. 检查

（1）患牙有深达根尖区的牙周袋或较为严重的根分叉病变。牙龈水肿、充血、牙周袋溢脓。牙有不同程度的松动。

（2）无引发牙髓炎的深龋或其他牙体硬组织疾病。

（3）温度测验可表现为激发痛、迟钝或无反应。

（4）叩诊为轻度叩痛～中度叩痛，叩诊呈浊音。

（5）X线片显示患牙有广泛的牙周组织破坏或根分叉病变（图6-1-6）。

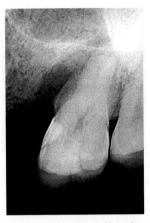

图 6-1-6　X 线示左上第二磨牙近中根根尖周牙槽骨垂直吸收

**6**

【治疗】

逆行性牙髓炎的诊疗程序同慢性牙髓炎。

## 三、牙髓坏死

牙髓坏死常由各型牙髓炎发展而来，也可因外伤打击、正畸矫治所施加的过度创伤力、修复治疗对牙体组织进行预备时的过度手术切割产热，以及使用某些修复材料所致的化学刺激或微渗漏引起。

【诊断要点】

1. 症状　患牙一般没有自觉症状，也可见以牙冠变色为主诉前来就诊者。还常可追问出自发痛史、外伤史、正畸治疗史或充填、修复史等。

2. 检查

（1）牙冠可存在深龋洞或其他牙体硬组织疾病，或有充填体、深牙周袋等。也可见牙冠完整者。

（2）牙冠变色，呈暗红色或灰黄色，失去光泽（图 6-1-7）。

（3）牙髓活力测验无反应。

（4）叩痛（－）或叩痛（±）。

173

（5）患牙牙龈表面无根尖炎症来源的瘘管。

（6）X线片显示患牙根尖周影像无明显异常。

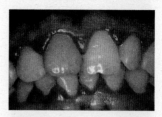

图 6-1-7　右上中切牙牙冠变色

【治疗】

牙髓坏死的诊疗程序见图 6-1-8。

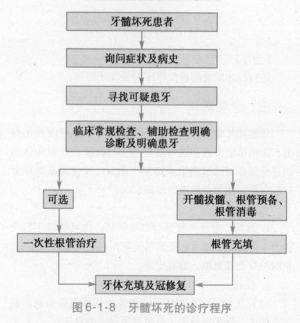

图 6-1-8　牙髓坏死的诊疗程序

四、牙内吸收

牙内吸收是指正常的牙髓组织肉芽性变，分化出的破骨细胞从髓腔内部吸收牙体硬组织，致髓腔壁变薄，严重者可造成病理性牙折。临床上牙内吸收多发生于乳牙，恒牙偶有发生，见于受过外伤的牙、再植牙及做过活髓切断术或盖髓术的牙。

【诊断要点】

1. 症状　一般无自觉症状，多于 X 线片检查时偶然发现。少数病例可出现自发性阵发痛、放射痛和温度刺激痛等牙髓炎症状。

2. 检查

（1）牙内吸收发生在髓室时，牙冠呈现粉红色，有时牙冠可出现小范围的暗黑色区域。牙内吸收发生在根管内时，牙冠的颜色没有改变。

（2）温度测验的反应可正常，也可表现为迟钝。

（3）叩痛（－）或叩痛（±）。

（4）X 线片显示髓腔内有局限性不规则的膨大透影区域，严重者可见内吸收处的髓腔壁被穿通，甚至出现牙根折断线（图6-1-9）。

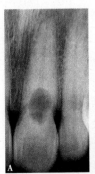
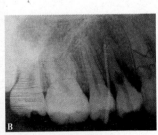
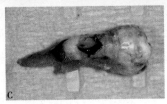

图6-1-9　牙内吸收

A. 左上中切牙根管壁吸收　B、C. 右上第一磨牙牙内吸收造成管壁穿孔

# 第二节　根尖周病

根尖周病是指发生于根尖周围组织的炎症性疾病，又称根尖周炎，多为牙髓病的继发病，主要由根管内的感染通过根尖孔作用于根尖周组织引发的。

## 一、急性根尖周炎

急性根尖周炎（AAP）临床上以患牙及其周围组织肿痛为主要表现。可分为急性浆液性根尖周炎和急性化脓性根尖周炎。根据脓液相对集聚区域的不同，临床上急性化脓性根尖周炎可分为 3 个阶段：根尖周脓肿、骨膜下脓肿以及黏膜下脓肿。

【诊断要点】

急性根尖周炎各发展阶段的诊断要点见表 6-2-1。

表 6-2-1　急性根尖周炎各发展阶段的诊断要点

| 症状和体征 | 浆液期 | 根尖周脓肿期 | 骨膜下脓肿期 | 黏膜下脓肿期 |
|---|---|---|---|---|
| 疼痛 | 咬合痛 | 持续跳痛 | 极剧烈胀跳痛 | 咬合痛缓解 |
| 叩痛 | （+）～（++） | （++）～（+++） | 最剧烈（+++） | （++）～（+） |
| 松动度 | Ⅰ° | Ⅱ°～Ⅲ° | Ⅲ° | Ⅰ° |
| 根尖区牙龈 | 无变化/潮红 | 小范围红肿 | 红肿明显，广泛 | 肿胀明显，局限 |
| 扪诊 | 不适 | 疼痛 | 剧烈疼痛+深波动感 | 轻痛+浅波动感 |
| 全身症状 | 无 | 无/轻 | 可有发热、乏力，血象升高 | 消退 |

【鉴别诊断】

急性根尖周脓肿与急性牙周脓肿的鉴别要点见表6-2-2。

表6-2-2 急性根尖周脓肿与急性牙周脓肿的
鉴别要点

| 鉴别点 | 急性根尖周脓肿 | 急性牙周脓肿 |
|---|---|---|
| 感染来源 | 感染根管 | 牙周袋 |
| 病史 | 较长期牙体缺损史<br>牙痛史<br>牙髓治疗史 | 长期牙周炎病史 |
| 牙体情况 | 深龋洞<br>近髓的非龋性疾病<br>修复体 | 一般无深及牙髓的牙体疾病 |
| 牙髓活力 | 多无 | 多有 |
| 牙周袋 | 无 | 深，迂回曲折 |
| 脓肿部位 | 靠近根尖部<br>中心位于龈颊沟附近 | 较近唇（颊）侧或舌（腭）侧牙龈缘 |
| 脓肿范围 | 较弥散 | 局限于牙周袋壁 |
| 疼痛程度 | 重 | 相对较轻 |
| 牙松动度 | 相对轻，病愈后牙恢复稳固 | 明显，消肿后仍很松动 |
| 叩痛 | 很重 | 相对较轻 |
| X线片表现 | 无明显异常表现，若患牙为慢性根尖周炎急性发作，根尖周牙槽骨显现透射影像 | 牙槽骨嵴破坏，可有骨下袋 |

6

续表

| 鉴别点 | 急性根尖周脓肿 | 急性牙周脓肿 |
|---|---|---|
| 病程 | 相对较长，脓液自根尖周向外排出的时间需 5~6 天 | 相对较短，一般 3~4 天可自溃 |

【治疗要点】

急性根尖周炎的诊疗程序见图 6-2-1。

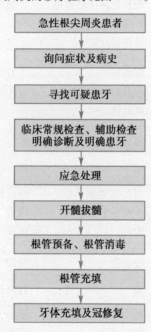

图 6-2-1　急性根尖周炎的诊疗程序

## 二、慢性根尖周炎

慢性根尖周炎（CAP）表现为炎症性肉芽组织的形成和牙槽骨的破坏。慢性根尖周炎一般没有明显的疼痛症状，病变类型可有根尖周肉芽肿、慢性根尖周脓肿、根尖周囊肿和根尖周致密性骨炎。

【诊断要点】

1. 症状　一般无明显的自觉症状，有的患牙可在咀嚼时有不适感。也有因牙龈出现脓包而就诊者。在临床上多可追问出患牙有牙髓病史、反复肿痛史或牙髓治疗史。

2. 检查

(1) 患牙可查到深龋洞、充填体或其他牙体硬组织疾病（图6-2-2）。

(2) 牙冠变色，失去光泽。洞内探诊无反应，牙髓活力测验无反应。

(3) 叩痛（−）或叩痛（±）。患牙一般无明显松动。

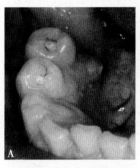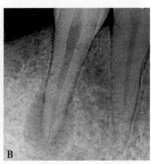

图6-2-2　畸形中央尖导致慢性根尖周炎

A. 右下第二前磨牙畸形中央尖　B. X线显示右下第二前磨牙根尖周透射影

(4) 有窦型慢性根尖周炎的窦道口多数位于患牙根尖部的唇、颊侧牙龈表面，也有开口于患牙舌、腭侧牙龈者，偶尔还可见开口位于远离患根处。此时应仔细检查找出正确的患牙，必要时可自窦道口插入诊断丝拍摄X线示踪片以确定窦道的来源，避免将窦道口附近的健康牙误诊为患牙（图6-2-3）。

(5) X线检查显示患牙根尖区骨质变化的影像（图6-2-4）。不同的X线影像有时可提示慢性根尖周炎的类

179

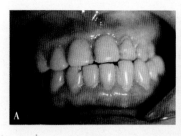
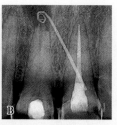

图6-2-3 慢性根尖周炎

A. 左上中切牙唇侧牙龈可见瘘道口　B. X线片示踪
显示指向右上中切牙根尖区透射影

**6**

型：①根尖部圆形透射影，直径小于1cm，边界清晰，周围骨质正常或稍显致密，多考虑为根尖肉芽肿；②根尖区透射影边界不清楚，形状也不规则，周围骨质较疏松呈云雾状，多为慢性根尖周脓肿；③较小的根尖周囊肿在根尖片上与根尖肉芽肿难以区别，大的根尖周囊肿可见有较大的圆形透影区，边界清楚，并有一圈由致密骨组成的阻射白线围绕（图6-2-5）；④根尖周致密性骨炎表现为根尖部骨质呈局限性的致密阻射影像，无透射区，多见于下颌后牙。

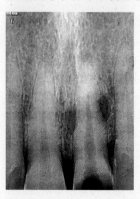
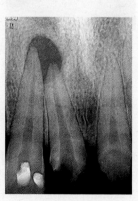

图6-2-4 左上中切牙慢性
根尖周炎合并牙根外吸收

图6-2-5 根尖周囊肿
X线影像

【鉴别诊断】

依据 X 线检查结果对慢性根尖周炎进行诊断时，必须结合临床表现与非牙髓源性的根尖区病损相鉴别。例如，非牙源性的颌骨内囊肿和其他肿物在 X 线片上的表现与各型慢性根尖周炎的影像，尤其是较大的根尖周囊肿的影像极为相似。这些疾病与慢性根尖周炎的主要区别是病变所涉及患牙的牙髓活力多为正常，仔细观察 X 线片可分辨出根尖部牙周膜间隙与根尖周其他部位的牙周膜间隙是连续、规则的透射影像，患牙牙根可因压迫移位。必要时还可辅以口腔科锥体束 CT 进行诊断。

【治疗要点】

慢性根尖周炎的诊疗程序见图 6-2-6。

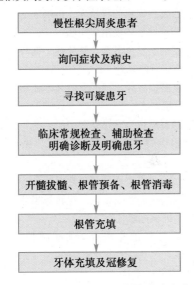

图 6-2-6　慢性根尖周炎的诊疗程序

# 第三节　根管治疗

根管治疗术（RCT）是目前最有效、最常用的手段，它采用专用的器械和方法对根管进行清理、成形（根管预备），有效的药物对根管进行消毒灭菌（根管消毒），最后严密填塞根管并行冠方修复（根管充填），从而达到控制感染、修复缺损，促进根尖周病变的愈合或防止根尖周病变发生的目的。

## 一、恒牙的根管治疗

（一）适应证

1. 不可复性牙髓炎。

2. 牙髓坏死。

3. 牙内吸收。

4. 根尖周炎。

5. 牙根已发育完成的移植牙、再植牙。

6. 某些非龋性牙体硬组织疾病

（1）重度釉质发育不全、氟牙症、四环素牙等患牙需行全冠或桩核冠修复者。

（2）重度磨损患牙出现严重的牙本质敏感症状又无法用脱敏治疗缓解者。

（3）牙隐裂需行全冠修复者。

（4）牙根纵裂患牙需行截根手术，患牙的非纵裂根管。

7. 因其他治疗需要而牙髓正常者

（1）义齿修复需要：错位、扭转等患牙牙体预备必定露髓或需要桩核冠修复。

（2）颌面外科治疗需要：某些颌骨手术涉及的牙齿。

（二）禁忌证

1. 牙周和（或）牙体严重缺损而无法保存的患牙。

2. 患有较严重的全身系统性疾病，一般情况差，无法耐受治疗过程。

3. 张口受限，无法实施操作。

（三）术前准备

1. 术前拍摄 X 线片对治疗十分重要，特别是在根管再治疗的病例中。

（1）了解根管的基本情况，评估根管治疗难度。

（2）根管是否有折裂、侧穿等异常情况。

（3）根尖周病变的破坏情况，以助于评估预后。

（4）根管内原充填物的情况，是否有器械分离等异常情况。

（5）已做牙体预备的患牙，需确定牙根的方向。

2. 了解患者的全身状况，根据患者的牙位、张口度、配合程度，以及 X 线检查显示的根管数目、弯曲度等综合评估根管治疗难度。初诊医师制订治疗方案，确定是否需要根管再治疗、转诊及评估治疗效果。

3. 术前和患者进行有效沟通，并签署根管治疗知情同意书。让患者了解根管治疗的目的和过程，有利于更好地配合治疗。

（四）操作步骤

恒牙根管治疗的操作步骤见图 6-3-1。

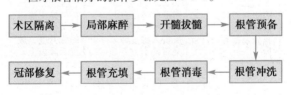

图 6-3-1 恒牙根管治疗的操作步骤

1. 术区的隔离

（1）棉卷隔离法

（2）橡皮障隔离法

1）橡皮障的优点（图 6-3-2）：提供不受唾液、血液和其他组织液污染的操作空间；保护牙龈、舌及口腔黏膜软组织，避免手术过程中受到意外损伤；防止患者吸入或吞入器械、牙碎片、药物或冲洗液；保持术者视野清楚，提高工作效率；保护术者，避免因患者误吸或误咽发生差错或意外事故；防止医源性交叉感染。

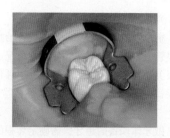

图6-3-2 安置橡皮障

2）橡皮障的安置方法：见图6-3-3。

**6**

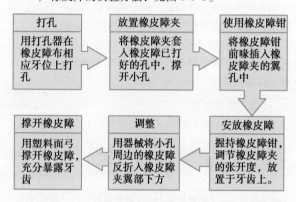

| 打孔 | → | 放置橡皮障夹 | → | 使用橡皮障钳 |
|---|---|---|---|---|
| 用打孔器在橡皮障布相应牙位上打孔 | | 将橡皮障夹套入橡皮障已打好的孔中，撑开小孔 | | 将橡皮障钳前喙插入橡皮障夹的翼孔中 |

| 撑开橡皮障 | ← | 调整 | ← | 安放橡皮障 |
|---|---|---|---|---|
| 用塑料面弓撑开橡皮障，充分暴露牙齿 | | 用器械将小孔周边的橡皮障反折入橡皮障夹翼部下方 | | 握持橡皮障钳，调节橡皮障夹的张开度，放置于牙齿上。 |

图6-3-3 橡皮障的安置方法

2. 局部麻醉

（1）**药物**：①利多卡因；②普鲁卡因；③阿替卡因肾上腺素。

（2）**方法**

1）局部浸润麻醉：是将麻醉剂注射到根尖部的骨膜上，适用于上、下颌前牙、上颌前磨牙和乳牙。当患牙处于急性炎症期时，骨膜上浸润麻醉效果一般不佳，需采用其他麻醉方法。

2）阻滞麻醉：上牙槽后神经阻滞麻醉适用于上颌磨牙，下牙槽神经阻滞麻醉适用于下颌磨牙以及局部浸润麻醉未能显效的下颌前牙。

3）牙髓内注射：将麻醉剂直接注入牙髓组织，多用于浸润麻醉和阻滞麻醉效果不佳的病例。进针时针头与根管贴合紧密，否则不仅疼痛明显，而且不能保证麻醉效果。

3. 开髓　髓腔通路预备的要求：①彻底去除龋坏组织，保留健康的牙体组织；②彻底揭除髓室顶，暴露髓腔；③探查根管口，明确根管的数量和位置；④建立器械可直线进入的根管通路。

开髓前应熟悉患牙的髓腔解剖形态，结合术前 X 线片，做到心中有数。一般以去除髓室顶后不妨碍器械进入根管为准（图 6-3-4）。

开髓后将洞壁修整光滑，使之与根管壁呈一连续直线，避免破坏髓室底、形成台阶。在髓室钙化时，有可能将露髓点误认为根管口或将根管口误认为露髓点，必须充分注意。

开髓后仔细寻找根管口，避免遗漏。单根管易于寻找，多根牙应在彻底清理髓腔后用根管探查器械仔细探查，特别注意探查是否存在上颌第一磨牙的 $MB_2$ 和下颌磨牙的远舌根管（图 6-3-5）。$MB_2$ 根管口可位于近中颊根管的舌侧 0.5 ~ 5mm 的范围内（图 6-3-6）。寻找根管口可借助投照，或在髓室底先涂碘酊，再用乙醇洗去后寻找染色较深的点来查明；也可以借助显微镜在直视下应用根管口探测器械直接找到根管口。对于髓腔钙化严重的患牙，也可以采用在髓室内注入次氯酸钠液观察，产生气泡的位置即根管口的位置。

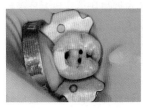 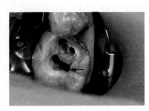

图 6-3-4　髓腔直线通路　　图 6-3-5　下颌磨牙的
　　　　　　　　　　　　　　　　　远舌根管

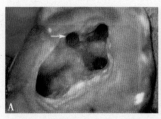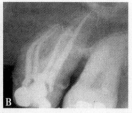

图 6-3-6　上颌第一磨牙 MB$_2$ 根管

A. 显微镜下上颌第一磨牙 MB$_2$ 根管

B. X 线示上颌第一磨牙 MB$_2$ 根管

**6**

4. 拔髓　如牙髓有炎症没有坏死，需要选用拔髓针插入至根中 1/3 和根尖 1/3 交界处，轻轻逆时针或顺时针转动 180° 抽出，尽可能抽出完整牙髓组织。如果牙髓组织坏死，选用细的根管锉慢慢插入根管中下 1/3 轻轻捣动。

5. 根管预备　根管预备的基本原则：①根尖区预备之前一定要有准确的工作长度；②根管预备时需保持根管湿润；③预备过程中每退出或换用一次器械需用根管冲洗液冲洗根管，防止碎屑阻塞；④根管锉不可跳号；⑤对弯曲根管，根管锉应预弯；⑥为便于根管充填，根尖最小扩大为 25 号；主尖锉一般比初尖锉大 2～3 号。

根管预备技术较多，主要有标准技术、逐步后退技术、冠向下技术、逐步深入技术。下面主要讲述前两种。

（1）标准技术：适用于直的或较直的根管，不宜在弯曲根管使用。用较小的器械探查和疏通根管后，确定根管工作长度。根管预备时要求器械从小号到大号逐号依次使用，每根器械均要完全达到工作长度。

根管扩大的方法除了可采用根管疏通的方法外，还可采用：①顺时针旋转 30°～60°，使器械的切刃旋入牙本质内，向外提拉退出器械；②顺时针旋转 30°～60°，然后轻轻向下加压的同时逆时针旋转 30°～60°，最后向外提拉退出器械；③将器械压向一侧根管壁，向外提拉切削牙本质的锉法。到器械尖端附近几毫米处见到白色牙本质切屑后，再扩大 2~3 号器械为止，即至少达标准器械 40 号。

（2）逐步后退技术：适用于轻中度的弯曲根管，也可用于直根管的预备，其主要操作步骤如下（图 6-3-7）：

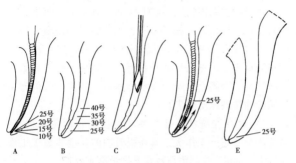

图 6-3-7　根管预备逐步后退法

A. 根尖预备　B. 逐步后退　C. 根管中上段敞开

D. 根管壁修整　E. 完成

1）确定工作长度：用较小的器械如 10 号 K 锉探查和疏通根管。

2）根尖预备：将初尖锉尖端 2~3mm 进行预弯，并蘸 EDTA 后，轻旋插入根管至工作长度，进行根管扩大，直到器械无阻力进出工作长度。然后换大一号器械进行预备，至少预备到 25 号主尖锉或主尖锉比初尖锉大 2~3 号。每换一根锉均要进行根管冲洗和回锉。

3）逐步后退：当主尖锉预备完成后，可通过每增大一号锉、进入根管的长度减少 1mm 的方法进行根管预备，即逐步后退。一般后退 2~4 根锉。每换一根锉要用主尖锉回锉和冲洗。

4）根管中上段敞开：可用 G 钻预备根管的中上部，顺序使用 1~3 号 G 钻。每换用大一号 G 钻时，操作长度减少 2mm 左右，并用主尖锉回锉和冲洗。

5）根管壁修整：将主尖锉按顺时针方向切削整个根管壁，消除细小阶梯，使根管壁光滑、根管成为连续的锥形。

6. 根管冲洗

（1）冲洗药物：目前最常用的根管冲洗药物是 0.5% ~ 5.25% 次氯酸钠和 17% 乙二胺四乙酸（EDTA）。

（2）冲洗方法：常用注射器冲洗法和超声冲洗法。

1）注射器冲洗法：选用 27 号弯针头的注射器，冲洗时将针头松松插入根管深部，然后注入冲洗液，回流的液体以棉条吸收，借以观察根管内是否已冲洗干净。冲洗时针头必须宽松地放在根管内，切忌将针头卡紧并加压注入，否则会影响冲洗药物回流并易将根管内残留物质和冲洗液压出根尖孔。

2）超声冲洗法：超声冲洗可在根管预备后进行，多选用小号超声工作尖，其在根管内的长度要短于工作长度 1 ~ 2mm，并避免与根管壁接触形成台阶。

（3）注意要点

1）疼痛：3% 过氧化氢液对根尖周组织有轻度刺激，冲洗后要吸干，防止遗留分解氧气压迫根尖周组织而致痛。

2）气肿：过氧化氢液通过根尖孔偶可引发皮下气肿。使用时要小心，冲洗根管时，不要卡紧和加压推注。

3）针头误吞：冲洗根管时因压力脱落，针头不慎会吞入食管或气管。吞入消化道者大多可从粪便排出，进入气管则后果严重。

7. 根管消毒及暂封 对于非感染根管，经上述程序预备后可直接充填。而对于感染根管，根管消毒的方法还有激光、微波、超声和药物消毒等，其中后者最为常用，即根管封药或诊间封药。目前国内外广泛使用的根管消毒药物是氢氧化钙和氯己定。

8. 根管充填

（1）时机：①已经过严格的根管预备和消毒；②患牙无疼痛或其他不适；③暂封材料完整；④根管无异味、无明显渗出物；⑤根管充填必须在严格隔湿条件下进行。

窦道的存在并不是根管充填的绝对禁忌证。在初诊时通过根管预备和消毒处理，大多数窦道会愈合，此时可完成根管充填。但是当窦道仍未完全愈合时，只要符合上述条件，仍可进行根管充填。根管充填后窦道通常会愈合。

（2）根管充填材料：目前临床上常用的根管充填材料是牙胶尖和根管封闭剂。

（3）根管充填方法：牙胶侧方加压充填法适用于大多数根管的充填，操作步骤如下（图6-3-8）：

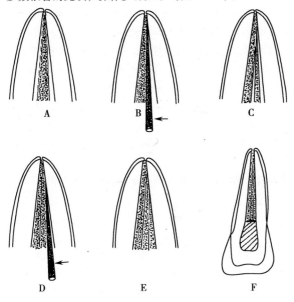

图6-3-8　侧方加压充填法

A. 放置主牙胶尖　B. 侧方加压主牙胶尖　C. 放置副尖
D. 继续侧方加压　E. 继续放置副尖　F. 根充完毕

1）彻底干燥根管：隔离术区，用吸潮纸尖干燥根管。

2）选择主牙胶尖：与主尖锉大小一致，在根管内能顺利到达工作长度或稍短0.5mm，且在根尖1/3区紧贴根管壁，回拉时略有阻力，X线检查可见主牙胶尖与根管壁在根管冠2/3有间隙存在。

3）选择侧方加压器：与主尖锉相匹配，能够较宽松地到达根管操作长度，并与根管壁留有一定空间。侧压器插入深度比工作长度少0～1mm。

4）放置根管封闭剂：可用主牙胶尖蘸少许封闭剂，送入根管至根尖。

5）侧方加压：将主牙胶尖蘸少许根管封闭剂缓慢插入根管至标记长度，避免将封闭剂挤出根尖孔。再将侧方加压器沿主牙胶尖与根管壁间的空隙缓缓插入根管内直至距操作长度0～1mm，停留数秒后取出。将相应的副尖尖端涂少量根管封闭剂，插入根管至先前侧方加压器的深度。如此反复操作至根管紧密填塞，侧方加压器只能插入根管口下2～3mm。

6）完成根管充填和髓室充填：用烧热的挖匙或携热器从根管口处切断牙胶尖同时软化冠部的牙胶，用垂直加压器加压冠方牙胶，至此根管充填完毕。用乙醇棉球将残留在髓室内的封闭剂和牙胶清除，拍术后X线片检查根管充填情况，暂封或永久充填（图6-3-9）。

## 二、乳牙的根管治疗

### （一）适应证

1. 牙髓炎症涉及根髓，不宜行牙髓切断术的乳牙。
2. 牙髓坏死而应保留的乳牙。
3. 根尖周炎症而具有保留价值的乳牙。

### （二）禁忌证

1. 牙冠破坏严重，无法树脂充填的乳牙。
2. 髓室底穿孔。
3. 根尖及根分叉区骨质破坏范围广，炎症已累及继承恒牙牙胚。
4. 广泛性根内吸收或外吸收超过根长的1/3。
5. 下方有含牙囊肿或滤泡囊肿。

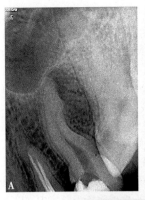
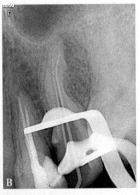
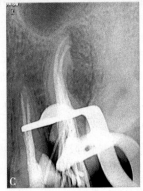

图 6-3-9　侧方加压充填 X 线影像

A. 术前　B. 术中试主牙胶尖　C. 根充后

（三）操作步骤

乳牙根管治疗的操作步骤见图 6-3-10。

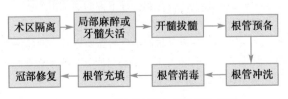

图 6-3-10　乳牙根管治疗的操作步骤

1. 术前拍摄 X 线片　了解根尖周病变和牙根吸收

情况。

2. 局部麻醉或牙髓失活　提倡采用局部麻醉，但若麻醉效果不佳，或因患儿不配合、对麻醉剂过敏等原因，可用牙髓失活法。

3. 髓腔的开通　备洞，开髓，揭去髓室顶，去冠髓，寻找根管口。

4. 根管预备　去除髓室和根管内感染或坏死的牙髓组织，使用根管器械扩根管，使用 3% 过氧化氢液、2% ~ 5.25% 次氯酸钠液交替冲洗根管。

5. 根管消毒　根管干燥后，将氢氧化钙制剂置于根管内，或将蘸有樟脑酚液的小棉球放置于髓室内，以丁香油氧化锌糊剂封固窝洞。

6. 根管充填　将氧化锌丁香油水门汀、氢氧化钙制剂、碘仿制剂、氢氧化钙碘仿混合制剂等根管充填材料反复旋转导入根管或加压注入根管，粘固粉垫底，常规充填。

（四）注意要点

1. 根管预备时勿将根管器械超出根尖孔，以免将感染物质推出根尖孔或损伤恒牙胚。

2. 当乳牙牙根有吸收时，禁用金属砷失活制剂。

3. 由于乳牙根常有吸收，一般的电子根管长度测量仪常不适用于乳牙。因此临床上参照术前 X 线片，估计根管工作长度。一般来说，乳牙根管工作长度较 X 线片上根尖孔距离短 2mm。

4. 乳牙的根管充填材料仅可采用可吸收的、不影响乳恒牙交替的糊剂充填。

5. 为避免损伤乳磨牙根分歧下方的继承恒牙胚，不宜对乳磨牙牙龈瘘管进行深搔刮术。

6. 定期观察　乳牙根管治疗后需要进行定期随访观察，周期一般为 3 ~ 6 个月。随访时应进行临床检查和 X 线影像学检查。

## 三、年轻恒牙的牙髓治疗

1. 根尖诱导成形术　是指牙根未完全形成之前，发生牙髓严重病变或根尖周炎症的年轻恒牙，在消除感染或治愈根尖周炎的基础上，用药物诱导根尖部的牙髓和（或）根尖周组织形成硬组织，使牙根继续发育和根尖孔缩小或封闭的治疗方法。

（1）适应证

1）牙髓病变已波及根髓的年轻恒牙。

2）牙髓全部坏死或并发根尖周炎症的年轻恒牙。

3）因根尖周炎引起根尖吸收的恒牙。

（2）操作步骤：根尖诱导成形术的操作步骤见图 6-3-11。

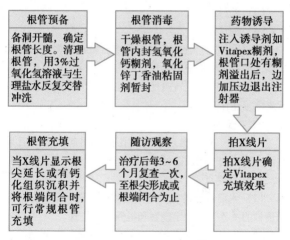

图 6-3-11　根尖诱导成形术的操作步骤

（3）注意事项

1）彻底清除根管内感染物质，注意保护根尖部残存的生活牙髓及牙乳头等组织。

2）正确把握根管工作长度。

3）装有诱导剂的注射器前端应插入根管达根尖 1/3 处，使诱导剂充满根管腔并接触根尖部组织。

4）掌握根管充填时机：通常在 X 线片显示根尖周病变愈合、牙根继续发育完成，或根管内探查根尖端有钙化物沉积时为宜。充填时应恰填，切忌超填，因为超填可能损伤根尖牙乳头，进而影响牙根的继续发育。

5）根管充填后继续随访观察。

2. 根管治疗术　详见"恒牙的根管治疗"。

## 四、根管治疗的并发症及处理

（一）器械分离

1. 处理

（1）显微镜结合超声技术。

（2）建立旁路。

（3）外科治疗。

（4）随诊观察。

2. 注意要点　使用前仔细检查器械有无损害，有无变形，不要对根管中的器械盲目施力，特别是器械在根管中遇到阻力时，旋转幅度不要超过180°，器械使用时不要跳号操作。

（二）穿孔

1. 处理　对于出现根管穿孔而未引起严重的后果时，应转诊到上级医院处理。

2. 注意要点

（1）术前X线片检查确定髓腔的位置、钻磨方向与牙长轴的关系，并确定髓室和根管口的位置。

（2）对牙髓腔钙化的患牙应特别注意。在开髓前应评估牙冠高度以及钻针钻磨牙体组织的最大深度。

（3）在扩大开髓洞形时，注意切削方向，特别是磨牙的近中侧壁，洞口微微向外扩张。

（三）软组织的化学损伤

1. 处理　出现次氯酸钠、FC等导致的软组织化学损伤后应立即用大量的流水进行冲洗处理后，到皮肤或眼科进行诊治。

2. 注意要点　使用高浓度的次氯酸钠冲洗根管时，安装橡皮障。另外在加压冲洗时，不要过度加压，用针尖小的注射器。在治疗过程中需戴护目镜。

（四）诊间急症

在根管预备或充填后，少数患者会出现局部肿胀、咬合痛、自发痛等症状，称为诊间急症。主要以急性根尖周炎形式表现出来。

1. 处理 化学性刺激（三氧化二砷、FC 等）引起的诊间急症，治疗原则为取出刺激物。轻微肿痛者暂不处理，可适当给予止痛药，适当降低咬合，观察 1～3 天。如果 3 天以后患者仍持续肿痛，X 线片显示有超填，可考虑去除封药和根管充填物，引流、消炎后重行根管治疗术。严重者如出现前庭沟处肿胀，脓肿形成或蜂窝织炎甚至出现全身症状时，需进行局部切开引流，并全身给药，抗生素和消炎镇痛药。

2. 注意要点 避免使用刺激性大的药物，减少化学性刺激。根管预备时准确测量工作长度，防止超扩。预备过程中大量冲洗，防止将根管内的感染物推出根尖孔。根管充填时避免超填。

（五）器械的误咽、误吸

1. 处理

（1）发生器械误咽时，嘱患者多吃高纤维食品，X 线片追踪观察，待其自然排出。如出现消化道刺伤穿孔需开腹手术。因此，当误咽器械还在胃部时，及时转诊到消化内科在纤维内镜下将器械取出。

（2）发生误吸时，如果挂在呼吸道，咳嗽无法咳出，须到呼吸专科就诊。器械位于大的呼吸道时，在纤维支气管镜下取出器械。如果位于细小的支气管，可能引起感染性炎症，只能行胸部外科手术取出器械。

2. 注意要点 使用橡皮障，器械使用安全线。

# 第四节 治疗新进展

## 一、镍钛器械根管预备技术

（一）镍钛器械根管预备步骤

1. 手用 ProTaper 预备基本操作步骤（图 6-4-1）

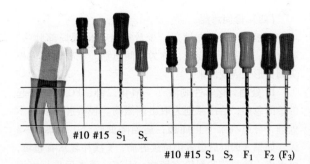

图 6-4-1 手用 ProTaper 操作步骤

（1）根管入口疏通：根据 X 线片粗估工作长度，用 10 号、15 号 K 锉疏通根管至距粗估长度 3~4mm 处。

（2）根管入口预备：用 $S_1$、$S_x$ 敞开根管中上段，距粗估工作长度 3~4mm 处，$S_x$ 进入的深度不得超过 $S_1$。

（3）确定工作长度：用 10 号、15 号 K 锉疏通根管至根尖狭窄处，确定精确工作长度。

（4）根尖初步预备：用 $S_1$、$S_2$ 依次达到工作长度，进行根尖初步预备。

（5）预备完成：依次用 $F_1$、$F_2$、$F_3$ 到达工作长度，完成根管预备；对于细小弯曲根管，可仅预备到 $F_1$ 或 $F_2$。

2. 机用 ProTaper 器械预备法 实际上运用了手用器械预备法的原理，使用机用马达和专用手机预备（图 6-4-2）。

（二）注意要点

1. 正确选择适应证 钙化根管、有台阶形成的再治疗病例不要选用镍钛器械；对形态复杂的根管慎用镍钛器械。

2. 确定根管通畅 使用镍钛器械进行根管预备之前，先用手用不锈钢 K 锉疏通根管至 15 号。有学者建议最好疏通至 20 号锉。

3. 制备直线通路 在根管预备前，可用 G 钻或其他根管口成形器械敞开根管口，保证镍钛器械可循直线方

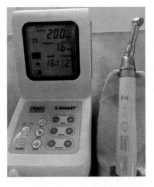

图 6-4-2　机用马达

**6**

向进入根管和根尖区。

4. 在临床运用中过度用力,是引起镍钛器械折断的主要原因之一。

5. 临床上每换一支器械常采用次氯酸钠和 EDTA 交替冲洗根管,用 15 号锉疏通根管,并保持根管的润滑,可降低器械折断的风险。

6. 每次使用前后均应清洁和仔细检查器械,一旦发现变形即应丢弃。

7. 记录并控制器械的使用次数　一般建议预备 4~5 颗磨牙或 30~40 个前牙、前磨牙根管后即应丢弃。如根管重度弯曲,应使用新器械且预备一次后即应丢弃。

## 二、热牙胶垂直加压充填技术

(一) 操作步骤 (图 6-4-3)

1. 彻底干燥根管　隔离术区,用吸潮纸尖干燥根管。

2. 选择主牙胶尖　选择与主尖锉相同型号的大锥度牙胶尖。

3. 选择垂直加压器　至少选择 3 种直径的垂直加压器。一种能够达到距根尖部 3~4mm 处,另外两种分别与根中 1/3 和根上段相适合。

4. 选择携热器　选择与主牙胶尖相同型号的携

热器。

5. 放置主牙胶尖　将主牙胶尖蘸一薄层封闭剂，缓慢插入根管内至工作长度。

6. 充填根尖 1/3 和侧支根管　用携热器向下挤压牙胶并开启温度加热，直至距工作长度 4～5mm 处停止加热，迅速取出携热器，退出时取出根管中上段的牙胶，垂直加压器加压。

7. 充填根管中上段　用注射式热牙胶向根管内注入牙胶后用垂直加压器压紧，每次注入根管内的长度为 3～5mm。用乙醇棉球将残留在髓室内的封闭剂和牙胶清除，暂封，拍术后 X 线片检查根充情况，最后永久充填（图6-4-4）。

（二）注意要点

1. 根尖孔粗大的病例不建议选用热牙胶垂直加压充填。

2. 要求垂直加压器既能在根管内无妨碍地自由上、下运动，又不会接触根管壁，防止牙折。

3. 携热器每次在根管内加热过程持续不超过 3 秒。

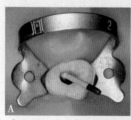
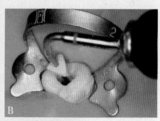
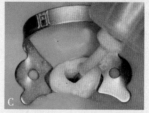

图 6-4-3　热牙胶垂直加压充填

A. 放置主牙胶尖　B. 携热器取出牙胶　C. 注入牙胶

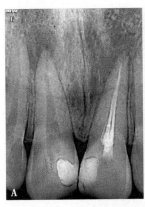 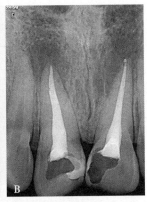

图 6-4-4　热牙胶垂直加压充填 X 线影像

A. 上中切牙术前 X 线影像　B. 上中切牙术后 X 线影像

## 三、显微根管治疗技术

可在根管治疗的整个程序中使用手术显微镜，特别是在根管口的定位、钙化根管的疏通、变异根管的预备和充填、根管治疗失败后的再治疗、根管治疗并发症的预防和处理等方面，显微根管治疗较常规治疗技术更具优势（图 6-4-5 ~ 图 6-4-8）。

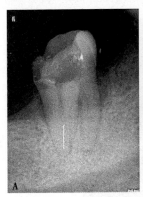 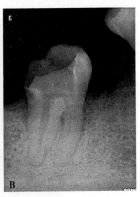

图 6-4-5　显微镜下取出根管内折断器械

A. X 线片示 37 根管内断针　　B. X 线片显示断针取出

**6**

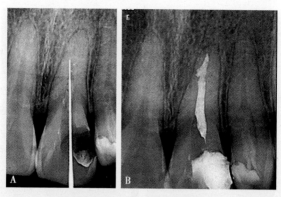

图 6-4-6　根管壁穿孔的修补
A. X 线片示根管壁穿孔　B. X 线片示穿孔修补后

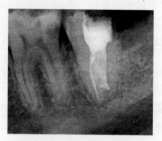

图 6-4-7　显微镜下 C 形根管的根管充填 X 线影像

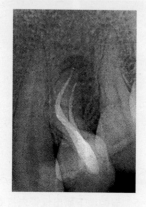

图 6-4-8　显微镜下弯曲根管的根管充填 X 线影像

## 四、显微根尖外科手术

（一）适应证

1. 根管治疗或再治疗失败

（1）根管治疗失败且不适合根管再治疗，如患牙有良好的桩冠修复体、无法取出的折断器械或根管超填物、非手术治疗无法修补的根管侧穿等。

（2）根管再治疗失败：根管再治疗后患牙症状持续或根尖透射影持续或扩大。

2. 严重的根管解剖变异　牙根重度弯曲、根管重度钙化和根管分叉等解剖因素使根管治疗器械和充填材料无法到达根尖区。

3. 需要通过探查手术明确诊断。

4. 医源性因素治疗中出现过度超充、折断器械超出根尖孔等情况。

5. 囊肿。

（二）禁忌证

1. 患者有严重的全身疾病，如严重高血压、白血病、血友病、重度贫血、心内膜炎、风湿性心脏病、肾炎、有出血倾向疾病等。

2. 根尖周炎的急性期。

3. 严重的牙周病变，如牙周支持组织过少，牙周袋深或牙齿松动明显。

4. 患牙附近有重要的解剖结构，如上颌窦、下牙槽神经等，有损伤危险或可能带来严重后果者。

（三）操作步骤

根尖外科手术的操作步骤见图 6-4-9 和图 6-4-10。

## 五、MTA 直接盖髓术

直接盖髓术是用药物覆盖牙髓暴露处，以保护牙髓、保存牙髓活力的方法。多用于外伤性和机械性露髓患牙的保髓治疗。

**6**

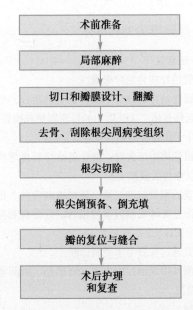

图 6-4-9　根尖外科手术的
操作步骤

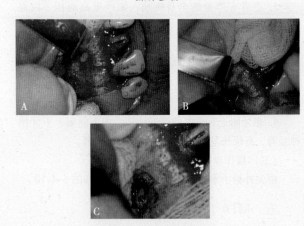

图 6-4-10　根尖外科手术
A. 翻瓣去骨　B. 根尖倒预备　C. 根尖倒充填

（一）适应证

1. 根尖孔尚未发育完全，因机械性或外伤性露髓的年轻恒牙。

2. 根尖已发育完全，机械性或外伤性露髓，穿髓孔直径不超过 0.5mm 的恒牙。

（二）禁忌证

1. 龋源性露髓的乳牙。

2. 临床检查有不可复性牙髓炎或根尖周炎表现的患牙。

（三）常用的盖髓剂

1. 氢氧化钙　传统盖髓剂。

2. MTA　临床上作为盖髓剂用于直接盖髓术和活髓切断术。此外，MTA 还广泛用于髓室底穿孔修补、根管侧穿修补、根尖诱导成形、根尖屏障术和根尖倒充填等，具有良好的临床疗效。使用时将粉状 MTA 和蒸馏水以一定比例混合。

（四）操作步骤

1. 制备洞形　可在局麻下制备洞形。操作过程中，要求动作准确到位，避开穿髓孔，及时清除洞内牙体组织碎屑，以防止牙髓再感染。

2. 放置盖髓剂　用生理盐水缓慢地冲洗窝洞，严密隔湿下用消毒棉球拭干窝洞。将 MTA 覆盖于暴露的牙髓上，用氧化锌丁香油粘固剂封闭窝洞。

（五）疗效观察

1. 患牙盖髓治疗 1～2 周后无任何症状且牙髓活力正常，可去除大部分暂封剂，保留厚约 1mm 的氧化锌丁香油粘固剂垫底，再选用聚羧酸锌粘固剂做第二层垫底，复合树脂永久充填。

2. 患牙盖髓治疗 1～2 周后，若对温度刺激仍敏感，可继续观察 1～2 周，也可去除暂封物及盖髓剂，更换盖髓剂后暂封观察 1～2 周，症状消失后行永久充填。更换药物时，应注意无菌操作，避免再感染。

3. 患牙盖髓治疗后出现自发痛、夜间痛等症状，表明病情已向不可复性牙髓炎发展，应去除充填物，改行根管治疗。

（牛玉梅 马 雪）

# 第七章

## 牙周疾病

### 第一节 牙龈病

牙龈病是仅局限于牙龈组织的疾病，它一般不侵犯深层的牙周组织。然而，牙龈病与牙周炎关系密切，许多牙龈病的致病因素也会进一步参与破坏深层的牙周组织。同时，牙龈又是口腔黏膜的一部分，有些皮肤黏膜的疾病也可表现于此。此外，一些全身性疾病也可累及牙龈，有些瘤样病变和肿瘤也可发生于牙龈。牙龈病一般可分为两大类，即菌斑性牙龈病（如龈炎、青春期龈炎、妊娠期龈炎、药物性牙龈肥大等）和非菌斑性牙龈病（如全身性疾病在牙龈的表现、病毒及真菌等引起的牙龈病、遗传性病变等）。

#### 一、菌斑性龈炎

菌斑性龈炎是最常见的牙龈病，它仅与牙菌斑相关。菌斑性龈炎过去也称为慢性龈炎、单纯性龈炎和边缘性龈炎，炎症一般局限于龈乳头和游离龈，严重时可波及附着龈。

【诊断要点】

1. **症状**　通常在刷牙或者咬硬物时，牙龈有出血症状。
2. **体征**　包括：①色泽：牙龈从健康的粉红色变为

鲜红色或者暗红色；②外形：龈缘增厚，龈乳头圆钝肥大，可有球形增生，严重者牙龈覆盖整个牙面，并可伴有龈缘糜烂或者肉芽增生；③质地：质地松软、脆弱，弹性降低，但表现为增生性反应时，则质地较硬、有弹性（图7-1-1，表7-1-1）。

3. 检查 包括：①龈沟深度：可大于3mm，形成假性牙周袋；②探诊出血：钝头探针轻轻探诊龈沟可有出血症状；③龈沟液：龈沟液量明显增多。

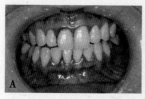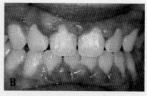

图 7-1-1 菌斑性龈炎

A. 菌斑性龈炎 B. 牙龈增生的菌斑性龈炎

表 7-1-1 健康牙龈和菌斑性龈炎的临床表现对比

| | 健康牙龈 | 菌斑性龈炎 |
|---|---|---|
| 色泽 | 粉红色（可有色素沉着） | 鲜红色或者暗红色 |
| 外形 | 龈缘菲薄、紧贴牙面、呈扇贝状，龈乳头充满牙间隙，龈沟深≤3mm | 龈组织包括龈乳头水肿圆钝，无扇贝状，牙龈冠向及颊舌向肿胀，形成假性牙周袋 |
| 质地 | 质韧且有弹性 | 松软、脆弱，弹性低 |
| 出血倾向 | 正常探诊和刷牙不出血 | 探诊后和刷牙时出血 |

【鉴别诊断】

1. 本病应与青春期龈炎、妊娠期龈炎、龈乳头炎、坏死性溃疡性龈炎等菌斑性牙龈病及早期牙周炎相鉴别，详见表7-1-2。

表7-1-2 菌斑性龈炎与其他菌斑性牙龈病对比

| | 好发人群/病史 | 临床表现及检查 |
|---|---|---|
| 菌斑性龈炎 | | 牙龈炎症表现 |
| 青春期龈炎 | 青春期，女性稍多于男性 | 牙龈炎症反应程度大于局部的刺激物所能引起的反应程度 |
| 妊娠期龈炎 | 处于妊娠期的育龄妇女 | 牙龈水肿肥大，呈鲜红色，有出血倾向，或有龈瘤样的临床表现 |
| 龈乳头炎 | 可有不正确剔牙、牙龈刺伤史 | 局部龈乳头红肿，探诊后易出血；自发胀痛及探触痛明显；可有自发痛及中度冷热刺激痛，也可有轻度叩痛 |
| 坏死性溃疡性龈炎 | 青壮年多发，男性多见，可有吸烟史；也可发生于极度营养不良/急性传染病儿童 | 龈乳头"火山口"状，疼痛明显；极易出血；典型的腐败性口臭；多见于下前牙，龈乳头、龈缘坏死，可有灰褐色假膜；重者可伴有全身症状如低热、疲乏、下颌下淋巴结肿痛；坏死区涂片可见大量的梭形杆菌及螺旋体 |

7

2. 本病还应与血液病引起的牙龈出血、HIV 相关性龈炎等非菌斑性牙龈病相鉴别，详见表 7-1-3。

表 7-1-3　菌斑性龈炎与非菌斑性牙龈病对比

| | 病史 | 临床表现 | 实验室检查 |
|---|---|---|---|
| 菌斑性龈炎 | | 牙龈炎症表现 | |
| 血液病引起的牙龈出血 | 相关血液病史 | 易自发出血，出血量较多，不易止血 | 血液学检查可确诊 |
| HIV 相关龈炎 | HIV 感染史 | 龈缘有明显火红色的充血带，口内还可有毛状白斑、卡波西肉瘤等 | 血清学检查有助于确诊 |

3. 当本病表现为牙龈增生时，还应与药物性牙龈肥大、牙龈纤维瘤病、白血病引起的牙龈肥大、浆细胞性龈炎等相鉴别，详见表 7-1-4。

表 7-1-4　菌斑性龈炎与其他增生性牙龈病损对比

| | 病史 | 临床表现 |
|---|---|---|
| 菌斑性龈炎（牙龈增生） | | 多发于青少年，程度较轻；好发于唇侧，局限于龈乳头和龈缘，颜色深红/暗红或正常，质地松软或较硬 |
| 药物性牙龈肥大 | 有相关药物服用史 | 程度较重，龈乳头呈球状或结节状，向龈缘扩展盖住牙面，质地较韧，牙齿可移位 |

续表

| | 病史 | 临床表现 |
|---|---|---|
| 牙龈纤维瘤病 | 可有家族遗传史 | 龈增生广泛，呈球状、结节状或颗粒状，质地坚韧，以上磨牙腭侧最为严重；牙龈增生可覆盖部分或整个牙冠，可妨碍咀嚼；牙齿可移位，可出现牙齿萌出困难 |
| 白血病引起的牙龈肥大 | 白血病史 | 肿大的牙龈外形不规则；颜色苍白或暗红发绀；组织松软脆弱；牙龈坏死、口臭 |
| 浆细胞性龈炎 | 可有过敏原接触史 | 肿大的牙龈表面结节状或者分叶状，颜色鲜红，上皮菲薄且呈半透明状，质地松软脆弱，极易出血 |

4. 此外，菌斑性龈炎还要注意与早期牙周炎相鉴别，详见本章第二节。

【治疗要点】

1. 去除病因 口腔卫生指导（OHI），通过洁治术彻底去除菌斑、软垢及牙石等刺激因素，同时去除造成菌斑滞留的因素，必要时可配合使用局部药物治疗。

2. 手术治疗 少数牙龈增生患者去除病因后，不能完全恢复正常，可行牙龈成形术恢复牙龈外形。

3. 防止复发 定期复查、维护。

二、青春期龈炎

青春期龈炎是一种受内分泌影响的龈炎。男、女均可患病，女性稍多于男性。

【诊断要点】

1. 症状 患者通常在刷牙或者咬硬物时牙龈有出血症状。

2. 体征 包括：①患者处于青春期前后；②好发于前牙唇侧龈缘和龈乳头，舌侧较少发生；③色泽暗红，质软；④牙龈炎症反应程度大于局部的刺激物所能引起的反应程度，并可出现牙龈增生（图7-1-2）；⑤可有正畸、错𬌗、不良习惯等因素。

3. 检查 包括：①探诊出血；②龈沟加深形成龈袋，但附着水平无变化，无牙槽骨吸收。

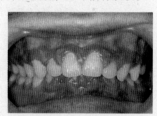

图7-1-2 青春期龈炎

【鉴别诊断】

本病与菌斑性龈炎、妊娠期龈炎、龈乳头炎、坏死性溃疡性龈炎相鉴别，详见表7-1-2。

【治疗要点】

1. OHI。

2. 控制菌斑 通过洁治术去除龈上牙石、菌斑等局部刺激因素，可配合局部药物治疗。

3. 纠正不良习惯。

4. 纠正正畸不良矫治器或不良修复体。

5. 对于病程长且牙龈增生的患者，可考虑行牙龈切除术。

6. 定期复查、维护。

## 三、妊娠期龈炎

妇女在妊娠期间，由于激素水平升高，原有的牙龈炎症加重，最后导致牙龈肿胀或龈瘤样改变，称为妊娠期龈炎。分娩后，病变减轻或者消退。

【诊断要点】

1. 症状　患者通常在吮吸或者进食时牙龈有出血症状，无疼痛症状。

2. 体征　包括：①可发生于个别牙或全口牙龈，以前牙区为重；②龈乳头和龈缘呈暗红或鲜红色，松软、光亮，有出血倾向，或有龈瘤样的临床表现（图7-1-3）；③患者好发于怀孕4~9个月。

3. 检查　包括：①口腔检查可见菌斑等局部刺激物；②有龈袋形成。

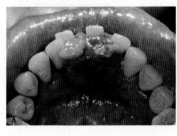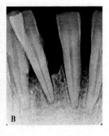

图 7-1-3　妊娠期龈瘤

A. 妊娠期龈瘤口内像　B. 妊娠期龈瘤 X 线像

【鉴别诊断】

1. 本病与菌斑性龈炎、青春期龈炎、龈乳头炎、坏死性溃疡性龈炎相鉴别，详见表7-1-2。

2. 妊娠期龈瘤与牙龈瘤相鉴别，详见表7-1-5。

【治疗要点】

1. OHI。

2. 控制菌斑，去除一切局部刺激因素，动作要轻柔。

3. 对于分娩后不能自行退缩的龈瘤则需手术切除，

对于体积比较大的妊娠期龈瘤，可考虑在妊娠期 4~6 月进行手术切除。

4. 定期复查、维护。

5. 此外，孕前及妊娠早期的慢性龈炎，需要及时治疗，并在整个妊娠期做好控制菌斑的工作。

## 四、牙龈瘤

牙龈瘤好发于龈乳头，它来源于牙龈和牙周膜的结缔组织，是一种炎症反应性瘤样增生物。它无肿瘤的结构和生物学特征，所以不是真性肿瘤，术后易复发。

【诊断要点】

1. 症状　患者通常因出血或妨碍进食而就诊。

2. 体征　包括：①好发于中青年，女性多于男性；②多发于单个牙的唇颊侧龈乳头；③呈椭圆形或圆球形，直径几毫米至 2cm 不等，表面可呈分叶状，有蒂或无蒂；④累及的牙齿可发生松动移位（图 7-1-4A）。

3. 检查　X 线片可见病变区有牙周膜间隙增宽及骨质吸收影（图 7-1-4B）。

4. 临床分型　一般分为纤维型牙龈瘤、肉芽肿型牙龈瘤及血管型牙龈瘤（具体参照病理结果）。

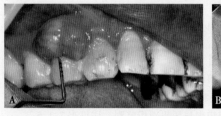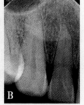

图 7-1-4　牙龈瘤

A. 牙龈瘤口内像　B. 牙龈瘤 X 线像

【鉴别诊断】

本病主要与牙龈鳞癌鉴别，详见表 7-1-5。

表 7-1-5 牙龈瘤与牙龈鳞癌对比

| | 好发人群 | 临床表现 | 影像学检查 |
|---|---|---|---|
| 牙龈瘤 | 女性多于男性 | 多发于前牙区单颗牙的唇颊侧龈乳头；呈椭圆形或圆球形，直径几毫米至 2cm 不等，表面可呈分叶状，有蒂或无蒂 | X 线示局部牙周膜增宽 |
| 牙龈鳞癌 | 男性多于女性 | 多发于后牙区，病变区表面呈菜花状溃疡，易出血、坏死，可有恶臭，病程较长 | X 线示颌骨呈"扇形"骨质破坏，边缘呈虫蚀状 |

【治疗要点】

1. 手术切除 需将瘤体及骨膜完全切除，并刮除相应区域的牙周膜，以防复发，术后创面予以牙周塞治。

2. 若复发，仍行上述方法手术切除。若次数较多，应将波及的牙齿拔除，防止复发。

## 五、药物性牙龈肥大

药物性牙龈肥大是由于长期服用某些药物，引起牙龈纤维性增生，导致体积增大。

【诊断要点】

1. 症状 患者通常因妨碍进食或影响美观而就诊，多数无自觉症状，无疼痛。

2. 体征 包括：①牙龈增生好发于前牙区，尤其是下前牙区；②牙龈组织颜色淡粉，质地坚韧，一般不易出血；③龈乳头呈小球状，继而龈乳头呈球状或结节状，向龈缘扩展盖住牙面，增生牙龈表面呈分叶状或桑葚状，严重时波及附着龈，将牙齿挤压移位，影响美观；④牙龈肿胀增生后菌斑易堆积，牙龈色深红或紫红，质地松软，边缘易出血（图7-1-5）。

3. 检查 包括：①患者有全身病史，并有长期服用某些药物史，如抗癫痫药（苯妥英钠）、免疫抑制剂（环孢素）及钙离子通道阻滞剂（硝苯地平、维拉帕米）等；②由于牙龈肿大，龈沟加深，可形成假性牙周袋。

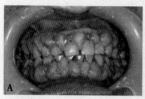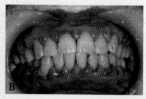

图7-1-5 药物性牙龈肥大

A. 药物性牙龈肥大（环孢素）

B. 药物性牙龈肥大（硝苯地平）

【鉴别诊断】

本病与伴有龈增生的菌斑性龈炎、牙龈纤维瘤病及浆细胞性龈炎相鉴别，详见表7-1-4。

【治疗要点】

1. 去除局部刺激因素 通过洁治、刮治等方法去除局部刺激因素，消除滞留菌斑。

2. 停止使用或者更换引起牙龈肥大的药物，需与相关专科医师协商。

3. 局部药物治疗 3%过氧化氢液冲洗，必要时局部注入抗菌消炎药物。

4. 手术治疗 牙龈增生明显者经上述治疗后增生牙龈若未完全消退，可采用牙周手术治疗。

5. 口腔卫生宣教 指导患者严格控制菌斑，防止复发。

## 六、坏死性溃疡性龈炎

坏死性溃疡性龈炎（NUG）是发生于龈乳头及龈缘的炎症、坏死，多为急性发作，称为急性坏死性溃疡性龈炎（ANUG）。本病患处可检测出大量梭形杆菌及螺旋体。

【诊断要点】

1. 症状　包括：①患者常自诉有明显疼痛感，或有牙齿胀痛感；②晨起发现枕头上有血迹，口中有血腥味，甚至自发出血；③重症者可有低热、疲乏等全身症状，部分可见下颌下淋巴结肿大。

2. 体征　包括：①以龈乳头、龈缘坏死为特征病损，尤以下前牙多见（图7-1-6）；②个别龈乳头区可见坏死性溃疡；③龈乳头破坏后与龈缘连成一条直线，呈刀切状；④患处牙龈极易出血，可有自发性出血；⑤牙龈疼痛明显，伴有典型的腐败性口臭。

3. 检查　包括：①去除坏死组织后，可见龈乳头颊、舌侧尚存，而中央凹下呈"火山口"状；②坏死区涂片可见大量的梭形杆菌及螺旋体。

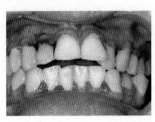

图7-1-6　急性坏死性溃疡性龈炎

【鉴别诊断】

1. 本病应与菌斑性龈炎相鉴别，详见表7-1-2。

2. 急性白血病和艾滋病患者由于抵抗力低下可伴发此病，相关的实验室检查可帮助鉴别。

【治疗要点】

1. 急性期去除局部坏死的组织，并初步去除大块龈上牙石。

2. 局部使用氧化剂，如3%过氧化氢溶液大量冲洗，去除局部坏死组织。

3. 全身药物治疗，如维生素C、蛋白质等支持治疗。严重者可使用抗厌氧菌药物，如甲硝唑等。

4. OHI，以防复发。

5. 急性期过后的治疗原则同菌斑性龈炎，对原有的慢性龈炎进行治疗，去除局部刺激因素，对于牙龈外形异常，可考虑牙龈成形术。

## 七、龈乳头炎

龈乳头炎的病损局限于个别牙龈乳头，它是一种较为常见的急性或者慢性非特异性炎症。

【诊断要点】

1. 症状　患者通常因接触或吮吸时出血而就诊，多数有自发性胀痛和触痛，有时可表现为自发痛和冷热刺激痛。

2. 体征　龈乳头鲜红肿胀，易出血。

3. 检查　包括：①可检查到刺激物，如食物嵌塞、邻面龋、充填体悬突、不良修复体边缘等，或有不正确剔牙、刺伤史；②可有自发痛及中度冷热刺激痛，可有轻度叩痛。

【鉴别诊断】

本病应与菌斑性龈炎、青春期龈炎、妊娠期龈炎、坏死性溃疡性龈炎相鉴别，详见表7-1-2。

【治疗要点】

1. 去除局部刺激物。

2. 消除急性炎症　去除邻面的菌斑、软垢、牙石等可帮助消除或缓解急性炎症。

3. 局部使用药物　如3%过氧化氢溶液冲洗等。

4. 止痛　必要时局部封闭。

5. 去除病因　如治疗邻面龋，修改不良修复体等。口腔卫生指导，如正确使用牙线等。

6. 急性炎症控制后，治疗原有龈炎。

> **要点提示**
>
> 1. 菌斑性牙龈病的确诊，要重视与其他疾病相鉴别，如全身疾病相关的牙龈病、病毒及真菌引起的牙龈病、遗传性病变等。
>
> 2. 菌斑性牙龈病的治疗必须重视菌斑的控制，医生要做好椅旁的口腔卫生指导。在此基础上，去除局部的刺激因素，如菌斑、软垢、牙石等；同时纠正不良习惯、纠正正畸不良矫治器或不良修复体等；孕龄妇女应在孕前做好口腔卫生维护，并学会菌斑控制方法。
>
> 3. 去除其他特殊致病因素，如停服或改服相关药物、营养支持治疗等。
>
> 4. 必要时，行手术治疗。
>
> 5. 菌斑性牙龈病治疗后，还需定期的复查和维护，防止复发。

**7**

# 第二节 牙周病

## 一、慢性牙周炎

慢性牙周炎（CP）是一种由菌斑微生物引起的感染性疾病，导致牙周组织的炎症、进行性附着丧失和骨丧失。其特点为牙周袋形成和牙槽骨的吸收。慢性牙周炎是最常见的一种牙周炎，部分慢性龈炎若未得到及时治疗，炎症向牙周组织深部扩散，将会发展为慢性牙周炎。早期无明显自觉症状易被忽略，有症状时则已严重，因而需仔细检查和诊断，以免贻误治疗。

【诊断要点】

1. 症状　多见于成年人，起病缓慢，初期无明显不适，可有牙龈出血或异味。

2. 体征　包括：①牙龈颜色鲜红或暗红，质地松软，可有不同程度肿大或增生，探之易出血甚至流脓；

②有明显的菌斑、牙石等局部刺激因素（图7-2-1A），且与牙周组织的炎症和破坏程度比较一致；③晚期伴发病变，如牙松动、移位，牙龈退缩、牙根敏感、牙周脓肿、逆行性牙髓炎、继发性殆创伤等。

3. 检查　可探及牙周袋及附着丧失（图7-2-1B）。

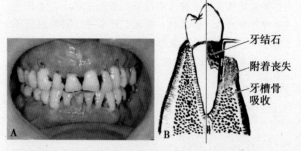

牙结石
附着丧失
牙槽骨吸收

图 7-2-1　慢性牙周炎

A. 慢性牙周炎口内像　B. 附着丧失示意图

4. 根据病变发展程度分为轻、中、重三度：①轻度：牙周袋≤4mm，附着丧失为1~2mm，牙龈有炎症，探之出血，X线片示牙槽骨吸收不超过根长的1/3；②中度：牙周袋≤6mm，附着丧失为3~4mm，牙龈有炎症，牙齿轻微松动，多根牙可有轻度根分叉病变，X线片示牙槽骨水平或角形吸收至根长的1/3~1/2；③牙周袋>6mm，附着丧失为≥5mm，牙齿多有松动，多根牙伴有根分叉病变，甚至可发生牙周脓肿，X线片示牙槽骨吸收超过根长的1/2~2/3。

【鉴别诊断】

本病应与龈炎相鉴别，详见表7-2-1。

表 7-2-1　龈炎与早期牙周炎对比

|  | 龈炎 | 早期牙周炎 |
| --- | --- | --- |
| 牙周袋 | 龈袋 | 真性牙周袋 |
| 附着丧失 | 无 | 有 |

续表

|  | 龈炎 | 早期牙周炎 |
| --- | --- | --- |
| 牙槽骨吸收 | 无 | 有 |
| 治疗结果 | 病变可逆，组织恢复正常 | 炎症得到控制，但已破坏的支持组织难以恢复 |

【治疗要点】

1. 清除菌斑，控制感染　通过机械方法如洁治、刮治、根面平整术去除牙石及菌斑；消除或纠正促进菌斑堆积的因素，如不良修复体、牙齿解剖异常等。

2. 全身治疗　适当的应用抗菌药物，对有全身疾病者需同时控制全身疾病，对吸烟者劝其戒烟。

3. 牙周手术　利用手术直视下彻底去除牙石及不健康肉芽组织，改善牙周组织生理外形，促进牙周组织再生。

4. 建立平衡咬合关系　通过松牙结扎、夹板固定、选磨等方法去除原发性或继发性𬌗创伤。

5. 拔除患牙　对过于松动或有深牙周袋，无保留价值者应尽早拔除，拔牙后最好制作临时修复体以保持咀嚼功能及达到美观的效果。

6. 维护疗效，防止复发　根据患者病情和自我菌斑控制的能力来定期复查维护，对新发病情及时治疗。

## 二、侵袭性牙周炎

临床可见一类牙周炎发生于全身健康的年轻人，其临床表现和实验室显示明显有别于慢性牙周炎，且病变进展快，有家族聚集性，称为侵袭性牙周炎（AgP），以伴放线聚集杆菌为主要致病菌的微生物感染及机体防御力缺陷可能是引起侵袭性牙周炎的两方面主要因素，根据患牙的分布可将侵袭性牙周炎分为局限型（LAgP）和广泛型（GAgP）两大类。

【诊断要点】

1. 临床特点

（1）牙周组织破坏进展快：AgP 的主要特点即快速的附着丧失及骨吸收，有患者 20 岁左右已有牙齿脱落或需拔牙。

（2）性别与年龄：女性较多，青春期前后发病，广泛型患者年龄稍大于局限型，也有发生于 30 岁以上者。

（3）口腔卫生情况：局限型牙周组织破坏程度常与刺激物量不成比例，牙龈炎症轻微却有深牙周袋；广泛型菌斑和牙石量因人而异，牙龈有明显炎症，颜色鲜红，探之易出血或溢脓，晚期可发生牙周脓肿。

（4）好发牙位：局限型常累及第一恒磨牙和切牙，左右对称，X 线片示前牙区牙槽骨水平吸收，后牙区牙槽骨垂直吸收，形成典型的"弧形吸收"；广泛型可累及切牙和第一磨牙以外的恒牙至少 3 颗，常累及大多数牙（图 7-2-2）。

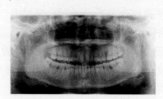

图 7-2-2　侵袭性牙周炎 X 线影像

（5）家族聚集性：家族中多人患病，但并非每位患者都有家族病史。

（6）全身情况：一般全身健康，但部分患者有单核细胞或中性粒细胞功能缺陷。

2. 早期诊断及治疗有利于控制病情，有条件时可做微生物检查，诊断时应先排除明显的局部和全身因素，如是否有牙合创伤、不正规正畸治疗、不良修复体、牙髓根尖周病、糖尿病、HIV 感染等全身性疾病。

【鉴别诊断】

本病应与慢性牙周炎相鉴别，详见表 7-2-2。

表 7-2-2 侵袭性牙周炎与慢性牙周炎对比

| 慢性牙周炎 | 局限型侵袭性牙周炎 | 广泛型侵袭性牙周炎 |
|---|---|---|
| 成人为主，儿童少见 | 通常发生于青少年 | 多在 30 岁以下 |
| 进展速度慢或中等 | 进展快速 | 进展快速 |
| 破坏程度与菌斑量一致 | 破坏程度与菌斑量不一致 | 破坏程度与菌斑量有时一致，有时不一致 |
| 病变分布不定 | 局限于切牙和第一磨牙 | 除切牙和第一磨牙外，累及其他牙且超过 3 颗 |
| 无家族聚集性龈下结石多 | 有家族聚集性龈下结石无或少 | 有家族聚集性龈下结石的有无因人而异 |

【治疗要点】

1. 尽早治疗，消除感染 本病常导致患者早年失牙，故需早期治疗，基础治疗如洁治、刮治和根面平整等必不可少，有时还需翻瓣术等彻底清创。

2. 应用抗菌药物 全身服用药物如四环素、多西环素（强力霉素）作为辅助疗法，近年也主张龈下刮治后口服甲硝唑和阿莫西林（羟氨苄青霉素）；有针对性地选用药物，在根面平整后，于深牙周袋内放置缓释抗菌药物如甲硝唑、米诺环素（二甲胺四环素）、氯己定等，可减少龈下菌斑定植，防止复发。

3. 调整机体防御功能 积极治疗全身疾病，努力发现有无宿主防御缺陷或其他全身因素；对吸烟患者劝其戒烟。

4. 正畸治疗 控制炎症后，可用正畸方法排齐有保留价值的移位患牙。

5. 定期维护，防止复发 侵袭性牙周炎更需强调维护治疗阶段，定期地复查、复治以防止病情的复发。

---

**要点提示**

1. 慢性牙周炎早期无明显症状易被忽略，需早期仔细检查和诊断。

2. 侵袭性牙周炎常有家族聚集史，青春期前后发病，病变进展快，常累及第一磨牙和切牙，易导致患者早年失牙。

3. 牙周炎治疗需定期复查、复治，积极进行维护阶段治疗，防止病情复发，及时治疗新发疾病。

---

（徐 艳 李 璐 陈 旭 俞文伟）

# 第三节 牙周炎伴发疾病

## 一、牙周-牙髓联合病变

牙周-牙髓联合病变是指患牙同时存在牙周病变和牙髓病变。在解剖学上，牙周组织和牙髓组织是互通的，因此两者的感染可互相影响，最终导致联合病变的发生。

【诊断要点】

临床类型主要可分为三类：牙髓病变对牙周的影响；牙周病变对牙髓的影响；牙周病与牙髓病并存。

1. 牙髓病变对牙周的影响

（1）根尖周的急性感染导致牙槽脓肿的形成，脓液可从阻力较小的牙周组织途径排脓。该型牙周破坏的实质是牙髓炎症的排脓通道，其主要途径有二：①脓液由牙周膜间隙向龈沟排出，迅速形成单一、窄而深达根尖的牙周袋；②脓液由根尖周组织穿透牙槽骨达骨膜下，并向龈沟排出，形成宽而深的牙周袋，不能探及根尖，多见于唇颊侧骨板较薄处（图7-3-1）。

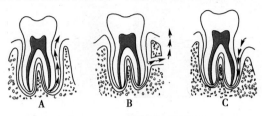

图7-3-1 牙髓病变示意图

A. 由牙周膜间隙向龈沟排出

B. 由根尖周组织穿透牙槽骨达骨膜下

C. 逆行性牙周炎

本病在临床上易与牙周脓肿混淆，其具体的临床特点是：患牙无明显的牙槽嵴吸收，余牙一般也无严重的牙周炎，患牙多为死髓牙，X线片常表现为"烧瓶形"病变（图7-3-2）。

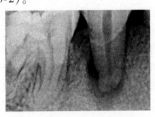

图7-3-2 根尖区阴影与牙槽嵴吸收
相连，形成"烧瓶状"病变

（2）牙髓治疗中根管壁侧穿或髓室底穿通、根管或髓腔内封有烈性药，均可伤及牙周组织，造成牙周病变。该型的临床特点是：患牙无活力常出现钝痛或咬合痛，并伴有局限的深牙周袋，X线片早期可见仅围绕一侧牙根的牙周膜增宽影像或窄的"日晕状"根尖暗影。根管治疗后，有些牙可发生牙根纵裂：临床表现为患牙钝痛、咬物痛、局限的深牙周袋、反复发生牙周脓肿。X片常表现为围绕患根一侧的牙周膜增宽影，晚期发生患根周围骨吸收（图7-3-3）。

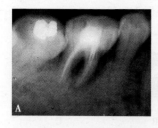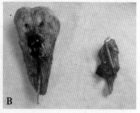

图7-3-3 46根管治疗后，近中根发生根裂

A. X线片见患根根尖周骨吸收　B. 截除的近中根根裂

2. 牙周病变对牙髓的影响

（1）长期的牙周病变：牙周袋内的毒素可对牙髓形成慢性、少量的刺激，可导致轻度炎症及修复性牙本质的形成，甚至引起牙髓慢性炎症，最终导致牙髓坏死。

（2）逆行性牙髓炎：深牙周袋内的细菌、毒素进入牙髓，引起牙髓病变，急性发作时常表现为急性牙髓炎症状。检查时患牙常有Ⅱ度以上的松动度，激发痛，以及深达根尖的牙周袋或严重的牙龈退缩（图7-3-1）。

（3）牙周治疗对牙髓的影响：牙周刮治和根面平整时，常刮除表面牙骨质，使牙本质暴露，造成根面敏感及牙髓反应性改变。牙周袋内或根面的用药均可刺激牙髓。一般情况下，临床常无明显症状。

3. 牙周病与牙髓病并存　发生在一颗牙齿上的各自独立的牙髓和牙周病变。病变发展严重时，两者相互融合影响，称为"真正的联合病变"。

【鉴别诊断】

急性根尖周炎：患牙常有咬合痛、叩痛，根尖部扪诊不适。根尖部脓液通过突破根尖附近骨膜到黏膜下形成瘘管或窦道排脓，不涉及牙周组织。

【治疗要点】

应尽量找出原发病因，积极地处理牙周、牙髓两方面的病变，彻底消除感染源。

1. 牙髓引起的牙周病变应尽早进行牙髓治疗。病程短者根管治疗后牙周病变即可愈合；病程长者根管治疗开始后，同时或尽快进行牙周治疗。

2. 患牙存在深牙周袋，但牙髓尚好者，应先行牙周治疗，治疗效果不佳者，应进一步明确牙髓活力，以确定是否行牙髓治疗。对于牙髓活力迟钝的患牙，应同时行牙髓治疗，以利于牙周病变的愈合。

3. 逆行性牙髓炎　患牙能否保留主要取决于该牙的牙周病变的程度和牙周治疗的预后。若预后佳，可先行根管治疗，同时开始牙周治疗；若牙周病变已十分严重，或患牙过于松动，则可考虑直接拔除患牙。

## 二、根分叉病变

根分叉病变是指牙周炎的病变和破坏波及多根牙的根分叉区，在该处出现牙周袋，附着丧失和牙槽骨吸收。可发生于任何类型的牙周炎。下颌第一磨牙患病率最高，上颌前磨牙最低。

【诊断要点】

正常情况下，根分叉区充满着牙槽骨间隔，无法从龈沟内探到分叉区，当牙周袋吸收波及此区，便可从临床上探查到牙根分叉。根据探诊和 X 线片来判断病变的程度，常用 Glickman 分类来指导治疗和判断预后（图7-3-4，表7-3-1）。

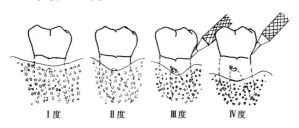

Ⅰ度　　Ⅱ度　　Ⅲ度　　Ⅳ度

图7-3-4　根分叉病变分类示意图

表 7-3-1　根分叉病变分类表

| 分类 | 病变程度 | 探诊 | X 线检查 |
|---|---|---|---|
| Ⅰ度 | 分叉区内的骨质吸收轻微 | 从牙周袋内已能探到根分叉的外形，但尚不能水平探入分叉内 | X 线片无改变，主要靠临床探诊发现 |
| Ⅱ度 | 在多根牙的一个或一个以上的根分叉区内已有骨吸收，但分叉区内尚余未吸收的牙槽骨 | 病变尚未与对侧相通 | X 线片一般仅显示分叉区的牙周膜增宽，或骨密度有小范围降低 |
| Ⅲ度 | 根分叉区内的牙槽骨被全部吸收，形成"贯通性"病变，但它仍被牙周袋软组织所覆盖而未直接暴露于口腔 | 探针能水平贯通分叉区 | 下颌磨牙的Ⅲ度病变在 X 线片上可见完全的透影区，但有时会因牙根互相靠近或与外斜线的重叠而使病变不明显，上颌的病变则容易与腭根影像重叠而不明显 |
| Ⅳ度 | 根间骨隔完全破坏，且牙龈退缩而使病变的根分叉区完全暴露于口腔中 | 探针能水平贯通分叉区 | 与Ⅲ度病变相似 |

此外，根分叉病变区还可呈现不同的临床表现。

1. 根分叉区易于积存菌斑，所以该处的牙周袋常有明显的炎症或溢脓，但有时表面看似正常，但袋内壁却有炎症，探诊后出血常提示深部存在炎症。

2. 早期牙齿尚不松动，晚期可出现牙齿松动。当治疗不彻底或其他原因使袋内渗出物引流不畅时，易发生急性牙周脓肿。

3. 当病变使牙根暴露或发生根面龋，或牙髓受累时，患牙出现对温度敏感甚至自发痛等症状。

【治疗要点】

与单根牙病变处理基本一致。

1. 治疗目标

（1）去除根分叉病变区内牙根面的牙石及菌斑，控制局部炎症。

（2）采用手术方法形成利于自我菌斑控制和维持疗效的局部解剖外形。

（3）争取一定程度的牙周组织新附着。

2. 治疗方案选择　临床上根据 Glickman 分度法制订。

（1）Ⅰ度：牙周袋一般不深，且为骨上袋，若根分叉相应处牙槽骨外形尚佳，则仅做龈下刮治。若牙周袋较深，应于基础治疗后，行翻瓣手术。并消除其他局部刺激因素，如不良修复体、龋洞、殆创伤等。

（2）Ⅱ度：依据骨破坏程度、牙周袋深度以及是否存在牙龈退缩等条件，选用如下治疗方法。

1）促使骨质新生以修复病损：对骨质破坏不太多，根柱较长，牙龈能充分覆盖根分叉开口处的下颌磨牙Ⅱ度病变，可以实施引导性牙周组织再生手术。此法也可适用于上颌磨牙的颊侧病变，其目的是获得根分叉处的牙周组织再生。

2）暴露分叉区：对于根分叉区骨破坏较多，牙龈有退缩，术后难以完全覆盖分叉区者，可做根向复位瓣手术和骨成形术。一般不宜只做牙周袋切除术，因为会使该区的附着龈变窄，而且切除后牙龈因保持生物学宽度而仍易重新长高，使牙周袋复发而再度覆盖根分叉区。

（3）Ⅲ度和Ⅳ度病变：治疗目的是使根分叉区充分暴露，以利菌斑控制。颊侧牙周袋若有足够宽的附着龈，可行袋壁切除术；若附着龈较窄，则应行翻瓣术。

（4）其他情况：多根牙不同根，其病变情况不同，则可选择截根术、分根术或牙半切除术等，使根分叉病变患牙得以保存并长期行使功能。

### 三、牙周脓肿

牙周脓肿是牙周炎发展到晚期形成深牙周袋后出现的伴发症状。它是局限于深部牙周结缔组织或牙周袋壁中的化脓性炎症。常为急性脓肿，也可表现为慢性牙周脓肿。可发生于任何一型牙周炎患者。

【诊断要点】

1. **急性牙周脓肿**　可单发也可多发，多发时伴全身不适（图7-3-5）。

（1）牙龈局限性肿胀；

（2）可有波动性疼痛；

（3）牙齿松动度增加；

（4）牙齿浮起感，叩痛；

（5）深牙周袋，袋内溢脓。

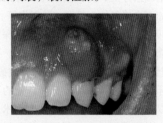

图7-3-5　急性牙周脓肿

2. **慢性牙周脓肿**　急性期后未及时治疗或反复急性发作。

（1）牙龈窦道或袋口膨胀；

(2) 咬合不适或钝痛；

(3) 叩痛不明显。

【鉴别诊断】

本病应与牙槽脓肿、牙龈脓肿相鉴别，详见表7-3-2。

表7-3-2 牙周脓肿与牙槽脓肿、牙龈脓肿对比

| 症状 | 牙周脓肿 | 牙槽脓肿 | 牙龈脓肿 |
|---|---|---|---|
| 感染来源 | 牙周袋 | 牙髓病或根尖周感染 | 异物刺入牙龈 |
| 牙周袋 | 有 | 一般无 | 一般无 |
| 牙体情况 | 一般无龋 | 有龋或非龋疾病或修复体 | 一般无龋 |
| 牙髓活力 | 有 | 无 | 有 |
| 脓肿部位 | 牙周袋壁 | 范围弥散，龈颊沟附近 | 龈缘、龈乳头 |
| 疼痛程度 | 相对较轻 | 较重 | 相对较轻 |
| 牙松动度 | 松动明显 | 治愈后可恢复松动 | 无明显松动 |
| 叩痛 | 相对较轻 | 很重 | 较轻 |
| X线表现 | 牙槽骨嵴有破坏，可及骨下袋 | 根尖周有骨质破坏，也可无 | 一般无 |
| 病程 | 较短，3~4天可自溃 | 相对较长，脓液从黏膜排出约5~6天 | 去除异物后即可 |

【治疗要点】

1. 急性牙周脓肿

(1) 脓肿初期脓液尚未形成：清除大块牙石，牙周冲洗，全身应用抗生素控制感染，局部抗菌药治疗。

(2) 脓液形成：脓肿切开引流、冲洗，局部置抗菌

药（图7-3-6）。

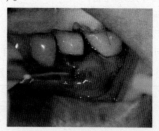

图7-3-6 急性牙周脓肿脓液形成且
局限、出现波动时，脓肿切开引流

2. 慢性牙周脓肿 基础治疗后行牙周翻瓣手术。

## 四、牙龈退缩

牙龈退缩是指牙龈缘向釉牙骨质界的根方退缩致使牙根暴露，该处也发生牙槽骨的吸收，影响美观及引起根面敏感等症状。

【病因】

1. 刷牙不当 如使用过硬牙刷、牙膏中摩擦剂太粗及拉锯式横刷法等。

2. 不良修复体 如低位卡环、基托边缘压迫龈缘等。

3. 解剖因素 牙齿的唇（颊）向错位使唇侧牙槽骨变薄，甚至骨开窗或骨开裂，此类牙受创伤或者外力后容易发生骨板吸收，致使牙龈退缩。

4. 正畸力与咬合力 正畸过程中牙齿在牙槽突范围内或者舌侧移动，较少发生牙龈退缩。若向唇颊侧移动，则容易发生牙龈退缩。

5. 牙周炎治疗后 牙周炎经过治疗后，炎症消退，牙周袋壁退缩，或牙周手术切除牙周袋，致使牙根暴露。

【诊断要点】

Miller（1995）对牙龈退缩的程度（主要是前牙）提出了分类法，用于牙龈美容手术的指导（图7-3-7）。

1. Ⅰ度 牙龈退缩未达到膜龈联合，邻牙无牙槽骨或牙间乳头的丧失。

2. Ⅱ度　牙龈退缩达到或超过膜龈联合，但邻牙无牙槽骨或牙间乳头的丧失。

3. Ⅲ度　牙龈退缩达到或超过膜龈联合，邻牙牙槽骨丧失或有牙间乳头的丧失，位于釉牙骨质界的根方，但仍位于唇侧退缩龈缘的冠方。

4. Ⅳ度　牙龈退缩超过膜龈联合，邻面骨丧失达到唇侧龈退缩水平。

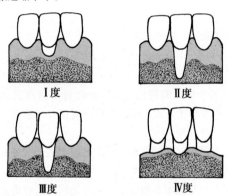

Ⅰ度　　　　　　　Ⅱ度

Ⅲ度　　　　　　　Ⅳ度

图 7-3-7　Miller 分类法示意图

【临床表现】

1. 牙龈退缩可累及单颗个牙、多颗牙或者全口牙（图 7-3-8）。

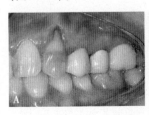 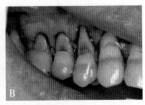

图 7-3-8　牙龈退缩

A. 累及单颗牙　B. 累及多颗牙

2. 牙龈可有炎症或无明显症状。

3. 牙根面敏感 在牙周刮治过程中，根面的牙骨质常被刮除，治疗后牙龈退缩，牙本质暴露于牙周袋内或口腔内，使温度、机械和化学刺激等直接通过牙本质小管传入牙髓，产生牙根敏感症状。

4. 食物嵌塞和根面龋 牙龈退缩使根面暴露，当伴有龈乳头退缩时，牙间隙增大，常导致水平型食物嵌塞。若不及时取出食物或者未进行适当的邻面菌斑控制，暴露根面则易发生根面龋。

【治疗要点】

对因治疗，防止退缩加重。

1. 少量、均匀的牙龈退缩无明显临床症状，可不治疗。

2. 若牙龈退缩持续进展，则针对不同原因进行治疗，如改变刷牙方式，调改不良修复体，调整合适的正畸力和咬合力等。

3. 牙周治疗后的牙根面敏感一般无需特殊处理，少数症状严重者，可用脱敏药物局部治疗。

4. 有食物嵌塞和根面龋的患者无特殊治疗方法，主要是菌斑控制，防止病情加重。

5. 对于个别或者少数前牙退缩影响美观者，可用侧向转位瓣手术、游离龈瓣移植术等覆盖暴露的根面。

**要点提示**

1. 牙周病变引起的牙周牙髓联合病变有如下共同特点：①牙髓无活力或活力异常；②牙周袋常局限于个别牙，邻牙的牙周组织无明显病变；③与根尖病变相连的牙周骨质破坏。

2. 治疗时应首先确定病原以确定治疗的主次。不能确定时，死髓牙先做根管治疗，再配合牙周治疗；活髓牙则先做牙周治疗和调𬌗，若治疗效果不佳，再视情况行牙周治疗。

3. 根分叉病变主要根据探诊和 X 线片来判断病变的程度，常用 Glickman 分类来指导治疗和判断预后，治疗成功的基础在于正确的诊断、完整的治疗计划、患者良好的菌斑控制和维护期治疗、完善的牙髓治疗以及合理的修复体制作。

4. 牙周脓肿一般为急性过程，并且可以自行破溃排脓和消退，但急性期过后不积极治疗，或反复急性发作，可成为慢性牙周脓肿。

5. 牙周脓肿与牙槽脓肿的鉴别诊断应依靠仔细询问病史，牙体、牙髓和牙周组织检查以及 X 线片的综合分析。

6. 急性牙周脓肿的治疗原则是止痛、防止感染扩散，以及使脓液引流。

7. 治疗牙龈退缩的关键在于明确引起退缩的原因并对因治疗，若发生广泛退缩，需防止其加重。

## 第四节　牙周病的治疗

牙周病是一种由菌斑微生物引起的牙周支持组织的慢性感染性疾病。其治疗目的在于去除病因，消除炎症；恢复软硬组织的生理外形；恢复功能，维持疗效；促进牙周组织再生。临床上，经过详细的检查和诊断，并对疾病的预后进行初步判断之后，应为患者制订出全面且具有个性化的治疗计划，按计划分先后次序，进行系统性治疗。治疗程序一般分为基础治疗，手术治疗，修复正畸治疗及维护期治疗四个阶段。第一、第四阶段是每位患者必需的，而第二、第三阶段的内容应酌情安排。不同程度的牙周病变采用的治疗方法不尽相同，通常将其分为非手术治疗和手术治疗两大类，前者主要包括基础治疗和药物治疗，牙周维护治疗也是它的一种形式。

## 一、非手术治疗

### (一) 牙周基础治疗

1. 口腔卫生宣教和指导（OHI） 如建立正确的刷牙方法和习惯，使用牙线、间隙刷等。

2. 菌斑控制 是指去除牙龈及牙面的菌斑，并防止细菌再定植。有效的菌斑控制可有效预防和控制牙周的炎症，是整个牙周治疗的基础。菌斑控制的程序应因人而异，同时兼顾全口、牙及位点水平的局部危险因素，以满足不同个体的需要。在对患者进行口腔卫生指导时，可用菌斑显示剂进行菌斑显示（图7-4-1），当菌斑指数（PLI）降至20%以下，可认为已基本控制菌斑。

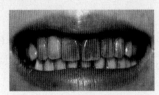

图7-4-1 菌斑显示剂涂布于牙面上
牙面上的染色部位即为菌斑附着部位，
染色越深，菌斑附着越多

控制菌斑的方法很多，有机械性和化学性的方法，但目前以前者效果最为确切。控制菌斑的方法主要有刷牙、邻面清洁措施、化学药物控制菌斑（详见第二章）。

3. 机械治疗 牙周病是由菌斑微生物导致的牙周组织的慢性感染性疾病。研究发现龈下菌斑具有生物膜样结构，生物膜能抵御宿主防御功能及药物作用。机械治疗是扰乱生物膜唯一有效的方法。

机械治疗包括龈上洁治、龈下刮治和根面平整。机械治疗就是使用手用匙形刮治器或者超声器械处理根面，达到去除细菌生物膜、内毒素、牙石及易于造成菌斑滞留的局部因素的目的。

（1）龈上洁治术：使用龈上洁治器械除去龈上结

石、菌斑和色素，同时去除龈沟内或浅牙周袋内的牙石。器械有超声波洁牙机和手用洁治器。

1）适应证：①龈炎、牙周炎；②预防性治疗，即定期（一般6个月~1年）进行洁治，去除新生菌斑、牙石；③口腔内其他治疗前的准备。

2）禁忌证：①急性传染病患者，如结核、肝炎等；②机体抵抗力低下者，如未控制的糖尿病患者，或免疫功能减退的患者；③超声洁治术禁用于戴有心脏搏器的患者；④牙周组织正处于生长期；⑤金属超声工作头不宜用于钛种植体表面、瓷修复体等。

3）超声龈上洁治术：其方法是：①开机后检查器械的工作情况，踩动开关，调节功率和水量。②用改良握笔法轻持器械，用手指轻巧地支在口内或口外，将工作头（图7-4-2）的前端与牙面平行或小于15°角，轻轻接触牙石，不可用重的侧向压力，通过工作头的超声振动而将牙石击碎并从牙面上震落。遇到大块且坚硬的牙石时，可将工作头放在牙石的边缘处移动，使牙石与牙面分离；也可采用分割法，将大块牙石先分割成多个小块，再逐一击碎、击落。③操作时工作头的动作要短而轻，并保持不停地移动，可采用垂直、水平或斜向重叠的动作，禁止将工作头的顶端停留在一点上振动，这样会损伤牙面。④超声洁治后，要用探针仔细地检查有无遗漏的牙石，如果遗留一些细小的牙石和邻面的牙石，要用手用器械将其清除干净。⑤在洁治后应进行抛光处理，清除残留在牙面上的色素等细小的不洁物，并抛光牙面，使牙面光洁，菌斑牙石不易再堆积。抛光的方法是用橡皮杯安装在弯机头手机上，蘸抛光糊剂，轻加压于牙面上低速旋转，从而抛光牙面。橡皮杯的边缘应略进入龈缘下方，使龈缘处的牙面光洁。

4）手用器械洁治：①器械：前牙镰形刮治器1把，后牙镰形刮治器左右各1把，锄形刮治器左右各1把（图7-4-3）；②术式：改良握笔法（图7-4-4），即以中指指腹放于器械颈部，同时以中指或中指加无名指放于附近的牙作支点,以腕部发力刮除牙石。

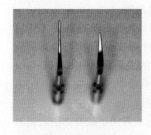 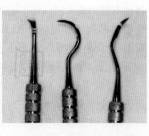

图7-4-2 超声龈上、 图7-4-3 手用洁治器械
龈下工作头尖部对比

**7**

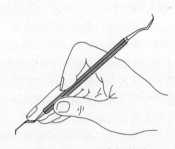

图7-4-4 改良握笔式

(2)龈下刮治术及根面平整术:使用比较精细的龈下刮治器械,来刮除位于牙周袋根面上的牙石、菌斑以及牙根表面被腐的牙骨质。使刮治后的根面光滑而平整,具备形成牙周新附着所需要的生物相容性条件。

1)器械:①手用 Gracey 刮治器:较常使用4支(图7-4-5)。5~6号适用于前牙及尖牙;7~8号适用于磨牙的颊舌面;11~12号适用于磨牙和前磨牙的近中面;13~14号适用于磨牙和前磨牙的远中面。②超声波龈下刮治器(即细线器):工作头尖细且长,要先调整好适宜功率和出水量,从小功率开始,出水量应足以冷却工作头工作时产生的热量(图7-4-6)。

2)手用器械刮治方法(图7-4-7):①探查牙石、牙周袋及根面形态;②正确选择器械,改良握笔法握持;

③建立稳固的支点；④匙形刮治器工作端0°进入袋底；⑤以45°～90°（80°最佳）刮治；⑥向根面施加压力；⑦转动前臂和腕部发力，刮除牙石，器械不超出龈缘；⑧用力方向：沿垂直、斜向或水平方向；⑨刮治有一定次序，不遗漏；⑩检查有无遗留碎片、肉芽组织等。

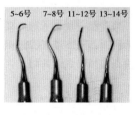

图 7-4-5 手用 Gracey 刮治器

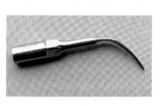

图 7-4-6 超声波龈下工作头

**7**

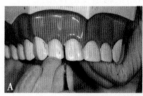

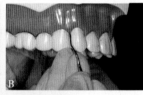

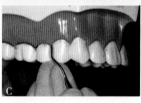

图 7-4-7 口内手工刮治技术

A. 上颌前牙区唇侧刮治 B. 右上颌后牙区颊侧近中刮治 C. 右上颌后牙区颊侧远中刮治

3）超声龈下刮治方法：其基本要求与超声龈上洁治相同，不同之处在于：①选取专门用于超声龈下刮治的工作头。这类工作头的特点是细而长，形状有细线形，也有左右成对有一定弯曲度的工作头（图7-4-2）。②功率的设定：要尽可能将功率设定在低、中挡水平。使用低功率和轻的压力会减少根面结构被去除的量和深度。③放置工作头的方向及压力：龈下刮治时，工作头要与根面平行，工作头的侧面与根面接触，如使用的工作头有一定曲度，则使工作头的凸侧与根面接触，施加的压力要小，不超过1N。因为它的工作机制是振荡，若用力太大，反而降低效率。④龈下超声刮治的动作及力向：要以一系列快速有重叠的水平迂回动作，从根方逐渐移向冠方，与手工刮治的重叠的垂直向动作不同。⑤超声刮治后，一般还要用手用器械进行根面平整，并将袋内的肉芽组织刮除。

（二）牙周病的药物治疗

随着牙周病病因和发病机制相关研究的不断深入，在其治疗上形成了一套较完善的治疗方案，除了牙周机械治疗外，药物治疗也显示出越来越重要的作用。

1. 药物治疗的原则

（1）应遵照循证医学的原则，合理使用药物。

（2）用药前需清除菌斑、牙石。

（3）用抗菌药物治疗前，应尽量做药敏试验。

（4）尽量采用局部给药途径。

2. 牙周病的全身药物治疗　主要包括抗菌类药物、非甾体类抗炎药及中药等。

（1）优点

1）药物可达深牙周袋底部、根分叉等器械难以到达的区域，有助于清除这些部位的细菌。

2）可以杀灭侵入牙周袋壁的微生物。

（2）缺点

1）局部药物浓度较低。

2）容易诱导耐药菌株的产生。

3）容易产生胃肠道不良反应。

4）容易引起交叉感染，菌群失调。

（3）常用抗菌药物

1）硝基咪唑类药物：常用甲硝唑、替硝唑、奥硝唑治疗厌氧菌感染。

2）四环素族药物：常用四环素、多西环素、米诺环素，对伴放线聚集杆菌具较强地抑制作用。

3）青霉素类药物：常联合使用阿莫西林与甲硝唑，治疗侵袭性牙周炎，增强疗效。

4）大环内酯类药物：常用有罗红霉素、螺旋霉素、红霉素。

3. 牙周病的局部药物治疗

（1）优点

1）用药量少。

2）局部药物浓度高，效果好。

3）可以避免全身用药的一些不良反应。

4）不易产生耐药菌。

（2）缺点

1）作用范围窄，价格相对较贵。

2）治疗部位容易受到未用药部位残存微生物的再感染。

3）难以杀灭进入牙周组织内和口腔其他部位的致病菌。

（3）局部用药及方法

1）含漱药物：常用 0.12% ~ 0.2% 的氯己定溶液、3% 过氧化氢液、西吡氯铵等。

2）涂布消炎药物：常用碘甘油等。

3）冲洗药物：常用 3% 过氧化氢液等。

4）缓释及控释药物：常用 2% 米诺环素软膏（派丽奥）、甲硝唑药棒（牙康）。

（三）𬌗治疗

𬌗创伤虽然不是引起牙周炎的直接原因，但它能加重牙周组织的破坏过程，妨碍牙周组织的修复。因此在牙周炎的治疗过程中，待消炎后应尽量消除𬌗创伤。

𬌗治疗是指通过多种手段，建立平衡稳定的功能性咬合关系，以利于牙周组织的修复和健康。治疗方法包括磨改牙齿的外形，即选磨法、牙体修复、牙列修复、正畸矫治、正颌外科手术、牙周夹板等。其中选磨法是牙周治疗的主要方法。

1. 𬌗创伤的检查（图7-4-8）

（1）早接触的检查：可进行开闭口运动，观察上下牙接触时牙齿是否松动，产生颊、舌及近远中方向的移动。还可将咬合纸放于牙齿𬌗面上，进行咬合运动，使牙齿早接触部位着色，确定早接触点。松动度小的牙齿，早接触部位可呈点状、环状着色。松动度大的牙齿，早接触部位不着色，而邻近健康牙齿着色，故需咬合触诊及视诊共同辅助检查。

（2）侧方力的检查：检查牙长轴和对𬌗牙咬合力的方向，观察是否存在强的侧方咬合力。通常咬合力是向近中方向进行，近中倾斜的牙齿更易受到近中方向的侧方力。

（3）口唇和舌的不良习惯的检查：与患者对话时，注意患者的口唇运动、舌体运动的形式。对吞咽、说话时舌体运动情况进行问诊。让患者进行吞咽运动，并注意舌前部的位置，患者会明确前牙、上颌腭部（牙龈）是否受压迫，可自行指出。必须2~3次反复进行观察。

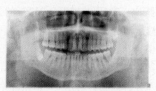

图7-4-8　咬合创伤的X线
表现（37近中角形吸收）

2. 创伤性𬌗的治疗

（1）调𬌗前的准备

1）首先教会患者做各种咬合动作，如开闭口、侧方和前伸运动。

2）用视诊法及扣诊法，确定哪颗患牙在咬合运动时有早接触。然后用咬合纸、咬蜡片法等，检查确定早接触或殆干扰的部位、大小及形状，以便进行磨改。

3）器械：咬合纸、薄蜡片、各种类型的砂石、橡皮抛光轮。

（2）调殆的原则

1）早接触的调殆原则：①若牙尖交错殆有早接触，非牙尖交错殆协调，则调磨对应的舌窝或殆窝的早接触区（图7-4-9A）；②若牙尖交错殆协调，非牙尖交错殆不协调，则磨改与该牙尖相对应的斜面（图7-4-9B）；③牙尖交错殆、非牙尖交错殆均有早接触时，则应磨改早接触的牙尖或下颌前牙的切缘（图7-4-9C）。

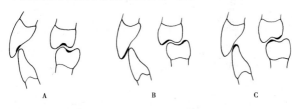

图 7-4-9 选磨点的确定

A. 牙尖交错殆有早接触，非牙尖交错殆协调
B. 牙尖交错殆协调，非牙尖交错殆不协调
C. 牙尖交错殆、非牙尖交错殆均有早接触

2）殆干扰的选磨原则：①前伸殆时，在前牙保持多颗牙接触时，后牙一般不应有接触，若有接触，可对有接触的后牙进行磨改，如磨除上颌磨牙舌尖的远中斜面、下颌磨牙颊尖的近中斜面上的干扰点；②侧方殆时，工作侧有多颗牙接触，非工作侧一般不应有接触，必要时应对非工作侧有接触的牙进行适当磨改，如磨除上颌牙舌尖、下颌牙颊尖斜面上的殆干扰点。

（3）注意事项

1）必须先准确定位置再进行磨改，由于磨改牙齿的方法是不可逆的，因此一定要反复检查，准确定位出早接触或殆干扰点。

2）磨改以消除早接触点为主，由于侧向力对牙周组织的损伤最大，故选磨时应考虑转化侧向力为垂直力，并消除过大的力，恢复牙齿的生理解剖形态。

3）选磨时可用涡轮钻、金刚砂车针等，应间断磨改，避免产热而刺激牙髓。

4）一次不要磨改太多，应边磨改边检查。若选磨的牙位较多，应分区多次进行。

5）磨改松动牙时，术者应先将患牙固定，减少因颤动而发生的疼痛。

3. 食物嵌塞的选磨

（1）重建食物溢出沟：后牙𬌗面磨损严重时，可使原有的食物溢出沟消失，此时应尽可能调磨塑造发育沟形态，使食物有溢出通道。

（2）恢复牙尖的生理外形：后牙不均匀磨损常形成高而陡的牙尖，成为充填式牙尖，在咀嚼时将食物挤入对𬌗牙的牙间隙，此时应将牙尖磨低并尽可能恢复正常生理外形。

（3）恢复和调整：用刃状砂轮尽可能磨出边缘嵴，并使之斜向𬌗面，或使相邻两牙边缘嵴的高度尽可能一致。注意要分次调磨。

（4）恢复外展隙：颊舌侧的外展隙变窄，使食物容易塞入邻面，此时可将邻面和轴面角磨改，加大外展隙，缩小过宽的邻面接触区（图7-4-10）。

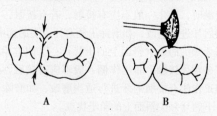

图 7-4-10　恢复外展隙
A. 调磨前，外展隙过小
B. 选磨，调磨后加大外展隙

（四）松牙固定术

松牙固定术是指通过牙周夹板将松动的患牙连接，

并固定在健康稳定的邻牙上，形成一个咀嚼整体（图7-4-11）。当其中一颗牙齿受力时，力就会同时传递到邻牙，从而分散𬌗力，减轻松动牙的负担，为牙周组织的修复创造了条件。

1. 适应证

（1）外伤引起的松动牙且有保留价值。

（2）牙周常规治疗后炎症已控制住，但牙齿仍松动影响咀嚼功能者。

（3）为预防牙齿松动加重，可在术前固定患牙，有利于组织愈合。

2. 暂时固定法

（1）不锈钢丝联合复合树脂夹板。

（2）光敏树脂粘接夹板。

（3）纤维夹板（图7-4-12）。

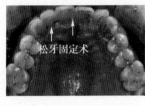

图 7-4-11　松牙固定术　　图 7-4-12　纤维夹板

3. 注意事项

（1）结扎牙的位置，应在前牙舌隆突上及邻面接触点之下，结扎稳固。

（2）结扎范围应该包括松动牙及其两侧稳固的牙齿。

（3）结扎时钢丝扭结程度应适当，不可有牵拉。

（4）注意口腔卫生，控制菌斑。

**（徐 艳　李 璐　贺凡真　张 敏）**

## 二、牙周手术治疗

（一）概述

牙周病的手术治疗是牙周治疗计划的第二阶段，是牙周治疗的重要组成部分。牙周病发展到严重阶段，单靠基础治疗已经不能解决全部问题，需要手术方法辅助，才能获得较好的疗效。一般在牙周基础治疗之后 2~3 个月进行。必须先通过全面的牙周检查，必要的 X 线检查，对患者牙周状况再评估。在基础治疗后口腔卫生状况良好，但有以下几种现象时，可考虑手术。

1. 仍有 ≥5mm 牙周袋，探诊后出血、溢脓；

2. 基础治疗无法彻底清除刺激物；

3. 牙槽骨吸收导致骨外形不规则，须手术进行骨修整或进行牙周再生性手术；

4. Ⅱ度或Ⅲ度根分叉病变；

5. 膜龈缺陷，如附着龈过窄、局部牙龈退缩；

6. 修复或美观需要，需手术延长临床牙冠；

7. 最后磨牙的远中骨袋。

但是对于局部炎症、病因未消除；菌斑未能控制；患者不能配合；有全身疾病不能控制；大量吸烟的患者，是牙周手术的禁忌证。本节将主要介绍牙周手术的手术要点，以及几种常见牙周手术的适应证、禁忌证，手术方法及操作流程。

（二）手术要点

1. 术前准备

（1）术前需完善牙周基础治疗，控制菌斑。

（2）术前一定要掌握患者全身情况，判断是否能接受手术，综合判断是否需要预防性使用抗生素。

（3）术前告知并征得患者同意极为重要。有必要告知患者手术常规风险，包括疼痛、肿胀、瘀斑及出血，并签署知情同意书，一式两份。

（4）术前还应做好详尽的影像记录，以及临床指标记录。

2. 感染控制

（1）术前应使用 0.12% 氯己定漱口水漱口，有助于减轻术后不适。75% 乙醇进行口周消毒，铺消毒孔巾，保证术区无菌。

（2）术后 0.12% 氯己定漱口水含漱 1 个月，必要时辅助抗菌药预防感染。

3. 局部麻醉　手术中应用局部浸润麻醉，或阻滞麻醉镇痛，使牙周手术在无痛状态下顺利进行。临床上多用阿替卡因和利多卡因。

4. 组织处理　术中操作仔细、轻柔、准确，避免对牙周组织损伤。在手术过程中及时安抚患者，使用锐利的手术器械。

5. 清创和根面平整　病变区暴露后，需要彻底清除残留牙石、肉芽组织等，并进行根面平整。

6. 缝合　注意无菌观念，缝合时将龈瓣固定，需完全覆盖骨面。

7. 术后护理

（1）牙周塞治剂覆盖创面，有止血、止痛作用。

（2）嘱患者使用 0.12% ~ 0.2% 氯己定漱口。

（3）术后视患者全身情况，手术复杂程度，决定是否预防性使用抗生素。

（4）必要时使用布洛芬缓解术后疼痛。1 ~ 2 周复诊，去除牙周塞治剂并拆线。

| 牙周手术的基本程序 |
| --- |
| 1. 术前准备 |
| 2. 局部麻醉 |
| 3. 消毒和交叉感染的预防 |
| 4. 切口、翻瓣等软组织处理 |
| 5. 清创和根面平整 |
| 6. 硬组织处理等其他手术处理 |
| 7. 缝合 |
| 8. 牙周塞治剂（保护剂）的应用 |
| 9. 术后护理 |

（三）常见牙周手术

1. 龈切术　手术切除增生肥大的牙龈，或切除后牙的局部牙周袋，重建牙龈的正常生理外形和龈沟形态。

（1）适应证

1）增生性牙龈肥大；

2）后牙中等深度骨上袋；

3）牙龈瘤和妨碍进食的妊娠瘤；

4）阻生牙位置正常，其上有龈瓣覆盖。

（2）禁忌证

1）未进行牙周基础治疗，局部炎症未消除者；

2）袋底超过膜龈联合的深牙周袋；

3）牙槽骨缺损或骨形态不佳，需进行骨手术者；

4）前牙的牙周袋，若行龈切术易导致牙根暴露者；

5）全身情况不佳。

（3）手术流程

1）手术前准备：麻醉与消毒。

2）手术切口位置的标定：标出龈沟底或牙周袋底。

3）切口：15 号刀片或斧形龈刀，采用外斜切口，注意切入角度和位置，可为连续切口，也可个别间断。

4）清创：龈上洁治器刮除龈组织，彻底刮净残留牙石、病理性肉芽组织。

5）修整牙龈，重建牙龈生理外形：小弯剪刀或龈刀，修剪创面边缘及牙龈表面；生理盐水冲洗创面，纱布压迫止血。

6）外敷牙周塞治剂：完全止血后，创面敷牙周塞治剂。

（4）手术示例：下前牙区牙龈瘤切除术示例（图 7-4-13），该牙龈瘤大小约为 15mm×12mm×5mm，长期存在已致下前牙牙周附着丧失，移位松动，彻底牙周基础治疗后行龈瘤切除术，术中采用外斜切口，切口位置位于龈瘤瘤底，切除龈瘤后需彻底刮净残余牙龈组织、牙石及病理肉芽组织，防止复发。龈瘤完全切除术后 1 周，术区牙龈恢复良好。

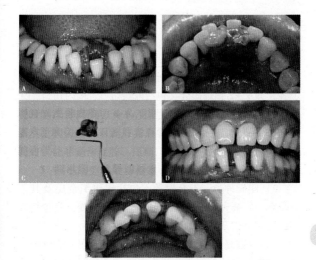

图7-4-13 下前牙区龈瘤切除术

A. 术前正面观　B. 术前咬合面观　C. 龈瘤切除物
D. 术后正面观　E. 术后咬合面

2. 翻瓣术　手术切除部分牙周袋和袋内壁，翻瓣，直视下刮净龈下牙石和肉芽组织，必要时修整骨外形，并将龈瓣复位缝合，达到消除牙周袋或使牙周袋变浅的目的。

（1）适应证

1）基础治疗后仍有≥5mm深牙周袋，或复杂袋，袋壁有炎症，探诊出血；

2）牙周袋底超过膜龈联合；

3）牙槽骨有缺损，需修整骨外形，或进行牙周组织再生治疗；

4）牙周-牙髓联合病变，根分叉病变伴深牙周袋者；

5）范围较广，显著增生的牙龈，若只行牙龈切除术会形成过大的创面。

（2）禁忌证

1）未行牙周基础治疗，局部炎症未消除；

2）患者无法配合；

3）全身情况不佳。

（3）手术流程

1）翻瓣切口设计：①水平切口：术区患牙向近远中各延伸 1~2 颗健康牙，包括内斜切口、沟内切口、牙间切口；②纵形切口：也称垂直切口，可以减少组织张力，松弛龈瓣，更好的暴露术区；③保留龈乳头切口：将龈乳头保持在某一侧龈瓣，而不是将其分为颊、舌部分，前牙美学及再生手术常用。

2）龈瓣种类：①全厚瓣：包括龈组织全层及其下方骨膜，其被大部分翻瓣术采用；②半厚瓣：只包括表层的牙龈上皮及其下方的一部分结缔组织。

3）龈瓣复位：①原位复位：还可细分为复位于牙颈部、牙槽嵴顶处两类；②根向复位：若深牙周袋底超过膜龈联合而附着龈较窄时可采用。

4）龈瓣缝合：①牙间间断缝合：包括 8 字间断缝合和环形间断缝合；②悬吊缝合：包括单颗牙的双乳头悬吊缝合、连续悬吊缝合、单侧连续悬吊缝合、双侧连续悬吊缝合；③褥式缝合：适用两牙之间缝隙大，龈乳头宽时，包括水平和垂直褥式缝合；④锚式缝合：常用于缺牙间隙处或最后一颗磨牙的远中龈瓣。

5）术后护理：术后使用牙周塞治剂，24 小时内冷敷术区面部，术区当天不刷牙，局部使用 0.2% 氯己定漱口液含漱，1 周后拆线。若为植骨术或牙周再生手术，一般 10~14 天拆线。

（4）注意事项：术后可能出现一些并发症及其对策。

1）术后持续出血：采用压迫法止血，必要可采用电烧灼法止血。

2）术后疼痛：①去除过度伸展的牙周塞治剂；②服用非甾体类抗炎镇静药物；③服用抗生素抗感染。

3）肿胀：注意预防性使用抗生素，术后 3~4 天一般会逐渐消退。

4）术区牙齿咬合痛：需调整咬合高点，并注意去除感染及残留牙石等刺激物。

5）全身性反应：注意预防性使用抗生素。

6）塞治剂脱落：及时复诊，重新放置。

（5）手术示例：牙周翻瓣术示例（图7-4-14），患者因慢性牙周炎就诊，已拔除多颗无法保留的患牙，完善牙周基础治疗后，12—18多数位点仍有超过5mm的深牙周袋，探诊出血，需行牙周翻瓣术彻底清创，使牙周袋变浅，牙槽骨外形得到修整，利于术区口腔卫生的维护。

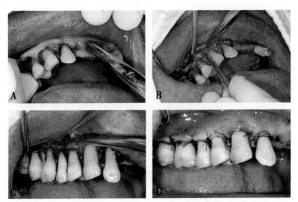

图7-4-14 12—18牙周翻瓣术

A. 切口设计　B. 翻全厚瓣　C. 彻底清创，
根面处理完成后　D. 缝合

3. 冠延长术　通过手术方法，降低龈缘位置，去除相应牙槽骨，暴露健康牙齿结构，使过短的临床牙冠加长，有利于修复牙齿或解决美观问题。

（1）适应证

1）牙齿折裂至龈下影响修复，需将牙根断缘暴露；

2）龋坏达龈下、发生根管侧穿、牙根外吸收，其位置在牙颈1/3处，尚有保留价值；

3）修复体破坏了生物学宽度，需通过手术重建；

4）临床冠过短，影响修复体固位及正畸装置的粘接；

5）牙齿被动萌出不足、牙龈边缘位置低引起的露龈笑。

（2）禁忌证

1）牙根过短，冠根比例失调；

2）牙齿折断达龈下过多，切除骨后，剩下牙槽骨高度不足；

3）为暴露牙齿断缘，需切除过多牙槽骨，导致邻牙不协调，对邻牙造成明显损害者；

4）全身情况不建议进行手术者。

（3）手术流程

1）切口：切口设计需考虑前牙美学和牙断端的位置。附着龈不足时，采用根向复位瓣。

2）翻瓣及刮治：翻开全厚瓣，去除颈圈龈组织，刮除肉芽组织，暴露根面或牙根断面。

3）骨切除及骨修整：注意与邻牙骨嵴逐渐移行，协调一致。①若为满足修复所需，则降低骨缘高度至断面下至少3mm；②若为改善露龈笑，则降低骨缘至釉牙骨质界下至少2mm。

4）根面平整：对暴露的根面彻底行根面平整术。

5）龈瓣的修剪、复位及缝合：必要适当地修剪龈瓣，复位缝合于牙槽嵴顶处，一般采用牙间间断缝合。

6）术后护理。

（4）注意事项：冠延长术后应待组织充分愈合、重建后再开始行修复体制作，术后1~2周最好先配戴临时冠以利于牙龈成形，术后6周再制作永久修复体，若涉及美容修复则至少在术后2个月。

（5）手术示例：上前牙区牙冠延长术示例（图7-4-15），患者10多年前在外院行上下前牙烤瓷联桥修复后牙龈一直红肿出血，探诊冠边缘位于龈下较多，侵犯了生物学宽度，故拆除不良修复体后行牙冠延长术，去除牙槽骨至原预备肩台下4mm处，与邻牙骨嵴逐渐移行；术后临时冠诱导牙龈、龈乳头成形，于7个月牙龈稳定后行永久修复，牙龈健康，龈缘协调一致。

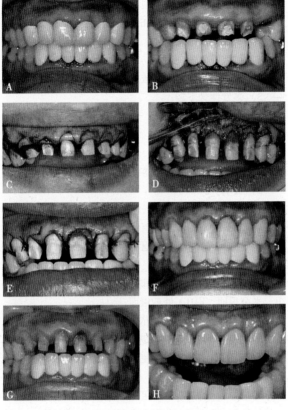

图 7-4-15　上前牙区牙冠延长术

A. 初诊口内照　B. 拆除上前牙牙冠，行根管治疗
C. 内斜切口设计　D. 翻瓣，骨修整　E. 缝合　F. 术
后临时冠诱导　G. 7 个月后口内照　H. 最终修复体

4. 引导性组织再生术　利用膜性材料作为屏障，阻挡愈合过程中牙龈上皮和结缔组织向根面生长，并提供一定空间，引导牙周膜细胞生长，从而在病变根面形成新牙骨质，埋入牙周膜纤维，达到新附着性愈合。

（1）适应证

1）骨下袋：三壁骨袋，窄而深的二壁骨袋；

2）根分叉病变：Ⅱ度根分叉病变；

3）牙龈局限性退缩：Miller Ⅰ度和Ⅱ度。

（2）禁忌证

1）口腔卫生不良；

2）患者期望值过高、依从性差；

3）多发性骨下袋；

4）Ⅲ度根分叉病变；

5）一壁骨袋；

6）水平型骨吸收；

7）冠方缺乏足够的软组织覆盖；

8）吸烟。

（3）手术流程

1）术前准备：麻醉与消毒。

2）切口：应尽量保存牙龈组织，保证黏骨膜瓣在复位后可以完全覆盖伤口。

3）清创及根面平整：彻底刮净根面牙石及肉芽组织，平整根面，EDTA处理根面。

4）膜的选择和放置：依据骨缺损状况，选择合适术区的屏障膜，必要时对膜进行修剪。

5）瓣的复位与缝合：使龈瓣充分松弛，冠向复位，必须将膜完全覆盖。

6）术后护理：创面覆盖牙周塞治剂，术后1~2周全身抗生素预防感染，0.12%氯己定含漱4~6周，术后10~14天拆线。

7）二次取膜手术：若采用不可吸收性膜，应在术后6~8周将膜取出。

（4）注意事项：影响GTR疗效的因素包括：

1）患者因素：患者自我菌斑控制情况；牙列中残存的感染牙位数；患者的年龄和全身状况；吸烟习惯；牙列维护阶段的依从性。

2）病损因素：存留牙槽骨的高度；牙齿的稳定性；骨缺损的解剖形态（骨袋的深度和宽度，根分叉病变的部位及程度，牙龈厚度）。

3）与手术技术及愈合期有关的因素：龈瓣的设计与处理；膜与根面间隙的形成与保持；屏障膜的合理放置；根面的预备与处理；伤口的关闭；术后牙龈退缩；术后菌斑控制；术后膜的暴露；取膜手术后龈瓣完全复位覆盖；可吸收膜的过早降解；牙周支持治疗。

（5）手术示例：右下后牙区引导性组织再生术示例（图7-4-16），患者因慢性牙周炎就诊，经完善牙周基础治疗后，46颊侧牙龈仍略红肿，近中探诊深度约10mm，遂行牙周翻瓣术，术中可见46近中垂直骨吸收至根尖，为窄而深的三壁骨下袋，47颊侧也有垂直骨吸收，为再生性手术适应证，于骨缺损处植入骨替代物，上覆修剪适当的屏障膜，术后龈瓣复位时需将膜完全覆盖住，术后2周拆线。

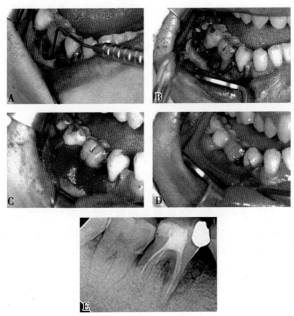

图 7-4-16　右下后牙区引导组织再生术

A. 彻底清创后探查46近中垂直骨吸收　B. 骨缺损处植入骨替代物　C. 覆屏障膜　D. 复位缝合　E. 术后根尖片

5. 膜龈手术 仅涉及软组织的牙周成形术，以增加附着龈的宽度，覆盖裸露的根面，解决系带附着异常为目的。包括游离龈移植术（FGG）、侧向转位瓣术、上皮下结缔组织移植术（CTG）、系带修整术等术式。

（1）游离龈移植术

1）适应证：①附着龈过窄或附着龈缺如，同时伴有以下情况者：牙槽黏膜或肌肉的牵拉，使牙面与龈缘分离；个别牙唇侧龈退缩，退缩牙龈的根方无附着龈或者附着龈过窄；前庭过浅，妨碍义齿配戴，并影响口腔卫生保持；修复体欲做龈下边缘，但缺乏附着龈或附着龈过窄。②牙龈过薄，预估正畸治疗后可能导致骨开裂、牙龈退缩。

2）手术流程：①麻醉与消毒；②受区准备：沿膜龈联合切开，翻开半厚瓣；③从供区取游离龈组织：一般选上颌前磨牙至第一磨牙腭侧区域；④游离龈组织的移植与缝合；⑤术后护理：术区放置牙周塞治剂，3天内避免术区的唇颊软组织剧烈活动，术后0.12%氯己定漱口，10天拆线。

（2）侧向转位瓣术

1）适应证：个别牙唇侧龈裂或牙龈退缩，但暴露的根面较窄，同时邻牙牙周组织健康，牙槽骨有足够高度和厚度，附着龈较宽，前庭沟深度足够，可提供龈瓣且能侧向转移，将裸露根面覆盖。

2）手术流程：①麻醉与消毒；②受瓣区的准备：沿龈退缩边缘约0.5~1mm做V形或U形切口；③供瓣区的处理：需在患牙的近中或远中做一个半厚瓣，宽度为受瓣区1.5~2倍宽；④龈瓣侧向转位、缝合固定；⑤供瓣区创面的处理：术后邻近牙周组织会向供瓣区生长，修复创面；⑥术后护理：同游离龈移植术，术后1周拆线。

（3）上皮下结缔组织移植术

1）适应证：单颗牙或多颗牙的Miller I 度和 II 度牙

龈退缩。

2）手术流程：①裸露根面的处理：根面平整，适当降低根面凸度；②受植区处理：距龈乳头顶部2mm做水平切口（不包括龈乳头），半厚瓣翻瓣；③供区获取游离结缔组织：切取上颌前磨牙及磨牙腭侧牙龈，获得适当大小的结缔组织；④游离结缔组织的移植：适当修剪结缔组织，用细针、细线将组织固定于骨膜及龈乳头；⑤半厚瓣的复位：冠向复位，至少覆盖移植组织的1/2～2/3，缝合固定；⑥供区的处理：供区半厚瓣复位缝合；⑦保护剂的放置：术区先覆以锡箔，再放置牙周保护剂；⑧术后处理：同前游离龈移植术，术后1周拆线。

3）手术示例：下前牙一期游离龈移植术及二期上皮下结缔组织移植术示例（图7-4-17），患者因下前牙区牙龈持续退缩就诊，患牙唇侧牙龈退缩，其根方附着龈过窄，一期采取游离龈移植术以增加附着龈宽度，术后附着龈增宽明显。二期采取上皮下结缔组织移植术以覆盖根面，半厚瓣至少需覆盖移植组织的1/2～2/3，术后2个月可见根面基本为牙龈所覆盖。

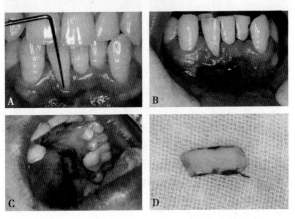

7

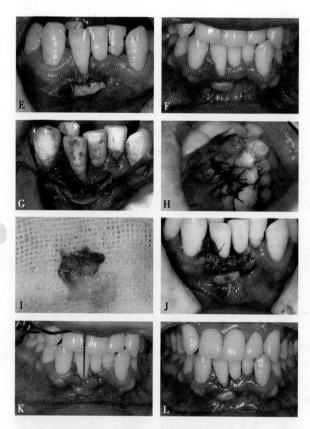

图 7-4-17 下前牙一期游离龈移植术及
二期上皮下结缔组织移植术

A. 术前口内像 B. 游离龈移植术受区切口 C. 游离
龈移植术供区切口 D. 供区所得游离龈组织 E. 缝合
F. 术后 3 个月 G. 上皮下结缔组织移植术受区切口
H. 上皮下结缔组织移植术供区切口 I. 供区所得结缔
组织 J. 缝合 K. 术后 2 周拆线 L. 术后 3 个月

（4）系带修整术

1）适应证：系带附着位置不佳，过于靠近龈缘，
唇、颊活动时龈缘受牵拉与牙齿分离；系带粗大并附着

至龈缘处，中切牙出现间隙者。

2) 手术流程：局麻下，止血钳夹住系带，在止血钳上下各做一切口达前庭沟，切除止血钳所夹部分，钝性分离纤维组织，松弛系带，创口呈菱形，间断缝合，压迫止血，1 周后拆线。

---

**要点提示**

1. 牙周基础治疗在牙周病总体治疗中占据重要地位，主要包括龈上洁治术、龈下刮治术、根面平整术以及𬌗创伤的检查及调𬌗原则。

2. 牙周炎的药物治疗包括全身和局部药物治疗。全身药物治疗的种类、特点及联合用药的原则，局部用药的方式及各种药物的特点等为其重要内容。

牙周病的手术治疗是治疗计划的第二阶段，是牙周治疗的重要组成部分。本章节介绍了牙周病常见手术治疗的适应证、禁忌证，牙周手术要点以及治疗基本程序等内容。

重点掌握龈切术、翻瓣术、冠延长术、引导性组织再生术、膜龈手术的手术流程和注意事项。

**（徐艳  李璐  耿莹  叶宇）**

# 第八章

## 口腔黏膜疾病

### 第一节　口腔溃疡

　　口腔溃疡是一种常见的口腔黏膜病，很多疾病都可表现为溃疡，例如复发性阿弗他溃疡、白塞病、创伤性溃疡、放射性口炎、口腔结核性溃疡、口腔癌、艾滋病等。其中最常见的疾病是复发性阿弗他溃疡。有些病毒感染性疾病例如单纯疱疹、三叉神经带状疱疹、疱疹性咽峡炎、手-足-口病等，在口腔也表现为溃疡。

#### 一、复发性阿弗他溃疡

　　复发性阿弗他溃疡又称复发性口腔溃疡（ROU）、复发性口疮，是最常见的口腔黏膜溃疡性损害。发病因素并不十分明确，主要与免疫、遗传、某些慢性系统性疾病、环境、精神等因素有关。患病率约为 10% ~ 30%。按溃疡的大小、深浅及数目不同可分为三型：轻型、疱疹型、重型。

【临床表现】

　　无论哪一类型的复发性阿弗他溃疡都具有溃疡周期性反复发作的病史，发作期和间歇期的时间长短不一，位置不固定，具有自限性，可自行愈合，但是不同类型的溃疡愈合的时间会有所不同。好发于黏膜上皮角化较差的区域。溃疡呈圆形或椭圆形，具有"红、黄、凹、痛"的特点，即溃疡中心凹陷，表面有黄白色假膜覆盖，周围黏膜充血，疼痛明显。

1. 轻型复发性阿弗他溃疡（轻型口疮）（图 8-1-1）

（1）溃疡直径多为 2~5mm 大小，边缘整齐。

（2）数目较少。

（3）一般溃疡 7~10 天可自愈，愈合后不留瘢痕。

2. 疱疹型复发性阿弗他溃疡（口炎型口疮）（图 8-1-2）

（1）溃疡大小同轻型复发性阿弗他溃疡，但是数目非常多，可达 10 个以上，甚至更多。

（2）溃疡散在分布，不成簇聚集，呈"满天星"表现。

（3）溃疡周围黏膜充血非常明显，疼痛较轻型口疮明显。

（4）相应部位淋巴结肿大，唾液量增多，有时伴有头痛、发热等全身症状。

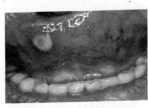

图 8-1-1 轻型复发性
阿弗他溃疡
发生在舌腹部的溃疡，圆形，表面有黄色假膜，周围黏膜充血
（首都医科大学附属北京口腔医院供图）

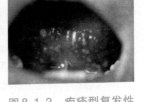

图 8-1-2 疱疹型复发性
阿弗他溃疡
发生在舌腹部的多个溃疡，散在分布，黏膜充血明显
（首都医科大学附属北京口腔医院供图）

3. 重型复发性阿弗他溃疡（腺周口疮、复发性坏死性黏膜腺周围炎）（图 8-1-3）

（1）溃疡直径大于 5mm，可达 1~2cm 或以上，周

围黏膜充血水肿，边缘隆起，溃疡基底部稍硬，表面有灰黄色假膜或坏死组织，中央凹陷，呈"弹坑状"。

（2）溃疡数目少，多为单发，2~3个以上比较少见，有时可伴有轻型口疮。

（3）溃疡持续时间长，可达1个月以上。

（4）疼痛剧烈，有时伴有相应部位淋巴结肿大。

（5）溃疡波及黏膜下层及腺体，愈合后留有瘢痕。

（6）溃疡最初发作时好发于口角处，可有逐步向口腔后部移行的趋势，发生于软腭、悬雍垂等部位，反复发作易造成组织缺损。

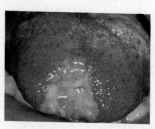

图 8-1-3　重型复发性
阿弗他溃疡（腺周口疮）
发生于舌尖部的深大溃疡，周围黏膜充血
水肿，边缘隆起，溃疡基底部稍硬，表面
有灰黄色假膜，中央凹陷，呈"弹坑状"
（首都医科大学附属北京口腔医院供图）

【诊断要点】

复发性阿弗他溃疡没有特异性的实验室检测指标，诊断主要依据病史特点以及临床表现。

1. 病史特点　口腔溃疡反复发作，位置不固定，具有周期性和自限性。

2. 临床表现的特点　溃疡好发于口腔黏膜角化较差的部位，具有"红、黄、凹、痛"的特点。

3. 如果认为其发病与某些全身系统性疾病相关，可以做相应的实验室检查，如血常规等。

【鉴别诊断】

1. 白塞病　病因不明确，可能与遗传、免疫、感染等因素有关。口腔内反复发作的口腔溃疡是白塞病患者的首发和必发症状，因此在确诊复发性阿弗他溃疡时应注意详细询问患者病史，尤其注意眼部、外阴、皮肤等部位有无病损，与白塞病进行鉴别（表8-1-1，图8-1-4）。

表8-1-1　白塞病的诊断标准

| 白塞病在复发性口腔溃疡的基础上，加上以下任意两项即可确诊 |
| --- |
| 复发性生殖器溃疡 |
| 眼疾（葡萄膜炎、视网膜炎） |
| 皮肤损害（结节红斑） |
| 皮肤针刺反应阳性 |

**8**

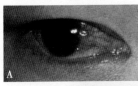
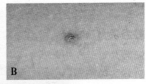
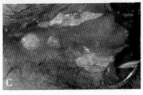

图8-1-4　白塞病

A. 眼部病损：眼结膜炎，眼结膜明显充血　B. 皮肤针刺反应：皮肤针刺反应阳性，皮肤进针部位红肿，中心部为一小脓疱　C. 外阴部溃疡：女性大阴唇内侧黏膜溃疡，稍凹陷，覆盖黄白色假膜

（首都医科大学附属北京口腔医院供图）

2. 疱疹型复发性阿弗他溃疡（口炎型口疮）应与原发性疱疹性龈口炎鉴别（表8-1-2）。

表 8-1-2 疱疹型复发性阿弗他溃疡与
原发性疱疹性龈口炎鉴别

| | 疱疹型复发性阿弗他溃疡 | 原发性疱疹性龈口炎 |
| --- | --- | --- |
| 好发年龄 | 中青年 | 婴幼儿好发 |
| 全身症状 | 出现口腔溃疡时可有头痛、低热等全身不适,反应较轻 | 出现口腔溃疡前有高热病史,反应较重 |
| 发作情况 | 反复发作 | 急性发作 |
| 发作部位特点 | 好发于口腔黏膜上皮角化较差的区域 | 溃疡可以出现在口腔黏膜的任何部位,包括角化良好的部位 |
| 临床表现 | 溃疡呈圆形或椭圆形,散在分布,不成簇聚集,呈"满天星";溃疡周围黏膜充血非常明显 | 出现溃疡前,先有成簇小水疱出现,极易破溃形成相互融合的较大的溃疡,边缘不规则,牙龈广泛急性炎症 |
| 皮肤病损 | 无皮肤病损 | 可出现皮肤损害 |

3. 腺周口疮应与创伤性溃疡、癌性溃疡(图 8-1-5)、结核性溃疡(图 8-1-6)、坏死性唾液腺化生鉴别(表 8-1-3)。

【治疗要点】

目前国内外还没有根治复发性阿弗他溃疡的特效方法,因此,治疗主要以对症治疗为主,减轻局部症状,促进溃疡愈合,尽量延长间歇期,缩短发作期。

1. 寻找可能引起复发性阿弗他溃疡的诱因,尽量加以避免。

第八章 口腔黏膜疾病

表8-1-3 腺周口疮与创伤性溃疡、癌性溃疡、结核性溃疡、坏死性唾液腺化生鉴别

| | 腺周口疮 | 创伤性溃疡 | 癌性溃疡 | 结核性溃疡 | 坏死性唾液腺化生 |
|---|---|---|---|---|---|
| 好发年龄 | 中青年多见 | 任何年龄 | 中老年 | 中青年 | 男性 |
| 好发部位 | 口腔后部多见 | 与明确的创伤物相对应的部位 | 舌腹、舌缘、口底、软腭等 | 任何部位，唇、舌部常见 | 硬腭 |
| 是否具有周期性 | 反复发作 | 无 | 无 | 无 | 无 |
| 病损特点 | 溃疡直径大于5mm，周围黏膜充血水肿，边缘隆起，溃疡基底部稍硬，表面有灰黄色假膜或者是坏死组织，中央凹陷，呈"弹坑状" | 溃疡大小形状不一，较深，边缘略隆起，周围黏膜呈灰白色 | 多为增生性溃疡，表面突起呈菜花样外翻，基底及周围有硬性浸润 | 溃疡基底有颗粒状增生肉芽组织，污秽的渗出物，假膜较厚，边缘可成倒凹，呈鼠啮状 | 一种非肿瘤性炎症，好发于小唾液腺，溃疡边缘隆起，触痛明显，数周到数月自愈 |

续表

| | 腺周口疮 | 创伤性溃疡 | 癌性溃疡 | 结核性溃疡 | 坏死性唾液腺化生 |
|---|---|---|---|---|---|
| 自限性 | 有 | 无 | 无 | 无 | 有 |
| 全身情况 | 反应较轻 | 无全身反应 | 弱或恶病质 | 有结核病史，出现肺结核体征 | 弱或较好 |
| 病理特点 | 慢性炎症 | 慢性炎症 | 上皮细胞癌变 | 朗格汉斯巨细胞 | 腺小叶坏死，腺泡和腺管被扁平上皮细胞取代 |

8

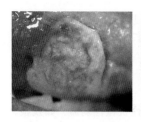

图 8-1-5 口腔癌

右侧舌缘可见增生性溃疡，表面突起呈菜花样

（首都医科大学附属北京口腔医院供图）

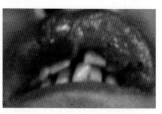

图 8-1-6 结核性溃疡

左侧上唇部有形状不规则深大溃疡，基底有颗粒状增生肉芽组织，边缘有倒凹

（首都医科大学附属北京口腔医院供图）

2. 患者症状较轻时，应当以局部治疗为主，以缓解临床症状。可应用含漱剂，含糖皮质激素类的膏剂、膜剂、散剂、凝胶等，促进溃疡愈合。疼痛明显时，可局部应用止痛剂。

可应用的药物主要有：

（1）局部止痛剂：利多卡因凝胶、喷剂，苯佐卡因凝胶等。

（2）局部应用含糖皮质激素类的膏剂、膜剂、散剂、凝胶等，促进溃疡愈合。

（3）局部含漱剂：0.1% 依沙吖啶、0.05% 氯己定含漱剂含漱等。

（4）促进溃疡愈合药物：重组人表皮生长因子凝胶、外用溶液；重组牛碱性成纤维细胞生长因子凝胶、外用溶液等。

3. 患者症状比较重，发作频繁，需采用全身和局部治疗相结合。全身药物治疗：应用糖皮质激素泼尼松、泼尼松龙等，以及免疫抑制剂或免疫调节剂：沙利度胺、转移因子、胸腺肽等。尽量延长间歇期，减少复发。

局部治疗除了采用上述药物以外，对于深大的溃疡，可采用皮质激素局部封闭的方法促进溃疡愈合，用

2.5%醋酸泼尼松混悬液 0.5~1ml，加入 2% 利多卡因 0.3~0.5ml 在溃疡基底部注射，每周 1 次，促进溃疡愈合。

## 二、创伤性溃疡

创伤性溃疡是由于长期慢性机械性刺激，如残根、残冠、过锐的牙尖或边缘嵴、制作不良的义齿等，导致相应部位产生的软组织损害。

【临床表现】

1. 溃疡发生在邻近或接触刺激因子的部位，其形态常能与刺激因子相吻合。

2. 溃疡比较深大，可达黏膜下层，呈灰白色，周围黏膜水肿发白，疼痛并不明显（图 8-1-7）。

3. 多数无溃疡复发史。

4. 若除去刺激因素溃疡能很快愈合。

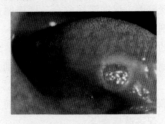

图 8-1-7　创伤性溃疡

右侧舌缘部溃疡比较深大，表面有黄色
假膜，周围黏膜水肿发白
（首都医科大学附属北京口腔医院供图）

【诊断要点】

有明确的局部刺激因素存在，溃疡发作的部位与刺激因素相吻合，一般没有溃疡反复发作病史，刺激因素去除后，溃疡可以愈合。

【鉴别诊断】

与腺周口疮、癌性溃疡、结核性溃疡、坏死性唾液腺化生等深大溃疡的临床表现相似，在明确诊断时应注意鉴别。主要鉴别点参见腺周口疮部分。

【治疗要点】

1. 治疗创伤性溃疡首先要去除刺激因素，拔除相关的残根、残冠，去除制作不良的修复体等。

2. 其次是局部应用糖皮质激素类膏剂、凝胶等、养阴生肌散等消毒防腐药物促进溃疡愈合。观察溃疡至完全愈合。

3. 治疗创伤性溃疡时还应注意如果有全身症状或继发感染者可应用抗生素。

【注意要点】

对已去除刺激因素、治疗 2 周仍不愈合的溃疡，应做组织病理学检查，以排除癌变的可能。

# 第二节　口腔斑纹类疾病

## 一、口腔扁平苔藓

口腔扁平苔藓（OLP）是一种常见的口腔黏膜慢性炎症性疾病，病因不明，与免疫、精神、内分泌、感染等因素有关，中年女性好发，皮肤和黏膜可单独或同时发病，多数患者可有粗糙不适、刺激痛等症状。长期糜烂的口腔扁平苔藓有恶变的倾向，WHO 将其列入癌前状态。

【临床表现】

1. 女性多于男性，尤其是中年女性多见。

2. 患者的主要症状为黏膜粗糙感、有刺激痛，尤其进食刺激性食物时明显；出现糜烂时疼痛加重。

3. 病损可单发于口腔黏膜，也可与皮肤同时并发。口腔黏膜的任何部位均可发病，多见于颊黏膜及前庭沟，病损具有对称性。多见的损害为白色条纹，组成网状、树枝状、环状等多种形状；也可表现为斑块状。

4. 根据病损基部黏膜情况分类

（1）糜烂型：除白色病损以外，在病损区或周围黏

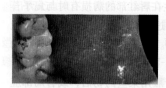 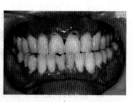

图 8-2-4 迷脂症
左颊黏膜有大量粟粒大小
的淡黄色斑丘疹
（首都医科大学附属北京
口腔医院供图）

图 8-2-5 类天疱疮
牙龈表现与口腔扁平
苔藓相似，充血发红
明显，呈剥脱性龈炎
样损害
（首都医科大学附属
北京口腔医院供图）

5. 口腔白斑 斑块型的口腔扁平苔藓，尤其是发生于舌背的病损有时与白斑不易鉴别。舌部白斑呈白色或白垩色，高于黏膜表面，斑块粗糙，组织病理学检查有助于诊断。

【治疗要点】

（一）治疗原则

1. 消除局部刺激因素，如烟、酒、辛辣食物、牙石、尖锐牙体、龋洞、不良修复体及银汞合金充填材料等。若怀疑损害的发生与患者长期服用某种药物有关，可建议换用其他药物。

2. 损害局限且无症状者，可不用药，仅观察随访；损害局限但有症状者，以局部用药为主；损害较严重者采用局部和全身联合用药，全身用药以免疫调节治疗为主。

3. 注意控制继发感染，特别是真菌感染。

4. 加强心理疏导，缓解精神压力，必要时可建议患者进行心理咨询及治疗。

5. 定期随访观察。病情缓解后，一般每 3~6 个月复查 1 次；如果持续稳定，1 年复查 1 次；如果病情复发加重，应及时复诊。

（二）治疗方法

1. 局部治疗

（1）消除局部刺激因素。

（2）抗感染治疗：对于糜烂型口腔扁平苔藓，局部可应用一些促进糜烂愈合的药物。

（3）免疫治疗：局部使用糖皮质激素或其他免疫制剂。

（4）去除角化病损的治疗：对于角化程度较高的病损，可应用维生素 A 软膏。

2. 全身治疗 可应用免疫抑制剂肾上腺皮质激素、羟氯喹等；免疫调节剂：胸腺肽、转移因子等，注意药物的副作用。

【注意要点】

1. 口腔的卫生状况对于口腔扁平苔藓的治疗也是有影响的，因此，一定要注意应首先消除口腔局部刺激因素。

2. 本病好发于中老年人，这些患者往往患有全身慢性系统性疾病，例如糖尿病，因此要注意控制继发感染的问题。

3. 治疗口腔扁平苔藓时，容易合并念珠菌的感染，应当注意抗真菌的治疗。

4. 目前虽然没有药物能够彻底根治口腔扁平苔藓，患者应定期随访复查，以免贻误病情。

5. 对于长期糜烂不愈合的患者，应注意其是否发生癌变，并及时转诊治疗。

## 二、口腔白斑

口腔白斑（OLK）是指发生于口腔黏膜上以白色为主的损害，不能擦去，也不能以临床和组织病理学的方法诊断为其他可定义的损害，属于癌前病变或潜在恶性疾患（PMD）范畴，不包括吸烟、局部摩擦等局部因素去除后可以消退的单纯性过角化病（图 8-2-6）。

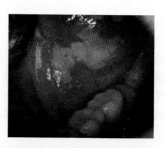

图 8-2-6　口腔白斑

右颊黏膜可见白色斑块，略高于黏膜表
面，边界清楚，有皱褶

（首都医科大学附属北京口腔医院供图）

【临床表现】

**8**

1. 根据临床表现，白斑被分为均质型和非均质型。非均质型又包括：疣状型、颗粒型和溃疡型。

2. 可发生于口腔任何部位，好发于颊、舌、唇、腭、口底、牙龈黏膜。某些类型具有比较特定的部位，如颗粒白斑多见于口角联合区。

3. 均质型白斑多表现为浅白色或不均匀白色，平伏或高于黏膜表面，不粗糙或略粗糙，柔软，无症状或稍有不适的白色斑块。有些则有皱纹，形成乳白色隆起的斑块，表面粗糙。

4. 疣状型白斑表现为乳白色，厚而高起，表面有刺状或绒毛状突起的白色斑块，粗糙，质稍硬，可有不适感。

5. 颗粒型白斑损害表现为红白相间，白色颗粒散布在发红的黏膜上。

6. 溃疡型白斑表现为在增厚的白色斑块上出现糜烂或溃疡，有刺激痛感。

7. 大多数患者没有临床表现，多为进行口腔其他治疗、体检或者无意中发现。

【诊断要点】

1. 根据病史以及临床表现可作出临床诊断，但是需要进行组织病理学的检查确诊。口腔白斑属于潜在的恶变疾患，因此，一定要注意观察有无癌变的可能，并能够及时取活检确诊。

2. 口腔白斑的辅助检查方法

（1）脱落细胞检查：用于检查是否有早期癌变的细胞。

（2）甲苯胺蓝染色：用于判断可疑癌变的部位，作为进行组织病理学检查的部位。

（3）组织病理学检查：临床诊断为口腔白斑后，还需要进行组织病理学的检查才能确诊是否为白斑病。组织病理学的诊断需写明是否伴有上皮异常增生（轻、中、重度），随着上皮异常增生程度的增加，癌变的可能性也增大。

【鉴别诊断】

表现为白色斑块的疾病有白色水肿、白色角化症、白色海绵状斑痣、迷脂症、口腔扁平苔藓等，应注意鉴别。

1. 口腔白色角化症　长期的机械性或者化学性刺激造成的口腔黏膜局部白色角化斑块或斑片，不高于或略高于黏膜表面，表面平滑，基底柔软（图8-2-7）。去除刺激因素后，病损可逐渐消退。

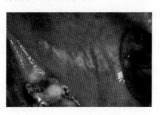

图 8-2-7　口腔白色角化症
左颊部咬合线处有白色斑片，不高于黏
膜表面，有少量色素沉着
（首都医科大学附属北京口腔医院供图）

2. 白色水肿　一般无自觉症状，发生于双颊咬合线附近。呈半透明或乳白色薄膜，牵拉时变浅，扪之柔软（图8-2-8）。

3. 白色海绵状斑痣 是一种原因不明的遗传性疾病，表现为灰白色水波样皱褶，有特殊珠光色，形状似海绵，触诊柔软，具有正常黏膜的弹性，无发硬、粗糙（图8-2-9）。

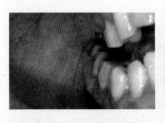
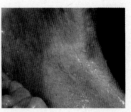

图 8-2-8　白色水肿
右颊黏膜咬合线附近有白色薄膜，牵拉时变浅
（首都医科大学附属北京口腔医院供图）

图 8-2-9　白色海绵状斑痣
左颊黏膜呈白色皱褶，有特殊珠光色，形状似海绵
（首都医科大学附属北京口腔医院供图）

【治疗要点】

对口腔白斑目前尚无特效治疗方法。

1. 首先应去除可能的致病因素，例如戒烟、酒和去除不良修复体。

2. 对于小面积的病损可采用手术切除等方法，保守治疗可采用一些药物进行治疗，主要是维生素 A 及其衍生物，中药治疗。

3. 对伴白色念珠菌感染的病损可配合抗真菌治疗。

4. 所有白斑病例，至少 3 ~ 6 个月复查一次，并进行长期的追踪观察。

【注意要点】

患者有明确的吸烟、饮酒史时，应当先戒烟酒 1 ~ 2 个月以后，观察白色斑块是否有减退或者消失，如果没有任何变化则需要进行病理检查以明确诊断。

白斑癌变的倾向问题：

1. 组织病理伴有异常增生者，程度越重越易癌变；

2. 疣状、颗粒型、溃疡或糜烂型伴有念珠菌、HPV

感染者;

3. 发生于舌缘、舌腹、口底、口角内侧的白斑;

4. 病程较长者;

5. 不吸烟的患者;

6. 女性,尤其是不吸烟的年轻女性;

7. 病损面积大于200mm² 的患者。

(关晓兵)

## 第三节 口腔黏膜感染性疾病

### 一、白色念珠菌病

口腔白色念珠菌病是由念珠菌属感染所引起的口腔黏膜疾病,是人类最常见的口腔真菌感染。念珠菌是一种条件致病菌,多数健康人群的消化道、口腔等部位均含有一定的念珠菌,一般不产生致病性,而在某些因素的刺激下,可由不致病的芽生孢子转变为具有致病性的菌丝型,导致患者发病。近年来,临床上抗生素和免疫制剂的广泛应用,导致菌群失调,机体免疫力下降,机体受到菌群感染的机会增大,口腔念珠菌病的发病率大幅度上升。

【临床表现】

口腔念珠菌病根据病损特征和病变部位一般可分为急性假膜型、急性红斑型、慢性红斑型以及慢性增殖型。

1. 急性假膜型念珠菌性口炎(又称鹅口疮或雪口病)

(1) 多见于婴幼儿和年老体弱多病者。

(2) 病损可为急性或亚急性表现。

(3) 以颊、腭、舌、唇等处黏膜好发。

(4) 患处黏膜充血发红,上覆白色凝乳状斑点或斑片,斑膜不易剥离,若强行剥离露出鲜红糜烂面,严重者波及扁桃体、咽部(图8-3-1)。

(5) 自觉症状不明显,成人可伴有口干、灼痛、味觉迟钝等。婴幼儿常烦躁不安、啼哭、哺乳困难,有时有轻度发热，全身反应一般较轻。

（6）氢氧化钾溶液涂片可见典型菌丝。

2. 急性红斑型念珠菌性口炎

（1）多见于长期大量应用抗生素或免疫抑制剂者。

（2）急性病损，成人多见。

（3）口腔黏膜出现片状的鲜红色弥漫性红斑，以舌黏膜多见，舌背乳头萎缩呈鲜红色，而损害周缘舌苔增厚，丝状乳头增生（图8-3-2）。

（4）伴明显口干、灼痛、味觉异常等症状。

（5）患者常首先有味觉异常或者味觉丧失，口干及烧灼感。

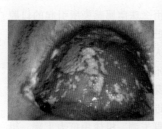 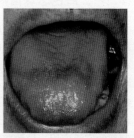

图 8-3-1 急性假膜型念珠菌性口炎（雪口病）（中山大学光华口腔医学院附属口腔医院供图）

图 8-3-2 急性红斑型念珠菌性口炎（抗生素性口炎）（中山大学光华口腔医学院附属口腔医院供图）

3. 慢性红斑型念珠菌性口炎 本型又称托牙性口炎，损害部位常在上颌义齿腭侧面接触义齿的腭、龈黏膜，多见于女性。黏膜呈亮红色水肿，或黄白色的条索状或斑点状假膜（图8-3-3）。

4. 慢性增殖型念珠菌病

（1）又称慢性肥厚型念珠菌性口炎、念珠菌性白斑。多见于颊黏膜、舌背及腭部。

（2）本型的颊黏膜病损，常对称地位于口角内侧三角区，呈结节状或颗粒状增生，或为固着紧密的白色角质斑块，类似一般黏膜白斑。

（3）腭部损害可由义齿性口炎发展而来，黏膜呈乳头状增生。

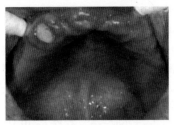

图8-3-3　慢性红斑型念珠菌性

口炎（托牙性口炎）

上颌义齿对应上腭黏膜红斑

（中山大学光华口腔医学院附属口腔医院供图）

【诊断要点】

1. 主要根据病史及各型口腔念珠菌的临床特征判断有无念珠菌感染。

2. 病损处或义齿组织面　10%氢氧化钾溶液直接涂片镜检，若发现菌丝表明有念珠菌感染。其他还包括病原菌培养或唾液培养。

3. 慢性增殖型念珠菌病需通过活检确诊。

【鉴别诊断】

1. 急性球菌性口炎（膜性口炎）　膜性口炎患区充血水肿明显，有成片的灰黄色假膜，表面光滑致密，且易被拭去，遗留糜烂面而有渗血。区域淋巴结肿大，可伴有全身反应。

2. 过角化性的白色病变　如白斑、扁平苔藓等，多为慢性病程，且白色损害不能拭去。

【治疗要点】

治疗原则为去除诱发因素，积极治疗基础病，必要时辅以支持治疗。

1. 局部药物治疗

（1）2%～4%碳酸氢钠（小苏打）溶液：是治疗婴

幼儿鹅口疮的常用药物。用于哺乳前后洗涤口腔，轻症患儿不用其他药物，病变在 2～3 天内即可消失，但仍需继续用药数日，以防复发。也可在哺乳前后洗净乳头，以免交叉感染或重复感染。

（2）西地碘：是一种具有高效、低毒和广谱杀菌活性的分子态碘制剂，商品名为华素片。每日 3～4 次，每次 1 片含化后吞服。禁用于碘过敏者。

（3）制霉菌素：局部可用 5 万～10 万 U/ml 的水混悬液涂布，每 2～3 小时一次，疗程 7～10 日。

（4）咪康唑：局部使用的硝酸咪康唑，其国内商品名为达克宁。散剂可用于口腔黏膜，霜剂适用于舌炎及口角炎，疗程一般为 10 日。

2. 全身抗真菌药物治疗

（1）酮康唑：成人剂量为每天 1 次口服 200mg，2～4 周为一个疗程。

（2）氟康唑：首次一天 200mg，以后每天 100mg，连续 7～14 天。

（3）伊曲康唑：每天口服 100mg。

3. 增强机体免疫力　注射胸腺肽、转移因子。

---

**要点提示**

念珠菌是一种条件致病菌，口腔白色念珠菌病是由念珠菌属感染所引起的口腔黏膜疾病，是人类最常见的口腔真菌感染。念珠菌病的治疗首先要去除易感因素，如停止滥用抗生素和激素、清洗义齿、保持口腔卫生等。一般局部治疗即可获得良好疗效。用药治疗时应该注意剂量和疗程的控制，避免反复发作。

---

## 二、单纯疱疹

单纯疱疹是口腔黏膜最常见的急性病毒感染，是由I型单纯疱疹病毒引起的皮肤黏膜病。原发性疱疹性口炎常见于婴幼儿，患者表现为口腔黏膜充血水肿，特别是牙龈充血水肿明显，黏膜出现簇集性小水疱，小疱破裂后形成浅溃疡。原发性疱疹性口炎感染愈合以后，有 30% ~ 50% 的病例可能复发，称为复发性疱疹性口炎，因一般复发感染的部位在口唇或接近口唇处，又称为唇疱疹。

【临床表现】

（一）原发性疱疹性口炎

1. 多见于 2 岁以内的儿童，亦可见于成年人。

2. 发病前可有接触史，潜伏期约 4 ~ 7 天，发病前 2 ~ 3 天全身不适，发热约 38 ~ 39℃，淋巴结肿大，流涎。患儿出现烦躁不安，拒食等症状。

3. 口腔黏膜出现单个或成簇的疱疹，直径约 2mm 左右，圆形，可发生在口腔黏膜任何部位，尤其是角化良好的黏膜上如硬腭、牙龈、舌背等部位，易破溃形成单个溃疡或融合的大小不等的溃疡面。在舌背病变周围常有较厚的白色舌苔（图 8-3-4）。

4. 牙龈表现为急性炎症，龈缘和附着龈充血水肿，触之易出血。

5. 疱疹可发生于口周皮肤、鼻翼等部位。疱破溃后形成黄褐色结痂。

**8**

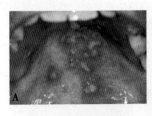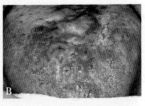

图 8-3-4 原发性疱疹性口炎

A. 硬腭黏膜病损：上腭黏膜可见多个不规则形溃疡，表面有黄色假膜，周围黏膜充血

B. 舌背部病损：舌背黏膜有成簇聚集的水疱破溃后形成的不规则形溃疡，黏膜充血

（首都医科大学附属北京口腔医院供图）

（二）唇疱疹（复发性疱疹性口炎）

1. 临床较为常见，患者多为成人。发热性疾病、感

冒、日晒、疲劳、精神紧张等均可诱发疱疹复发。

2. 损害常发生在唇红部、口周皮肤、鼻孔附近，也可见于颜面部。开始患部有烧灼痒感，随即出现红斑和簇集性小水疱，疱液澄清，水疱破裂后呈现糜烂面，数日后干燥结痂（图8-3-5）。

3. 全病程约1～2周，愈合后可遗留暂时褐色色素沉着，局部淋巴结可稍肿大，可有倦怠、不适感或低热。

【诊断要点】

大多数病例根据病史以及临床表现即可作出诊断。

1. 原发性疱疹性口炎　发病前有高热病史；婴幼儿多见；病损可出现在口腔黏膜的任何部位，尤其是角化良好的部位；病损首先表现为成簇水疱聚集，后破溃形成不规则形溃疡；口周皮肤也可出现病损。

2. 唇疱疹（复发性疱疹性口炎）　成人多见；全身症状较轻或无；唇红部以及口周皮肤出现成簇聚集的水疱，破溃后表面形成结痂。

【鉴别诊断】

1. 疱疹性咽峡炎　由柯萨奇病毒A4所引起的口腔疱疹损害，前驱期症状和全身反应都较轻，病损的分布只限于口腔后部，如软腭、腭垂（悬雍垂）、扁桃体处，为成簇聚集的小水疱，很快溃破成溃疡，损害很少发生于口腔前部，牙龈不受损害，病程约7天（图8-3-6）。

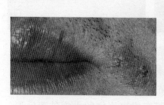 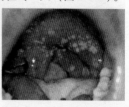

图8-3-5　唇疱疹
左侧口周皮肤有成簇聚集的水疱，部分破溃，表面有黄色结痂
（首都医科大学附属北京口腔医院供图）

图8-3-6　疱疹性咽峡炎
软腭、悬雍垂等处有多个形状不规则溃疡，表面有假膜，周围黏膜充血
（首都医科大学附属北京口腔医院供图）

2. 手-足-口病 因感染柯萨奇病毒 A16 和肠道病毒 71 （EV71） 所引起的皮肤黏膜病，但口腔损害比皮肤重。前驱症状有发热、困倦与局部淋巴结肿大；然后在口腔黏膜、手掌、足底出现散在水疱、丘疹与斑疹，数量不等。斑疹周围有红晕，无明显压痛，其中央为小水疱，皮肤的水疱数日后干燥结痂；口腔损害广泛分布于唇、颊、舌、腭等处，初起时多为小水疱，迅速成为溃疡，经 5～10 日后愈合 （图 8-3-7）。注意重症患儿病情进展快，易发生死亡。

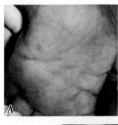
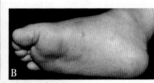
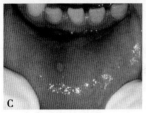

图 8-3-7 手-足-口病

A. 手掌：手掌面有红色斑疹，中心部可见粟粒大小疱疹

B. 足底：脚掌内侧缘皮肤有小丘疹及疱疹

C. 口腔：下唇内侧黏膜有疱融合破溃后形成的溃疡，形状不规则，表面有黄色假膜，周围黏膜充血 （首都医科大学附属北京口腔医院供图）

3. 疱疹样复发性阿弗他溃疡 详见 "复发性阿弗他溃疡"。

4. 三叉神经带状疱疹 是由水痘-带状疱疹病毒引

起的颜面皮肤和口腔黏膜的病损。水疱较大，疱疹聚集成簇，沿三叉神经的分支排列，不超过中线。疼痛剧烈，甚至损害愈合后在一段时期内仍有疼痛。本病任何年龄都可发生，愈合后不再复发。

【治疗要点】

1. 本病有自限性，约 1~2 周可自愈。

2. 治疗原则为缩短病程，防止继发感染和并发症，减少复发。

3. 注意休息、多饮水；同时给予足够的营养支持。

4. 局部采用消炎、止痛、促愈合的措施。含漱剂：0.1%~0.2% 葡萄糖酸氯己定溶液、硼酸溶液、0.1% 依沙吖啶溶液；散剂：养阴生肌散、外用溃疡散、西瓜霜等；含片：华素片、溶菌酶片等。

5. 唇疱疹可局部应用阿昔洛韦软膏或者酞丁胺软膏。

6. 抗病毒治疗 对症状严重者，除支持疗法外，可全身抗病毒治疗，如阿昔洛韦、伐昔洛韦或利巴韦林等。继发严重细菌感染者，酌情选用抗生素。

【注意要点】

1. 单纯疱疹病毒可经口-呼吸道传染，也可通过皮肤、黏膜、眼角膜等病灶处传染。患者应避免接触儿童与幼婴。

2. 唇疱疹发病时一般没有全身症状或者比较轻，因此，治疗时应以局部抗病毒治疗为主。如果有全身较明显的症状时可采用全身抗病毒治疗。

3. 单纯疱疹病毒感染不会产生永久免疫力，唇疱疹可反复发作。因此，长时间应用抗病毒药会产生耐药，应注意更换抗病毒药物的种类。

4. 目前对于复发尚无理想预防办法，主要是尽量消除诱因。

## 三、带状疱疹

带状疱疹是由水痘-带状疱疹病毒所引起，以沿单侧周围神经分布的簇集性小水疱为特征，常伴有明显的神经痛。

【临床表现】

1. 可见于任何年龄，中老年人较易发生。

2. 发病有诱因，如受凉、过劳、创伤、免疫功能低下等。

3. 发病潜伏期约 1~3 周，前驱症状为微热、疲乏无力、食欲缺乏等。发病前局部可出现瘙痒、烧灼痛，局部皮肤发红。

4. 特征性表现　单侧发病，基本损害为在红斑基础上出现粟粒至绿豆大小成簇水疱，水疱较大，疱液透明，沿三叉神经某分支所支配的皮肤黏膜呈带状分布，病损不越过中线。黏膜水疱很快破溃，并融合成不规则的糜烂和溃疡。皮肤水疱破溃较缓，易形成结痂（图 8-3-8）。

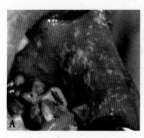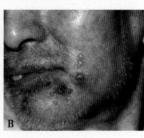

图 8-3-8　带状疱疹

A. 口腔黏膜：左颊及下唇内侧黏膜可见成簇小疱破溃所形成的溃疡，形状不规则，表面有黄色假膜，周围黏膜充血

B. 面部皮肤：沿三叉神经第三支分布，成簇透明小水疱呈带状排列，部分疱破溃形成结痂

（首都医科大学附属北京口腔医院供图）

5. 剧烈疼痛是带状疱疹的又一特征，疼痛的程度常随年龄的增长而加重。病愈后常有神经痛的后遗症，可持续数月至数年。

6. 发生在三叉神经眼支区域的带状疱疹，除剧烈疼痛外，还可并发角膜溃疡或全眼球炎。

7. 病毒侵入面神经的膝状神经节时，可出现味觉改变与面瘫。临床上常称为赖-亨（Ramsay-Hunt）综合征。

8. 病程有自限性，一般不再复发。

【诊断要点】

根据特征性的临床表现：单侧发病；沿三叉神经的某一支分布，皮肤和黏膜均可出现成簇聚集的水疱，发生在口腔黏膜的水疱破溃可形成溃疡；疼痛剧烈可以作出诊断，一般不需要实验室检查。

【鉴别诊断】

需要与原发性疱疹性口炎、疱疹性咽峡炎、手-足-口病等病毒感染性疾病进行鉴别。详见"单纯疱疹"。

【治疗要点】

1. 尽早应用抗病毒药，以减轻症状和缩短病程。如阿昔洛韦、伐昔洛韦、利巴韦林等。

2. 患者年龄越大，疼痛会越明显，因此在治疗上应同时给予止痛，如卡马西平、水杨酸类药物。

3. 根据患者全身情况，可应用免疫调节药物辅助治疗，如胸腺肽、免疫球蛋白。

4. 防止继发感染。

5. 神经营养药物，如维生素 $B_1$、$B_{12}$。

6. 口腔黏膜溃疡可选用消炎、防腐、止痛类药物。

7. 支持疗法，注意营养的补充。

【注意要点】

本病的病程有自限性，一般不再复发，但是疹后神经痛会持续一段时间，患者年龄越大，疹后神经痛越明显，时间也越长。

（关晓兵　王　智）

# 第四节　变态反应性疾病

## 一、药物过敏性口炎

药物过敏性口炎是药物通过口服、注射或局部涂搽、含漱等不同途径进入过敏体质者机体内引起的黏膜及皮肤的超敏反应性疾病。严重者可累及机体其他系统。引起药物过敏反应的药物很多，常见的有解热止痛药、安眠镇静药、磺胺类药、抗生素药等。而一些安全的药如维生素、中草药等也有致敏的可能。皮质激素类药物也有可能致敏。

【临床表现】

1. 药物引起变态反应需要一定的潜伏期，由初次24～48小时发作，反复发作缩短至数小时或数分钟。

2. 病损可单发于口腔，也可伴有皮肤或其他部位黏膜损害。口腔病损好发于唇、颊、舌和上腭。常见病损为单个或几个大小不等的水疱，水疱破溃后形成糜烂或溃疡，表面有黄白色渗出物，疼痛明显（图8-4-1）。

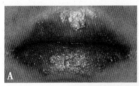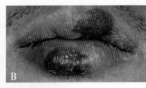
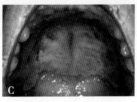

图 8-4-1　药物过敏性口炎
A. 唇红部密集黄色小疱　B. 唇红部大疱，
疱破糜烂面　C. 腭部广泛糜烂，黄色假膜
（中山大学光华口腔医学院附属口腔医院供图）

3. 皮肤病损好发于颜面部、四肢，常单个发生。表现为红斑、丘疹、大疱等，最常见的病损为圆形红斑。

4. 病损出现在比较固定的位置，又称为固定药疹。常见于唇部周围皮肤，多有色素沉着。发病时呈暗红色，边缘比较齐，圆形或椭圆形。

5. 重症药物超敏反应，又称莱氏综合征，可发生全身性广泛性大疱，波及全身体窍、黏膜和内脏，为急性发病，有较重的全身症状。

【诊断要点】

1. 有明确的用药史或曾有药物过敏史，用药和发病时间有因果关系。

2. 突然发生的急性炎症，口腔黏膜红肿、红斑、起疱，疱破溃形成糜烂面，渗出多。皮肤有红斑、疱疹及丘疹等病变。

3. 停用可疑致敏药物后，病损很快愈合。

【治疗要点】

1. 立即停用一切可疑致敏药物以及与其结构相似的药物。

2. 静脉注射维生素 C、10% 葡萄糖酸钙，可增加血管的致密性，减少渗出，减轻炎症反应。

3. 应用抗过敏药物，内服抗组胺类药物，如氯苯那敏、赛庚啶、苯海拉明。

4. 视病情轻重给予肾上腺皮质激素。轻症者可给泼尼松每日 15～30mg，分 3 次口服，控制病情后逐渐减量，病情一般在 1～2 周内可得到缓解；重症者可给氢化可的松 100～200mg、维生素 C1～2g 加入 5%～10% 的葡萄糖 1000～2000ml 中静脉点滴，每日 1 次。用药 3～5 日病情改善后，以适量泼尼松口服代替。

5. 为了预防继发感染，必要时谨慎选用一种与致敏药物在结构上不相似的抗生素。

6. 口腔局部以对症治疗及保持局部清洁、止痛消炎、预防继发感染为主。可用 0.05% 氯己定溶液等唇部湿敷及含漱。局部病损处涂抹消炎、防腐、止痛药膏，如抗生素及含肾上腺皮质激素的软膏等。皮肤病损可用 2% 硼酸钠或生理盐水洗涤后上消毒粉剂或炉甘石洗剂、氢化可的松霜等。局部使用的药物应排除引起变态反应者。

## 二、多形性红斑

多形性红斑又称多形性渗出性红斑，是黏膜皮肤的一种急性渗出性炎症性疾病。发病急，具有自限性和复发性。黏膜和皮肤可同时发病，或单独发病。病损表现为多种形式，如红斑、丘疹、疱疹、糜烂及结节等。

【诊断要点】

1. 多形性红斑为突然发生的急性炎症，发病与季节有关，春、秋季常见。

2. 诱发因素　有些患者能询问出发病前的用药史，或进食某些食物，接触某环境而诱发的疾病。

3. 口腔黏膜广泛的充血、发红、水肿，并有大面积糜烂，表面渗出多，形成厚的假膜；易出血，有剧烈疼痛。皮肤可见多种病损，如红斑、丘疹，特别是虹膜状红斑有诊断意义（图8-4-2）。

4. 病程短，发病有自限性和复发性。

5. 若出现口腔黏膜、皮肤、眼和生殖器黏膜等多腔孔损害，则不难诊断。

【鉴别诊断】

1. 疱疹性口炎　临床表现为口腔黏膜上小水疱有成簇性，由小水疱可融合成疱。除口周皮肤有时可见病损外，一般无皮损。

2. 寻常性天疱疮　临床表现为黏膜、皮肤的疱疹逐渐发生，一疱刚愈另一疱又起，发疱此起彼伏，为长期性。不似多形性红斑为急性发病，且病程有自限性，相对短暂。天疱疮病理变化为上皮内疱，有棘层松解现象；

**8**

而多形性红斑为基层下疱，无棘层松解，且可同时有斑疹、丘疹等其他病变。

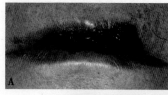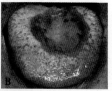

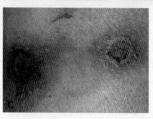

图8-4-2　多形性红斑

A. 唇红部血痂　B. 舌背糜烂，覆黄色假膜

C. 皮肤虹膜状红斑，中心起疱糜烂

（中山大学光华口腔医学院附属口腔医院供图）

【治疗要点】

1. 详细询问患者全身健康状况，有无慢性病灶，全身系统疾病或变态史。如吃某些特殊食物，如鱼、虾等，或使用某些香皂、某种药物是否曾出现变态现象。如发现可疑致敏物质，应立即隔离。

2. 如口腔内有根尖周炎、牙周炎或全身其他疾病时应进行治疗以除去可能的诱发因素。

3. 药物治疗　应特别注意给予泼尼松每日30～60mg，分3次口服，应在口腔糜烂和渗出症状控制后逐渐减量，同时给予抗组胺、葡萄糖酸钙、胃黏膜保护剂等药物。但应考虑患者身体正处于超敏阶段，反应性往往增高，因此要慎重，凡不急需之药可暂时不用，以防接触新的变应原而加重变态反应。

4. 支持治疗　给予高营养、高蛋白食物，大量维生素等以利于度过有自限性的病程。

5. 局部治疗 以对症治疗及保持局部清洁、消炎止痛、促进愈合，抗过敏治疗为主。

---

**要点提示**

多形性红斑的诊断主要根据发病急骤或反复发作、口腔黏膜病损、特征性皮肤多形性病损等临床表现。目前尚无特异性诊断方法，病理诊断意义多在于与大疱性疾病的鉴别诊断。多形性红斑的治疗应首先停用可疑药物或停止接触可疑致敏原。用药应慎重，不急需的药均暂时不用，以防接触新的变应原而加重变态反应。

---

# 第五节 唇舌疾病

**8**

## 一、慢性非特异性唇炎

慢性非特异性唇炎又称慢性唇炎，是不能归入各种有特殊病理变化或病因的唇炎，主要表现为唇部反复肿胀、脱屑、皲裂及痂皮，为临床常见病，病程迁延，反复发作。

【临床表现】

1. 上、下唇均可发病，更好发于下唇。

2. 反复发作，时轻时重，干燥季节加重，持续不愈。

【疾病分型】

1. **慢性脱屑性唇炎** 唇红部干燥、皲裂，表面有黄白色的脱屑，脱屑可没有疼痛地撕下，下面是鲜红的"无皮"样组织。口周皮肤和口腔内的黏膜组织常不会被累及（图8-5-1）。患者一般无症状，如果继发感染会出现局部肿胀、疼痛等表现。

2. **慢性糜烂性唇炎** 唇红部反复糜烂，有炎性渗出物，形成黄色结痂；如果有出血可形成血痂。痂皮脱落可形成糜烂面，疼痛明显（图8-5-2）。患者可有发胀、发痒的症状。

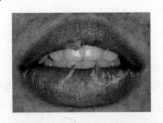

图 8-5-1　慢性脱屑性唇炎

唇红部干燥、皲裂，表面有黄白色脱屑

（中山大学光华口腔医学院附属口腔医院供图）

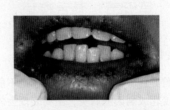

图 8-5-2　慢性糜烂性唇炎

唇红部反复糜烂，有炎性渗出物，形成黄色结痂或血痂

（中山大学光华口腔医学院附属口腔医院供图）

【诊断要点】

病程反复发作，时轻时重，尤其是在寒冷、干燥的季节里发生，唇红部出现的反复干燥、脱屑、渗出、结痂、疼痛等临床特点，在排除其他的特异性唇炎后可作出诊断。

【鉴别诊断】

1. 过敏性唇炎　有药物过敏史及用药史。

2. 唇扁平苔藓　扁平苔藓病损可见白色花纹。

3. 盘状红斑狼疮　下唇好发，病损区可越过唇红缘到达皮肤，中心略凹陷呈盘状，病损周围可见放射状细白条纹。

【治疗要点】

1. 避免一切外界刺激，纠正不良习惯。

2. 病情较轻者，可仅用医用甘油或金霉素甘油局部涂布治疗。

3. 慢性脱屑性唇炎　有脱屑、皲裂者可先用温水局部湿敷去除脱屑，涂布抗生素或激素类软膏，如金霉素眼膏、氟轻松软膏、曲安奈德乳膏等局部涂布。注意不可长期应用，每日只需涂布 6~8 小时即可。

4. 慢性糜烂性唇炎　以药液局部湿敷为主要治疗手段，用消毒抗炎液体（如 3% 硼酸溶液、5% 生理盐水等）或有清热解毒功效的中药药液（如五百液）的消毒纱布湿敷患处，每日 1~2 次，每次 15~20 分钟，待痂皮脱落后撒布皮质散、珍珠粉等。直至结痂消除，渗出停止，皲裂愈合，才能涂布软膏类药物。

5. 局部注射曲安奈德液、泼尼松龙混悬液等有助于促进愈合，减少渗出，但不可过繁，以每周 1 次，每次 0.5ml 为宜，一旦病情好转，即停止。

6. 维生素 A 每片 2.5 万 U，每日口服 1 片，可改善上皮代谢，减少鳞屑。

---

**要点提示**

慢性非特异性唇炎特指不能归入各种有特殊病理变化或病因的唇炎。而避免外界刺激、局部处理（湿敷、局部注射和涂布药物）、长期保湿是此病的首要治疗原则。

---

## 二、地图舌

地图舌是一种发生在舌黏膜浅层的非感染性舌炎。由于它的病损表现在舌面的不同部位，并可变换大小和形状，具有游走性的特点，所以又称游走性舌炎。儿童多发，尤以 6 个月~3 岁多见，也可发生在中青年。成

8

人常伴沟纹舌。

【临床表现】

1. 病变好发于舌尖、舌背和舌缘。

2. 病变部位由周边区和中央区组成，中央区表现为丝状乳头萎缩微凹，呈圆形或椭圆形红斑，单发或多发性，可扩大或融合，周边为丝状乳头增厚，呈白黄色稍微隆起的弧形边缘（图8-5-3）。

3. 病损具有游走性，可在一昼夜间改变其原来的形态和位置。病损一般不越人字沟。

4. 病变区一般无疼痛等不良感觉，但继发感染和受局部刺激后可有轻度麻木不适感。

5. 地图舌往往有自限性，间歇缓解期时黏膜恢复如常。

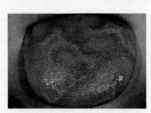

图8-5-3 地图舌
（中山大学光华口腔医学院
附属口腔医院供图）

【诊断要点】

儿童多发，女性发病多于男性。病变好发于舌尖、舌背和舌缘，具有形态不断变化的游走性特征。

【鉴别诊断】

1. 舌部扁平苔藓 以白色斑块或者条纹损害为主，呈灰白珠光色，由细小白纹构成，无昼夜间游走变位特征。

2. 萎缩性念珠菌感染 舌乳头萎缩多在舌背中、后方，逐渐发展到整个舌背，周边无明显高起的舌乳头。往往伴口干、烧灼感、口角炎，病损区涂片可见念珠菌菌丝。

【治疗要点】

1. 无症状者一般无需治疗。心理疏导比药物治疗更重要，以消除患者恐惧心理为主要治疗目标。

2. 伴发沟纹舌或者念珠菌感染者，局部抗炎和对症治疗，用3%~5%碳酸氢钠、0.05%氯己定等含漱控制感染，并保持口腔清洁。

3. 要避免食用热、辣、酸及干咸坚果等可对局部产生刺激作用的食物。

---

**要点提示**

地图舌是一种发生在舌黏膜浅层的非感染性舌炎。应掌握本病的临床表现特点，同时本病预后良好，且一般无明显不适感，所以一般不需要治疗。

---

**8**

### 三、沟纹舌

沟纹舌是较常见的舌疾病，舌背上呈纵横交叉的裂沟，又称为裂舌，常与游走性舌炎伴发。表现为舌背出现裂隙。

【临床表现】

1. 舌背出现大小、数目、形态及深度不一的裂纹或沟纹，也可发生在舌侧缘。

2. 沟底黏膜连续完整，沟底丝状乳头缺如，沟侧壁丝状乳头稀少，黏膜可因萎缩变薄而呈鲜红色。舌的软硬度及生理功能均正常（图8-5-4）。

3. 患者常无自觉症状，但继发感染会出现疼痛等自觉症状。

4. 沟纹舌常伴地图舌，舌体通常较肥大，可形成巨舌。

【诊断要点】

以沟深2mm以上，沟长15mm以上，且病程半年以上，有疼痛等自觉症状为诊断标准。

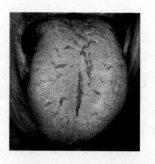

图 8-5-4 沟纹舌
（中山大学光华口腔医学院
附属口腔医院供图）

【鉴别诊断】

深沟纹应与舌开裂性创伤鉴别。后者常有创伤史、疼痛明显，舌黏膜连续性中断，有渗血。

【治疗要点】

1. 无症状者一般不需治疗，但要消除患者的恐惧心理。

2. 保持口腔卫生，清除滞留于沟内的食物残渣，可用清水或含漱液漱口。

3. 炎症时可局部应用消炎及抗感染药物，如可用 0.2% 氯己定、2% 碳酸氢钠等漱口。有疼痛症状者，可饭前局部用麻醉剂漱口。

4. 念珠菌感染用抗真菌治疗，可口含制霉菌素。

5. 伴有贫血或维生素缺乏者可用维生素 B 族、铁剂等内服。

6. 精神紧张者可口服谷维素、地西泮（安定）等。

7. 正中纵深沟裂疼痛难忍者，可考虑手术切除沟裂部位后拉拢缝合，恢复外形。

---

**要点提示**

沟纹舌是较常见的舌疾病，其诊断较易，一般对症治疗即可。临床上注意心理疏导，消除患者的恐惧感。

## 四、萎缩性舌炎

萎缩性舌炎是指由多种全身性疾病引起的舌黏膜的萎缩性改变。舌黏膜表面的舌乳头相继萎缩消失，舌上皮全层至舌肌均可能萎缩变薄，全舌色泽红，光滑如镜面，也可呈苍白，故又称光滑舌或镜面舌（图8-5-5）。

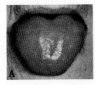

图 8-5-5　萎缩性舌炎

A. 萎缩性舌炎口内像　B. 临床生化检查报告

（中山大学光华口腔医学院附属口腔医院供图）

**【临床表现】**

1. 好发于有系统性疾病的中老年妇女

2. 舌背乳头萎缩，舌背光滑色绛红或苍白，无舌苔，口腔其他部位黏膜也可出现萎缩，进烫食、辛辣食物时烧灼感明显。

3. 严重时舌肌变薄而呈现舌体干瘦，累及食管时可出现咽下困难的症状。

4. 有的患者出现味觉异常或味觉丧失。

5. 干燥综合征引起者可同时有口干、眼干或者伴发结缔组织病症。

6. 念珠菌引起者表现为周界弥漫不清的红斑，可同时发生颊、腭、口角区的类似红斑，病损区涂片镜检可见菌丝，有口干、烧灼感或疼痛、发木感等。

**【诊断要点】**

1. 特有症状　舌乳头萎缩引起的舌光滑色红，似镜面。

2. 全身系统性疾病在其他系统的表现。进一步的血清铁浓度、总铁结合力、自身抗体检查、念珠菌检测等有助于明确病因和针对性治疗。

【鉴别诊断】

1. 舌扁平苔藓 可发生舌乳头萎缩变薄，呈鲜红色。但萎缩区周围常有珠光白色损害；萎缩区易发生糜烂。其他黏膜处可有白色角化条纹。

2. 慢性萎缩型念珠菌病 表现为边界不清的红斑和黏膜萎缩。其他处黏膜可有类似发红，可伴口角炎。病损区检查可见念珠菌菌丝。

3. 地图舌病损为游走性，病变周围 1mm 宽水肿，成周边凹陷高起的不规则图形。

【治疗要点】

1. 对症治疗 应停止吸烟、饮酒及尽量避免服用引起口干的药物如阿托品等，局部抗菌含漱漱口水，保持口腔卫生清洁；口干明显者可口服 1% 毛果芸香碱 1～2ml，枸杞酸糖浆 40ml，加蒸馏水至 200ml 配制的人工唾液。每日数次，每次约 10ml，含服。

2. 对因治疗

（1）正色素性大细胞贫血者：应口服叶酸 5～10mg，每日 3 次。胃肠道不能吸收者，可肌内注射亚叶酸钙 5～10mg，每日 1 次。

（2）低色素性小细胞贫血者：铁剂的补充以口服制剂为首选。餐后服用，减少对胃肠道刺激。忌与茶同服。每天服铁 150～200g。对于口服铁不能耐受，可改用胃肠外给药。常用右旋糖酐铁或山梨醇铁肌内注射。

（3）B 族维生素缺乏者：应以维生素 $B_{12}$ 500μg，肌内注射，每周 2 次。对于恶性贫血或全胃切除者需终身用维生素 $B_{12}$ 维持治疗。

（4）烟酸缺乏者：可给烟酸酰胺片 100mg，每天 2～3 片，每日 3 次，口服；或烟酸酰胺针剂，100mg/ml，每次 1 支，每日 1 次，肌内注射。

（5）念珠菌感染者：应抗真菌治疗。

**要点提示**

萎缩性舌炎是舌黏膜的萎缩性改变，呈特征性的光滑如镜面的特征。该病常由多种全身疾病引起，是潜在疾病的表现形式，所以需要对患者进行全面的了解和评估。其中对因治疗是治疗本病的关键之处。

（王 智）

**8**

# 第九章

## 口腔外科

### 第一节　牙拔除术

#### 一、适应证

1. **牙体缺损**　龋坏或破坏不可恢复或利用者。

2. **根尖周病**　不能通过根管治疗、根尖切除等方法治疗者。

3. **牙周病**　晚期牙周病。

4. **牙外伤**　冠根折应综合考虑，根中 1/3 折断等。

5. **错位牙**　影响功能美观、造成邻牙病变，不能用正畸等方法恢复正常位置者。

6. **额外牙**　影响正常牙萌出或错位者。

7. **埋伏牙、阻生牙**　引起邻牙牙根吸收、冠周炎、牙列不齐、邻牙龋坏者。

8. **滞留乳牙**　影响恒牙萌出者。

9. **治疗需要**　正畸治疗减数拔牙、义齿修复拔除、囊肿或良性肿瘤累及牙、放疗前拔牙等。

10. **病灶牙**　引起颌骨骨髓炎、牙源性上颌窦炎的病灶牙等。

11. **骨折**　颌骨骨折线上的牙、牙槽突骨折累及的牙等。

## 二、禁忌证

1. 心脏病  近期心肌梗死者；近期心绞痛频繁发作者；心功能Ⅲ～Ⅳ级或有端坐呼吸、发绀、颈静脉怒张、下肢水肿等；心脏病合并高血压者；三度或二度Ⅱ型房室传导阻滞、双束支阻滞、阿-斯综合征史者。

2. 单纯性高血压  >180/100mmHg 者。

3. 血液病  严重贫血者；中性粒细胞 $<1 \times 10^9/L$；急性白血病；高度恶性淋巴瘤；血小板 $<50 \times 10^9/L$；血友病等。

4. 糖尿病  空腹血糖 >8.88mmol/L 者。

5. 甲状腺功能亢进  静息脉搏 >100 次/分钟，基础代谢 >20% 者。

6. 肾脏疾病  急性肾病；慢性肾病失代偿期。

7. 肝炎  急性肝炎；慢性肝炎肝功能明显损害者。

8. 妊娠前 3 个月和后 3 个月。

9. 月经期  一般暂缓拔牙。

10. 感染急性期  口腔颌面部急性感染期。

11. 牙位于恶性肿瘤中或被肿瘤累及。

12. 长期抗凝药物应至少停药 3～5 天。

13. 长期应用肾上腺皮质激素。

14. 精神疾病  如帕金森、大脑性麻痹等无法合作者。

15. 乳牙拔除  应注意结合患儿年龄及牙根发育情况来判断乳牙的拔除时机。

## 三、全身疾病患者的围术期处理

1. 放疗

（1）术前评估（表 9-1-1）

（2）术中处理：①避免含肾上腺素的麻药；②提倡微创拔牙，保护血凝块；③限制单次拔牙数；④术前、术后预防性使用抗生素，常用克林霉素。

表 9-1-1 放疗患者的术前评估

| 项目 | 放射性骨髓炎发生率 |
|------|------------------|
| 放疗剂量 | <60Gy，低；>60Gy，高 |
| 照射范围 | 范围外低，范围内高 |
| 放疗与拔牙间隔时间 | 3 年内高；5 年后低 |

（3）术后处理：①氯己定漱口，戒烟戒酒，保持口腔卫生；②高压氧治疗，低强度超声等辅助预防。

2. 高血压

（1）术前评估：单纯性高血压 >180/100mmHg，绝对禁忌拔牙。

（2）术中处理：①避免含肾上腺素的麻药；②提倡微创拔牙，保护血凝块；③心电监护下拔牙；④术前药物控制性降压。

（3）术后处理：①老年患者需观察 30 分钟无出血，才能离开；②术后继续降压治疗。

3. 心脏病

（1）术前评估：长期服用抗血小板药，如小剂量阿司匹林等通常可不停药，或术前 3~5 天停药。长期使用肝素的在静脉注射 6 小时后、皮下注射 24 小时后方可进行手术。使用华法林的通常术前 1 周停药，且凝血酶原时间国际正常化比值（INR）应控制在 1.5~2。

（2）术中处理：①局麻药使用利多卡因为宜；②心瓣膜病患者术前 1 小时口服阿莫西林胶囊；③冠心病患者术前口服硝酸异山梨醇酯 5~10mg，或含硝酸甘油 0.3~0.6mg，术中血氧饱和度监测，必要时吸氧；④心电监护下拔牙，微创无痛。

（3）术后处理：①老年患者观察 30 分钟无出血方可离开；②术后恢复服用术前抗凝药物。

4. 糖尿病

（1）术前评估：空腹血糖控制在 8.88mmol/l 以下。

（2）术中处理：①局麻药使用利多卡因为宜；②接受胰岛素治疗者，应选择早餐后 1~2 小时拔牙；③拔牙前预防性使用抗生素；④术中严格消毒，微创拔牙；⑤控制单次拔牙数。

（3）术后处理：①术后继续使用抗生素 3~5 天；②保持口腔卫生，戒烟戒酒。

## 四、拔牙器械及用法

拔牙器械及用法见表9-1-2。

表9-1-2 拔牙器械用法及注意事项

| 拔牙器械 | 使用方法 | 注意事项 |
| --- | --- | --- |
| 牙钳 | 右手握持，钳柄置于手掌，示指及中指把握一侧钳柄，另一侧紧贴掌心，以无名指及小指深入两钳柄间分开钳柄。安放与患牙长轴平行，夹紧患牙，并向根方推进 | 牙钳的选择以合适为宜，可不拘于名称限制。使用时应保护邻牙、对𬌗牙及关节，避免暴力 |
| 牙挺 | 通常在患牙近、远中轴角处切入，以牙槽突顶为支点，残根断根在断面高的一侧切入，插入牙周间隙，旋转牙挺，结合小幅撬动，同时向根方推进，使牙脱位 | 决不能以邻牙作支点，除非邻牙要拔除。一般不以颊侧或舌侧骨板作支点。术中需保护，防止滑脱伤及邻近组织。用力方向应准确 |

9

续表

| 拔牙器械 | 使用方法 | 注意事项 |
|---|---|---|
| 刮匙 | 执笔式轻握,先探查再用力刮净 | 急性炎症期、有脓时及乳牙拔除后不宜搔刮 |
| 牙龈分离器 | 插入切口内,紧贴骨面,旋转式翻瓣 | 控制力量,避免暴力 |

### 五、拔牙的基本步骤

1. 麻醉 根据患牙位置和难易程度选择适宜的麻醉方法。

2. 分离牙龈 执笔式握牙龈分离器,紧贴牙面插入龈沟至牙槽突顶,分离唇(颊)和舌侧,再分离邻面。

3. 挺松患牙 水平插入法由患牙近远中轴角切入,以牙槽突为支点,垂直插入法由患牙近中插入,以牙槽中隔为支点。后者常用于阻生智齿拔除。

4. 安放牙钳 选用合适牙钳夹在患牙外形高点以下,钳缘与牙长轴平行一致。

5. 患牙脱位 通过摇动、扭转和牵引使患牙脱位。

6. 拔牙后检查及拔牙创处理 检查牙根是否完整,牙龈有无撕裂,牙槽窝有无异物、炎性肉芽组织、小囊肿,对牙槽窝进行清理复位,必要时缝合牙龈。消毒棉卷或纱布横架于牙槽突,咬紧30分钟后吐出。

7. 拔牙后注意事项 拔牙后24小时不可刷牙漱口,当日进软冷食物,避免患侧咀嚼,勿舔舐伤口,不可反复吸吮。

### 六、拔牙术的要点

1. 各类牙拔除的器械选择及步骤(表9-1-3)

表 9-1-3 各类牙拔除的器械选择及步骤

| 牙位 | 牙挺牙钳 | 步骤 |
|------|----------|------|
| 上颌切牙 | 上颌前牙钳，一般不用牙挺 | 上颌中切牙可扭转配合唇腭向摇动，松动后直线牵引拔除；<br>上颌侧切牙以摇动为主，向下前牵引并逐渐偏向远中 |
| 上颌尖牙 | 上颌前磨牙钳，一般不用牙挺 | 先向唇侧摇动，小幅扭转，最后唇向牵引拔除 |
| 上颌前磨牙 | 上颌前磨牙钳，一般不用牙挺或用窄喙直挺 | 先向颊侧小幅摇动，再转向腭侧，逐渐增大幅度向颊侧远中牵引拔除。不宜扭转，以免断根 |
| 上颌第一、第二磨牙 | 上颌磨牙钳，宽喙直挺或宽喙弯挺 | 先用牙挺挺松，再用牙钳先向颊侧后向腭侧缓慢摇动，最后向下、向远中颊侧牵引拔除 |
| 上颌第三磨牙 | 上颌第三磨牙钳（刺枪型）或上颌前磨牙钳、宽喙弯挺 | 用牙挺向后、下、外方施力挺松，用牙钳向下、远中颊侧牵引拔除 |
| 下颌切牙 | 下颌前牙钳，一般不用牙挺 | 先摇动，向唇侧上方牵引，不宜扭转。牵引时左手保护对牙 |

**9**

续表

| 牙位 | 牙挺牙钳 | 步骤 |
|------|---------|------|
| 下颌尖牙 | 下颌前磨牙钳，一般不用牙挺 | 先向唇侧，后向舌侧反复摇动，配合小幅扭转，最后向上、向唇侧牵引拔除 |
| 下颌前磨牙 | 下颌前磨牙钳，一般不用牙挺或用窄喙直挺 | 颊舌向摇动，配合小幅扭转，最后向上、颊侧、远中牵引拔除 |
| 下颌磨牙 | 下颌磨牙钳或牛角钳、宽喙直挺或宽喙弯挺 | 牙挺挺松患牙，颊舌向摇动向颊侧上方牵引拔除 |

2. 微创拔牙 应用微创器械及技术，尽可能地保留骨质，减小软硬组织损伤，减轻患者心理不适（表9-1-4）。

表 9-1-4 各牙位的分牙方式

| 牙位 | 分牙方式 |
|------|---------|
| 上颌磨牙 | Y 字形分为近颊根、远颊根及腭根，磨至根分叉处，以牙挺插至沟底旋转分牙 |
| 下颌磨牙 | 颊舌向分为近中、远中，磨至根分叉处，以牙挺插至沟底旋转分牙 |
| 前牙区埋伏牙 | 沿牙颈部磨除直径 2/3，牙挺插至沟底分开牙根牙冠。牙冠较大者可沿长轴分冠；牙根较长者可分 3 段拔除，先拔除中间段 |

续表

| 牙位 | | 分牙方式 |
|---|---|---|
| 断根、残根 | | 较大者沿牙根中间磨开，较小者沿牙根周围牙槽骨磨出沟槽，无炎症者可直接磨碎牙根 |
| 阻生第三磨牙 | 近中阻生 | 若为单根牙，在牙冠最高点或近牙颈部颊舌向分牙，牙钻斜向近中，在牙冠范围内切割，以牙挺插入沟底旋转分牙。如近中较大仍可沿长轴分为颊、舌两部分。若为双根牙，根分叉较大者，由殆面正中颊舌向平行牙长轴分为近中和远中部；若为多根牙，分为近中冠、远中根 |
| | 远中阻生 | 若为单根牙，从殆面正中偏近中处沿颊舌向，向远中牙颈部磨开，分为近中冠根部分及远中冠；若为多根牙，将其分为多个单根拔除 |
| | 垂直阻生 | 将远中部分去除，再利用远中空间，将近中部分向远中脱位、拔除 |
| | 水平阻生 | 将牙齿分成3部分。如中段阻力不大可直接挺出，如仍有阻力可将中段纵行切割，再分块去除 |

3. 新器械使用　应用45°仰角手机、超声骨刀、水激光代替凿骨劈冠分牙去骨。

七、术中、术后并发症及防治

1. 局麻并发症及防治（表9-1-5）。
2. 术中并发症及防治（表9-1-6）
3. 术后并发症及防治（表9-1-7）

表 9-1-5 局麻并发症及防治

| 并发症 | 原因 | 症状及体征 | 预防 | 治疗 |
|--------|------|------------|------|------|
| 晕厥 | 一般因恐惧、饥饿、疲劳、全身情况差、疼痛及体位不良引起 | 头晕、胸闷、面色苍白、冷汗、脉快而弱、恶心、呼吸困难等 | 做好术前思想工作，避免空腹手术 | 发生晕厥立即停止注射麻药，头低位，松解衣领、刺激呼吸，针刺人中、吸氧、补液 |
| 过敏反应 | 由于对局麻药物过敏引起 | 即刻反应为惊厥、昏迷、呼吸心搏骤停。延迟反应为荨麻疹、药疹、哮喘、过敏性紫癜等 | 详细询问过敏史，对酯类药物过敏者选用酰胺类药物 | 轻度反应可用言语安慰而无需治疗。较重者可给予安定并吸氧入。血压过高者可用肾上腺素或静注，亦可用肾上腺素能β受体阻滞剂对抗 |

9

306

| 并发症 | 原因 | 症状及体征 | 预防 | 治疗 |
|---|---|---|---|---|
| 过量反应 | 短时间内局麻药物的使用剂量过大 | 兴奋型为烦躁不安、多语、气急、多汗，血压升高，重者全身抽搐、发绀；抑制型迅速出现脉细、血压下降，神志不清，呼吸心搏骤停等 | 肾上腺素应严格按照要求进行配比，控制一次最大用量，且不应推注回抽，且不应推注过快 | 立刻停止注射麻药，轻微者平卧、松解衣领，使呼吸畅通，重度者予以吸氧、补液、抗惊厥，升压等 |
| 血肿 | 注射针刺破血管引起局部出血所致 | 黏膜下或皮下出现紫红色瘀斑或肿块 | 注射针尖不能有倒刺。尽量避免反复穿刺，扎破血管 | 应停止注射并拔出针头，术者可用手掌按压肿胀处数分钟，再用冰水冷敷，并酌情给予抗生素及止血药物。血肿一般在1~2天后即可逐渐消退，可用热敷促进吸收 |

**9**

续表

| 并发症 | 原因 | 症状及体征 | 预防 | 治疗 |
|---|---|---|---|---|
| 暂时性面瘫 | 进针角度不正确,麻醉周围其他神经所致 | 额纹消失、上睑下垂、鼻唇沟变浅、口角歪斜等 | 掌握正确的注射方法 | 一般不需要特殊处理,待麻药消退后即可恢复,但应向患者解释清楚以消除疑虑,使患者能继续配合治疗 |
| 暂时性牙关紧闭 | 注射不准确,麻醉药注入翼内肌或咬肌内所致 | 暂时性牙关紧闭 | 掌握正确注射方法 | 一般不需要特殊处理,大多于2~3小时自行恢复,但应向患者解释清楚以消除疑虑 |
| 暂时性视力复视或失明 | 注射时针头误入下牙槽动脉而未回抽,麻药入眶引起眼肌、视神经麻痹 | 暂时性视力复视或失明 | 推注麻药前,应回抽,且注射麻药速度不应过快 | 一般无需特殊处理,麻药消退后可自行恢复。但应向患者解释说明缓解其焦虑情绪 |

续表

| 并发症 | 原因 | 症状及体征 | 预防 | 治疗 |
|---|---|---|---|---|
| 注射区疼痛或感觉异常 | 麻醉药液变质或混入杂质或未配成等渗溶液，注射针头钝而弯曲，或有倒钩损伤组织、神经 | 注射区疼痛或感觉异常 | 注射前认真检查麻醉剂和器械，禁止使用变质的麻药和有倒钩的注射针头。局麻药最好现配现用 | 大多可自行恢复，应向患者做好解释说明工作。对于注射后发生的疼痛，可行局部热敷理疗、封闭，或给予消炎、止痛药物。对于术后麻木症状未自行消失者，应积极治疗，可采用针刺、理疗，给予激素、维生素 $B_1$ 或 $B_{12}$ 等治疗 |

**9**

表 9-1-6 术中并发症及防治

| 并发症 | 原因 | 预防 | 治疗 |
|---|---|---|---|
| 牙根折断 | 常见因牙钳选择不当，钳夹位置不当，牙冠破坏广泛，死髓牙、根管治疗后的牙体脆性大，牙根变异等引起 | 掌握解剖结构，熟练操作手法，总结临床经验 | 断根原则上均应取出，综合断根情况，创伤大小，并发症等考虑，如对患者有利者可不取 |
| 软组织损伤 | 牙龈损伤多因牙龈分离不彻底，牙钳安放错误引起牙龈撕裂。组织损伤因下唇麻醉后破钳柄夹伤，器械使用时滑脱刺伤及口底、黏膜瓣牵拉撕裂等 | 规范操作，彻底分离，操作时保持稳定支点，避免过度牵拉 | 撕裂牙龈，黏膜复位缝合，牙挺穿刺伤可不缝合 |

续表

| 并发症 | 原因 | 预防 | 治疗 |
|---|---|---|---|
| 骨组织损伤 | 施力过大或突然暴力 | 术前仔细评估，操作避免突然暴力 | 骨折片与牙根粘连者，应分离黏骨膜再取出牙根，避免强行拔除。牙已拔除，骨片一半以上无骨膜附着，应取出骨片，修整边缘后缝合，若骨片大部有骨膜附着者可复位后直接缝合。下颌骨骨折按颌骨骨折的处理原则及时处理 |
| 邻牙、对颌牙损伤 | 邻牙损伤多因牙挺支点不当，牙钳过宽。对牙损伤因过大牵引力脱位时未保护对颌牙引起 | 选择合适牙钳，正确使用牙挺、牙钳，牵引脱位时注意左手保护 | 一般不需要特殊处理，但应向患者解释清楚 |
| 神经损伤 | 多因翻瓣时切断或牵拉引起 | 术前仔细评估，避免盲目操作 | 应减轻水肿，营养神经为主 |

续表

| 并发症 | 原因 | 预防 | 治疗 |
|---|---|---|---|
| 颞下颌关节损伤 | 多因开口过大、时间过长出现脱位 | 术中保护颞下颌关节 | 关节复位、绷带固定、局部热敷 |
| 断根移位 | 多因取根时盲目操作，断根进入解剖薄弱区如上颌窦、舌下间隙、鼻腔等 | 直视下操作，避免暴力 | 断根原则上均应取出 |
| 口腔上颌窦交通 | 多因上颌磨牙取根时牙根移位、窦底穿孔，或过度搔刮引起 | 避免暴力 | 已有穿孔者，<2mm 可按拔牙术后常规处理，保护血凝块，待其自然愈合；2～4mm，可将牙龈拉拢缝合，进一步保护血凝块，>7mm 需邻近组织瓣关闭创口 |

9

表 9-1-7　术后并发症及防治

| 并发症 | 原因 | 预防 | 治疗 |
|---|---|---|---|
| 拔牙后反应性疼痛 | 因软组织和骨组织损伤引起 | 减小拔牙创伤，保护血凝块 | 一般牙拔除后创伤小，可不用止痛剂；创伤大的术后常规使用镇痛剂 |
| 术后肿胀反应 | 多因创伤大，翻瓣术后引起 | 肾上腺皮质激素与麻药混合注射，黏骨膜瓣切口不越过移行沟底，切口缝合不可过紧 | 术后冷敷，加压包扎 |
| 术后开口困难 | 拔牙时肌肉创伤，反射性肌痉挛或关节损伤引起 | 切口翻瓣适度，减轻创伤 | 明显开口受限，可热含漱或理疗 |
| 拔牙后出血 | 多数因局部因素引起，包括残留炎性肉芽组织、软组织及硬组织损伤，血管破裂等引起，少数因全身因素引起 | 术前询问病史，仔细评估，采取预防措施 | 对拔牙后出血，先注意全身体征情况；出血量大，应完善血液相关检查；有全身背景的出血，应结合输血输液等治疗。局部检查应在局麻下进行，取出血凝块，查找出血点，判断出血原因。局部组织损伤的撕裂间缝合，放置碘仿海绵或纱条等。血液流入邻近间隙者，可形成血肿、瘀斑，一般不做特殊处理，较大者抗菌药物预防感染，理疗促进吸收 |

9

续表

| 并发症 | 原因 | 预防 | 治疗 |
|---|---|---|---|
| 拔牙术后感染 | 多因残留肉芽组织、牙片、骨片、牙石等引起慢性感染。少数因急性炎症期拔牙引起 | 选择合适拔牙时机，牙拔除后仔细清理用牙创 | 慢性感染在局麻下搔刮清理异物，重新形成血凝块愈合。急性感染多为咽峡前间隙感染，应沿舌神经走行切开引流，结合使用抗菌药物 |
| 干槽症 | 病因目前尚不明确，考虑为多因素综合作用引起 | 减少拔牙创伤，保护血凝块，填塞碘仿海绵，注意口腔卫生和术后休息 | 已形成干槽症者应在局麻下彻底清创，密填塞缝合，10天后取出碘仿纱条 |
| 皮下气肿 | 术中牵拉过度或术后反复漱口、吹气使气体进入组织引起 | 避免翻瓣过大，牵拉过度，术后避免漱口吹气 | 已有皮下气肿者一不做特殊处理 |

9

## 八、进入上颌窦的牙根取出方法

1. 首先判断牙根位置

（1）牙根完全进入上颌窦：牙槽窝内不见牙根，根尖上方探及大空腔，鼻腔鼓气时牙槽窝漏气，X 线示牙根位于窦腔内。

（2）牙根穿破窦底，黏附于窦底黏膜：一般为慢性炎症的断根，可有牙槽窝漏气，X 线示牙根位于窦底穿通处边缘。

（3）牙根未穿破窦底，移至窦底黏膜下方：无牙槽窝漏气，X 线示牙根未超越上颌窦底。

2. 取出方法

（1）颊侧做梯形瓣，去除颊侧骨板至窦底水平，若牙根未完全进入上颌窦，则此时可直视发现并取出，若完全进入，则向上去除窦前壁骨板，直至找到牙根。

（2）冲洗法：调节上颌牙𬌗平面与地面平行，向远中用力冲向上颌窦上壁，使水流向后，再向前下流动，经扩大穿孔流出。

3. 创面处理

（1）窦底穿孔较大者按口腔上颌窦瘘处理，穿孔小者按一般拔牙后处理。

（2）术后应使用抗生素和滴鼻剂，防止上颌窦感染。

# 第二节　修复前外科

修复前外科是指为使义齿取得良好的固位和稳定，有效地行使咀嚼功能的外科技术。

义齿修复的口腔组织要求应具备：骨组织有足够软组织覆盖；无倒凹、悬突、锐利嵴突或骨尖；唇舌侧有足够深度；上、下颌牙槽突关系良好；无妨碍义齿就位的肌纤维、系带、瘢痕、软组织皱襞或增生。

为达到上述要求，手术包括初期准备手术和二期准备手术。初期在拔牙时或拔牙后修复前进行。分为软组织准备和硬组织准备。前者包括系带矫正、瘢痕切除、高附着肌矫正、牙槽突表面软组织覆盖、牙龈成形术等。后者包括牙槽突修整术、骨隆突修整术等。二期准备手术为矫正长期戴义齿引起的牙槽突萎缩，瘢痕形成，因牙槽突及覆盖组织形态改变发生的损伤等，包括增生物切除、瘢痕切除、唇颊沟加深、牙槽突增高等。

## 一、牙槽突修整术

1. **适应证** 妨碍义齿戴入和就位的畸形，引起局部疼痛的骨尖、骨嵴，突出的骨结节或倒凹，上前牙牙槽突的前突等。

2. **时机** 拔牙后 2~3 个月、拔牙创基本愈合时进行，也可在拔牙时同期修整明显骨突。

3. **麻醉** 根据手术范围行局部浸润或组织麻醉。

4. **手术方式**

（1）切口：小范围修整术做弧形切口，较大范围可做角形切口，无牙颌大范围修整术可做梯形切口。所有牙槽突顶部切口均应位于唇颊侧，纵行切口不可损伤颏神经，不可越过前庭沟。

（2翻瓣：从唇颊侧骨板光滑处开始，尽量少暴露正常骨面。

（3）去骨：去骨量适中，尽量不降低牙槽突高度，保持圆弧形外形。去骨后磨平骨面，清理骨屑。

（4）缝合：复位软组织瓣，缝合伤口，1 周后拆线。

孤立小骨尖可用钝器垫纱布直接锤击挤压平复。留存过久的孤立牙应在拔牙后即可修整。多个牙拔除后轻度上颌前突的可在拔牙后将牙槽中隔去除，然后将唇侧骨板凿断，向腭侧压迫。

## 二、腭隆突修整术

1. **适应证** 造成义齿就位困难、翘动、压痛的过高、过大的腭隆突。

2. 麻醉　双侧腭大孔阻滞麻醉。

3. 手术方式

（1）切口：从腭正中切开，前后两侧做松弛切口。

（2）翻瓣：翻起黏骨膜瓣，注意保护腭大动脉，如有损伤必须结扎或烧灼止血。

（3）去骨：将腭隆突用钻呈十字纵形分割成多个小块，再用单面凿分次去除小块骨质，骨凿斜面应与腭板平行相贴，再用大球钻平整骨创面。

（4）缝合：切除多余黏膜瓣，缝合伤口。用碘仿纱布打包或腭托压迫，防止血肿。3 天后拆包，1 周后拆线。

### 三、下颌隆突修整术

1. 适应证　影响语言及义齿就位的下颌骨舌侧骨疣。

2. 麻醉　下牙槽神经、舌神经阻滞麻醉。

3. 手术方式

（1）切口：沿舌侧牙龈缘切开，不做松弛切口。

（2）翻瓣：翻起黏骨膜瓣，至隆突下缘即可，不向口底延伸。

（3）去骨：用钻从隆突上缘于下颌骨骨壁临界处磨一沟槽间隙，骨凿插入旋转即可折裂隆突，也可用薄的骨凿沿颌骨体方向凿去骨隆突，取出折裂骨块，大球钻磨平骨面。

（4）缝合：切除多余黏膜瓣，缝合伤口，1 周后拆线。

### 四、上颌结节肥大修整术

1. 适应证　上颌结节肥大致过大倒凹或咬合距离降低，影响义齿戴入者。

2. 麻醉　上牙槽神经阻滞麻醉。

3. 手术方式

（1）伴纤维组织增生肥厚者，采用牙槽突顶入路。

将顶部软组织楔形切除达骨面，切口两侧组织做黏膜下切除，取出多余骨组织，平整、冲洗、修剪后缝合。

（2）无软组织肥厚者，采用侧方入路。

（3）切口：位于颊侧，平行于𬌗面，由后向前经颧牙槽嵴下方达骨面，近中或两侧做松弛切口至牙槽突顶。

（4）翻瓣：翻起黏骨膜瓣。

（5）去骨：去除多余骨质。

（6）缝合：从横切口上方游离，加深颊沟，将黏骨膜瓣滑行向上缝合。术后立即戴上边缘已延伸的义齿，以维持颊沟深度。

## 五、牙槽突重建术

1. 适应证　严重萎缩的牙槽突，尤其下颌因骨量不足，单纯唇颊沟加深术等软组织手术不能使义齿获得足够固位力者。

2. 手术方式

（1）自体骨牙槽突加高术

1）适应证：上颌牙槽突完全吸收，口腔前庭与腭呈水平状；下颌体高度不足 10mm，尤其因颌骨肿瘤、创伤致下颌下缘以上部分缺损者。

2）方法：采用自体髂骨、颅骨外板等用螺钉固定于牙槽突表面，软组织无张力严密缝合，或夹层植骨，即下颌牙槽突水平骨切开，舌侧牙槽突骨块上移，在骨块与颌骨体之间植入髂骨，固定缝合。后者适用于 55 岁以下，牙槽突无明显吸收的无牙颌，下颌骨高度 13mm 以上，下颌管位于牙槽突顶下者。

（2）生物材料人工骨植入术：一般使用颗粒状或块状生物材料植入，创伤小，但塑性难，创口易开裂。

## 六、唇颊沟加深术

1. 目的　改变黏膜及肌的附着位置，使之下移，加深唇颊沟，相对增加牙槽突高度，从而增加义齿稳定和固位。

2. 原则　裸露软组织应有上皮覆盖，以防术后收缩；局部软组织不足时应采用组织移植（腭黏膜或皮片）保证无张力缝合；应预计术后组织收缩的程度，尤其游离移植或局部瓣，一般手术做一定量过矫正；断层皮片移植时，皮片越厚，收缩越小。

## 七、唇系带矫正术

1. 适应证　唇系带附丽过度接近牙槽嵴顶，妨碍义齿固位或小儿唇系带附丽中切牙间，影响牙的正常排列。

2. 手术方式　局部浸润麻醉下，用一直止血钳平行贴于牙槽骨唇面，并推进至前庭沟夹住系带，将上唇牵开呈直角，另一直血管钳平贴上唇，与已夹住系带的止血钳成直角相抵夹住系带，在两止血钳外侧切除系带，潜行游离创口，拉拢缝合。

## 八、舌系带矫正术

1. 时机　出生后几周严重的舌固连，可立即以剪刀剪断舌系带矫正，一般先天性舌系带异常在 2 岁时矫正为宜。

2. 手术方式　局部浸润麻醉下，以缝线通过舌中央距舌尖 1.5cm 处做牵引使舌系带紧张，从舌系带中央垂直切开约 2~3cm，与口底平行，使开口时舌尖能接触上前牙舌面为止，纵行拉拢缝合创面。术中注意保护下颌下腺导管和乳头。

## 九、口腔上颌窦瘘

1. 拔牙术中出现的口腔上颌窦交通，详见牙拔除术章节。

2. 慢性瘘管应先控制上颌窦感染，行上颌窦冲洗，并予以滴鼻剂和抗生素。

3. 手术方式　可重复用硝酸银等烧灼瘘管上皮，也可用器械刮除上皮，使其自然愈合。仍不愈合者，以颊瓣或腭瓣无张力缝合关闭瘘口。

## 第三节　颞下颌关节疾病

### 一、颞下颌关节紊乱病

病因尚不明确，多数学者认为是多因素发病，一般认为与心理社会因素、牙𬌗因素、免疫因素、关节负荷过重、关节解剖因素等相关。颞下颌关节紊乱病发展分为三个阶段：功能紊乱阶段、结构紊乱阶段和关节器质性破坏阶段；主要表现为下颌运动异常、疼痛、弹响和杂音。分为咀嚼肌紊乱疾病类、关节结构紊乱疾病类和关节炎性疾病类（包括滑膜炎、关节囊炎）、骨关节病或骨关节炎。

1. 咀嚼肌紊乱疾病类　为关节外咀嚼肌疾病，关节结构本身正常。经适当治疗可痊愈，也可进一步发展成结构紊乱或器质性病变（表9-3-1）。

表 9-3-1　咀嚼肌紊乱疾病类的治疗

| 分类 | 临床表现 | 治疗 |
|---|---|---|
| 翼外肌功能亢进 | 开口过大呈半脱位，开口末闭口初弹响。弹响在一侧时，开口末下颌偏向健侧。无关节区疼痛，无压痛 | 主要调节翼外肌功能，0.5%利多卡因封闭治疗，1次/日，5~7次一疗程，配合肌训练 |
| 翼外肌痉挛 | 咀嚼及开口时钝痛，下关穴及上颌结节后上方压痛，开口中度受限，无弹响，开口下颌偏向患侧 | 主要解除肌痉挛，消除或减弱诱因；如理疗，2%利多卡因封闭治疗，中药局部热敷 |

续表

| 分类 | 临床表现 | 治疗 |
| --- | --- | --- |
| 咀嚼肌群痉挛 | 主要闭口肌群痉挛,不自主肌肉抽搐、肌痛和严重开口受限,伴头痛,病期长,反复发作 | 理疗、稳定殆板、服用镇静、肌松弛剂等,必要时痉挛肌内注射类肉毒毒素 |
| 肌筋膜痛 | 局限性持久性钝痛,有明确部位,有压痛,压痛点敏感时称为扳机点,压迫可引起远处部位牵涉痛和不适感。开口轻度受限,用力开口可到正常范围,但有疼痛 | 非甾体类抗炎镇痛药物、理疗等;必要时2%利多卡因封闭治疗 |

2. 关节结构紊乱疾病类 为关节盘、髁突和关节窝间的正常结构关系紊乱,有的可治愈,也可进一步发展成器质性病变(表9-3-2)。

表9-3-2 关节结构紊乱疾病类的治疗

| 分类 | 临床表现 | 治疗 |
| --- | --- | --- |
| 可复性盘前移位 | 开口初弹响,严重可发展为开口中期甚至开口末期弹响,开口型在弹响前偏向患侧,弹响后回到中线。X线可见关节后间隙变窄,前间隙变宽。MRI见关节盘前移位。常伴发翼外肌痉挛和关节滑膜炎或关节囊炎 | 无功能障碍者,嘱关节保护,避免咬硬物,局部热敷等。伴关节滑膜炎或肌筋膜痛症状时积极对症治疗 |

续表

| 分类 | 临床表现 | 治疗 |
|---|---|---|
| 不可复性盘前移位 | 典型关节弹响病史，继之间断性关节绞索史，进而弹响消失，开口受限，开口下颌偏患侧，关节区疼痛，被动张口不能增大 | 开口受限时间较短者，2%利多卡因关节腔内注射后手法复位使之开口正常，转变为可复性盘前移位，再按可复性盘前移位处理。开口受限时间较长、关节疼痛、功能受限严重者，可予以关节镜外科治疗 |
| 关节囊扩张伴关节盘附着松弛 | 由翼外肌功能亢进发展所致，主要症状与翼外肌功能亢进相似，开口过大，均有半脱位，常伴关节滑膜炎。造影见关节囊扩张和关节盘附着松弛 | 先2%利多卡因1ml关节囊内注射，再用硬化剂5%鱼肝油酸钠0.25~0.5ml关节腔内注射，配合肌训练 |

3. 关节炎性疾病类

（1）临床特征：各种原因造成的大开口或外伤致滑膜或关节囊的急性炎症，或殆创伤引起的慢性炎症。滑膜炎主要为关节运动时局部疼痛，且随向后上方的关节负重压力加大而加重，有的可因关节腔内积液致关节区轻度肿胀，局部压痛，同侧后牙不能紧密咬合。关节囊炎症状与滑膜炎相似，但压痛点主要在关节外侧。

（2）治疗：口服非甾体类抗炎镇痛药物，辅以理疗。如无明显疗效可采用关节封闭治疗。

4. 骨关节病（骨关节炎）类 为关节骨、软骨和关节盘的退行性改变，以非手术治疗为主（表9-3-3）。

表9-3-3 骨关节病的治疗

| 分类 | 临床表现 | 治疗 |
|---|---|---|
| 关节盘穿孔 | 由关节盘移位发展而成。最常见为关节盘双板区破裂。开闭口、前伸、侧方运动的任何阶段有多声破碎音，开口型歪曲，关节区疼痛。常伴关节滑膜炎的临床症状 | 遵循合乎程序的、以保守治疗为主的综合治疗。对经综合治疗后仍有严重症状者，才采用手术治疗。关节盘穿孔在双板区可修复者不宜摘除，穿孔在关节盘本体部位不可修复者行关节盘摘除术 |
| 关节骨质退行性变 | 由关节结构紊乱发展而来，也可单独发生。主要在开闭口运动中有连续摩擦音，为捻发音或揉玻璃纸样音。关节功能可代偿良好。伴滑膜炎时可有开口受限、开口痛、咀嚼痛等。X线示关节骨硬化、破坏、囊样变及骨赘形成 | 同关节盘穿孔破裂型。经保守的综合治疗后仍反复发作影响功能者，可采用髁突修整术或髁突高位切除术 |

9

续表

| 分类 | 临床表现 | 治疗 |
|------|---------|------|
| 关节盘穿孔、破裂 关节骨质退行性变 | 为此两型综合 | 为此两型综合 |

## 二、颞下颌关节强直

颞下颌关节强直可由颞下颌关节紊乱发展而来，也可继发于外伤、炎症、肿瘤等，根据病变部位可分为关节内强直和关节外强直，根据病变性质分为纤维性强直和骨性强直。

1. 临床诊断（表9-3-4）

表9-3-4 关节强直的鉴别

| 鉴别要点 | 关节内强直 | 关节外强直 |
|---------|-----------|-----------|
| 病因 | 邻近器官化脓性炎症、关节损伤 | 坏疽性口炎、颌骨骨折、烧伤、放疗 |
| 病理 | 关节的纤维性强直或骨性强直 | 颌间组织的瘢痕挛缩 |
| 开口困难 | 进行性开口困难 | 因瘢痕程度而异 |
| 面下部发育 | 下颌骨畸形 | 软组织畸形 |
| 𬌗关系 | 严重咬合错乱 | 轻度咬合错乱 |
| 髁突活动度 | 小或无 | 因瘢痕程度而异 |

续表

| 鉴别要点 | 关节内强直 | 关节外强直 |
| --- | --- | --- |
| X线检查 | 关节间隙模糊或消失，关节窝及髁突不规则破坏或融合成骨球 | 关节间隙可变窄，髁突、关节窝正常 |

2. 治疗　以外科手术治疗为主，如髁突切除术、颞下颌关节成形术等。

3. 注意要点

(1) 根据病史、症状及辅助X线片或关节造影等诊断颞下颌关节紊乱病并不困难。因本病类型较多，治疗各异，故应作出具体类型的诊断，如翼外肌痉挛、可复性关节盘前移位等。

(2) 引起开口受限的疾病可分为关节内疾病或全身性疾病累及关节和关节外疾病两大类。前者包括颞下颌关节化脓性关节炎、类风湿关节炎累及颞下颌关节、创伤性关节炎等。后者包括各种肌病、颌面部感染、颌面部骨折、破伤风、癔症、冠突过长及关节外肿瘤等。

(3) 颞下颌关节紊乱以保守治疗为主，采用对症治疗和消除或减弱致病因素相结合的综合治疗。治疗关节局部症状的同时应改进全身状况和患者的精神状态。

### 三、颞下颌关节脱位

尤其是可复性急性前脱位在口腔急诊中较为常见，详见第三章。

## 第四节　颌面部神经疾患

### 一、三叉神经痛

三叉神经痛是指在三叉神经分布区域内出现阵发性、

针刺样、电击样剧烈疼痛，历时数秒至数分钟，疼痛呈周期性发作，间歇期无症状。任何刺激口腔颌面部的"扳机点"可引起疼痛。多发生于中老年人，女性多见，多为单侧。分为原发性和继发性。原发性三叉神经痛病因尚不明确，有中枢病因学说和周围病因学说等。继发性三叉神经痛主要为颅中窝和颅后窝的颅内病变、病灶感染及传染病等引起。

1. 临床诊断

（1）临床表现：在三叉神经某分支区域内，骤然发生闪电样剧烈疼痛，可自发，也可因刺激"扳机点"引起。"扳机点"为三叉神经分支区域内某个固定的局限的小块皮肤或黏膜，其特别敏感，可为一个或多个。由于此点一触即发，故患者不敢触碰。疼痛性质为电击、针刺、刀割或撕裂样剧烈疼痛，痛不欲生，患者为减轻疼痛而做出各种特殊动作，如手掌用力揉搓患侧面部、一连串迅速咀嚼动作、牙关紧咬、伸舌、咬唇、咂嘴等。发作时常伴面部表情肌抽搐，口角牵向患侧。有时可出现痛区潮红，结膜充血，流泪、流汗、流涎及患侧鼻腔黏液增多等，称为痛性抽搐。发作多在白天，每次数秒至数分钟，之后突然停止，间歇期无任何疼痛症状。疾病发展，间歇期会缩短。病程周期性发作，每次持续数周或数月，其后一段自动的暂时缓解期。部分与气候有关，春季及冬季易发病。部分患者误以为牙痛，故可有拔牙史。原发性三叉神经痛无论病程长短，均无神经系统阳性体征。继发性三叉神经痛可有阳性体征。

（2）检查：可采用拂诊、触诊、压诊、揉诊，对常见扳机点进行检查。其中眼支为眶上孔、上眼睑、眉、前额及颞部等；上颌支为眶下孔、下眼睑、鼻唇沟、鼻翼、上唇、鼻孔下方或口角区、上颌结节或腭大孔等；下颌支：颏孔、下唇、口角区、耳屏部、颊黏膜、颊脂垫尖、舌颌沟等，并观察开闭口及舌运动时有无疼痛。

感觉功能：探针轻划（触觉）与轻刺（痛觉），比较患侧与健侧。如痛觉散失，以试管盛冷热水行温觉检查，如痛觉与温觉均丧失而触觉存在，可能是三叉神经脊束核受损。角膜反射：患者向一侧注视，以棉絮由外而内轻触角膜。如一侧三叉神经受损，刺激患侧角膜双侧均无反应，刺激健侧角膜可引起双侧反应。腭反射：以探针或棉签轻划软腭边缘，可引起软腭上提，当一侧反射消失，则表明该侧腭后神经或蝶腭神经受损。

运动功能：表现为咀嚼肌麻痹，紧咬牙时咬肌松弛无力。在初步确定疼痛分支后，可以 1%～2% 利多卡因在神经孔行阻滞麻醉，以阻断相应神经干，为诊断性封闭。第一支为眶上孔及其周围；第二支为眶下孔、切牙孔、腭大孔、上颌结节或圆孔；第三支为颏孔、下牙槽神经孔或卵圆孔。在封闭上述各神经干后，如果疼痛停止，1 小时内不发作（可通过刺激"扳机点"测试），则可确定是相应分支的疼痛。

（3）辅助检查：拍摄颅脑 CT、MRI 等排除继发性三叉神经痛。

2. 治疗 包括药物治疗、针刺疗法、理疗、注射治疗、射频温控热凝术、经皮穿刺半月神经节微球囊压迫术、三叉神经根微血管减压术、三叉神经周围支切断撕脱术等。

药物治疗中，以卡马西平首选，从最小剂量开始逐渐增加至理想剂量，既能控制疼痛，又不引起不良反应，以最小有效量维持，当疼痛完全消失达 4 周，可逐渐减量。

3. 注意要点

（1）原发性三叉神经痛临床表现典型，容易诊断，但应明确病变的具体分支。

（2）继发性三叉神经痛其疼痛不典型，常呈持续性，一般发病年龄较小，病程短，应着重怀疑肿瘤的可能性。怀疑为继发性三叉神经痛时，需要拍摄颅脑 CT、MRI 等以明确诊断。

（3）临床上应与牙源性疾病相鉴别，避免盲目拔牙。

## 二、舌咽神经痛

舌咽神经痛指发生在舌咽神经分布区域的阵发性剧烈疼痛。其病因尚不明确，可能为舌咽神经及迷走神经脱髓鞘性变，也可继发于外伤、炎症、肿瘤等。

1. 临床诊断 以 35～50 岁，男性多见。阵发性剧痛位于扁桃体区、咽部、舌根部、颈深部、耳道深部及下颌后区等处。间歇性发作，昼夜均有阵痛，早晨与上午较频繁，也可在睡眠时发作。持续数秒至数分钟，可为针刺样、刀割样、烧灼样、电击样阵痛，也可为痛性抽搐。多为一侧，开始于舌根部或扁桃体区，并向耳部放射。存在"扳机点"，常位于扁桃体部、外耳道及舌根等处，吞咽、咀嚼、打哈欠、咳嗽可诱发。有时可引起晕厥、抽搐和癫痫发作，可伴心律不齐甚至心跳停搏。

2. 治疗 包括药物治疗、封闭治疗、射频温控热凝术、手术治疗等。其中治疗原发性三叉神经痛的药物均可应用于治疗本病。

3. 注意要点 需与三叉神经痛、茎突过长、鼻咽癌等鉴别。

## 三、面神经麻痹

面神经麻痹是指部分或完全丧失面神经功能，主要表现为面部表情肌群运动功能障碍，也称面瘫。分为中枢性面神经麻痹和周围性面神经麻痹。中枢性面神经麻痹，又称核上瘫，病变发生在面神经核以上的神经元，表现为病变对侧睑裂以下颜面表情肌瘫痪，常伴有与面瘫同侧的肢体瘫痪，无味觉和唾液分泌障碍。周围性面神经麻痹，又称核下瘫，病变发生在面神经纤维，表现为病变侧全部表情肌瘫痪（除提上睑肌），如眼睑不能闭合、不能皱眉、额纹消失、口周肌群瘫痪等，可伴有听觉改变、舌前 2/3 味觉减退、唾液分泌障碍，最多的是贝尔面瘫。

贝尔面瘫是临床上常见病因不明的急性单侧周围性

面神经麻痹，有部分或完全性面瘫，两侧均可发生，并有自限性。可能与病毒感染相关。临床表现为起病急，无自觉症状，可于数小时或1~2天内达到完全面瘫。面瘫症状包括前额纹消失、不能皱眉，患侧口角下垂、健侧口角向上歪斜，不能紧密闭口，不能鼓腮吹气，上、下眼睑不能闭合，睑裂扩大、闭合不全。用力闭眼时眼球转向外上方，称贝尔征。

1. 临床诊断　临床检查包括味觉检查、听觉检查、泪液检查等。根据诊断结果以明确面神经损害部位（表9-4-1）。

表9-4-1　面神经麻痹的临床诊断

| 损伤部位 | 对应症状表现 |
| --- | --- |
| 茎乳孔以外 | 面瘫 |
| 鼓索至镫骨肌神经节 | 面瘫、味觉丧失、唾液腺分泌障碍 |
| 镫骨肌至膝状神经节 | 面瘫、味觉丧失、唾液腺分泌障碍、听觉改变 |
| 膝状神经节 | 面瘫、味觉丧失、唾液腺泪腺分泌障碍、听觉改变 |
| 脑桥至膝状神经节 | 面瘫，轻度感觉与分泌障碍，如损害听神经可发生耳鸣、眩晕 |
| 核性损害 | 面瘫、轻度感觉与分泌障碍，展神经核可麻痹，累及皮质延髓束可发生对侧偏瘫 |

永久性面神经麻痹是由于肿瘤压迫或累及面神经、外伤和手术意外损伤面神经等引起的不可逆的面神经麻痹。临床表现与其他原因所致的中枢性或周围性面神经麻痹相同，不同的只是面部表情肌功能未恢复。用肌电仪和电兴奋性测验无反应或不出现电位变化。

2. 治疗　治疗分为急性期、恢复期及后遗症期。急性期为发病 1~2 周，主要是控制组织水肿，改善局部血液循环，减少神经受压，应用糖皮质激素联合抗病毒药物治疗。地塞米松 10mg 静脉滴注 7~10 天，泼尼松 30mg/d 口服 5 天，逐渐减量至停药，疗程共 10~14 天。抗病毒药物可选择阿昔洛韦或利巴韦林口服或静脉滴注。另可给予维生素 $B_1$、$B_{12}$ 促进神经鞘修复。此期可做热敷，但不宜针刺电针等治疗。恢复期为第 2 周末至 1~2 年，主要是使神经传导功能恢复和加强肌收缩，给予神经营养药物，并给予肌电刺激、针刺等。进行面肌的被动和主动运动。后遗症期为发病 2 年后，按永久性面神经麻痹处理，主要是手术治疗，包括神经吻合术、神经游离移植术、面神经横跨移植、带蒂或不带蒂肌瓣和肌筋膜移植等。

3. 注意要点

（1）此病预后取决于病损严重程度及治疗是否及时得当，80% 可在 2~3 个月内恢复，可用肌电图与电兴奋性测验判断预后。

（2）为预防本病，应防止面部，特别是耳后部受风寒。

## 四、面肌痉挛

面肌痉挛又称面肌抽搐症，为阵发性、不规则的半侧面部肌群不自主抽搐或痉挛。通常发生于一侧面部，多起于眼轮匝肌，逐渐向整个面部表情肌蔓延。病因尚不明确。原发性面肌痉挛是血管或血管襻移位压迫到出脑干的面神经根部，导致面肌阵发性抽搐。继发性面肌痉挛是继发于面神经麻痹或肿瘤、外伤、炎症、脱髓鞘等病变导致的面神经损伤。

1. 临床诊断 多发生于中年以后，女性多于男性。疾病早期抽搐多先从眼轮匝肌开始，呈间歇性，以后逐渐扩展至同侧其他面部表情肌，以口角肌抽搐最明显。肌抽搐程度轻重不等，紧张或疲倦使之加重，睡眠时减轻。多为一侧，少数伴面部轻度疼痛，舌前味觉消失。

神经系统检查无其他阳性体征。晚期可伴有面肌轻度瘫痪，缓慢进展，一般不能自愈。肌电图显示肌纤维震颤和肌束震颤波。

需与继发性面肌痉挛、眼睑痉挛、三叉神经痛、舞蹈病及手足徐动症鉴别。

2. 治疗　包括药物治疗、注射治疗、理疗、针刺疗法、射频温控热凝法、手术治疗等。注射 A 型肉毒毒素是目前首选方法，在痉挛肌内注射小量 A 型肉毒毒素可产生麻痹，使痉挛减弱或消除，疗效持续 3 ~ 6 个月，一年注射 2 ~ 4 次。注射后可能出现暂时性眼睑下垂、视力障碍、复视等，但大多数可于数日后消退。

3. 注意要点　继发性面肌痉挛应积极治疗原发病。

（卓群豪　应彬彬）

**9**

# 第十章

## 口腔颌面部感染

口腔颌面部感染途径主要有：牙源性、腺源性、创伤性、血源性、医源性，以牙源性感染最为常见。常见的病原菌有：葡萄球菌、链球菌、大肠杆菌、铜绿假单胞菌（绿脓杆菌）、白色念珠菌、变形杆菌、类杆菌、放线菌等，口腔颌面部感染多为混合性感染。口腔颌面部感染的临床表现：局部症状主要表现为红、肿、热、痛、功能障碍；常见的功能障碍有张口受限，进食、吞咽困难，甚至出现呼吸困难等。全身症状表现不一，一般全身表现为畏寒、发热、乏力、头痛、食欲降低，轻者无明显全身症状。

## 第一节 智齿冠周炎

冠周炎是指牙齿萌出过程中或阻生牙萌出不全，牙冠周围软组织发生的炎症。智齿冠周炎是指第三磨牙萌出过程中或第三磨牙阻生萌出不全，牙冠周围软组织发生的炎症。

【临床诊断】

1. 智齿冠周炎多见于青壮年，多发生于下颌第三磨牙。

2. 患者多以"牙痛"、"张口受限"就诊。

3. 多有反复发作的病史，炎症控制后可无任何症状。

4. 智齿冠周炎无冷热刺激痛，当出现冷热刺激痛时，应注意第三磨牙本身及相邻的第二磨牙有无龋坏。

5. 口腔检查　第三磨牙周围软组织红肿，盲袋形成，盲袋溢脓，可见或探及萌出不全的第三磨牙。

6. 下颌智齿冠周炎反复发作可形成面颊瘘或在下颌第一磨牙颊侧形成瘘管，应与下颌第一、第二磨牙炎症所形成的瘘管鉴别。

7. X 线检查可见未萌出或阻生的第三磨牙。

【治疗】

以局部治疗为主，伴发有全身症状或患有糖尿病等基础疾病的患者可考虑全身应用抗菌药物。

1. 冠周盲袋局部冲洗　可选用 3% 过氧化氢溶液（双氧水）、0.1% 氯己定溶液（洗必泰）、1 ∶ 5000 高锰酸钾溶液与生理盐水交替反复冲洗冠周盲袋，至溢出液清亮为止。每日冲洗 1 ~ 3 次。

2. 冠周盲袋内置药　冠周盲袋冲洗后，擦干局部，用探针蘸 2% 碘酒、碘甘油或浓碘甘油（改良台氏液）、复方碘化锌甘油（台氏液）将药置于盲袋内。每日 1 ~ 3 次。

3. 切开引流　冠周脓肿形成后应切开引流，并放置引流条。

4. 漱口水含漱　可用温热水、0.12% ~ 0.2% 的氯己定含漱液等漱口剂含漱。

5. 全身应用抗菌药物　伴有全身症状或有糖尿病等基础疾病的患者可考虑全身使用抗菌药物。一般采用口服。宜选药物：阿莫西林、甲硝唑。可选药物：乙酰螺旋霉素、交沙霉素。

6. 炎症控制后第三磨牙的处理　对于第三磨牙位置不正，无足够萌出位置，无对颌牙，没有保留价值的第三磨牙在炎症控制后应及早拔除，如有颊瘘，拔牙同时搔刮、切除瘘管；冠周龈瓣切除，对于有足够萌出位置且牙位正常，有保留价值的第三磨牙，在炎症控制后，

**10**

局麻下切除龈瓣，以消除盲袋，避免冠周炎的复发。

【注意要点】

1. 盲袋冲洗一定要到位，冲洗针头应伸入到盲袋内。

2. 盲袋内置药前应擦干局部，必要时隔湿；所置药物一定要到袋底部。

3. 应用腐蚀性强的药物时，应注意保护正常牙龈及口腔黏膜，避免药液烧灼正常牙龈及口腔黏膜。

4. 注意及时消除上颌第三磨牙对下颌第三磨牙冠周软组织的创伤影响。

5. 注意下颌智齿冠周炎感染扩散（图 10-1-1）。

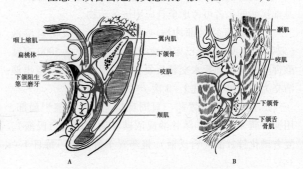

图 10-1-1　下颌第三磨牙冠周炎感染扩散途径

A. 水平面观（向前后、内外扩散途径）

B. 冠状切片面观（向上下扩散途径）

# 第二节　口腔颌面部间隙感染

## 一、口腔颌面部各间隙感染临床及治疗共同点

口腔颌面部间隙概念：口腔颌面部一些解剖结构由致密的筋膜包绕，在筋膜间、筋膜与肌肉间、肌肉与肌肉间、肌肉与骨膜间有彼此相连的疏松结缔组织、脂肪

组织充填及神经、血管、淋巴管穿行，形成潜在的间隙。口腔颌面部间隙是指这些潜在间隙。

口腔颌面部间隙感染概念：指发生在口腔颌面部筋膜间，筋膜与肌肉间，肌肉与肌肉间，肌肉与骨膜间潜在间隙疏松结缔组织的急性化脓性炎症，炎症呈弥散性者称为蜂窝织炎，局限性者称为脓肿。

口腔颌面部间隙感染途径特点：口腔颌面部感染均为继发性感染，常见的感染途径为牙源性或腺源性感染扩散所致，外伤性、医源性（如麻醉穿刺）、血源性少见。

口腔颌面部感染病原菌特点：口腔颌面部间隙感染多为需氧菌和厌氧菌混合感染。

【临床诊断】

1. 常有感染源原发病的病史，如智齿冠周炎、根尖周炎、牙周炎、淋巴结炎等，或有间隙被侵入可能带进细菌导致感染的病史，如颌面部外伤、间隙内注射穿刺等。

2. 感染间隙区域红、肿、热、痛，并常出现功能障碍。主要的功能障碍有张口受限，吞咽、咀嚼、语言，甚至呼吸困难。

3. 判断脓肿形成　局部有波动感；治疗无明显疗效，体温、白细胞计数仍高，局部跳痛，红肿压痛，水肿明显；穿刺抽出脓性分泌物；影像学检查有助于脓肿的判断。

4. 临床检查可发现原发病灶，如冠周炎、根尖周炎、淋巴结炎等。

5. 可出现明显的全身症状，如全身不适、畏寒、发热、头痛、食欲减退等。

6. 实验室检查　常可见白细胞计数和白细胞分类计数的改变、血沉加快等。

7. 影像学检查　有助于判断病原灶；了解脓肿是否形成，脓肿的部位等；排除其他疾病的继发感染（如囊肿、肿瘤等）。常用的 X 线检查有曲面体层 X 线片、

CT 等。

【治疗】

治疗从三个方面考虑：局部治疗；全身抗菌药物的应用；全身支持疗法。

1. 局部治疗　包括：感染早期局部治疗；脓肿切开引流；病原灶的治疗。

（1）感染早期局部治疗：感染早期为弥散性急性蜂窝织炎，局部发红，扪及较硬。局部可采用热敷：用温热水、50% 硫酸镁溶液湿热敷。外敷消炎止痛的药物有：鱼石脂软膏、六合丹、金黄膏（散）等。促进炎症吸收消散。

（2）脓肿切开引流。

（3）及时处理原发病灶。

2. 全身抗菌药物的应用原则（摘自《抗菌药物临床应用指导原则》）

（1）尽早进行病原微生物检查和药敏试验。

（2）根据感染来源和临床表现等推断可能的病原菌，立即开始抗菌药物的经验治疗。

（3）联合应用抗需氧菌和抗厌氧菌药物，初始治疗宜静脉给药，病情明显好转后可改肌注或口服。

（4）获知病原菌及药敏试验结果后，结合经验治疗的效果调整用药。

3. 全身支持疗法

（1）高热的对症治疗：高热可以进行物理降温，物理降温效果不佳，必要时给予药物治疗。

（2）注意水电解质及酸碱平衡，有高热，进食困难或食欲差，应注意水电解质及酸碱平衡。

（3）注意患者已患有的慢性疾病的变化，及时调整治疗，如糖尿病、高血压等。防止已患慢性疾病的加重及影响感染的治疗。

（4）注意严重并发症的发现与早期防治，如败血症、脓毒血症、海绵窦血栓性静脉炎、脑膜炎、脑膜脓肿等。

（5）注意全身营养。

【注意要点】

口腔颌面部脓肿切开引流术的注意事项：

（1）准确判断脓肿的形成，一般在切开引流术前可穿刺，进一步证实脓肿的形成、脓肿的部位，引导分离深部的脓肿，排除其他不宜切开引流的疾病，如较深部的冷脓肿。

（2）切口尽量选择在脓肿的最低位，以利于引流。

（3）考虑引流切口对美观的影响，切口应尽量隐蔽，尽量顺皮纹，在保证充分引流的情况下，控制切口长度，减少瘢痕畸形。

（4）注意保护神经、血管，分层次切开，分离至脓腔。除脓肿表浅几乎破溃，可直接切至脓腔外，一般口内切口应分层切开黏膜、黏膜下；口外切口分层切开皮肤、皮下、颈阔肌，用血管钳分离至脓腔。咬肌间隙、翼下颌间隙、颞间隙感染切开引流还需将肌肉附着、骨膜切开，由骨面分离至脓腔。

（5）轻柔准确分离，保证分离到位，尤其存在多个脓腔时，既要分离到位，又要避免过度分离造成组织不必要的损伤及感染扩散。

（6）多间隙脓肿切开，选择低位间隙切开，便于向其他间隙分离及贯通引流。

（7）当多间隙感染不是所有感染间隙均形成脓肿时，只对形成脓肿的间隙切开，切忌向未形成脓肿的间隙分离。脓肿切开后治疗恰当，其他间隙感染可能会控制，炎症吸收消散。

（8）口底腐败坏死性蜂窝织炎或颌周多间隙感染出现呼吸困难、吞咽困难，应尽早广泛切开引流。

（9）保持引流通畅，选择适当的引流条，一般选择橡皮条，深部的脓肿，引流道周围有肌肉组织，为保证引流通畅，可选用橡皮管、乳胶管等。脓肿切开出血明显的，当天可采用各种形式的纱条填塞，待次日更换适当的引流条。

**10**

## 二、口腔颌面部各间隙感染临床及治疗特点

在"口腔颌面部各间隙感染临床及治疗共同点"中已介绍各间隙感染的共同特点，以下对各间隙感染的临床及治疗的共同点不再赘述，只介绍各间隙感染在临床和治疗中所独有的特点。

（一）眶下间隙感染

眶下间隙位于上颌骨前壁与表情肌之间，上界为眶下缘，下界为上颌骨牙槽突，内界鼻侧缘，外界为颧骨（颧大肌）。间隙中有眶下孔穿出的眶下神经、血管以及眶下淋巴结。此外，还有行走于肌间的内眦动脉、面静脉及其与眼静脉、眶下静脉、面深静脉的交通支。

【临床诊断】

1. 感染来源　主要来自上颌尖牙、前磨牙及上颌切牙的感染；上唇基底部脓肿扩散，偶见上颌窦炎及上颌骨骨髓炎穿破骨膜所致。

2. 眶下区红、肿，眼睑水肿，眼裂变小，鼻唇沟消失。

3. 口腔前庭龈颊沟肿胀、压痛，上唇及颊部可出现反应性肿胀。

4. 脓肿形成，在眶下区表面及龈颊沟处可扪及波动感。

5. 炎症激惹眶下神经，引起不同程度的疼痛。

6. 感染向上可向眶内扩散，形成眶内蜂窝织炎，眼球突出，胀痛。

7. 感染可沿面静脉、内眦静脉、眼静脉向颅内扩散，并发海绵窦血栓性静脉炎。

【治疗】

在口内上颌尖牙及前磨牙唇侧口腔前庭黏膜转折处做横行切口，切开骨膜达骨面，用血管钳向尖牙窝方向分离（图10-2-1）。

【注意要点】

眶下间隙的感染可经行走眶下间隙区域肌间的面静脉及眼静脉、内眦静脉向颅内扩散，并发海绵窦血栓静脉炎。切开引流要通畅，勿施挤压，以防感染向颅内扩散。

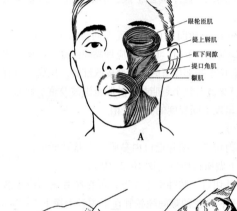

眼轮匝肌
提上唇肌
眶下间隙
提口角肌
颧肌

A

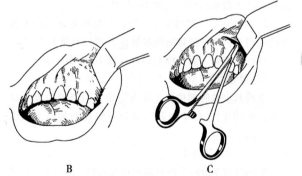

B      C

图 10-2-1 眶下间隙脓肿切开引流术

A. 眶下间隙的解剖位置 B. 口内切口线 C. 分离脓腔

（二）颊间隙感染

广义上的颊间隙指位于颊部皮肤与颊黏膜之间颊肌周围的间隙，上界为颧骨下缘；下界为下颌下缘；前界为颧骨下缘至鼻唇沟经口角至下颌骨下缘的连线；后界浅面相当于咬肌前缘，深面为翼下颌韧带。间隙内含有蜂窝组织、脂肪组织及颊脂垫、面神经分支、腮腺导管、

防损伤颞肌的神经、血管及破坏颞肌的功能。

2. 颞间隙感染易发生边缘性骨髓炎。

3. 颞深间隙的感染可直接从骨缝或经进入脑膜的血管扩散，导致脑膜炎、脑脓肿。

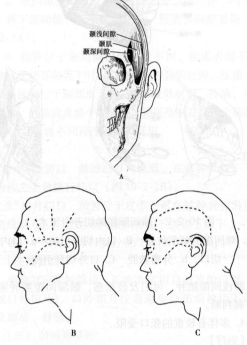

颞浅间隙
颞肌
颞深间隙

A

B                    C

图 10-2-3 颞间隙脓肿切开引流术
A. 颞间隙的解剖位置 B. 直切口 C. 弧形切口

（四）颞下间隙感染

颞下间隙位于面侧深区，前界为上颌骨的后壁；后界为茎突及茎突诸肌；内界为蝶骨翼突外板的外侧面；外界为下颌升支上部分及喙突、颧弓；下界为翼外肌的下缘，以翼外肌的下缘平面与下方的翼下颌间隙分界。间隙内有翼静脉丛，上颌动、静脉及分支，三叉神经上、下颌支的分支。

【临床诊断】

1. 感染来源　上颌磨牙的感染扩散而致；相邻间隙感染扩散，如翼下颌间隙、颞间隙、咬肌间隙、颊间隙；上颌结节、圆孔、卵圆孔阻滞麻醉带入感染。

2. 颞下间隙深在，感染早期面部红肿不明显，可出现面侧深部疼痛，开口受限；随着感染发展，颧弓上、下及乙状切迹、下颌升支后方区域可出现肿胀，口腔上颌结节处前庭沟红肿、压痛。

3. 颞下间隙感染与相邻间隙感染同时存在时，临床上常有相应间隙感染的症状。

【治疗】

1. 口内切口　在上颌结节外侧前庭沟黏膜转折处切开，以血管钳沿下颌升支喙突内侧向后上分离至脓腔（图 10-2-4）。

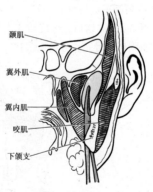

颞肌
翼外肌
翼内肌
咬肌
下颌支

图 10-2-4　颞下间隙脓肿
切开引流术

2. 口外切口　沿下颌角下做弧形切口，向上分离通过下颌升支后缘与翼内肌之间至脓腔。

【注意要点】

1. 颞下间隙位于颅底，颞下间隙的感染可借眶下裂、卵圆孔、棘孔、翼丛，分别向眶内、颅内扩散，导致眶内、颅内感染。

**10**

2. 间隙深在，应准确及时判断脓肿形成，及时引流，防止感染扩散。

（五）咬肌间隙感染

咬肌间隙位于咬肌与下颌支外侧骨壁之间，前界为咬肌前缘，后界为下颌支后缘，上界为颧弓下缘，下界为下颌角及下颌下缘。

【临床诊断】

1. 感染来源 主要来源于下颌智齿冠周炎、下颌磨牙的根尖周炎、牙槽脓肿。

2. 咬肌区红、肿，常以下颌角区为中心，肿胀区域发硬、压痛，明显的张口受限。

3. 咬肌肥厚、坚实，脓肿形成时常难以扪及波动感，常经穿刺诊断。

【治疗】

1. 绕过下颌角的下颌下切口 绕过下颌角在距下颌下缘 2cm 处做约 3～5cm 切口，分层切开皮肤、皮下、颈阔肌，以及咬肌附着及骨膜，分离至脓腔（图 10-2-5）。

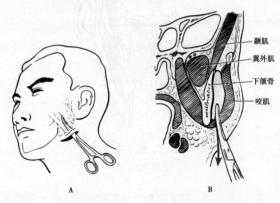

A 颞肌
翼外肌
下颌骨
咬肌
B

图 10-2-5 咬肌间隙脓肿切开引流术

A. 切口 B. 分离进入脓腔

2. 下颌下切口 脓肿位于间隙前部，可做平行于下颌下缘的直行切口。

【注意要点】

咬肌间隙感染易发生边缘性骨髓炎。当边缘性骨髓炎形成，在脓液减少后，早期应施行病灶清除术。

（六）翼下颌间隙感染

翼下颌间隙位于下颌升支内侧与翼内肌之间，上界为翼外肌的下缘；下界为下颌角、下颌支内侧翼外肌附着处；前界为翼下颌韧带、颊肌、颞肌、下颌支前缘；后界为下颌支后缘及腮腺。间隙内有下颌神经分支及下牙槽动、静脉穿行（图10-2-6A）。

【临床诊断】

1. 感染来源 常见为下颌智齿冠周炎及下颌磨牙的各种炎症扩散；下牙槽神经阻滞麻醉导致感染；下颌磨牙、第三磨牙拔除术创伤过大，牙、残根被冲入间隙内；其他间隙感染扩散。

2. 间隙深在，面部红肿不明显，面侧深部疼痛；张口受限，下颌角、下颌支后缘内侧肿胀，深压痛，口内翼下颌皱襞处黏膜红肿、压痛。

3. 脓肿形成临床难以触及波动，多需穿刺判断。

【治疗】

1. 口内切口 下颌支前缘稍内侧，即翼下颌皱襞稍外侧，纵行切开2~3cm，用血管钳分开颊肌，沿下颌支内侧进入翼下颌间隙。因常有张口受限，口内切口不常用（图10-2-6B）。

2. 口外切口 从下颌支后缘绕过下颌角，距下颌下缘2cm处做长3~5cm的切口，切开皮肤、皮下、颈阔肌分离至下颌角下缘，在下颌角内侧切开翼内肌附着及骨膜，向上分离至间隙（图10-2-6C）。

【注意要点】

间隙深在，常需穿刺判断脓肿形成，及时切开引流（图10-2-6D）。

（七）舌下间隙感染

舌下间隙位于口底黏膜与下颌舌骨肌及舌骨舌肌之间，前界及两外侧界（前外侧界）为下颌骨舌骨线以上

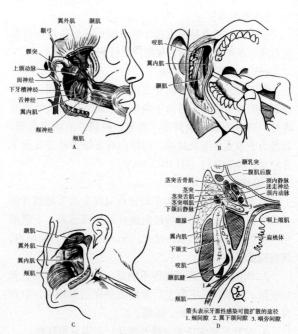

图 10-2-6　翼下颌间隙脓肿切开引流术

A. 翼下颌间隙的解剖位置　B. 口内切开引流　C. 口外
切开引流　D. 翼下颌间隙与咽旁间隙的解剖毗邻关系

**10**

的下颌骨体内侧面；后界为舌根部。颏舌肌及颏舌骨肌将舌下间隙分为左、右两部分，两者在舌下肉阜深面相联通，舌下间隙内有舌下腺、下颌下腺导管、舌神经、舌下神经及舌下动静脉。舌下间隙向后上与翼下颌间隙、咽旁间隙相通，向后下与下颌下间隙相通（图 10-2-7A）。

【临床诊断】

1. 感染来源　多来源于下颌牙的感染；口底黏膜损伤及溃疡；舌下腺、下颌下腺及导管的炎症。

2. 一侧或双侧舌下区口底红肿、压痛；脓肿形成可扣及波动感；舌体抬高运动受限，语言不清，进食吞咽困难疼痛。

3. 严重者双侧口底明显肿胀，舌体明显抬高，不能完全闭口，流涎，甚至出现呼吸困难。

【治疗】

1. 口内切开　在肿胀最明显处，做平行并靠近下颌体内侧的口底黏膜切口，切开黏膜进入脓腔。注意勿损伤舌神经、舌动脉、下颌下腺导管（图 10-2-7B）。

2. 与下颌下间隙同时感染时，应做下颌下间隙感染的口外切开引流，即能达到舌下间隙感染引流目的。

【注意要点】

舌下间隙感染注意观察，应保持呼吸道通畅。

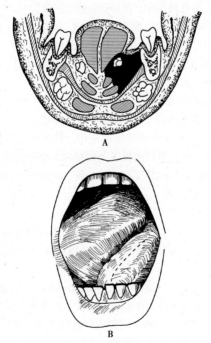

图 10-2-7　舌下间隙脓肿切开引流术

A. 舌下间隙的解剖位置　B. 口内切开引流

（八）咽旁间隙感染

咽旁间隙位于咽上缩肌与翼内肌、腮腺深叶之间。

前界为翼下颌韧带及下颌下腺上缘，后界为椎前筋膜，底在上为颅底的颞骨和蝶骨，尖向下达舌骨，呈一倒立锥形间隙。

咽旁间隙由茎突及茎突诸肌分为前、后两部分，分别称为咽旁前间隙、咽旁后间隙。咽旁前间隙较小，内有咽深动、静脉及淋巴，咽旁前间隙隔咽上缩肌与腭扁桃体相邻；咽旁后间隙较大，内有颈内动、静脉，第9～12 对脑神经及颈深上淋巴结。

【临床诊断】

1. 感染来源　多为牙源性，特别是下颌智齿冠周炎，以及腭扁桃体炎、相邻间隙感染扩散。

2. 咽侧壁红肿、腭扁桃体突出，肿胀可波及同侧软腭、舌腭弓、咽腭弓，腭垂被推向健侧。

3. 患者感吞咽疼痛，进食困难，张口受限，如伴有喉头水肿，可出现声音嘶哑。

4. 脓肿形成的判断

（1）脓肿局限，在咽侧壁扪及波动感。

（2）一般由于咽旁间隙深在，脓肿的确诊需经穿刺。穿刺部位可经口内翼下颌皱襞进入咽旁间隙；或从颈部下颌支后缘皮肤穿刺，经过翼下颌间隙穿过翼内肌进入咽旁间隙。

【治疗】

1. 口内切口　翼下颌皱襞内侧，纵行切开黏膜、黏膜下，用血管钳沿翼内肌内侧分离进入咽旁间隙（图10-2-8A）。

2. 口外切口　距下颌骨下缘 2cm 做围绕下颌角约 5cm 左右弧形切口，分层切开皮肤、皮下、颈阔肌，沿翼内肌内侧分离达咽旁间隙内。由口外途径切开引流，不如口内途径易于达到脓腔，除严重的张口受限，一般应选口内途径切开引流。

【注意要点】

1. 咽旁间隙内尤其咽旁后间隙有重要的血管、神经，切开引流时黏膜切口不宜过深，分离要稳、准、轻柔，以防误伤大血管和神经。

2. 咽旁间隙感染易扩散引起严重的并发症，临床应注意（图 10-2-8B）。

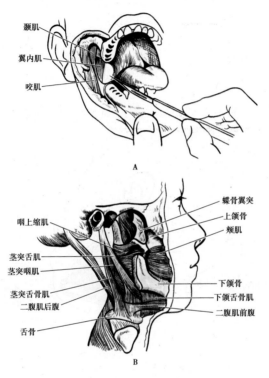

**A**

**B**

图 10-2-8 咽旁间隙脓肿切开引流术

A. 口内切开引流　B. 咽旁间隙与下颌

下间隙的毗邻关系

（九）下颌下间隙感染

下颌下间隙位于下颌体内侧，与二腹肌前后腹所构成的三角，内含下颌下腺，淋巴结，面动、静脉，面神经下颌缘支，舌神经及舌下神经。下颌下间隙与舌下间隙、翼下颌间隙、咽旁间隙、颏下间隙相通（图 10-2-9）。

【临床诊断】

1. 感染来源　多见于下颌智齿冠周炎；下颌后牙感染；下颌下淋巴结炎；下颌下腺炎等，及邻近感染所致。

2. 下颌下区红肿、压痛，早期发硬，脓肿形成可扪及波动感，可出现轻度张口受限。

【治疗】

沿下颌骨下缘下 2cm 处做平行下颌骨的切口，切开皮肤、皮下、颈阔肌，用血管钳分离进入间隙。

【注意要点】

下颌下间隙感染应注意与下颌下区化脓性淋巴结炎、下颌下腺炎相鉴别。

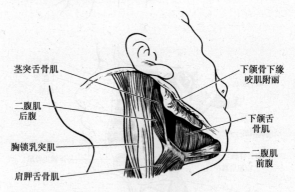

图 10-2-9　下颌下间隙的解剖位置

（十）颏下间隙感染

颏下间隙由左、右二腹肌前腹与舌骨所构成，为颏下三角内的单一间隙。内含淋巴结，颏下间隙借下颌舌骨肌、颏舌骨肌与舌下间隙相隔，两侧与下颌下间隙相邻。感染可相互扩散（图 10-2-10）。

【临床诊断】

1. 感染来源　下颌前牙的感染；颏下急性淋巴结炎；邻近的间隙感染。

2. 颏下区皮肤红肿、压痛，脓肿形成可扪及波动感。

【治疗】

在颏下肿胀最突出的部位做平行于下颌骨下缘的切口，切开皮肤、皮下，钝性分离至脓腔。

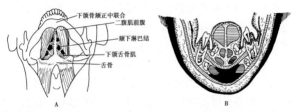

下颌骨颏正中联合
二腹肌前腹
颏下淋巴结
下颌舌骨肌
舌骨

A                                      B

图 10-2-10　颏下间隙解剖位置及脓肿形成

A. 颏下间隙的解剖位置　B. 颏下间隙脓肿

（十一）口底多间隙感染

口底多间隙感染又称口底蜂窝织炎，系指包括双侧舌下、下颌下及颏下多间隙的广泛性、急性蜂窝织炎。感染可能是由金黄色葡萄球菌为主引起的化脓性口底蜂窝织炎；也可能是厌氧菌及腐败坏死性细菌引起的腐败坏死性口底蜂窝织炎，后者又称为路德维希咽峡炎，在临床上局部及全身均较严重。

【临床诊断】

1. 感染来源　可来源于下颌牙的根尖周炎、牙周脓肿、冠周炎、颌骨骨髓炎的感染扩散，或下颌下腺炎、淋巴结炎、口底软组织或颌骨损伤。

2. 化脓性口底蜂窝织炎的病原菌主要是葡萄球菌、链球菌；腐败坏死性口底蜂窝织炎的病原菌则以厌氧菌、腐败坏死性细菌为主的混合感染，除了葡萄球菌、链球菌外，常见产气荚膜杆菌、厌氧链球菌、败血梭形芽胞杆菌、梭形芽胞杆菌、产气梭形芽胞杆菌、溶解梭形芽胞杆菌。

3. 化脓性口底蜂窝织炎　早期感染位于舌下、下颌下某一间隙，继而扩散到整个口底，表现为下颌下、舌下、颏下皮肤广泛红肿、发硬、压痛，脓肿形成可扪及波动感，口呈半张，流涎，舌体抬高，语言不清，吞咽困难。全身症状明显。

4. 腐败坏死性口底蜂窝织炎　肿胀更加广泛，可波

10

及面颊部，下至颈部锁骨水平，严重者可到胸上部，肿胀区域皮肤呈紫红色、暗红色，压痛，明显凹陷性水肿，无弹性，当发生组织坏死溶解，可扪及捻发音。患者呈半张口，口底黏膜肿胀，可见紫色瘀斑，舌体抬高，僵硬，运动受限，言语不清，进食、吞咽困难，甚至出现呼吸困难，呼吸短促，口唇青紫、发绀，出现三凹征。

【治疗】

1. 一般化脓性口底多间隙感染，当局部症状及全身症状不严重，可根据肿胀的范围或脓肿的部位，在口外进行切开引流。

2. 全身症状明显，肿胀范围广泛或出现呼吸困难的口底蜂窝织炎，应及时进行广泛的口外切开引流。

3. 口底腐败坏死性蜂窝织炎，一经诊断应尽早及时广泛切开引流。

【注意要点】

1. 口底蜂窝织炎的主要危险是呼吸道的梗塞及全身中毒反应，应注意保持呼吸道的通畅及全身抗菌药物的应用及支持疗法，随时做好气管切开的准备。

2. 广泛的切开引流可减轻组织张力和压力，解除窒息，缓解呼吸困难，引流脓液，引流坏死组织及组织渗出液，排出毒素，防止中毒，广泛切开有利于充分供氧，抑制厌氧菌生长（图10-2-11）。

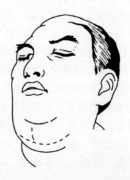

图 10-2-11 口底间隙蜂窝织炎
广泛切开

3. 对于有严重呼吸道梗阻患者，应考虑在切开引流之前，先行气管切开，保证呼吸道通畅。

# 第三节 颌骨骨髓炎

颌骨骨髓炎是指由细菌感染以及物理、化学因素导致颌骨骨膜、骨密质、骨松质、骨髓及骨髓腔内的血管、神经等整个颌骨骨组织成分发生的炎性病变。

根据临床病理特点和致病因素不同，将颌骨骨髓炎分为：①化脓性颌骨骨髓炎：主要病原菌为金黄色葡萄球菌、溶血性链球菌、肺炎双球菌、大肠杆菌、变形杆菌等，多为混合感染。常见的化脓性颌骨骨髓炎有：化脓性中央型颌骨骨髓炎；化脓性边缘型颌骨骨髓炎。②特异性颌骨骨髓炎：主要指结核杆菌、梅毒螺旋体等所致的颌骨骨髓炎。③物理、化学因素所致颌骨坏死而继发感染的骨髓炎：常见的有放射性颌骨坏死（骨髓炎），双膦酸盐相关性颌骨坏死（骨髓炎）。

化脓性颌骨骨髓炎主要的感染途径为牙源性、损伤性、血源性，以牙源性最为多见。

## 一、化脓性中央型颌骨骨髓炎

1. 感染来源 化脓性中央型颌骨骨髓炎多在急性化脓性根尖周炎及根尖周脓肿的基础上发生。

2. 感染扩散途径 病灶牙炎症先在骨松质内发展，继而由颌骨中央向外扩散，可累及骨密质、骨膜，炎症穿过骨密质、骨膜，可形成皮下、黏膜下脓肿、瘘口，有时累及颌周软组织，甚至形成颌周间隙感染。

3. 中央型颌骨骨髓炎临床发展分为急性期和慢性期。

【临床诊断】

1. 往往有病原灶的发病史。

2. 急性期 因患者基本状况和局部炎症的严重程度不同，临床表现不一。全身反应一般有畏寒、发热、乏力、食欲减退、白细胞计数增高等。

炎症早期局部表现为疼痛。患者自觉病变区域剧烈疼痛，可出现放射性疼痛；炎症继续发展出现病变区域牙龈红肿，牙齿松动，龈袋溢脓，病变范围不断扩大，神经受累可出现相应症状，肌肉受到炎症刺激可出现张口受限，黏膜皮肤形成瘘管。

炎症在急性期未得到有效控制，可进入慢性期。

3. 慢性期 常在发病2周以后由急性期逐渐向慢性期过渡，死骨逐步形成及分离。局部表现为牙龈红肿，牙齿松动，皮肤、黏膜形成瘘管，溢脓，有时可见小死骨片从瘘口排出，触之易出血，严重的可发生病理性骨折，咬合错乱。

不同阶段X线表现不一。骨质破坏初期，骨小梁密度降低，边界不清；骨质继续破坏，形成坏死灶，X线表现为以病灶牙为中心的单发或多发、大小不等、边界不清的低密度区域；炎症进一步发展，逐渐形成死骨，X线表现为低密度区域内不规则的界限清楚的高密度死骨块等。

**【治疗】**

1. 急性期

（1）全身药物治疗：包括抗菌药物的应用及全身支持疗法（同间隙感染）。

（2）外科治疗：引流排脓去除病灶。切开形成的骨膜下脓肿，颌周间隙脓肿；拔除病灶牙，拔牙窝也可起到引流目的；凿除部分骨外板以引流骨髓腔内脓液。

2. 慢性期 进行死骨摘除及病灶清除术。

**【注意要点】**

1. X线检查 了解骨质破坏情况，一般在发病2～4周颌骨已有明显破坏后，X线检查才有意义。儿童一般发病7～10天后开始有死骨形成。

2. 死骨摘除及病灶清除术的手术时机，由病程与X线表现结合确定，一般在发病3～4周，死骨与周围骨质分离时进行。病变广泛者需要更长的时间。

## 二、化脓性边缘型颌骨骨髓炎

1. 感染来源　化脓性边缘型颌骨骨髓炎多为下颌智齿冠周炎引起。

2. 感染扩散途径　下颌智齿冠周炎形成骨膜下脓肿，间隙蜂窝织炎，继续发展骨密质溶解破坏，骨膜反应，反应性成骨，炎症向骨质深层发展可累及骨松质。

3. 化脓性边缘型颌骨骨髓炎临床发展分为急性期和慢性期。

【临床诊断】

1. 往往有病原灶的发病病史。

2. 急性期　其临床表现与颌周间隙感染的临床表现基本相同。

3. 慢性期　病变区域呈弥漫性肿胀，局部组织坚硬轻微压痛，多有不同程度的张口受限，进食困难。

【治疗】

1. 急性期

(1) 全身药物治疗：包括抗菌药物的应用及全身支持疗法（同间隙感染）。

(2) 外科治疗：引流排脓去除病灶，控制病灶炎症。间隙感染及时切开引流，控制病灶牙的炎症。

2. 慢性期　进行病灶清除术。

【注意要点】

化脓性慢性边缘型颌骨骨髓炎，在急性炎症基本稳定，并已明确骨质破坏的部位和范围，一般在病程 2~4 周后，即可实施病灶清除术。

## 三、放射性颌骨骨髓炎

放射线能对恶性肿瘤细胞产生杀伤和抑制作用，同时对正常组织也会产生不同程度的作用。头颈部恶性肿瘤进行放射治疗的同时，放射线对颌骨组织或多或少也会产生影响，在此基础上口腔局部的任何创伤（如拔牙、手术、外伤等）、局部的感染（如根尖周炎、牙周炎等）均可能诱发颌骨骨髓炎的发生。

【临床诊断】

1. 有头颈部放射治疗史。

2. 往往有口腔卫生差、病灶牙，以及拔牙、手术等口腔创伤和感染的因素和病史。

3. 患者有较剧烈的持续疼痛。

4. 皮肤、黏膜萎缩干燥，皮肤黏膜溃疡。

5. 可出现颌周红肿，皮肤、黏膜形成瘘管，长期溢脓不愈。

6. 死骨与正常骨之间长期不能分离脱落，骨外露于口腔，反复感染，长期不愈。

7. 常有张口受限，甚至出现牙关紧闭。

8. 全身常表现为消瘦、衰弱、贫血等全身慢性消耗症状。

9. X 线特点　主要为不同程度的骨质吸收破坏、死骨形成的表现，病程发展不同阶段，可出现不同的 X 线表现。早期呈现弥散性骨质疏松，进而呈现边界模糊不清，不规则点状、片状虫蚀样密度减低区，骨质破坏加重，可出现大小不等、形状不一的死骨，死骨不易分离，大的死骨形成可出现病理性骨折。

【治疗】

1. 全身支持治疗　视患者情况可给予全身营养支持治疗。

2. 高压氧治疗　在不影响肿瘤治疗，排除肿瘤存在，可考虑给予高压氧治疗。

3. 全身抗菌药物应用。

4. 局部冲洗　用 1%～3% 过氧化氢（双氧水）溶液、生理盐水、0.1% 氯己定（洗必泰）溶液等交替冲洗。

5. 咬除暴露死骨，表浅清创，死骨没有分离不具备死骨摘除术时，可用咬骨钳对已露死骨分次逐步咬除，清创，减少对局部软组织的刺激。

6. 疼痛剧烈的患者可给予镇痛药物。

7. 死骨摘除清创术，死骨形成、死骨分离可行手术摘除死骨，局部清创。

【注意要点】

放射性颌骨骨髓炎的口腔预防措施。

1. 放射治疗前行口腔全面检查及处理

（1）放疗前常规牙周洁治，保持口腔卫生。

（2）处理患牙：有保留价值的患牙应进行治疗，无保留价值的病灶牙、残根予以拔除。

（3）去除口腔内的金属修复体。

2. 放射治疗中对口腔内病变应及时发现与处理，进行口腔护理，保持口腔卫生。

（1）及时发现口腔内疾病并处理，如口腔溃疡、各种感染疾病的早期发现与处理。

（2）牙周炎的维护治疗，防止放疗中牙周炎加重。

（3）口腔卫生的维持，放疗过程中停止配戴活动义齿。

（4）牙齿表面预防性应用氟化物，可降低放射性龋的发生。

3. 放射治疗后定期口腔检查，保持口腔清洁，进行口腔护理，恰当处理治疗口腔疾患。

（1）定期口腔检查及时发现与治疗口腔疾患。

（2）保持口腔清洁，进行口腔护理以预防口腔疾病发生。

（3）必须拔除患牙及行口腔内手术时应慎重，术前、术后应用抗菌药物，尽量减少手术创伤。

## 四、双膦酸盐相关性颌骨坏死

双膦酸盐类药物是 20 世纪 80 年代开发的一类新型骨吸收抑制剂，用于骨质疏松症、多发性骨髓瘤、恶性肿瘤骨转移等的治疗。Marx 自 2003 年首次报道使用唑来膦酸导致颌骨坏死以来，双膦酸盐性颌骨坏死引起了广泛的重视。

【临床诊断】

1. 多有拔牙、颌骨手术等创伤病史，但伤口长期不愈，局部反复肿胀，有较剧烈疼痛。

2. 局部红肿，可见死骨暴露，触及疼痛明显，瘘管形成并溢脓，下颌骨病变可出现下唇麻木。

3. X 线特点　随着病程发展，可出现不同 X 线表现。

（1）病变早期：X 线检查往往无明显的阳性表现，如有拔牙史，清楚可见不愈合的拔牙窝。

（2）骨小梁结构改变：骨小梁增粗，结构紊乱，可见散在死骨，骨皮质侵蚀，骨质破坏区与正常骨质无明显界限。

（3）在低密度溶骨破坏区及周围可出现不同程度的高密度骨质硬化。

（4）可出现广泛骨硬化，下颌管变窄，甚至出现石骨症样改变。

（5）有时可见牙周间隙增宽。

4. 符合以下三点，可诊断为双膦酸盐相关性颌骨坏死。

（1）出现颌骨坏死无好转持续 8 周以上，往往病变骨暴露，如有拔牙、颌骨手术等创伤，创口长期不愈。

（2）正在接受双膦酸盐药物治疗或有双膦酸盐药物治疗史。

（3）无头颈部放疗史。

【治疗】

双膦酸盐相关性颌骨坏死的治疗主要是控制疼痛，控制和预防感染，防止坏死病灶的扩展及新病灶产生。根据疾病发展不同时期可选择以下治疗：

1. 在允许的情况下（如肿痛的患者不影响肿瘤治疗），首先暂时停止使用双膦酸盐药物。

2. 保持口腔卫生，局部冲洗，抗菌药物含漱液含漱。

3. 必要时全身应用抗菌药物，双膦酸盐相关性颌骨坏死并发感染，按颌面部感染抗菌药物临床应用指导原则，全身使用抗菌药物。

4. 死骨表面表浅清创，用咬骨钳对已暴露死骨分次咬除，表面清创，减少对周围软组织刺激。

5. 死骨切除，局部外科清创，摘除死骨。

6. 控制疼痛　局部创面处理与保护以减少刺激，必要时服用镇痛药物。

7. 口腔其他病变的处理，如牙体牙髓病变、牙周疾病、黏膜疾病等。

8. 怀疑恶性变时应及时行活检术。

【注意要点】

双膦酸盐相关性颌骨坏死的预防。

1. 加强宣传，建议准备接受双膦酸盐类药物治疗的患者，在接受治疗前应进行全面的口腔检查与评估，治疗病变牙，拔除无保留价值的患牙，对已有的修复体进行评价及调整，对缺失牙进行修复，使口腔处于良好状况后再接受双膦酸盐类药物治疗。

2. 在接受治疗期间，定期口腔检查，及时处理治疗患牙，维护好口腔卫生，保持口腔处于良好状况。

3. 服药期间需进行口腔手术，如牙拔除术，应尽量在术前停用双膦酸盐类药物。有报道停服 3 个月是必需的，其有助于预防颌骨坏死发生。

# 第四节　面部疖痈

疖是指单一毛囊及其附件的急性化脓性炎症。痈是指相邻多个毛囊及其附件同时发生的急性化脓性炎症。

主要病原菌是金黄色葡萄球菌。

【临床诊断】

1. 疖　红、肿、热、痛，呈锥形隆起的小硬结，往往在硬结顶部出现黄白色脓头。

2. 痈　好发于男性上唇，上唇肿胀呈紫红色，肿胀皮肤可出现多个黄白色脓头，脓头破溃，坏死组织溶解排出，可形成蜂窝状腔洞。唇痈表现为唇部极度肿胀、疼痛，张口受限，进食、言语困难。全身中毒症状明显。

3. 有时由于面部静脉炎及血栓形成造成静脉回流受阻，可出现面部广泛水肿、疼痛。

4. 疖、痈易发生全身并发症　如海绵窦血栓性静脉炎、脑膜炎、脑脓肿、败血症、脓毒血症。

【治疗】

局部治疗与全身治疗相结合。

1. 全身抗菌药物的应用　面部疖伴有局部蜂窝织炎和面痈患者，应全身给予抗菌药物，尽早从脓头取细菌培养及药敏试验，针对性选择抗菌药物。

2. 局部治疗常用方法

（1）保持局部清洁，可用2%碘酊涂擦局部。

（2）可用高渗盐水、抗菌药物盐水交替湿敷。

（3）及时用镊子钳出已分离的脓栓及坏死组织。

（4）对明显形成的皮下脓肿久不破溃，可在脓肿中心轻轻挑开自然引流，切忌分离脓腔。

（5）自行破溃或切开引流后，局部仍以高渗盐水、抗菌药物盐水等交替湿敷直到无脓液，肿胀消退。

3. 全身支持疗法，注意全身并发症的预防与治疗。

【注意要点】

疖、痈局部治疗很重要，局部治疗宜保守，操作易轻柔，避免损伤，严禁挤压、挑刺、热敷、烧灼，以防感染扩散，发生严重并发症。

（董福生）

# 第十章

# 口腔颌面部损伤

## 第一节　软组织损伤

### 一、损伤类型

口腔颌面部软组织伤可单独发生，也可与颌骨骨折同时发生。根据损伤原因和伤情的不同可分为擦伤、挫伤、切割伤、刺伤、挫裂伤、咬伤及火器伤等。各类损伤的临床症状和处理方法也各有其特点。

（一）擦伤

【临床诊断】

皮肤表层破损，创面常附着泥沙或其他异物，有点状或少量出血。

【治疗】

主要是清洗创面，去除附着的异物，防止感染。可用无菌凡士林纱布覆盖，或任其干燥结痂，自行愈合。

（二）挫伤

【临床诊断】

皮下及深部组织遭受力的挤压损伤而无开放性伤口。局部皮肤变色、肿胀和疼痛。

【治疗】

主要是止血、止疼、预防感染、促进血肿吸收和恢复功能。早期可用冷敷和加压包扎止血。血肿较大可抽出淤血后再加压包扎。形成血肿 1～2 天后用热敷、理疗或中药外敷，促进血肿吸收及消散。血肿若有感染应予切开，建立引流，应用抗生素控制感染。

（三）刺、割伤

【临床诊断】

皮肤和软组织有裂口。刺伤的创口小而伤道深，多为非贯通伤。切割伤的创缘整齐，伤及大血管时可大量出血。

【治疗】

应早期行清创缝合术。清创缝合术是预防伤口感染，促进组织愈合的基本方法。在麻醉下用生理盐水或 1%～3% 的过氧化氢液反复冲洗伤口，检查组织损伤的范围和程度；清理伤口时应尽可能去除异物并保留颌面部组织；在伤后 24～48 小时内均可行严密缝合，对可能发生感染者，可放置引流条；对于已发生明显感染者，不应做初期缝合，可采取局部湿敷，待感染控制后再行处理。缝合伤口时，要先关闭与口、鼻腔和上颌窦等腔窦相通的伤口。

清创缝合术中常用的缝合技术有间断缝合、连续缝合、褥式缝合（图 11-1-1）。

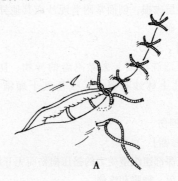

A

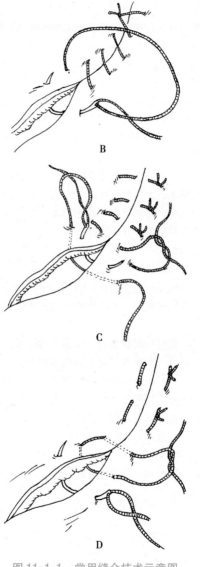

B

C

D

图 11-1-1　常用缝合技术示意图
A. 间断缝合　B. 连续缝合　C. 间断垂直
褥式外翻缝合　D. 间断水平褥式外翻缝合

【注意要点】

清创时应注意探查面神经分支和腮腺导管有无断裂，防止漏诊。

（四）撕裂或撕脱伤

【临床诊断】

撕脱伤的伤情重，出血多，疼痛剧烈，易发生休克。伤口边缘多不整齐，皮下及肌肉组织均有挫伤，常有骨面裸露，时有组织缺损。

【治疗】

若完全撕脱的组织有血管可吻合时应立即行血管吻合组织再植术；无血管可吻合时，伤后6小时内将撕脱的皮肤清创后，切削呈全厚或中厚皮片做再植术。撕裂的组织应及时清创，复位缝合。

（五）咬伤

【临床诊断】

大动物咬伤可造成面颊部或唇部组织撕裂、撕脱或缺损，常有骨面裸露，外形和功能损毁严重，污染较重。

【治疗】

处理咬伤时应根据伤情，清创后将卷缩、移位的组织复位、缝合。彻底清创对于减少术后感染几率有极其重要的作用。如有组织缺损则用邻近皮瓣及时修复。缺损范围较大者，先做游离植皮消灭创面，待后期进行整复。若有骨面裸露且无软组织可覆盖者，可行局部湿敷，控制感染，待肉芽组织覆盖创面后再行游离植皮。

【注意要点】

狗咬伤的病例应及时注射狂犬疫苗，预防狂犬病。

## 二、口腔颌面部各类软组织伤的处理特点

（一）舌损伤

【治疗】

1. 舌组织有缺损时，应将伤口按前后纵行方向进行缝合，尽量保持舌的长度，切忌将舌尖向后折转缝合（图11-1-2）。

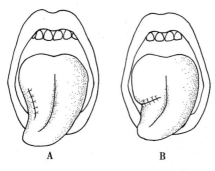

图 11-1-2　舌损伤缝合示意图

A. 正确缝合　B. 错误缝合

2. 若舌的侧面或舌腹与邻近的组织（如牙龈或口底黏膜）都有创面时，应先缝合舌的伤口，以免发生粘连而影响舌的运动。

3. 由于舌组织较脆，缝合易撕裂，建议采用大圆针、较粗的丝线（4 号线）进行缝合。进针距创缘要大，深度要深，力争多带组织。适当延后拆线时间。

（二）颊部贯通伤

【治疗】

1. 无组织缺损或缺损较少时，可将口腔黏膜、肌和皮肤分层缝合，优先缝合黏膜伤口，再次冲洗伤口之后，缝合肌肉和皮肤。

2. 口腔黏膜无缺损或缺损较少而皮肤缺损较大者，应严密缝合口腔伤口，颊部皮肤缺损应行皮瓣转移或游离植皮修复，或定向拉拢修复，遗留缺损待后期修复。

3. 较大的全层洞穿型缺损，可直接将创缘的口腔黏膜与皮肤相对缝合，消灭创面，后期修复洞穿缺损（图11-1-3）。

（三）腭损伤

【治疗】

硬腭软组织撕裂做黏骨膜缝合。软腭贯通伤应分别缝合鼻腔侧黏膜、肌和口腔黏膜。若缺损较大，可在邻近作转移黏骨膜瓣（图 11-1-4）。若缺损过大，不能立即修复者可作暂时腭护板，使口、鼻腔隔离，以后再行手术修复。

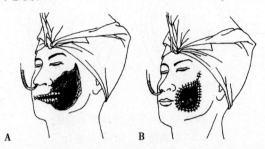

图 11-1-3 颊部贯通伤缝合示意图

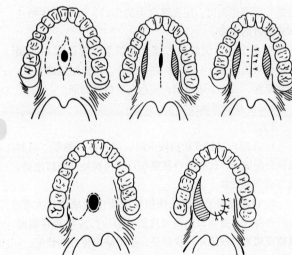

图 11-1-4 腭缺损的缝合示意图

（四）唇、舌、耳、鼻及眼睑断裂伤

【治疗】

伤后时间不超过 6 小时，应采用细针、细线将离体组织尽量缝回原处。缝合前，将离体组织充分冲洗，浸泡于抗生素溶液中备用。术后妥善固定，注意保温。全身应用抗生素。若修复失败，可于瘢痕软化后再采用其他技术修复。

（五）腮腺、腮腺导管损伤

【治疗】

单纯腮腺腺体损伤，清创后对暴露的腺体做缝扎，然后分层缝合。术后加压包扎约10天，期间可辅助抗唾液分泌药物。

对于腮腺导管损伤，可用5-0~7-0缝合线立即做端端吻合。若清创术时未发现导管断裂或进行吻合，可在后期进行处理。

（六）面神经损伤

【治疗】

尽早进行神经端端吻合术。

# 第二节　牙和牙槽突损伤

## 一、牙损伤

牙损伤可分为牙震荡、牙脱位和牙折三类。

（一）牙震荡

【临床诊断】

牙震荡表现为牙伸长，轻度松动，叩诊（＋）。

【治疗】

注意患牙休息，松动较严重应结扎固定，伸长时有早接触应调磨。

（二）牙脱位

【临床诊断】

牙齿发生脱出及嵌入，常伴有牙槽突骨折。

【治疗】

以尽量保存患牙为原则，对脱出或嵌入较轻者，应给予复位后钢丝结扎固定2~3周；对完全脱落且时间不长的患牙，可做牙再植术，伴有牙槽突骨折时可用牙弓

**11**

夹板结扎固定 3 ~ 4 周。

（三）牙折

牙折可分为冠折、根折和冠根联合折。

【治疗】

对于冠折及根折近牙冠处的患者，应转诊至牙体牙髓科进行治疗。而对于根折近根尖处和冠根联合折的患牙，应予拔除。

## 二、牙槽突骨折

牙槽突骨折常是外力直接作用于牙槽突所致。多见于上颌前部。

【临床诊断】

牙槽突骨折常伴有唇和牙龈的撕裂、肿胀、牙松动、牙折和牙脱落。当摇动损伤区的牙时，可见邻近数牙及骨折片随之移动。骨折片移位引起咬合错乱（图 11-2-1）。

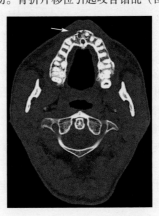

图 11-2-1　牙槽突骨折 CT 冠状面

【治疗】

局麻下将牙槽突及牙复位，利用骨折邻近的正常牙列，采用牙弓夹板、金属丝结扎和正畸托槽方丝弓等方法固定骨折。牙弓夹板和正畸托槽的放置均应跨过骨折线至少 3 个牙位。

# 第三节　颅面骨损伤

## 一、颌骨骨折

颌骨骨折有一般骨折的共性，如出血、肿胀、疼痛、骨折移位、感觉异常和功能障碍等。但由于颌骨的解剖结构和生理特点，其临床表现和诊治方法又有所不同。最大的不同是上、下颌骨形成的咬合关系，若处理不当就会影响咀嚼功能。

【临床诊断】

（一）下颌骨骨折

1. 骨折段移位　影响下颌骨骨折后骨折段移位的因素有：骨折的部位、外力的大小和方向、骨折线方向和倾斜度、骨折段是否有牙以及附着肌群的牵拉作用等。其中各咀嚼肌的牵拉起重要作用。

（1）正中联合部骨折：单发的正中联合部骨折常无明显移位；正中联合部两侧的双发骨折，骨折段可向后下方移位；若发生粉碎性骨折或有骨质缺损，下颌牙弓可变窄（图 11-3-1）。后两种骨折均可使舌后坠，引起呼吸困难，甚至有发生窒息的危险。

**11**

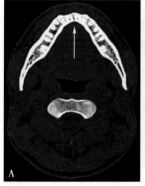
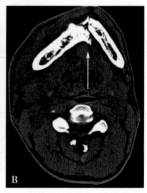

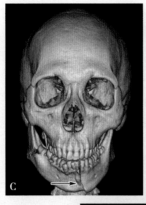

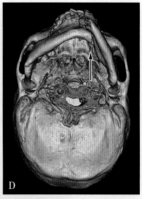

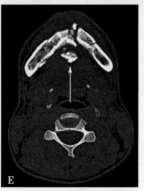

图 11-3-1　下颌骨正中联合部骨折 CT

A. 单发正中联合部骨折 CT 横断面，无明显移位　B. 正中联合部左侧骨折 CT 横断面，有明显移位　C. 正中联合部左侧骨折 CT 三维重建正位　D. 正中联合部左侧骨折 CT 三维重建颅底位　E. 正中联合部粉碎性骨折 CT 横断面

（2）颏孔区骨折：单侧颏孔区骨折，前骨折段向后下方移位并稍偏向外侧，后骨折段向上前方移位并稍偏向内侧，两骨折段可以有错位；双侧颏孔区骨折，两侧后骨折段向上前方移位，前骨折段向下后方移位，可致颏后缩及舌后坠（图 11-3-2）。

11

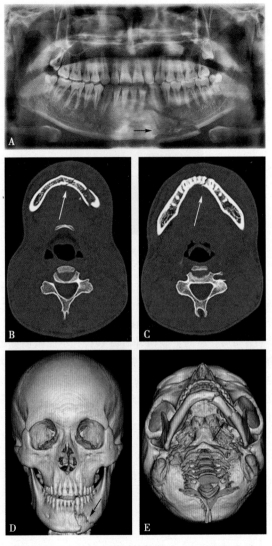

图 11-3-2 颏孔区骨折 X 线检查

A. 颏孔区骨折曲面体层片　B. 颏孔区骨折 CT 横断面
C. 颏孔区骨折 CT 横断面　D. 颏孔区骨折 CT 三维重
建正位　E. 颏孔区骨折 CT 三维重建颅底位

（3）下颌角骨折：可不发生移位；或前骨折段向下内移位，后骨折段向上前移位（图 11-3-3）。

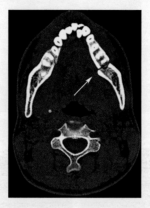

图 11-3-3 下颌角骨折 CT 横断面

（4）髁突骨折：可发生于髁突头、髁突颈和髁突基底部。折断的髁突若位于关节囊内可向前、内移位；若打击力过大，则髁突可撕破关节囊从关节窝内脱出。单侧骨折时，患侧下颌向外后方移位，不能做侧方运动，后牙早接触，前牙及对侧牙可出现开𬌗；双侧髁突颈部骨折时，下颌不能做前伸运动，下颌支向后上移位，导致后牙早接触，前牙开𬌗更明显，侧方运动受限（图 11-3-4）。

2. 咬合错乱。

3. 骨折段异常动度。

4. 下唇麻木 下颌骨骨折若损伤下牙槽神经会导致下唇麻木。

5. 张口受限。

（二）上颌骨骨折

1. 骨折段移位 上颌骨骨折块多随外力的方向而发生移位，一般常出现后下方移位（图 11-3-5，图 11-3-6）。

2. 咬合关系错乱。

3. 眶及眶周变化 上颌骨骨折时常伴有眶周瘀斑，

睑结膜及球结膜下出血，或有眼球移位而出现复视。

4. 颅脑损伤　颌骨骨折可伴发颅脑损伤，如脑震荡或脑挫裂伤，部分病例尤其是严重的面中份骨折可伴有颅底骨折，出现脑脊液漏等症状。

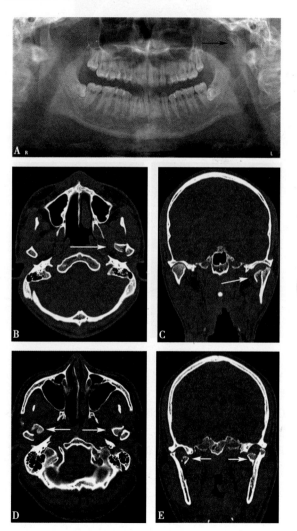

11

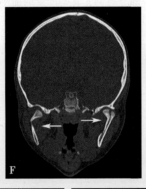

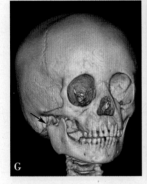
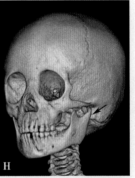

图 11-3-4　髁突骨折 X 线检查

A. 左侧髁突骨折曲面体层片　B. 左侧髁突骨折 CT 横断面　C. 左侧髁突骨折 CT 冠状面　D. 双侧髁突骨折 CT 横断面　E. 双侧髁突骨折 CT 冠状面　F. 儿童双侧髁突骨折 CT 冠状面　G. 儿童双侧髁突骨折 CT 三维重建（右侧）　H. 儿童双侧髁突骨折 CT 三维重建（左侧）

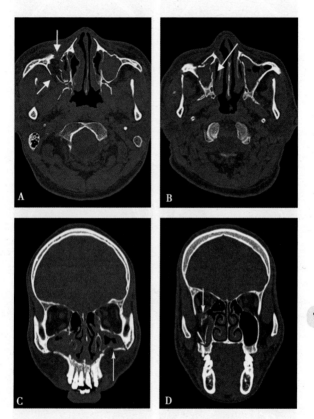

图 11-3-5　上颌窦窦壁骨折 CT

A. 上颌窦前壁、后壁骨折 CT 横断面　B. 上颌窦内壁骨折 CT 横断面　C. 上颌窦下壁骨折 CT 冠状面　D. 上颌窦上壁骨折 CT 冠状面

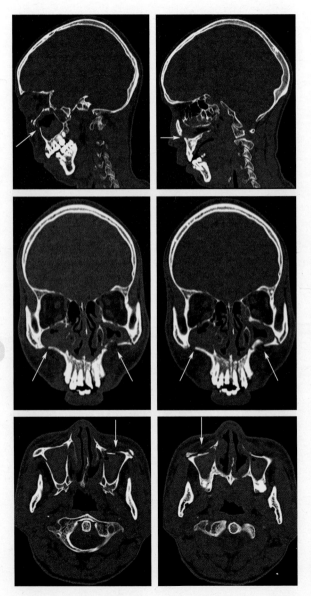

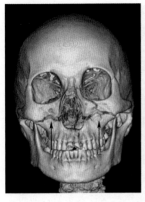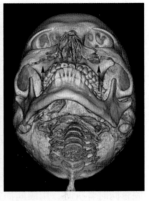

图 11-3-6　上颌骨 Le Fort Ⅱ型骨折 CT 及三维重建

（三）颌骨骨折的诊断

1. 首诊时应了解伤员受伤的原因、部位及伤后的临床表现。若有其他部位损伤或怀疑颅脑损伤者，应及时转诊或请相应科室会诊。

2. 视诊中，咬合错乱是专科检查中最重要的骨折体征，张口受限和面部畸形也是常出现的症状。

3. 触诊可明确骨折部位。对于怀疑髁突骨折者，可用双手小指伸入外耳道，嘱伤者做开闭口运动，感觉双侧髁突的动度是否一致。

4. 影像学检查对颌面部骨折的诊断具有重要作用。全口牙位曲面体层 X 线片（俗称全景片）、颌骨后前位片、华氏位片和颧弓位片等对颌骨骨折的诊断具有指导作用。除上述 X 线片外，目前临床越来越多采用 CT/三维重建，以及锥形束 CT 来辅助诊断颌面部骨折，该类检查不但能够分层显示骨骼信息，而且其数据经过计算机加工后，可用来更加精确地指导诊断和手术治疗。

【治疗】

1. 颌骨骨折的复位与固定方法

（1）复位方法：颌骨骨折的复位标准是尽可能恢复

患者原有的骨连续性、咬合关系、张口度和面部外形。

1）手法复位：主要用于新鲜的并且移位不大的线形骨折，复位后做颌间固定，属于非手术治疗。随着内固定技术的发展，单纯手法复位的适用范围逐步缩小。

2）颌间牵引复位：在上、下颌牙列上分别安置有挂钩的牙弓夹板，然后根据骨折需要复位的方向，在上、下颌牙弓夹板的挂钩上套上橡皮圈做牵引，使其恢复到正常的咬合关系（图11-3-7）。此法兼顾牵引和固位的作用，主要应用于下颌骨骨折的牵引固定。单纯使用时下颌骨应固定 6~8 周，上颌骨固定 4~6 周。当上、下颌骨同时骨折时，用颌间固定恢复咬合关系后，需将上颌骨做坚固内固定或加用颅颌固定。此外，颌间牵引常作为切开复位内固定手术中指引骨块复位以及巩固术后效果的重要辅助手段。

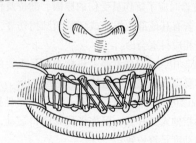

图 11-3-7　带钩牙弓夹板颌间
牵引固定示意图

3）手术切开复位：早期主要用于有软组织伤口的开放性骨折，颌骨复杂性骨折或已有错位愈合的陈旧性骨折。目前已广泛应用于各类颌骨骨折病例。对于闭合性骨折，选用合适的切口非常重要，需兼顾手术和美观的要求，常有的手术进路有：

①冠状切口入路：主要用于面中部诸骨骨折的显露。切口自一侧耳屏前向上，经颞部转向额部发际线后约4~5cm，与发际曲线相平行，至对侧耳屏前。在头皮帽状腱膜下向前锐性分离，在距眶上缘2cm处切开骨膜，在

骨膜下分离至眶上缘，显露颧额缝、颧骨和鼻骨。用小骨凿凿开眶上孔两侧的骨质，解脱眶上神经血管束。两侧颞部沿颞肌筋膜向下分离至颧弓，并切开骨膜；沿骨膜下显露颧弓和颧骨，需保护面神经颧支。该切口可充分显露鼻骨、眶外侧、颧骨和颧弓骨折线。

②睑缘下切口：主要用于涉及眶下缘、眶底和颧骨骨折的显露。

③耳屏前切口：主要用于颧骨、颧弓和髁突颈部骨折的显露。

④下颌下切口：主要用于下颌角、髁突基部和下颌支骨折的显露。

⑤局部小切口：眶下缘和颧弓等部位的骨折可采用局部切口显露骨折线。

⑥口内前庭沟切口：此切口配合其他切口可以达到很好的效果。如冠状切口加前庭沟切口，可完全显露上颌骨、颧骨、颧弓、鼻骨和眶区的骨折线，在直视下对骨折进行复位和固定。下颌骨颏部、体部和下颌角骨折多主张作前庭沟切口及外斜线黏膜切口进行复位与固定。

(2) 固定方法

1) 单颌固定：指在发生骨折的颌骨上进行固定，而不将上、下颌骨同时固定在一起的方法。主要用于线形并且移位不大的骨折。单颌牙弓夹板固定常用于牙槽突骨折和移位不大的颏部线形骨折。将成品和弯制的牙弓夹板横跨骨折线安置到两侧健康牙上，用金属丝将夹板与牙体逐个结扎起来，利用健康牙固定骨折的方法。

2) 颌间固定：指利用牙弓夹板将上、下颌固定在一起的方法。单纯采用该方法治疗骨折，下颌骨一般固定4~6周，上颌骨3~4周。随着坚固内固定技术的引入，其作用只是在手术中维持咬合关系，当骨折固定后2~3天，即可解除固定。常用的牙弓夹板固定方法有：带钩牙弓夹板颌间固定、小环颌间结扎固定和正畸托槽颌间固定。

（3）坚固内固定：现已成为颌骨骨折的首选方法。

1）颌骨骨折内固定的位置：上颌骨在垂直空间有三个支柱，即鼻上颌支柱、颧上颌支柱和翼上颌支柱。对于上颌骨的复位，首先应恢复三对支柱和颧骨的解剖位置，才能恢复面中部的高度和突度，这也是接骨板放置的主要位置，如梨状孔边缘、颧上颌缝、眶下缘、颧额缝和颧弓等（图11-3-8）。此外，面中部骨折固定应力争多点固定，最少达到三点固定。

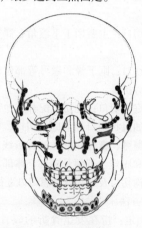

图 11-3-8　上颌骨骨折内
固定位置示意图

下颌骨骨折固定时，可沿理想线放置接骨板。这些线在下颌骨体部正好与下牙槽神经管重叠，为防止损伤下牙槽神经，接骨板可在此线的上下方放置，或采用单皮质螺钉固定。下颌角骨折接骨板应放置在外斜线处，一般需要放置6孔小型接骨板。下颌骨正中联合部骨折应放置两块接骨板，适当增加两块接骨板之间的间隔距离，以提高对移位和扭转的对抗能力。下缘接骨板可用双皮质螺钉固定，上方用单皮质螺钉（图11-3-9）。

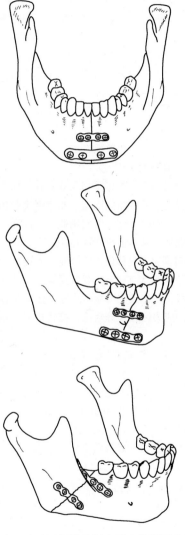
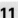

图 11-3-9 下颌骨骨折内固定位置示意图

2）坚固内固定的形式：①加压板：指在骨折间施加适当压力，使骨折线达到紧密接触，缩短愈合距离，加快骨折愈合的固定方式。主要用于下颌骨骨折。②皮质骨螺钉：也称加压螺钉，常用于下颌骨的斜劈形骨折。③小钛板和微型钛板：小钛板一般用于下颌骨骨折固定，微型钛板多用于面中部骨折固定。④重建板：主要用于粉碎性不稳定的下颌骨骨折，大跨度下颌骨不规则骨折，下颌骨缺损骨折以及感染的骨折。⑤高分子可吸收接骨板：主要用于受力较小的上颌骨骨折、颧骨及颧弓骨折，下颌骨移位不大的线性骨折等。

2. 髁突骨折的治疗

（1）部分髁突骨折可采用保守治疗，即在手法复位并恢复咬合关系后行颌间固定。儿童髁突骨折、囊内骨折及移位不大的髁突骨折常使用此法。保守治疗应重视早期开口训练，以防止颞下颌关节强直。

（2）对髁突明显移位，闭合复位不能获得良好咬合关系、成角畸形大于 45°、髁突骨折片向颅中窝移位、髁突外侧移位并突破关节囊者应视为手术适应证。髁突颈部骨折的应力区在颈部后缘，接骨板应尽量接近后缘放置。

（3）若髁突向前内侧移位不易寻找时，可采用下颌下切口，做下颌支的斜行垂直截骨，将截下的下颌支部分和取出的髁突在体外进行坚固内固定，然后将其送回原位，下颌支截骨间再做坚固内固定。此法损伤较大，适应证应严格。

（4）对于髁突粉碎性骨折而不能固定者，可手术摘除碎骨。

## 二、颧骨及颧弓骨折

【临床诊断】

（一）临床症状

1. 颧面部塌陷畸形　由于外力的作用，颧骨、颧弓骨折后骨折块移位多发生内后移位。在伤后早期可见颧面部塌陷，两侧不对称，随后由于局部肿胀，塌陷畸形可能被掩盖。肿胀消失后，又出现局部塌陷畸形。

2. 张口受限　骨折块内陷移位压迫颞肌和咬肌，阻碍冠突运动。

3. 复视　颧骨骨折移位或眶底骨质缺损，造成眼球移位或眼球运动障碍，可发生复视。

4. 神经症状　可造成眶下神经的损伤，使该神经支配的区域有麻醉感；若面神经颧支损伤，可发生眼睑闭合不全。

5. 出现瘀斑。

（二）诊断

1. 视诊　应注意两侧瞳孔是否在同一水平线上，是否有眼球运动受限，从头顶位或由颏部向上观察两侧颧骨是否对称。

2. 触诊　骨折局部可有压痛、塌陷移位，颧额缝、颧上颌缝及眶下缘可触及有台阶感。

3. X线片检查　常用华氏位，颧弓骨折 X 线特征表现呈 M 或 V 形。可拍摄 CT 或 CBCT 进一步明确诊断（图 11-3-10）。

【治疗】

巾钳牵拉复位法，颧弓单齿钩切开复位法，经口内切口入路的固定法，上颌窦填塞法等均属于非稳定性固定的方法，术后都需注意伤区不要受压，避免再次受到撞击。随着坚固内固定技术的出现，这些方法在临床上的运用逐渐少见。

对于颧骨及颧弓的骨折，如果面部有开放性伤口，或骨折局部有瘢痕存在，可利用伤口或原瘢痕进路，对骨折进行复位与固定，也可采用头皮冠状切口。头皮冠状切口结合口内前庭沟切口，尤其适用于额、鼻、眶、颧区多发性、陈旧性骨折。可供接骨板固定的部位有颧额缝、颧牙槽嵴和眶下缘，可选用小钛板或微型钛板，颧颞缝一般选用微型钛板固定。力争达到多点固定，至少应达到三点固定，即颧弓、颧额缝和眶下缘。

**11**

拇指和示指在鼻外侧辅助复位。复位后用碘仿纱条填塞于鼻腔内骨折处，以防止骨折片再移位，同时有助于止血。5～6天后即可抽除鼻腔填塞物。

双侧鼻骨骨折，可将鼻骨复位钳的两喙插入两鼻孔内，先后整复鼻侧壁和上壁，用吸引器吸净鼻腔内的血块和分泌物，然后在鼻腔前庭部置入裹有碘仿纱条的橡皮管，协助成形。

鼻骨骨折复位后需固定。鼻夹板可用印模膏制作，其内衬以敷料，在对鼻部无压力的情况下，用胶布固定。也可在鼻旁两侧各放置1～2个小纱布卷，使之高于鼻背，再用胶布固定，起保护和成形作用。对于有脑脊液鼻瘘的伤员，不能行鼻腔填塞者，可单用鼻外夹板固定，防止再移位。鼻外夹板或纱布卷可在7～10天后去除。嘱伤员1个月内不要挤压鼻部或用力擤鼻涕等。

鼻骨骨折的出血多可自行停止，或用纱布填塞前鼻腔即可止血。若伴有中鼻道或上鼻道血管损伤时，可发生严重的鼻出血，如用前鼻道填塞法不能奏效时，应改为后鼻孔填塞法。切忌自鼻外部加压止血。

脑脊液鼻瘘应听任自流，并用抗生素预防感染。多在3～7天内逐渐减少或停止，若长期漏液不止，应请神经外科会诊，行硬脑膜裂口修补术。

## 四、眼眶骨折

眼眶骨折是累及眶缘和眶腔骨壁的骨折。

【临床诊断】

（一）临床表现

1. **骨折移位**　眼眶骨折常可在眶下缘和颧额缝触及台阶感，两侧睑裂不一致，内眦距异常，内眦角下垂。

2. **眼球内陷**　是眶底骨折的重要体征。

3. 复视。

4. 眶周淤血、肿胀。

5. 眶下区麻木。

（二）诊断

检查时触摸眶缘的连续性，眼球有无运动受限、眼球内陷、复视和内眦距变化。也可通过下直肌牵拉试验证实眶下壁的骨折，用丁卡因麻醉结膜后，以眼科有齿镊通过结膜夹住下直肌肌腱做牵拉试验，若眼球上旋受限，表明下直肌有嵌顿，提示有眶下壁骨折。X 线辅助检查及二维或三维 CT 重建对诊治有重要的参考作用（图 11-3-12）。

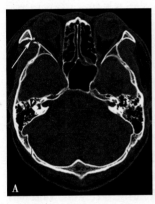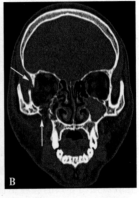

图 11-3-12　眼眶骨折 CT
A. 眼眶外侧壁骨折 CT 横断面
B. 眼眶外侧壁及下壁骨折 CT 冠状面

【治疗】

1. 眶底骨折　手术时机以伤后 1 周左右为宜，过早手术伤区组织肿胀未消，过晚手术伤区可能错位愈合或形成瘢痕。

手术方法：在下睑睫毛下 2～3mm 做横切口。切开皮肤、皮下组织，在适当位置切开眼轮匝肌，向下直达眶下缘骨壁，然后横行切开骨膜，沿骨面剥离，显露眶下缘及眶下壁骨折区。小心将下直肌、眶内容物从骨折嵌顿处解脱出来，使其还纳到眶内。用牵拉试验进行检查，直到眼球运动不再受限。

首先应复位眶下缘骨折，眶下壁骨折片应向上抬起复位，并做微型接骨板内固定，防止再塌陷。若眶下缘粉碎性骨折无法固定，可使用钛网或可吸收聚乳酸片覆盖在塌陷区上，做螺钉内固定，将眶内容物托起。眶下壁有骨质缺损时，可取半层颅骨片植骨重建眶底并做固定。植骨片不宜过厚，其后缘应放置到眼球赤道的后方，防止使眼球更加陷没。

2. 鼻眶筛骨折　该区骨折因涉及众多结构，因此是颅颌面最难处理的骨折之一。应及早转至上级医院进行处理。

## 五、全面部骨折

全面部骨折主要是指面中 1/3 与面下 1/3 骨骼同时发生的骨折。

【临床诊断】

（一）临床表现

1. 严重的全身重要脏器伤　首诊时患者常有明显的颅脑损伤症状，如昏迷、颅内血肿以及脑脊液漏等；腹腔脏器损伤导致的腹腔出血、休克等；颈椎、四肢和骨盆的骨折等。应先转诊至相应科室进行急救，解除患者生命危险后，再行颌面部骨折手术。

2. 面部严重扭曲变形　面部常出现塌陷、拉长和不对称等畸形；可有眼球内陷、运动障碍、眦距不等、鼻背塌陷等改变，严重时可有软组织的哆开或撕裂伤。

3. 咬合关系紊乱。

（二）诊断

通过手法与辅助检查不难作出全面部骨折的诊断，为避免漏诊，常采用三维 CT 重建来全面了解骨折的全貌（图 11-3-13）。

【治疗】

必须早期对伤情作出正确判断，应首先处理胸、腹、脑、四肢伤以及威胁生命的紧急情况。昏迷伤员应注意保持呼吸道的通畅，严禁做颌间结扎固定，严密观察瞳孔、血压、脉搏和呼吸的变化。及时纠正休克，处理出血，解除呼吸道梗阻。

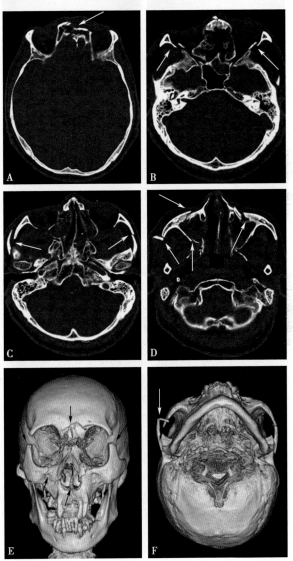

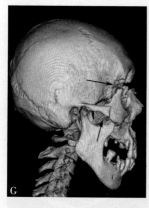
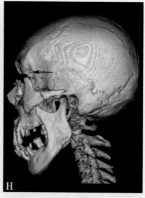

图 11-3-13　全面部骨折 CT

A. 鼻骨骨折 CT 横断面　B. 双侧眼眶外侧壁骨折 CT 横断面　C. 双侧颧弓骨折 CT 横断面　D. 双侧上颌窦骨折 CT 横断面　E. 全面部骨折 CT 三维重建正位　F. 全面部骨折 CT 三维重建颅底位　G. 全面部骨折 CT 三维重建右侧位　H. 全面部骨折 CT 三维重建左侧位

1. 手术时机　可在伤后 2~3 周内进行，应争取尽早进行复位固定。

2. 手术原则　恢复伤员正常的咬合关系；恢复面部的高度、宽度、突度、弧度和对称性；复位内眦韧带和眼球的移位和内陷；修复明显的骨缺损。

3. 骨折复位的顺序　对于有牙颌伤员，一般采用的是由下向上、由外向内复位的原则：即先行下颌骨复位，后行上颌骨复位。当下颌骨的形态与咬合重建后，上颌骨以下颌骨咬合关系为参照进行复位，然后以颌间固定维持咬合关系，即可恢复面中部的高度。接下来复位颧骨、颧弓骨折，以恢复面部的宽度及侧面的对称性。最后复位鼻眶筛骨折、眶底骨折和内眦韧带，完成侧面突度的重建。上述复位顺序并非一成不变，在特殊情况下，如下颌严重粉碎性骨折难以直接恢复正常形态，而颧眶和上颌骨为容易解剖复位的简单线形骨折，那么复位顺序亦有可能由上至下。对无牙颌伤员则可根据情况利用原来的义齿参照进行复位，或尽量进行比较接近颌关系的骨折复位。

4. 手术入路　若面部有软组织开放伤口，可利用伤口作为手术入路，进行骨折的复位内固定。闭合性骨折时，上面部和中面部骨折视情况可采用头皮冠状切口、口内前庭沟切口以及各类小切口以完全显露骨折部位。

（林云锋　李　果）

**11**

# 第十二章 ●●●●

## 口腔颌面部肿瘤

### 第一节　口腔颌面部囊肿

#### 一、皮脂腺囊肿

皮脂腺囊肿又称"粉瘤"，主要由皮脂腺排泄管的堵塞，皮脂腺囊状上皮被逐渐增多的内容物膨胀所形成的潴留性囊肿，囊内有白色凝乳状皮脂腺分泌物。

【临床诊断】

1. 皮脂腺囊肿常见于面部，小的如豆，大则可至小柑橘样，囊肿位于皮内，并向皮肤表面突出，一般无自觉症状。

2. 肿物呈球形，单发或多发，中等硬，有弹性，高出皮面，与皮肤有粘连，中央可有一小色素点，临床上可根据这个主要特征与皮样囊肿作出鉴别。

3. 有时在皮肤表面有破溃，挤压可出现豆腐渣或面泥样内容物，可在皮肤表面形成瘘口，挤压可出现脓液及豆腐渣或面泥样内容物。

【治疗】

确诊后应手术将囊肿完整切除。手术是根治皮脂腺囊肿的唯一方法。手术中沿着皮纹方向设计梭形的皮肤切口，连同囊肿一起摘除。

【注意要点】

由于囊壁很薄，分离时应特别小心，尽量完整地摘除。如果残留囊壁，则易复发。

## 二、皮样、表皮样囊肿

皮样囊肿、表皮样囊肿为胚胎发育时期遗留在组织中的上皮细胞逐渐发展而形成的囊肿，后者也可因损伤、手术导致上皮细胞植入而形成。皮样囊肿囊壁较厚，由皮肤和其附件构成。囊壁中无皮肤附件者为表皮样囊肿。

【临床诊断】

1. 多发于 15 ~ 35 岁，表皮样囊肿以口底、颏下等部位多见；皮样囊肿好发于口底正中区，引起口底及颈部肿胀。

2. 生长缓慢为圆形或卵圆形，触诊有生面团样感。

3. 面部表皮样囊肿应与皮脂腺囊肿相鉴别，后者与皮肤紧密相连，中央可见小的色素点。

4. 穿刺可抽出乳白色豆渣样内容物，感染时为棕褐色液或脓液。镜检可发现上皮细胞。

【治疗】

手术切除治疗。

【注意要点】

位于舌下的口底皮样囊肿经口内进路（口底黏膜切口）摘除囊肿，位于颏下的口底皮样囊肿则经口外进路（颏下皮肤切口）摘除囊肿。

## 三、甲状舌管囊肿

甲状舌管囊肿是一种先天性、发育性囊肿，源于甲状舌管的残余上皮，囊肿可通过未退化的甲状舌管与舌盲孔相通。

【临床诊断】

1. 多见于 1 ~ 10 岁儿童。

2. 发生于颈正中线，自舌盲孔至胸骨切迹的任何部位，但以舌骨上、下部位最为常见。

**12**

3. 质软，周界清楚，与表面皮肤及周围组织无粘连。位于舌骨以下的囊肿，舌骨体与囊肿之间可能扪得坚韧的索条与舌骨体粘连，因此，可随吞咽及伸舌等动作而移动。

4. 穿刺可见透明的黏稠液体或微混浊的黄色液体，偶见脱落的上皮细胞。

【治疗】

手术切除治疗。应彻底，否则容易复发。手术关键在于除囊肿外一般应将舌骨中份一并切除，即柱状整块切除，避免副管或分支残留，防止复发。

【注意要点】

注意术前和异位甲状腺相鉴别，必要时做同位素检查。

## 四、鳃裂囊肿

鳃裂囊肿又名淋巴上皮囊肿。囊壁厚薄不等，含有淋巴样组织。

【临床诊断】

1. 常见于 20 ~ 50 岁。

2. 多发生于肩胛舌骨肌水平以上的第二鳃裂囊肿，其次是下颌角以上及腮腺区的第一鳃裂囊肿。发生于颈根区的第三、第四鳃裂囊肿较少见。

3. 肿块大小不定，生长缓慢，无自觉症状。触诊时质地较软，有波动感。鳃裂囊肿继发感染穿破皮肤或切开引流后可长期不愈，形成鳃裂瘘。

4. 超声检查显示内部无回声，后方回声增强；通常表现为沿胸锁乳突肌上、下走行，类圆形或椭圆形软组织块影，中心密度低，不强化，但囊壁（边缘）可强化，境界清楚（图 12-1-1）。

5. 穿刺可见黄色或棕色，清凉或微混浊的液体，含或不含胆固醇结晶。

【治疗】

手术彻底切除。如遗留有残存组织，可导致复发。

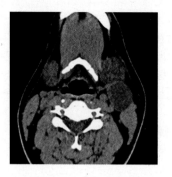

图 12-1-1　鳃裂囊肿

【注意要点】

1. 第一鳃裂囊肿或瘘手术中需避免损伤面神经。第二鳃裂囊肿或瘘手术时应注意勿损伤副神经、颈内静脉、颈内及颈外动脉。复发多见于第一鳃裂囊肿或瘘术后，与切除不彻底有关。

2. 颈淋巴结转移癌发生液化坏死时，可能误诊为鳃裂囊肿。

## 五、根尖周囊肿

根尖周囊肿是由于根尖周肉芽肿、慢性炎症刺激，引起上皮残余增生，增生的上皮团中央发生变形与液化，周围组织液不断渗出，逐渐形成囊肿（图 12-1-2，图 12-1-3）。

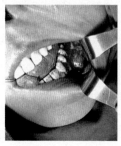

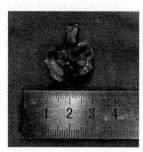

图 12-1-2　根尖周囊肿　　　图 12-1-3　根尖周囊肿
　　　　（口内）　　　　　　　　　（切除后）

【临床诊断】

1. 多发生于前牙，一般无自觉症状。可有创伤史、正畸史，牙齿变色，灰黄无光泽。可见有残根、死髓牙、深龋。较大囊肿可在根尖牙龈处扪及球状隆起。

2. X线片显示根尖界限清楚，有一白色致密线包绕的低密度区。

3. 穿刺囊液一般为清亮或淡黄色液体，囊液内有时可以看到胆固醇晶体。

【治疗】

以手术刮除治疗为主，原则是彻底干净。病灶牙或残根如无保留价值可同时拔除。

【注意要点】

对于有保留价值的患牙可以先一次性根充，后再进行囊肿手术。

## 六、始基囊肿

始基囊肿发生于成釉器发育的早期阶段，釉质和牙本质形成之前，在炎症和损伤刺激后，成釉器的星网状层发生变性，并有液体渗出，蓄积其中而形成囊肿。

【临床诊断】

1. 多发生于乳、恒牙交替时期的青少年，好发于下颌第三磨牙区及升支部，可伴缺牙或有多余牙。逐渐长大，骨质出现膨隆变薄，扪之有乒乓球弹性感。

2. X线检查见其为单囊性或多囊性，均匀一致，不含牙，周围界线清楚。

3. 穿刺可见草黄色囊液，在显微镜下可见到胆固醇结晶。

【治疗】

以手术刮除治疗为主，原则是彻底干净。

【注意要点】

对囊腔巨大、严重引起升支部畸形者，若未发生病理性骨折需行截骨术，其余可考虑先由口内行囊肿开窗术，待囊液引流，囊腔减压，囊肿自行缩小后再行刮除术。

## 七、含牙囊肿

含牙囊肿又称滤泡囊肿。发生于牙冠釉质形成之后，在缩余釉上皮与牙冠之间出现液体渗出和蓄积而形成囊肿。可来自一个牙胚（含一个牙）；也有来自多个牙胚（含多个牙）者。

【临床诊断】

1. 好发于下颌第三磨牙及上颌尖牙区，可引起颌骨缓慢膨胀，使骨皮质显著变薄，一般无痛。牙齿延期萌出可能是提示病变的唯一临床特征。

2. X线片上可显示出一清晰圆形或卵圆形的透光阴影，边缘清晰，周围有白色骨质反应线，囊壁包于牙颈部，牙冠朝向囊腔（图12-1-4）。

3. 穿刺可得草黄色囊液，囊肿如有继发感染，则出现炎症现象，穿刺可抽出脓液。

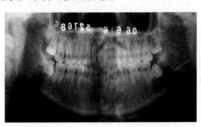

图12-1-4 含牙囊肿

**12**

【治疗】

手术治疗，手术原则为完整摘除囊肿和挖除埋藏的牙齿。

【注意要点】

在儿童牙齿萌出时期，如果囊肿包含的牙齿有萌出希望，可将囊肿开窗，刮除囊壁保留牙齿待萌。

## 八、球上颌囊肿

球上颌囊肿发生于上颌侧切牙与尖牙之间，牙齿被推挤而移位，属非牙源性囊肿；其是由胚胎发育过程中残留的上皮发展而来，故亦称为非牙源性外胚叶上皮囊肿。

【临床诊断】

1. 多见于青少年。

2. 主要表现为颌骨骨质膨胀。

3. 发生于上颌侧切牙与尖牙之间。牙齿被推挤而移位。

4. X线片显示，囊肿阴影在牙根之间，而不在根尖部位。

【治疗】

一般从口内进行手术，如伴有感染须先控制炎症后再做手术治疗。

## 九、鼻腭囊肿

鼻腭囊肿较为常见，约占全部颌骨囊肿的10%。

【临床诊断】

1. 大多发生在30~60岁。

2. 男性多见。

3. X线检查可见上颌骨中线有呈圆形、卵圆形或心形透亮区。

4. 一般可分为两型：发生于切牙管内者，称为切牙管囊肿；发生于切牙管口的腭乳头部者，称为腭乳头囊肿（图12-1-5）。

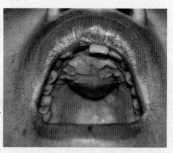

图 12-1-5　鼻腭囊肿

【治疗】

手术治疗。如伴有感染须先控制炎症后再做手术治疗。

## 十、正中囊肿

正中囊肿是较少见的非牙源性囊肿。

【临床诊断】

1. 位于切牙孔之后，腭中缝的任何部位，亦可发生于下颌正中线处。

2. X 线片可见腭中缝间有圆形囊肿阴影。

【治疗】

确诊后应及早手术治疗，以免引起邻牙的继续移位和造成咬合紊乱。

## 十一、鼻唇囊肿

鼻唇囊肿是较少见的非牙源性发育囊肿。

【临床诊断】

1. 位于上唇底和鼻前庭内。

2. X 线片示骨质无破坏现象，仅在鼻底口腔前庭可扪及囊肿的存在。

【治疗】

一般从口内进行手术，如伴有感染须先控制炎症后再做手术治疗。

## 十二、血外渗性囊肿

血外渗性囊肿又称为损伤性骨囊肿、孤立性囊肿，主要为损伤后引起骨髓内出血、机化、渗出而形成的囊腔，内含陈旧性血性或血清液，为非真性囊肿。

【临床诊断】

1. 多发生于男性青年人。

2. 以下颌骨前磨牙区及骨联合处为好发部位；上颌骨较少见，可发生于颌骨前部。此外，血友病也可引起颌面骨的血外渗性囊肿，称为血友病甲瘤。

3. X线片表现无特异性，常可见圆形透射区，边缘不清晰。

4. 穿刺如为空腔，则可确诊；如抽出液体，镜下可见少量红细胞和类组织细胞。

【治疗】

手术治疗，以免日久而引起相邻牙根受累，造成牙移位，咬合关系紊乱。

【注意要点】

对血友病囊肿治疗应按血友病患者手术原则进行处理。

# 第二节　良性肿瘤和瘤样病变

## 一、色素痣

色素痣来源于表皮基底层产生色素的色素细胞，可分为皮内痣、交界痣和混合痣。皮内痣是成年人最常见的一类色素痣，位于真皮内。交界痣一半在表皮的底层内，另一半则在真皮浅层内。复合痣常同时有皮内痣和残留的交界痣，为上述两种痣的混合形式。

【临床诊断】

皮内痣可发生于身体的任何部位，以头颈部最为常见，不发生于掌、跖和生殖器部位。痣的外观呈半球形，大小不等表面光滑，边缘整齐，也有的呈乳头瘤样或基底有蒂。交界痣为褐色或黑色斑疹，可稍隆起，境界清楚，颜色均一，表面光滑无毛，可发生在任何部位，发生在掌、跖和外生殖器的大多为交界痣。交界痣的痣细胞具有增生活跃的特性，有转变为恶性黑瘤的可能。混合痣多为黑褐色斑丘疹。

【治疗】

外科手术治疗，手术应在痣的边界以外，正常皮肤上做切口。

【注意要点】

1. 面部较大的痣无恶变证据者，可考虑分期部分切除。也可采用全部切除，邻近皮瓣转移或游离皮肤移植。

2. 如怀疑有恶变的痣，应采用外科手术一次全部切除活检。

## 二、牙龈瘤

牙龈瘤是来源于牙周膜及颌骨牙槽突的结缔组织的增生物，为非真性肿瘤。但又具有肿瘤的外形及生物学行为，如切除后易复发等。因此，牙龈瘤是一个以部位及形态命名的诊断学名词。

【临床诊断】

1. 最常见的部位在前磨牙区，女性多于男性，以青中年人常见。

2. 唇颊侧多于舌腭侧。

3. 肿块较局限，呈圆形或椭圆形，有时呈分叶状，大小不一。

4. 肿块有的有蒂如息肉状，大多无蒂而基底较宽。

5. 随着肿块的增长，可破坏牙槽骨壁，X 线片可见骨质吸收、牙周膜增宽的阴影。牙可能松动移位。

【治疗】

1. 手术切除，为了切除彻底，切口应在围绕病变蒂周的正常组织上。

2. 将病变波及的牙、牙周膜、龈谷、骨膜及邻近的骨组织一并切除，创面缝合。如创面过大不能缝合时，可用碘仿纱条覆盖。或在创面上用牙周塞治剂保护止血。

【注意要点】

对早期较小的牙龈瘤，牙不松动且患者年轻，有时不愿意拔牙者，可局部切除，对牙周做一定的搔刮，暂时不拔牙，术后严密观察，待有复发时再切除并拔牙。

## 三、纤维瘤

口腔颌面部的纤维瘤起源于面部皮下、口腔黏膜下

**12**

或骨膜的纤维结缔组织。

【临床诊断】

1. 多发生于牙槽突、颊、腭等部位，也可发生在面部皮下。

2. 均较小，呈圆形或结节状，可能有蒂或无蒂，质地较硬，边界清楚，表面光滑，与周围组织无粘连。

【治疗】

采用手术完整切除。牙槽突的纤维瘤，除需拔除有关牙外，有时还需将肿瘤所侵犯的骨膜一并切除。

【注意要点】

必要时可做冷冻检查。

## 四、牙瘤

牙瘤生长于颌骨内，分为组合型和混合型牙瘤。其中可含有不同发育阶段的各种牙胚组织，直至成形的牙，数目不等。形状不规则，可能近似正常牙，也可以没有牙的形状，只是一团紊乱的硬组织混合而成，在其周围被以纤维膜。

【临床诊断】

1. 临床表现　多见于青年人，生长缓慢，早期无自觉症状。

2. 往往因牙瘤所在部位发生骨质膨胀，或牙瘤压迫神经产生疼痛，或因肿瘤穿破黏骨膜，发生继发感染时，才被发现。

3. 牙瘤患者常有缺牙现象。

4. X线片可见骨质膨胀，有很多大小形状不同、类似发育不全牙的影像，或投射似牙组织的一团影像。在影像与正常骨组织之间有一条清晰阴影。牙瘤与囊肿同时存在者，称为囊性牙瘤。

【治疗】

彻底手术摘除。

【注意要点】

一般将肿瘤表面骨质凿去后，取出牙瘤并将其被膜刺除，缝合创口。

## 五、牙骨质瘤

牙骨质瘤来源于牙胚的牙囊或牙周膜，由呈片状的牙骨质或呈圆形的牙骨质小体所组成。具有明显不规则的、强嗜碱性的生长线。

【临床诊断】

1. 多见于青年人，女性较多。

2. 肿瘤常贴于牙根部，可以单发或多发，硬度与骨质相似。

3. 生长缓慢，一般无自觉症状。如肿瘤增大时，可发生牙槽突膨胀，或发生神经症状，继发感染，拔牙时被发现。

4. 临床上偶见有家族史的牙骨质瘤，且多为对称性生长。

5. X 线片显示根尖周围有不透光阴影。

【治疗】

多用手术摘除。

【注意要点】

如肿瘤较小，又无症状时，可无需治疗。

## 六、牙源性角化囊性瘤

**12**

牙源性角化囊性瘤（KCOT）是来源于原始的牙胚或牙板残余，旧称牙源性角化囊肿。

【临床诊断】

1. 多见于 20～40 岁。

2. 好发部位多在下颌第三磨牙区、下颌升支，其次是上、下颌第一前磨牙以后的区域。

3. 无自觉症状，生长缓慢，较其他囊肿有更大的侵蚀性。

4. 早期波动感不明显，后期牙松动移位。可穿刺出较黏稠的乳酪样内容物。

5. X 线片显示为清晰圆形或卵圆形的透明阴影，边

缘整齐，周围常呈现一明晰的白色骨质反应线，但有时边缘不整齐（图12-2-1）

6. 可穿刺出较黏稠的乳酪样内容物。有显著复发和癌变能力。

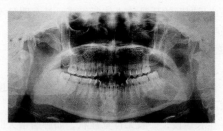

图 12-2-1　牙源性角化囊性瘤

【治疗】

手术切除为主，对下颌角、升支处或较大的牙源性角化囊性瘤，应采用口外切口。对于多房性牙源性角化囊性瘤，可行颌骨切除，同期植骨；对于大型牙源性角化囊性瘤，可行成形性囊肿切开术亦称囊肿减压成形术，即从口内打开囊肿，切除部分囊壁及黏膜，并将黏膜与囊膜相互缝合，使囊腔与口腔相通，引流自如。

【注意要点】

减压成形术后由于没有囊液聚集，消除了压力，囊腔可逐渐自行缩小、变浅。以后可再采用手术的方法将剩余的囊壁摘除，由于死腔不大，封闭也就很容易。仅在口内手术即可，不必从口外做切口，但是其疗程较长，在整个疗程中，应注意保持口腔卫生，并严密随访。牙源性角化囊性瘤具有容易复发的特点。

## 七、成釉细胞瘤

成釉细胞瘤为最常见的来自牙源性上皮的颌骨中心性肿瘤。根据国内五所口腔医学院口腔病理资料统计，占颌面肿瘤的35%，占牙源性肿瘤的63.2%。对于其组织来源，尚有不同看法，大多数认为由成釉器或牙板上皮发生而来。

【临床诊断】

1. 多发生于20~40岁青壮年，以20~29岁最多见，男女无明显差别。

2. 肿瘤生长缓慢，病程较长，最长可达数十年。

3. 早期无自觉症状，后期颌骨膨胀，压迫性生长可引起面部畸形和功能障碍。

4. X线片表现为边界清楚的单房或多房透射影，肿瘤内常含有牙，牙根可能发生锯齿样吸收（图12-2-2）。

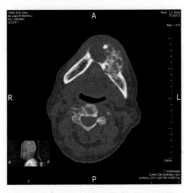

图12-2-2　下颌成釉细胞瘤

5. 穿刺时可抽出黄色、黄褐色液体，可含胆固醇结晶。

【治疗】

主要为手术治疗。手术的方式主要根据肿瘤的大小、累及的范围及临床表现，分别采用肿物摘除或刮治术；病变区开窗后刮除术，矩形或部分颌骨切除术和颌骨切除术，缺损用移植骨或其他代用材料整复，尤其是带血管化骨移植同期种植体植入可达到功能性修复的目的。

【注意要点】

成釉细胞瘤有局部浸润的特点，属临界瘤，手术应在肿瘤边缘外0.5cm处切除，否则切除不彻底，术后易复发。

## 八、血管瘤

血管瘤又称婴幼儿血管瘤（IH）起源于残余的胚胎成血管细胞，是真正的肿瘤。深部及颌骨内的血管瘤目前认为应属血管畸形。血管瘤的生物学行为可自行消退，其病程可分为增殖期、消退期及消退完成期三期。

【临床诊断】

1. 初期表现为毛细血管扩张，周围以晕状白色区域迅速变为红斑并高低不平似草莓状。

2. 4 周后快速生长，位于面部者可导致畸形或运动功能障碍。

3. 一般在 1 年以后进入静止消退期。消退缓慢，病损由鲜红变为暗紫、棕色，皮肤可呈花斑状。消退完成期一般在 10 ~ 12 岁。

【治疗】

由于血管瘤具有自行消退的特点，目前治疗血管瘤的方法主要有等待观察、药物治疗、激光治疗及手术治疗。一般根据病损的类型、位置及患者的年龄等因素决定。对于复杂病例，主张采用综合治疗。

1. 等待观察　非重要部位的增殖期血管瘤，未对美观和功能造成重要影响，可定期随访观察，处于消退期的血管瘤可定期随访观察。

2. 药物治疗　适用于全身多发性血管瘤、快速增殖的血管瘤、累及重要器官并伴有严重并发症或危及生命的血管瘤。治疗药物主要包括皮质激素、α- 干扰素、抗癌药物、咪喹莫特、普萘洛尔等。

3. 激光治疗　通过作用于血管内的氧合血红蛋白，从而达到破坏血管、消除病变血管的治疗目的。

4. 手术治疗　除少数情况外，目前一般不主张将手术治疗作为血管瘤的首选治疗。血管瘤经保守治疗或激光治疗后仍有较大残存病变者，可在消退期行手术治疗。

【注意要点】

激素治疗要注意停药时间。

## 九、静脉畸形

静脉畸形是临床上最为常见，以静脉异常汇集为特征的一组病变。由衬有内皮细胞的无数血窦所组成。血窦的大小，形状不一，如海绵结构，又称海绵状血管瘤。

【临床诊断】

1. 好发于颊、颈、眼睑、唇、舌或口底部。

2. 位置深浅不一，如果位置较深则皮肤或黏膜颜色正常（图 12-2-3）。

3. 表浅病损则呈现蓝色或紫色。边界不太清楚，扪之柔弱，可被压缩，有时可扪到静脉石。

4. 当头低位时，病损区则充血膨大；恢复正常位置后，肿胀亦随之缩小，恢复原状，称为体位移动试验阳性。

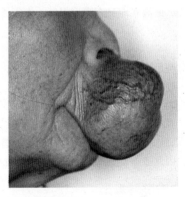

图 12-2-3  上唇血管瘤

【治疗】

治疗应根据部位、大小和回流速度，选用不同的治疗方法。主要有硬化治疗、激光治疗、手术翻瓣结合 Nd：YAG 激光治疗和手术治疗。

1. 口腔黏膜及表浅部位的畸形，可选用 Nd：YAG 激光治疗、硬化治疗等方法。

2. 深部、局限、低回流型畸形，选用硬化剂治疗（平阳霉素病变内注射）可获得良好效果。

3. 深部、高回流型畸形，可选用无水乙醇及其他硬化剂治疗、翻瓣激光、手术等综合治疗。

【注意要点】

病变内注射硬化剂时，要注意压迫病变，防止药物进入血管。

## 十、微静脉畸形

微静脉畸形即常见的葡萄酒色斑，是由乳头丛内的毛细血管后的微静脉构成的先天性畸形。

【临床诊断】

1. 多发于颜面部皮肤，常沿三叉神经区域分布。

2. 呈鲜红或紫红色，与皮肤表面平，边界清楚，外形不规则，大小不一。手指压迫病损，表面颜色褪去，解除压力后，血液立即又充满病损区，恢复原有大小和色泽。

【治疗】

微静脉畸形主要采用脉冲染料激光治疗，国内则主要采用铜蒸气或氩激光进行光动力治疗。

【注意要点】

对于扩张型微静脉畸形，尤其出现大量结节者，可行手术植皮，这些结节往往是原有的畸形血管进一步扩张的结果，因此多不累及皮下组织，术中出血易于控制。

## 十一、动静脉畸形

动静脉畸形是一种迂回弯曲，极不规则而有搏动性的血管畸形。主要是由血管壁显著扩张的动脉与静脉直接吻合而成，期间缺乏毛细血管，故其实际上为毛细血管畸形。

【临床诊断】

1. 多见于成年人，幼儿少见。

2. 常发生于颞浅动脉所在的颞部或头皮下组织中。

3. 病损高起呈念珠状，表面温度较正常皮肤为高。

4. 患者可能自己感觉到搏动；扪诊有震颤感，听诊有吹风样杂音。

5. 若将供血的动脉全部压闭，则病损区的搏动和杂音消失。病变可侵蚀基底的骨质，也可突入皮肤，使其变薄，甚至坏死出血。

6. 动静脉畸形可累及颌面部软组织及颌骨（主要是下颌骨），多因急性大出血而就诊。当累及颌骨时，可出现颌骨膨隆，边界不清，牙齿松动，大出血。

【治疗】

手术是最早应用于治疗动静脉畸形的方法。随着栓塞技术的应用，手术前辅助栓塞治疗，被认为是治疗动静脉畸形比较有效的方法。

【注意要点】

动静脉畸形一旦确诊，应尽早进行栓塞治疗。其主要目的是缩小病灶，控制并发症，从而有利于手术进一步切除。

## 十二、淋巴管畸形

淋巴管畸形是淋巴管发育异常所致。按临床特征及组织结构分为微囊型和大囊型两类。微囊型由内皮细胞的淋巴管扩张而成，构成多房性囊腔，似海绵状，淋巴管内充满淋巴液。大囊型一般为多房性囊腔，彼此间隔，内有透明淡黄色水样液体，亦称囊性水瘤。

【临床诊断】

1. 临床表现　在皮肤或黏膜上呈现孤立、多发性、散在的小圆形囊性结节状或点状病损，一般无压缩性，病损边界不清楚，大小不一，表面皮肤色泽正常，呈充盈状态，扪诊柔软，有波动感。

2. 大囊型主要发生于颈部锁骨上区，亦可发生于下颌下区及上颈部。

**12**

【治疗】

主要采取外科手术切除，对于范围较大的肿瘤可分期切除。囊性水瘤应争取早期手术。低温及激光治疗对微囊型淋巴管畸形有一定效果，但不理想。平阳霉素瘤内注射对手术不宜切除的巨大囊性水瘤或术后残留组织的补充治疗取得较好效果。

【注意要点】

对于病变虽较为广泛，但无呼吸、吞咽困难征象和其他严重并发症的患儿，可不做处理，观察随访 1～2 年，若无消退或反而增大时再行治疗。

## 十三、神经鞘瘤

神经鞘瘤也称施万瘤，来源于神经鞘膜。头颈部神经鞘瘤多发生于脑神经，其次是其他的周围神经，以头部、面部和舌部最为常见（图 12-2-4）。

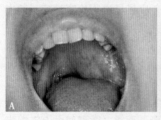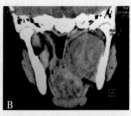

图 12-2-4 神经鞘瘤

【临床诊断】

1. 好发于青壮年，男女比例 1.5:1。

2. 临床生长缓慢，无痛肿块，质中或偏硬，包膜完整。

3. 肿瘤可沿神经轴侧向左右移动，但不能沿神经长轴活动。

4. 肿瘤越大越容易黏液性变，发生黏液性变后质软如囊性。穿刺时可穿出褐色血性液体，但不凝结。

【治疗】

手术摘除，将肿瘤完整摘除尽量不损伤神经。

【注意要点】

对迷走神经或面神经来源者，主张充分暴露神经和瘤体后，在显微镜下沿神经纵轴仔细分离以保全神经功能。

## 十四、神经纤维瘤

神经纤维瘤是由神经鞘细胞及成纤维细胞两种主要成分组成的良性肿瘤，分单发和多发两种。多发性神经纤维瘤又称为神经纤维瘤病，可发生于周围神经的任何部位。

【临床诊断】

1. 多见于青年人，生长缓慢。

2. 口腔内较少见。颜面部神经纤维瘤主要表现为皮肤呈大小不一的棕色斑，或呈灰黑色小点状或片状病损（图 12-2-5）。

3. 扪诊时，皮肤内有多发性瘤结节，质较硬，可沿皮下神经分布，呈念珠状，也可呈丛状。

4. X 线片可见各种骨骼畸形；椎管造影、CT 及 MRI 可发现中枢神经肿瘤。脑干听觉诱发电位对听神经瘤有较大诊断价值。

12

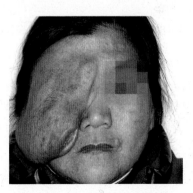

图 12-2-5 面部神经纤维瘤

【治疗】

手术切除。对小而局限性的神经纤维瘤可一次切除，但对巨大肿瘤只能做局部切除，以纠正畸形及改善功能障碍。

【注意要点】

如行一次手术切除时，需要有充分的准备，因为肿瘤常与皮肤及基底粘连，且界限不清楚，加之血运十分丰富且含有血窦，手术时出血较多，而且不易用一般方法止血，故应做好充分的备血及选择低温麻醉。

## 十五、嗜酸性粒细胞增生性淋巴肉芽肿

嗜酸性粒细胞增生性淋巴肉芽肿的病因尚不清楚，主要为淋巴结肿大，淋巴细胞增生及嗜酸性粒细胞浸润。淋巴结以外的病变表现为肉芽肿，也有大量淋巴细胞和嗜酸性粒细胞浸润。

【临床诊断】

1. 常发生于 20~40 岁的成年人。绝大多数为男性。

2. 发病缓慢，病程较长。主要表现为软组织肿块，有时为多发。偶可自行消退，但又复发。

3. 肿块无疼痛及压痛，周界不清楚，质软，但在不同时期有所不同。

4. 肿块区皮肤瘙痒，一般轻微，可随病程发展而逐渐加重。并可见皮肤粗厚及色素沉着。

【治疗】

对放射治疗敏感，每野总量给予 10~20Gy 即可使其消退。部分病例可能复发，若再照射，反应仍然良好。部分患者可以手术治疗。

## 十六、骨化性纤维瘤

骨化性纤维瘤为颌面骨比较常见的良性肿瘤。此瘤多为实质性，囊性较少见。

【临床诊断】

1. 常见于青年人。女性多于男性。

2. 多为单发性，可发生于上、下颌骨，但以下颌较为多见。

3. 生长缓慢，早期无自觉症状，不易被发现。肿瘤逐渐增大后，可造成颌骨膨胀肿大，引起面部畸形及牙齿移位。

4. X 线表现为颌面骨不同程度的弥散性膨胀，与正常骨质之间无明显边界。

【治疗】

手术切除。小的或局限性的骨化性纤维瘤更应行手术彻底切除；大的弥散性的或多发性骨纤维异样增殖症一般在青春期后施行手术。对于组织缺损可行同期或二期修复重建。

【注意要点】

如肿胀发展较快，影响功能时，可提前手术。

## 十七、骨巨细胞瘤

骨巨细胞瘤又名破骨细胞瘤，主要是由多核巨细胞和较小的索性或圆形的间质细胞所组成。

【临床诊断】

1. 发生于 20~40 岁的成年人。男女无显著差别。

2. 常发生在颌骨的中央部。一般生长缓慢，如生长较快，则可能有恶性变。早期一般无自觉症状，但有时能引起局部间歇性隐痛。

3. X 线片显示呈泡沫或蜂窝状囊性阴影，肿瘤周围骨壁界限清楚。

【治疗】

手术切除。术中需做冷冻切片病理检查，排除恶性。病理一级者，可采用彻底刮除并在基底部烧灼，或在健康骨组织内切除肿瘤。属二、三级者，视骨质破坏大小做颌骨方块切除或部分切除。

【注意要点】

本病复发率高，对于复发者，应做切除或节段截除术或假体植入术。

# 第三节 恶性肿瘤

## 一、舌癌

舌癌是最常见的口腔癌（图 12-3-1），多数为鳞状细胞癌。

【临床诊断】

1. 男性多于女性。多发生于舌缘，其次为舌尖、舌背。常为溃疡型和浸润型。

2. 一般恶性程度较高，生长快，浸润性较强，常波及舌肌，致舌运动受限。晚期可蔓延至口底及下颌骨，使全舌固定。

3. 常发生早期颈淋巴结转移，且转移率较高，淋巴结转移常在一侧，如发生舌背或越过舌体中线的舌癌可向对侧颈淋巴结转移。位于舌前部的癌多为下颌下及颈深淋巴结上、中群转移；舌尖部癌可以转移至颏下或直接至颈部深、中群淋巴结。

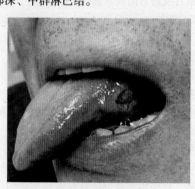

图 12-3-1 舌癌

【治疗】

应以综合治疗为主。为了保存舌的功能，有时对早期病理可选用间质内放射治疗，待原发灶控制后再施行颈淋巴清扫术。如放射治疗不敏感,可行原发病灶切除加颈淋巴清扫术。晚期病例则应首选手术治疗。对波及口底及下颌骨的舌癌,应施行一侧舌、下颌骨及颈淋巴联合清扫术,若对侧有转移,应行双侧颈淋巴清扫术。由于舌癌的颈淋巴转移率较高,一般主张做选择性肩胛舌骨上或功能性颈淋巴清扫术。

【注意要点】

手术中因遵循无瘤原则,在确保肿瘤切除干净的情况下尽可能保留功能和外形,术前应完善影像学检查,明确原发灶的累及范围及淋巴结转移情况。

## 二、牙龈癌

牙龈癌在口腔癌中仅次于舌癌和颊癌,居第 3 位,约占口腔癌的 22% (图 12-3-2)。多为分化程度较高的鳞状细胞癌。

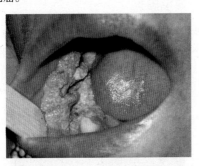

图 12-3-2　右下颌牙龈癌

【临床诊断】

1. 多见于 40～60 岁,男性多于女性。生长缓慢,早期多无明显症状。以溃疡型多见。

2. 早期向牙槽突及颌骨浸润,使骨质破坏,引起牙齿松动和疼痛。上颌牙龈癌向上可侵入上颌窦及腭部,产生与上颌窦癌类似的症状和体征。

3. 下颌牙龈癌向下可侵及口底,如侵犯到下牙槽神经时可有同侧下唇麻木的症状;牙龈癌如向后发展至磨

**12**

牙后区及咽部而累及翼内肌时，可引起张口受限。

4. 下颌牙龈癌比上颌牙龈癌淋巴结转移早。

【治疗】

手术治疗为主。尤其是下颌牙龈癌一般行联合根治术。

【注意要点】

1. 早期的牙龈癌，原则上均应行牙槽突切除而不仅仅是牙龈切除术。较晚期的应做下颌骨矩形或上颌骨次全切除术。

2. 如已侵及下颌神经管，已出现下唇麻木者，应做孔间骨段切除术（如下颌孔至同侧或对侧颏孔）直至半侧或超越中线的下颌骨切除术。

3. 对已侵犯邻近组织的晚期牙龈癌，应视情况行扩大的根治性切除术。

### 三、颊黏膜癌

颊黏膜癌是常见的口腔癌之一（图 12-3-3）。多为分化中等的鳞状细胞癌，少数为腺癌及恶性多形性腺瘤。

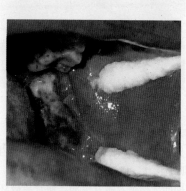

图 12-3-3 颊黏膜癌

【临床诊断】

1. 常发生于下颌磨牙区，呈溃疡型或外生型，生长较快，向深层浸润。

2. 穿过颊肌及皮肤，可发生溃破，亦可蔓延至上、下颌牙龈及颌骨。

3. 如向后发展，可波及软腭及翼下颌韧带，引起张口困难。

【治疗】

手术治疗为主。一般行联合根治术。

【注意要点】

1. 小的颊黏膜癌可采用放射治疗。如对放射治疗不敏感以及较大的肿瘤，应行外科手术。

2. 对晚期的颊黏膜癌已侵及颌骨，并有颈淋巴结转移时，可行颊、颌、颈联合根治术。术后洞穿性缺损可待肿瘤控制后施行整复手术。

## 四、腭癌

腭癌仅限于硬腭的原发性癌肿，以来自唾液腺者为多，鳞癌少见。

【临床诊断】

1. 发生于硬腭的鳞癌，细胞多高度分化，发展一般比较缓慢，常侵犯腭部骨质，引起穿孔。

2. 向上蔓延可至鼻腔及上颌窦，向两侧发展可侵蚀牙龈。转移主要是向颈深上淋巴结，有时双侧颈淋巴结均可累及。

【治疗】

手术治疗，以彻底切除肿瘤为原则，必要时可切除部分上颌骨。

【注意要点】

硬腭鳞癌的分化较好，适合于手术切除或低温治疗。组织缺损可用修复体修复。颈淋巴结一般行选择性手术，有转移时才同期行颈淋巴清扫术。

## 五、口底癌

口底癌系指原发于口底黏膜的癌（图12-3-4），多

**12**

为中度分化的鳞状细胞癌。

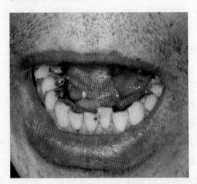

图 12-3-4　口底癌

【临床诊断】

1. 早期发生于舌系带的一侧或中线两侧。以后向深层组织浸润。发生疼痛，口涎增多，舌运动受限，并有吞咽困难及语言障碍。

2. 常发生早期淋巴结转移转移率仅次于舌癌，一般转移至颏下、下颌下及颈深淋巴结，但大都先有下颌下区转移，以后转移到颈深淋巴结，并常有双侧颈淋巴结转移。

【治疗】

手术治疗为主。一般行联合根治术。

【注意要点】

早期浅表的鳞癌可用放射治疗。较晚期的病例，应施行口底部、下颌骨、颈淋巴结联合根治术。对双侧有颈淋巴结转移的患者，可同时分期性颈淋巴清扫术。晚期患者可用放射治疗或化学药物行姑息治疗。

## 六、唇癌

唇癌为发生于唇红缘黏膜的癌（图 12-3-5），主要为鳞癌，腺癌很少见。

【临床诊断】

1. 多发生于下唇，常发生于下唇中外 1/3 的唇红缘

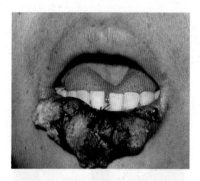

图 12-3-5 下唇癌

部黏膜。早期为疱疹状结痂的肿块，或局部黏膜增厚，随后出现火山口状溃疡或菜花状肿块。

2. 生长缓慢，一般无自觉症状。下唇癌常向颏下、下颌下淋巴结转移。上唇癌则向耳前、下颌下及颈淋巴结转移。上唇癌的转移较下唇早。

【治疗】

早期病例无论采用外科手术、放射治疗、激光治疗或低温治疗，均有良好疗效。但晚期病例及有淋巴结转移者，则应行外科治疗。

【注意要点】

唇癌的转移一般较其他口腔癌为少见，且转移时间较迟，故在没有明确转移证据的情况下不做颈部淋巴结清扫术。

**12**

## 七、口咽癌

口咽癌发生于舌根（舌后 1/3）、会厌谷、口咽侧壁、口咽后壁以及软腭与腭垂部位（图 12-3-6）。主要为鳞癌，其次可为腺源性上皮癌。

【临床诊断】

临床多为溃疡型肿瘤。口咽癌极易发生淋巴结转移，且转移率较高。肿瘤早期可局限于口咽部的一个解剖区，原发于咽侧壁者，晚期可向咽后以及软腭扩散。

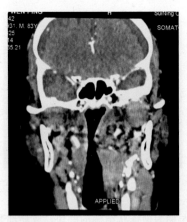

图 12-3-6 口咽癌

【治疗】

早期的口咽癌宜首选放疗，如不能控制再行手术。手术应行原发灶根治性切除并对缺损组织或器官行立即修复，或舌、腭再造术。

【注意要点】

口咽癌原发灶较为隐蔽，多借助内镜及影像学检查发现。

## 八、皮肤癌

颜面部皮肤癌主要是鳞状细胞癌及基底细胞癌，其中又以基底细胞癌较为多见。

【临床诊断】

1. 鳞癌期初时为一片疣状浸润区域，表面有完整上皮覆盖，常向深层及邻近组织浸润。破溃后形成如火山口样的溃疡，表面呈菜花样，边缘及底部都较硬，经久不愈合。

2. 基底细胞癌生长缓慢，长时期内无自觉症状，且较鳞癌恶性程度低，一般不发生区域性淋巴结转移。鳞癌虽发生淋巴结转移，但转移率较低，一般转移到耳前、下颌下及颈部淋巴结（图 12-3-7）。

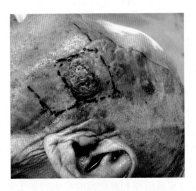

图 12-3-7　面部基底细胞癌

【治疗】

外科手术扩大切除。

【注意要点】

早期的皮肤癌无论采用手术、放射、药物、低温或激光治疗效果均很好，多数患者能够治愈。如肿瘤范围很大，周围的边界又不明显，最好先用放射治疗，待肿瘤缩小控制后，再行手术切除。

## 九、上颌窦癌

上颌窦癌位于上颌骨内，呈锥形，锥尖向颧突，与口腔、鼻腔、眶底、颅底相毗邻。鳞状细胞癌最为常见。

【临床诊断】

1. 早期无症状，往往到肿瘤发展到一定程度时，才有较明显的症状而被发现。

2. 根据肿瘤的发生部位，临床可出现不同的症状。癌肿破坏上颌窦的内壁时，可产生鼻部症状。当癌肿向上颌窦下壁发展时，可出现牙齿松动、疼痛、颊沟肿胀、牙龈肿块等症状。癌肿破坏上颌窦上壁进入眼眶时，可出现眼球突出、移位、结膜充血、复视，鼻泪管堵塞时可有溢泪现象。当癌肿侵犯到上颌窦前壁、破坏骨质后，可使患侧面颊部突起、颊沟消失，甚至皮肤破溃、肿瘤外露，形成皮肤癌瘘。

**12**

3. 上颌窦癌的颈淋巴结转移较晚，可转移至同侧的下颌下及颈深上淋巴结，当面部软组织受累时可发生耳前、咽后淋巴结转移。上颌窦癌的远处转移少见。

【治疗】

应以放疗和手术综合治疗为主。早期肿瘤局限于上颌窦内无骨质破坏者，可行上颌骨全切除术。

【注意要点】

1. 如肿瘤波及眶板时，需全部切除且包括眼眶内容物。

2. 肿瘤累及后壁和翼腭窝时应施行扩大根治性切除术，将下颌骨冠突及翼板与上颌骨一并切除。较晚期的上颌窦癌最好先用放射治疗或化学治疗。

## 十、中央性颌骨癌

中央性颌骨癌主要发生自牙胚成釉上皮的剩余细胞。这些上皮细胞可残存于牙周膜，囊肿衬里以及来自成釉细胞癌恶变。组织学上可以是鳞癌也可以是腺癌，且以后者多见。

【临床诊断】

1. 好发于下颌骨，特别是下颌磨牙区。患者早期无自觉症状，以后可出现牙痛，局部疼痛，并相继出现下唇麻木。晚期可浸润皮肤，影响咀嚼肌而致张口受限。

2. X 线片早期表现为病损局限于根尖区骨松质之内，呈不规则虫蚀状破坏，以后才破坏并浸润骨密质。

【治疗】

手术治疗。局限于一侧者一般行半侧下颌骨切除；如邻近中线或超越中线者，应根据解剖特点于对侧下颌骨颏孔或下颌孔处截骨，或甚至行全下颌骨切除。

【注意要点】

中央性颌骨癌的早期确诊较困难，临床上往往易与牙槽脓肿、下颌骨骨髓炎及神经炎相混淆，因此，要求临床医师一定要高度警惕。

## 十一、软组织肉瘤

软组织肉瘤系一组起源于间叶组织的恶性肿瘤。

【临床诊断】

1. 好发于成年人。发病年龄较轻，病程发展较快，多表现为实质性肿块，表皮或黏液血管扩张充血。

2. 晚期出现溃疡或有溢脓、出血。肿瘤浸润正常组织后，可引起相应一系列功能障碍症状。较少发生淋巴结转移，但常发生血行转移。

【治疗】

绝大多数的治疗方法为局部根治性广泛性切除，以手术治疗为主。对于复发率较高的肉瘤，术后可辅以放射及化学治疗。颌面部肉瘤的预后比癌差。

【注意要点】

无法完全切除的软组织肿瘤，可采用减积手术的方法，术后继以其他治疗，以改善患者的生活质量并延长患者的生命。

## 十二、骨源性肉瘤

骨源性肉瘤系起源于骨间质的恶性肿瘤。

【临床诊断】

1. 可发生于任何颌面骨，但以上、下颌骨为最常见。共同临床表现为：①发病年龄轻，多见于青年及儿童；②病程较快，呈进行性的颌面骨膨胀性生长，皮肤表面常有血管扩张及充血；③颌面骨在影像学检查中均有不同程度、不同性质的骨质破坏，且呈中央（心）性，由内向外发展；④后期肿块破溃，可伴发溢液或出血；⑤颌骨破坏可导致牙齿松动甚至自行脱落，巨型肿块可导致患者咀嚼、呼吸障碍（图12-3-8）。

2. X线片见成骨性骨肉瘤的骨质增殖明显，有不规则的骨刺形成日光放射状影像。溶骨性骨肉瘤骨质呈不规则破坏，新生骨质很少或全无，严重者可见病理性骨折。

**12**

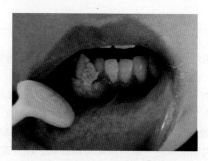

图 12-3-8　骨源性肉瘤

【治疗】

以手术治疗为主的综合治疗。手术需行大块根治性切除，特别强调器官切除的概念，以避免因管道或腔隙传播而导致局部复发。

## 十三、恶性淋巴瘤

系起源于淋巴系统的恶性淋巴瘤，在病理上可分为霍奇金淋巴瘤与非霍奇金淋巴瘤两类。发生于淋巴结内的称为结内型；发生于淋巴结外的称为结外型。

【临床诊断】

1. 以儿童和青壮年较多。好发于颈部淋巴结。发生于口腔及面中部的恶性淋巴瘤以溃疡、坏死为主要临床症状的病损（图 12-3-9）。

2. 结内型常为多发性，主要临床特征表现为早期淋巴结肿大，肿大的淋巴结可移动，表面皮肤正常，质地坚韧而有弹性，比较饱满，无压痛，大小不等，以后相互融合成团，失去移动性。结外型早期常是单发性病灶，临床表现呈多样性，有炎症、坏死、肿块等各种型。

3. 恶性淋巴瘤常沿淋巴管扩散。

【治疗】

治疗原则力求个体化。主要取决于病理类型和临床分期。早期霍奇金淋巴瘤以放射治疗为主。对于晚期，多应用化学药物治疗。非霍奇金淋巴瘤由于其容易全身

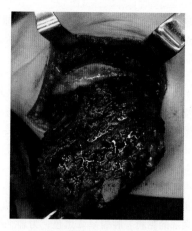

图 12-3-9 恶性淋巴瘤

播散，一般以化疗为主，放疗为辅。

【注意要点】

淋巴瘤为全身性疾病，因此，除了上述局部症状，约半数患者还可能出现发热、盗汗、乏力、消瘦、食欲缺乏、皮疹、瘙痒、贫血等全身症状。

## 十四、浆细胞肉瘤

浆细胞肉瘤又称骨髓瘤，来源于骨髓内浆细胞，一般分单发性和多发性两种，但以多发性多见。

【临床诊断】

1. 多见于 40~70 岁的中、老年人，30 岁以内者少见。

2. 好发于胸骨、椎骨、肋骨、盆骨及颅骨。肿瘤实质性，圆形，质软而脆，切面呈暗红色或灰色。

【治疗】

多发性浆细胞肉瘤一般采用化疗为主的综合治疗。单发性浆细胞肉瘤的恶性程度较低，可采用放射治疗，或手术切除后辅以放疗和化疗。

## 十五、恶性黑色素瘤

恶性黑色素瘤来源于成黑色素细胞，是一种高度恶性肿瘤。颜面部的黑色素瘤常在色素痣的基础上发生，主要由交界痣或复合痣中交界痣成分恶变而来。口腔内的黑色素瘤来自黏膜黑斑。

【临床诊断】

1. 发病年龄多在 40 岁左右。早期表现是绝大多数为皮肤痣及黏膜黑斑，发生恶变时，则迅速长大，色素增多，为黑色或深褐色，呈放射状扩张。

2. 肿瘤周围及基底有色素沉着加剧的增生浸润现象，病变内或周围出现结节，表面发生溃疡，易出血和疼痛，并有所属区域的淋巴结长大。

3. 口腔内的恶性黑色素瘤，较为恶性。多发生于牙龈、腭、颊部的黏膜。肿瘤呈蓝黑色，为扁平结节状或乳突状肿块，生长迅速，常向四周扩散，并浸润至黏膜下及骨组织内，引起牙槽突及颌骨破坏，使牙发生移动（图 12-3-10，图 12-3-11）。

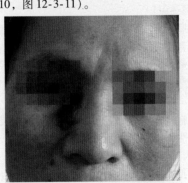

图 12-3-10　面部恶性黑色素瘤

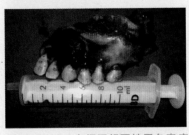

图 12-3-11　上颌牙龈恶性黑色素瘤

【治疗】

以综合序列治疗为主。原发灶首选冷冻治疗-化学治疗-颈部选择性或治疗性清扫术-免疫治疗。

【注意要点】

不要盲目取病理。局部、无淋巴结及远处转移的黑素瘤预后较好。高龄与黑色素瘤存活率成反比。溃疡和淋巴结转移数量多提示预后差。内脏转移比非内脏（皮肤及远端淋巴结）转移预后差。

## 第四节　唾液腺肿瘤

### 一、多形性腺瘤

多形性腺瘤又称混合瘤，是最常见的良性唾液腺肿瘤。根据其成分比例，可分为细胞丰富型和间质丰富型。一般认为，细胞丰富型相对较易恶变，间质丰富型相对较易复发。

【临床诊断】

1. 在大唾液腺中，多形性腺瘤最常见于腮腺（图12-4-1），其次为下颌下腺，舌下腺极为少见。

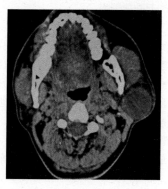

图12-4-1　左腮腺多形性腺瘤

2. 发生于小唾液腺者，以腭部最为常见（图12-4-2）。

任何年龄均可发生，但以 30 ~ 50 岁为多见，女性多于男性。

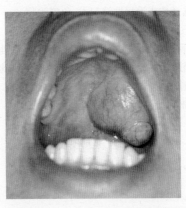

图 12-4-2　腭部多形性腺瘤

3. 多形性腺瘤生长缓慢，常无自觉症状，病史较长。以近期突然地生长迅速为特征，如果浸润神经及周围组织，则出现疼痛、麻木、面瘫和皮肤溃疡等症状。肿瘤界限清楚，质地中等，一般可活动。但位于硬腭部或下颌后区者可固定而不活动。肿瘤长大后除表现畸形外，一般不引起功能障碍。

【治疗】

多形性腺瘤的治疗以手术彻底切除为原则。肿瘤的包膜常不完整，若切除不彻底则将复发。故手术时不宜采用剜除肿瘤的方法，而应将肿瘤连同其周围的唾液腺组织一并切除。术中要注意保护面神经。如有恶性变，应按恶性肿瘤的治疗原则处理。

【注意要点】

术前一般不宜做活检。术中行快速冷冻病理检查，区分良恶性。

## 二、Warthin 瘤

Warthin 瘤又称为腺淋巴瘤或乳头状淋巴囊腺瘤，由上皮及淋巴样成分构成。上皮形成大小不等的腺样腔、囊性腔，并呈乳头状突入腔内。

【临床诊断】

1. Warthin 瘤特发于腮腺，发生于腮腺外组织的极为少见，肿瘤可有消长史。

2. 大多数无痛性、生长缓慢，肿块呈圆形、椭圆形，表面光滑。多数病例肿瘤质地软，有柔性，少数为囊性。边界清楚，可活动，与皮肤无粘连。

3. $^{99m}T_c$ 核素显像对于 Warthin 瘤的诊断有较高的价值，表现为肿瘤区的 $^{99m}T_c$ 浓聚，即所谓的"热结节"。

【治疗】

治疗方法为手术切除，肿瘤为良性肿瘤，完整摘除不复发，复发病例往往实际上是肿瘤多发。

【注意要点】

Warthin 瘤术中可见本瘤包膜菲薄、质脆，虽易剥离，但易穿破而溢出黄色或棕色液体。

## 三、基底细胞腺瘤

基底细胞腺瘤是一种较为少见的唾液腺良性肿瘤。

【临床诊断】

1. 腮腺最为常见，其次为下颌下腺，在小唾液腺中以唇腺最为多见。

2. 基底细胞腺瘤多数生长缓慢，肿瘤包膜完整，生物学行为良好。少数包膜不完整，可恶变为基底细胞腺癌、腺样囊性癌及鳞状细胞癌。

【治疗】

治疗以手术彻底切除为原则。术中要注意保护面神经。如有恶性变，应按恶性肿瘤的治疗原则处理。

【注意要点】

术前一般不宜做活检。术中行快速冷冻病理检查，区分良、恶性。

## 四、黏液表皮样癌

黏液表皮样癌是唾液腺常见的恶性肿瘤。肿瘤实质

**12**

主要由黏液细胞、表皮样细胞和中间细胞组成，一般认为黏液表皮样癌来源于唾液腺排泄管储备细胞，也可能来自口腔黏膜上皮。

【临床诊断】

1. 发生于腮腺者居多，其次是腭部和下颌下腺，可发生于其他小唾液腺，特别是磨牙后腺。高分化者常呈无痛苦性肿块，生长缓慢。肿瘤大小不等，边界可清或不清，质地中等偏硬，表面可呈结节状（图 12-4-3，图 12-4-4）。

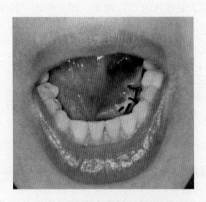

图 12-4-3 黏液表皮样癌

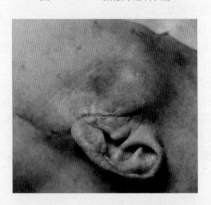

图 12-4-4 黏液表皮样癌

2. 腮腺肿瘤侵犯面神经时，可出现面瘫。手术后可复发，但颈部淋巴结转移率低，血行转移更为少见。与高分化者相反，低分化黏液表皮样癌生长较快，可有疼痛，边界不清，与周围组织粘连。腮腺肿瘤常累及面神经，颈淋巴结转移率高，且可出现血运转移。术后易于复发。

【治疗】

手术治疗为主，高分化者应尽量保留面神经，除非神经穿入肿瘤或与肿瘤紧密粘连。分离后的神经可加用术中液氮及术后放疗，以杀灭可能残留的肿瘤细胞。

【注意要点】

高分化者如手术切除彻底，可不加术后放疗，而低分化者宜加用术后放疗。高分化者不必做选择性颈淋巴清扫术，低分化者则应考虑选择性颈淋巴清扫术。

## 五、腺样囊性癌

腺样囊性癌是一种基底细胞样肿瘤，由上皮细胞和肌上皮细胞排列成管状、筛状和实性巢等不同的形态结构，也是最常见的唾液腺恶性肿瘤。

【临床诊断】

1. 肿瘤早期以无痛性肿块为多，少数病例在发现时即有疼痛，疼痛性质为间断或持续性。病程较长，数月或数年。肿瘤一般不大，但有的体积也较大。肿块的形状和特点可类似混合瘤，圆形或结节状，光滑。多数肿块边界不十分清楚，活动度差与周围组织有粘连（图12-4-5）。

**12**

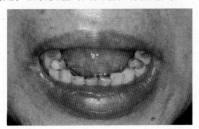

图 12-4-5　口底腺样囊性癌

2. 肿瘤常沿神经扩散，发生在腮腺的腺样囊性癌出现面神经麻痹的机会较多，并可沿面神经扩展而累及乳突和颞骨；下颌下腺或舌下腺的腺样囊性癌，可沿舌神经或舌下神经扩展至距原发肿瘤较远的部位，并造成患侧舌知觉和运动障碍；发生在腭部的腺样囊性癌，可沿上颌神经向颅内扩展，破坏颅底骨质和引起剧烈疼痛。患者除晚期出现并发症使病情恶化外，一般无明显全身症状。

【治疗】

外科手术切除仍然是目前治疗腺样囊性癌的主要手段。局部大块切除是根治腺样囊性癌的主要原则。

【注意要点】

术中应配合冷冻切片检查周界是否正常。原则上腺样囊性癌应做腮腺全切术，考虑到腺样囊性癌具有较高的神经侵犯性，对面神经的保留不宜过分考虑；下颌下腺者至少应行下颌下三角清扫术；发生在腭部者应考虑做上颌骨次全或全切除术，如已侵犯腭大孔，应连同翼板在内将翼腭管一并切除，必要时可行颅底切除。

## 六、唾液腺导管癌

唾液腺导管癌是一种侵袭性腺癌，恶性程度较高，又称为高度恶性唾液腺导管癌。唾液腺导管癌虽不常见，但其是恶性程度最高的唾液腺恶性肿瘤之一，预后极差，血行转移及区域淋巴结转移较常见。

【临床诊断】

1. 男性明显多于女性，51～70 岁为发病高峰。

2. 发病部位以腮腺为最常见，其次为下颌下腺，小唾液腺很少见。

3. 肿瘤生长迅速，病期较短。

4. 患者多有神经症状，腮腺肿瘤者大多有程度不等的面瘫症状，下颌下腺肿瘤者可有舌麻木或舌运动障碍，并常有局部疼痛。

5. 常为广泛性病变，肿瘤体积大，并波及周围组织。

6. 颈淋巴结转移率高，并常累及各组颈深淋巴结。

7. 癌瘤易发生远处转移，以肺部最常见。

【治疗原则】

治疗方法以局部扩大切除加颈淋巴清扫术为主，辅以放疗和化疗，患者预后差。

【注意要点】

由于肿瘤浸润性强，易经淋巴和血运转移，因此必须做局部扩大切除，位于腮腺者，一般不保留面神经。即使临床上不怀疑有淋巴结转移，也要行颈淋巴清扫术，并辅以放疗和化疗，防止远处转移。

**（杨　森　秦文龙　郭丽娟　何　敏）**

**12**

# 第十三章

# 唇腭裂

## 第一节 概 述

### 一、发病原因

先天性唇腭裂是人类口腔颌面部最常见的出生缺陷，在我国的发生率约为 1.82/1000。根据发病原因和是否伴发全身其他器官或部位的畸形，可将其分为综合征型唇腭裂（20% ~ 30%）和非综合征型唇腭裂（70% ~ 80%）。综合征型唇腭裂主要是由于染色体异常或基因突变所致，而非综合征型唇腭裂被认为是遗传和环境因素共同作用的结果。目前，研究支持与非综合征型唇腭裂相关的危险因素有以下几个方面：

1. 遗传因素　*IRF6*、*8q24*、*MAFB*、*MTHFR*、*TBX22*、*PAX7*、*VAX1* 等基因的变异与疾病发生密切相关。

2. 患病史　妊娠初期 3 个月母亲的病史，尤其感染性疾病如病毒性感冒、泌尿系感染等原因，可增加唇腭裂畸形的发生风险。

3. 营养因素　妊娠期维生素的缺乏，尤其是叶酸、维生素 A、维生素 $B_2$ 及微量元素等的缺乏，以及早孕反应引起的营养不良，均会增加唇腭裂的发生风险。

4. 药物因素 多数药物服用后都能通过胎盘进入胚胎。而且，部分药物如抗癫痫药、非甾体类药等均可能致胎儿畸形。

5. 不良生活习惯及精神因素 女性在妊娠早期大量吸烟（包括被动吸烟）及酗酒，其子女唇腭裂的发生风险会显著增高。有研究表明，父母亲精神心理状况的问题也会增加唇腭裂的发病风险。

## 二、唇腭裂序列治疗的概念

唇腭裂由于其治疗的复杂性，往往需要患者出生后就开始为以后进行手术或其他治疗做早期的准备工作，而且这些工作需要多个学科医师参与完成。因此，早在20世纪50年代就有学者提出唇腭裂序列治疗的概念。唇腭裂序列治疗是在唇腭裂患者的每一个生长发育阶段，治疗其相应的形态、功能和心理缺陷，有计划地在治疗的最佳时期，采用最合适的方法，得到最好的结果；患者出生至最后治疗完成的整个治疗周期内，需要包括正畸、外科、麻醉、语音、心理、儿科、护理及耳鼻喉科等多学科的专门医护人员参与，由治疗组根据患者的畸形程度和各类型唇腭裂表现出的特点，制订有序的治疗计划，安排最合理的治疗方案，按序进行治疗，并对患者的每阶段治疗结果进行实时动态评价，并及时修订治疗计划和技术方案。因此，唇腭裂治疗的原则是根据患者唇腭部畸形的程度及特点，按照序列治疗的理念合理有序地安排治疗计划，以期在合适的时期完成既定的计划，达到最好的治疗效果。

## 三、唇腭裂序列治疗的时间点和内容

唇腭裂序列治疗的内容涉及手术、正畸、心理及语音等的治疗和评估，其选择的时间点、内容及主要方法见表13-1-1。

**13**

表 13-1-1　唇腭裂序列治疗的时间点、内容及
主要方法（四川大学华西口腔医院）

| 时间<br>（年龄） | 治疗内容 | 主要治疗方法 |
|---|---|---|
| 出生后 | 接受儿科医师的辅导<br>心理咨询 | 患儿喂养方法及营养保障<br>家长的心理调整及对策 |
| 1~2 个月 | 术前正畸治疗 | Latham 矫治器、Hotz 板 |
| 3~6 个月 | 单侧唇裂修复术及同期鼻畸形的一期整复 | Millard-华西改良法 |
| 6~8 个月 | 双侧唇裂修复术及同期鼻畸形的一期整复 | Black-华西改良法 |
| 9 个月~2 岁 | 腭裂整复术<br>中耳功能检查与治疗 | Von langenbeck-华西改良法<br>鼓膜植管术等 |
| 3~5 岁 | 腭裂语音治疗 | 语音评估、训练 |
| 6 岁 | 鼻唇术后继发畸形的整复<br>腭裂腭咽闭合不全的矫治 | Z 成形法、V-Y 成形法等<br>腭咽成形术 |
| 7~11 岁 | 牙槽突裂的修复 | 以髂骨骨松质为主的骨移植修复法 |

**13**

续表

| 时间<br>（年龄） | 治疗内容 | 主要治疗方法 |
|---|---|---|
| 11～12岁 | 腭裂错𬌗畸形的正畸形治疗<br>唇裂鼻畸形的二期整复 | 恢复牙弓及牙的形态与位置<br>唇裂鼻畸形整复的华西改良法 |
| 16～18岁 | 牙颌面骨性继发畸形的整复 | 上颌 Le Fort Ⅰ型截骨前移术，配以下颌骨斜行骨切开后退术 |
| 17～19岁 | 唇裂鼻畸形的再整复 | 鼻中隔成形术，骨、软骨移植术等 |

## 第二节　唇裂伴或不伴腭裂

### 一、概述

唇裂伴或不伴腭裂（CL/P）是指上唇全层或肌肉层连续性中断，常伴有软硬腭连续性中断。唇裂伴或不伴腭裂的发生具有方向性，以左侧多发，左侧与右侧的发生率之比约为2:1。患者男性多于女性，男女性别比接近2:1。唇裂伴腭裂在诊断和治疗上，基本按照唇裂和腭裂的对应诊断和治疗来进行，因此本节只讨论唇裂。

### 二、临床诊断

临床上，国际和国内常用的分类方法有所差别（表13-2-1，表13-2-2）。根据裂隙部位将唇裂分为以下

**13**

几类：

1. 单侧唇裂（图 13-2-1）

表 13-2-1　单侧唇裂国际和国内分类及定义

| 国际 | 国内 | |
|------|------|------|
| 微小型唇裂 | Ⅰ度唇裂 | 仅红唇或肌肉层裂开 |
| 不完全性唇裂 | Ⅱ度唇裂 | 上唇全层部分裂开，未裂至鼻底 |
| 完全性唇裂 | Ⅲ度唇裂 | 上唇至鼻底完全裂开 |

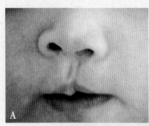
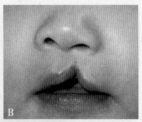
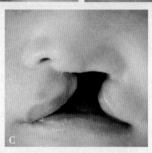

图 13-2-1　单侧唇裂的类型

A. Ⅰ度唇裂：微小型唇裂　B. Ⅱ度唇裂：不完全性唇裂　C. Ⅲ度唇裂：完全性唇裂

2. 双侧唇裂（图 13-2-2）

表 13-2-2　双侧唇裂国际和国内分类及定义

| 国际 | 国内 | |
|---|---|---|
| 双侧微小型唇裂 | 双侧Ⅰ度唇裂 | 双侧仅红唇或肌肉层裂开 |
| 双侧不完全性唇裂 | 双侧Ⅱ度唇裂 | 双侧上唇部分裂开，未裂至鼻底 |
| 双侧混合性唇裂 | 双侧混合性唇裂 | 仅一侧裂隙裂至鼻底 |
| 双侧完全性唇裂 | 双侧Ⅲ度唇裂 | 双侧上唇至鼻底均完全裂开 |

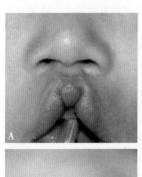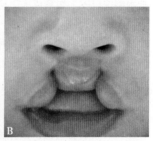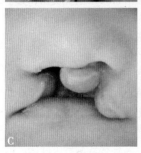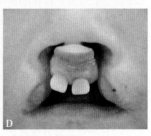

**13**

图 13-2-2　双侧唇裂的类型

A. 双侧Ⅰ度唇裂：微小型唇裂（仅红唇或肌肉层裂开）
B. 双侧Ⅱ度唇裂：不完全性唇裂（裂隙未裂至鼻底）
C. 双侧混合性唇裂（仅一侧裂隙裂至鼻底）　　D. 双侧
Ⅲ度唇裂：完全性唇裂（两侧裂隙均裂至鼻底）

## 三、治疗

### (一) 手术目的与要求

关闭裂隙，减小唇裂术后瘢痕，达到恢复上唇解剖标志及唇弓自然形态的目的，修复后在静态和做表情动态情况下都无明显畸形。

### (二) 术前评估与准备

1. 年龄　单侧唇裂适宜年龄为 3~6 个月，双侧唇裂为 6~9 个月。

2. 全面体检　常规血、尿、生化、凝血、X 线片及心脏彩超等对手术耐受程度的评估，还包括局部有无湿疹、疖疮等手术区域异常；体重需达 5~6kg 以上。

3. 手术区域准备　清洗上、下唇及鼻部，并用生理盐水擦洗口腔。如系成人，应剃须剪除鼻毛、洁牙，清洁口鼻腔。

4. 常规准备　术前 4 小时进食糖水 100~150ml；术前半小时预防性使用抗生素；术前半小时按 0.1mg/3~4kg 体重注射阿托品。

### (三) 单侧唇裂整复术

1. 常用术式

(1) 旋转推进法：该方法由 Millard 首先提出，其手术原则是通过矫正移位的组织，同时切口瘢痕线模拟了裂隙侧人中嵴的形态，达到恢复上唇解剖标志及唇弓自然形态的目的。

(2) 下三角瓣法：该术式由 Tennison 设计，其设计定点具有标准化和规范化的特点，容易被初学者理解和掌握，但因其设计破坏了人中下 1/3 的结构，故很多学者不主张使用该方法修复唇裂。

(3) 华西式旋转推进法：又称梯式旋转下降法。该法由石冰教授提出，其特点是将唇裂手术定点原则用几何学原理来解释和归纳，目前常用的唇裂手术均能用该原理统一起来。

2. 术式选择　国内目前应用最多的是改良旋转推进

法和华西法，下三角瓣法因其破坏了正常人中结构，现在已很少使用。不同程度唇裂术前、术后图片见图13-2-3。

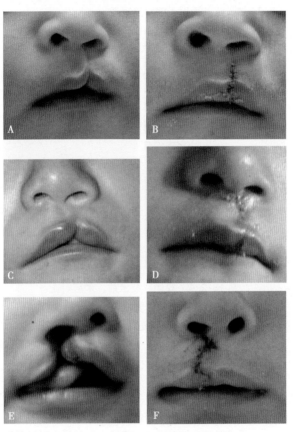

图 13-2-3 单侧唇裂术前、术后对比

A、B. 为微小型唇裂术前、术后　C、D. 为不完全性唇裂术前、术后　E、F. 为完全性唇裂术前、术后

（四）双侧唇裂整复术

双侧唇裂的整复通常根据前唇长度来设计，可分为保留前唇长度的原长法和利用侧唇增加前唇长度的加长法（图13-2-4）。

**13**

1. 原长法　适用于前唇长度无明显缩短的双侧唇裂者。

2. 加长法　适用于前唇较短者。

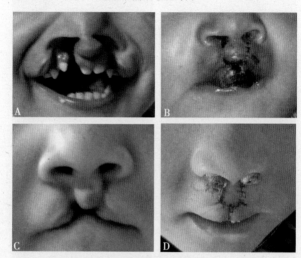

图 13-2-4　双侧唇裂术前、术后对比

A、B. 为等长法修复双侧完全性唇裂

C、D. 为加长法修复双侧不完全性唇裂

## 四、注意要点

**13**

（一）术前评估

1. 判断综合征型和非综合征唇腭裂。

2. 手术时机　按照单侧唇裂 3～6 个月，双侧唇裂为 6～9 个月，同时结合患者全身状况，确定手术最佳时间。

（二）术后处理

1. 患儿在术后全麻未醒前，应使患儿平卧，将头偏向一侧，以免误吸。

2. 全麻患儿清醒后 4 小时，可给予少量流食或母乳。

3. 唇裂创口张力较大时，可用胶布给予减张固定；无张力创口采用暴露疗法，可涂敷少许抗生素软膏。

4. 术后 24 小时内应给予适量抗生素，预防感染。

5. 正常愈合的创口，可在术后 5 ~ 7 天拆线，口内的缝线可稍晚拆除或任其自行脱落，特别是不合作的幼儿，无需强行拆除；如在拆线前出现缝线周围炎时，可用抗生素溶液湿敷；必要时提前拆除有感染的缝线，并行清洁换药和加强减张固定。

6. 术后嘱咐家属防止患儿跌跤，以免外伤致创口裂开。

# 第三节　腭　裂

## 一、概述

腭裂不仅有软组织畸形，常伴有不同程度的骨组织、牙齿的缺失和畸形。主要表现为语言功能障碍（发音不清等）、牙列异常（少牙、牙畸形和牙错乱等）、碟形脸、咬合错乱（常呈反𬌗或开𬌗）、听力障碍，也易造成患者的心理障碍。腭裂的发生率约为 0.63/1000。

## 二、临床诊断

国际和国内分类命名习惯不同（表 13-3-1）。根据硬腭和软腭处裂隙裂开程度和部位，以及手术方案的不同，多采用以下分类（图 13-3-1）。

## 三、治疗

（一）手术目的与要求

腭裂整复术的目的是封闭腭部裂隙，重建腭咽肌环，延长软腭，缩小咽腔，达到恢复腭咽闭合功能的要求。

（二）术前准备

1. 手术年龄　腭裂手术适宜年龄应在 10 ~ 18 个月。

2. 预防上呼吸道感染。

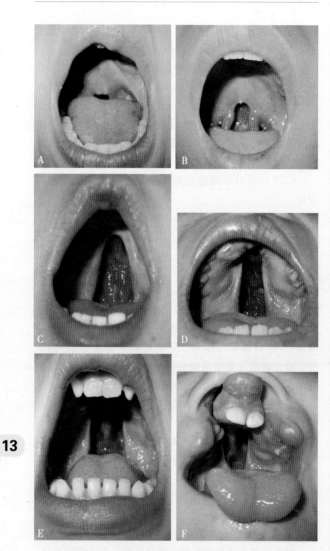

图 13-3-1 腭裂的类型

A. 腭隐裂 B. 软腭裂 C. 不完全性腭裂 D. 单侧
完全性腭裂 E. 双侧完全性腭裂 F. 双侧完全性腭
裂伴前颌突出

表 13-3-1 腭裂国际和国内分类及定义

| 国际 | 国内 | |
|------|------|------|
| 腭隐裂 | I 度腭裂 | 仅由肌肉层裂开，黏膜层连续 |
| 软腭裂 | | 仅软腭裂开，有时只限于腭垂 |
| 不完全性腭裂 | II 度腭裂 | 软腭完全裂开伴有部分硬腭裂，有时伴发单侧不完全唇裂 |
| 完全性腭裂 | III 度腭裂 | 常与唇裂同时发生，裂隙在前颌骨部分，斜向单侧或双侧裂开，直达牙槽突。伴双侧完全性唇裂时，鼻中隔、前颌突及前唇部分明显突出并孤立于中央 |

3. 术前全面身体及实验室检查。

4. 确定有无扁桃体肿大等影响术后呼吸的情况。

（三）手术方法

1. 腭成形术 封闭裂隙，保持和延长软腭长度，恢复软腭生理功能（图 13-3-2）。

2. 咽成形术 缩小咽腔，增进腭咽闭合。

## 四、注意要点

（一）术前准备

1. 喂养方式 训练勺饲喂养。

2. 术前听力评估。

（二）术后处理

1. 密切观察患儿的生命体征指标，保证呼吸道通畅，防止窒息的发生。

**13**

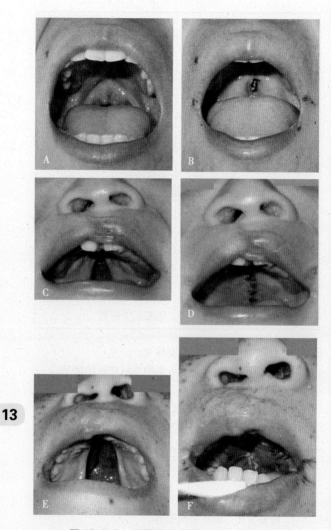

图 13-3-2　不同程度腭裂术前、术后对比

A、B. 悬雍垂裂伴腭隐裂术前、术后　C、D. 不完
性腭裂术前、术后　E、F. 完全性腭裂术前、术后

2. 注意术后出血。

3. 患儿清醒 2～4 小时后，可喂少量糖水；观察半小时，无呕吐时可进流质饮食。流质饮食 1～2 周，半流质饮食 1 周，2～3 周后可进普食。

4. 保持术后口腔清洁。

5. 术后应常规应用抗生素 2～3 天，预防创口感染。

6. 避免患儿大声哭叫、或将手指等异物放入口中，防止创口裂开。

7. 术后 8～10 天抽出填塞的碘仿纱条。

(三) 术后常见并发症及处理

1. 出血　术中规范而轻柔地操作、彻底止血是预防术后出血最有效的途径。术后应密切观察有无出血现象，若有活动性出血应及时止血。

2. 咽喉部水肿及窒息　婴幼儿软组织因气管插管及手术对咽部损伤易发生水肿，造成咽喉部水肿而引起呼吸及吞咽困难，甚至窒息。术后可给予布地奈德雾化吸入，严重者给予地塞米松 3～5mg 静脉推注。

3. 感染　术后严重感染者极为少见，偶见局部感染。可能是不慎损伤局部供血动脉所致。

4. 创口裂开或腭瘘　常位于硬软腭交界或腭垂处，绝大部分系术中缝合张力较大或悬雍垂缝合时内卷所致。

5. 打鼾及睡眠时暂时性呼吸困难　多发生在咽后壁组织瓣转移术或腭咽肌瓣成形术后，由局部组织肿胀引起，呼吸可随肿胀消退逐渐恢复正常。

**13**

(四) 腭裂的正畸治疗

正畸治疗分为四期：无牙期、乳牙列期、替牙列期及恒牙列期。腭裂患儿一般存在比较复杂的正畸问题，正畸治疗应贯穿于唇腭裂序列治疗的始终。

(五) 腭裂的语音治疗

语音障碍是腭裂患者面临的主要功能障碍之一。因此，语音治疗是序列治疗的重要内容，也是腭裂治疗的主要目的。"腭咽闭合"在语音动作中的作用非常重要，因此，无论是一期的腭成形术，还是二期的咽成形术，其手术目的都应当是重建患者的腭咽闭合功能。若术后患者仍不能自行消除错误语音习惯，则需要进行语音治疗。反过来说，语音治疗的前提是患者已具备正常的腭咽闭合功能。

系统的语音治疗对象一般是腭成形术后，腭咽闭合功能良好的患者，均需无智力和听力障碍。经过主客观检查确诊为功能性语音障碍。语音训练必须具有针对性，一般采用一对一形式。对每一个患者应根据其所表现的症状及其自身特点设计出不同的语音训练路线和方法。

# 第四节　牙槽突裂

## 一、临床诊断

根据发生的部位，可将牙槽突裂分为单侧牙槽突裂和双侧牙槽突裂。根据裂隙的程度，又可将牙槽裂分为以下几种类型：

1. 完全性牙槽突裂　牙槽骨从鼻腔到前腭骨完全裂开，致口腔、鼻腔贯通。

2. 不完全性牙槽突裂　牙槽骨部分裂开，连续部分的牙槽骨及黏膜完整，口腔、鼻腔不相通。

3. 牙槽突隐裂　指牙槽骨骨线状缺损或轻度凹陷，牙槽黏膜完整，口腔、鼻腔不相通。

## 二、治疗

### （一）术前评估与准备

1. 手术年龄一般在 9 ~ 11 岁，X 线片显示尖牙萌出 1/2 ~ 2/3 时。

2. 术前正畸治疗，将前突的前颌骨后移至正常位置；将内倾的切牙移动到正常位置。

3. 术前拔除裂隙处已萌出的多余牙及乳尖牙。

4. 骨源准备　髂骨是牙槽突裂植骨首选的骨源。

**13**

（二）手术方法

采用唇腭侧牙龈翻瓣，形成植骨床，植入骨松质，复位龈瓣对位缝合（图13-4-1）。

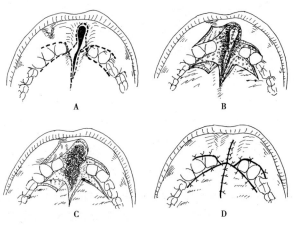

图13-4-1 牙槽突植骨术

A. 龈唇黏膜瓣切口　B. 植骨床形成

C. 植骨　D. 缝合后

## 三、注意要点

### （一）术前评估与准备

1. 手术时机　手术年龄一般在9～11岁，具体时机应与正畸治疗相协调。

2. 术前彻底清洁口鼻腔。

### （二）术后处理

1. 避免术前形成的不良习惯，如用舌体触碰植骨区、反复吸吮等。

2. 术后应用抗生素3～5天，预防创口感染或骨髓炎。

3. 应半流质饮食1～2周。

4. 创口拆线可安排在术后2周。

5. 术后如发生创口裂开、感染等可能，应先以抗

**13**

炎、局部换药等为主的保守治疗。

6. 植入骨质的排出或吸收 植入骨质吸收严重者，一般应在半年后进行二期植骨术。

7. 植骨区尖牙阻萌 多数患儿的恒尖牙术后可由植骨区萌出，萌出至植骨区的平均时间为 2.5 年。如在术后 2 年内恒尖牙牙根发育无变化，牙萌出区无附着龈存在，可以选择切龈助萌和（或）牙龈成形术，并结合正畸治疗使之逐渐排齐至牙弓的正常位置。

## 第五节 面 裂

### 一、临床诊断

面裂在白种人群中发生率较高，而在黄种人群中较低。国际上，按照 Tisser 颅面裂畸形分类法来诊断和分类，在我国因其发生率低，主要根据部位进行分类。

1. 上唇正中裂 是指上唇中线全层组织裂开或仅有肌肉层连续性中断，常伴有中切牙间隙增宽、前颌骨间裂和鼻畸形。

2. 下唇正中裂 是指下唇正中软组织连续性中断，可伴下颌骨正中联合处等骨性结构的裂开。

3. 面斜裂 是指上唇至内眦或下眼睑处不同程度软硬组织的裂开，源于中鼻突、侧鼻突与上颌突的融合障碍所致。

4. 面横裂 是指从口角至外耳处面部软组织裂开，一般裂隙不超过咬肌前缘。常伴有耳部畸形或异常。

### 二、治疗

#### （一）面斜裂的修复方法

1. Z 成形术 适用于仅有软组织裂开。

2. 邻近皮瓣旋转成形术 适用于裂隙较宽，需用邻近组织覆盖裂隙区。

3. 植骨成形术 裂隙范围较大，伴有骨缺损者应进行骨移植修复术，同时用唇颊部软组织瓣转移修复裂隙区。

（二）面横裂的修复方法

Z 成形术是以上、下唇中点距健侧口角的距离为标准，沿裂隙方向上做皮瓣交叉换位缝合。

（三）正中唇裂的修复方法

1. 上唇不完全正中裂成形术　不完全正中裂可根据畸形程度，形成以增加上唇长度为主和增加鼻小柱高度为主的两种主要手术方式。

2. 上唇正中裂伴鼻裂成形术　采用 V-Y 成形术。

3. 伴人中缺损的上唇正中裂修复　采用 Lindemann 或 Gillies 术式。

4. 下唇正中裂的修复　采用小三角瓣交叉缝合修复。

（黄永清　马　坚）

**13**

# 第十四章

## 其他颌面部畸形

## 第一节　口腔颌面部后天
## 畸形和缺损

### 一、概述

口腔颌面部后天畸形和缺损是由于疾病或损伤引起的畸形或组织缺损，也称为获得性畸形和缺损。可以是皮肤、软骨、脂肪及骨组织等缺损，以及多种组织复合缺损，多造成器官畸形和功能障碍，可造成患者严重的心理负担。

（一）常见的病因

1. 肿瘤及类肿瘤病变　是近年来造成获得性畸形和缺损的主要原因之一。良性肿瘤中，如常见的管型瘤、神经纤维瘤及骨组织囊肿等发展压迫造成的面部不对称。恶性肿瘤手术切除、术后放疗等造成的组织缺损、组织萎缩等畸形。

2. 损伤

（1）机械性：切割伤、撕脱伤、交通事故及动物咬伤造成的创伤等。

（2）化学性：强酸、强碱造成的组织腐蚀破坏。

（3）温度性：烧伤、冻伤等。

3. 炎症 软组织的非特异性炎症，如梅毒、结核等可致畸形，但一般不会导致组织缺损。而颌面骨炎症，由于骨质坏死、溶解和排出，将造成不同程度的颌面部畸形。如发生在儿童，可能会因为累及髁突而影响颞下颌关节的发育。

4. 其他原因 牙颌发育畸形、半侧颜面发育性萎缩或肥大、面瘫、放射性损伤等。

（二）诊断和治疗

通过详细询问病史，诊断较容易。但是明确病因后拟定合理可行的治疗计划则十分重要。应注意以下几点：

1. 患者的健康状况 严重贫血、肺结核、糖尿病以及严重心血管疾病不宜做整复手术。

2. 手术区及供组织区情况 需注意面部有无感染；对供区组织质地、色泽、可利用组织的大小进行详细检查、评估。

3. 手术时间

（1）立即整复手术：在肿瘤切除术时同时进行，如植骨、皮瓣转移修复。

（2）延期整复手术：多用于因炎症、损伤引起的继发畸形、缺损，以及不适合立即整复的恶性肿瘤术后缺损。

4. 年龄 年老者及儿童宜选用时间短、操作简便而效果较好的方法。

5. 患者的思想准备 手术的目的是恢复功能与外形，如两者不能兼顾时，应以恢复功能为主。术前应与患者及其家人进行良好沟通。

（三）整复手术的技术特点

1. 严格无菌条件 除常用抗生素预防感染外，术前需对术区及供区做好严格消毒和准备工作。

2. 尽量爱护和保存组织。

3. 防止或减少粗大的瘢痕形成 做到手术创伤小，

**14**

切口整齐、细针细线、切口对位正确、适当早期拆线（面部无张力区 5 天）、术后无感染等，均为减少瘢痕形成的重要措施。

4. 应用显微外科技术　显微外科是借助于手术显微镜，或在放大镜下进行某些精细外科操作的一门技术。由于该技术的应用，改变了以前整复手术次数多、疗程长的特点，以往无法解决的大型缺损及在感染区、放射区行组织移植等难题迎刃而解，从而也减轻了患者的经济负担。在口腔颌面部缺损整复中，显微血管外科和显微神经外科是常用的手术方式。

## 二、整复术中常用的组织移植

（一）皮肤移植

游离皮片移植　根据厚度分为以下三类：

（1）表层皮片：包括表皮层和很薄一层真皮最上层的乳突层，厚约 0.2~0.25mm。优点是成活能力强，抗感染能力强，可用于轻微感染创面。缺点是收缩大，易挛缩，质地脆弱，不耐磨。多用于有感染的肉芽创面。

（2）中厚皮片：包括表皮及一部分真皮层。厚度约 0.35~0.8mm。优点是柔软、耐磨、功能恢复优于表层皮片。适合于口腔内植皮。

（3）全厚皮片：包括表皮及真皮全层。优点是成活后柔软富有弹性、活动度大，收缩小，色泽变化小。适合于面颈部植皮。

（二）皮瓣移植

由皮肤的全厚层和皮下组织构成。与皮片移植不同的是，皮瓣必须有专门的血供方可成活。或者有血管蒂相连，或者行受区、供区血管吻合，前者称为带蒂皮瓣移植，临床中根据转移形式与血供来源分类；后者称为游离皮瓣移植，临床中根据血供解剖上的不同分类。

1. **优点** 与游离皮片移植比较，皮瓣因带有丰富的皮下脂肪组织，其用途不仅能整复表浅创面或缺损，还可用于较深层或洞穿性的组织缺损，对保护重要组织，如大血管、脑组织更为常用。

2. **皮瓣移植的适应证**

（1）用于面、颊、颈部等处的软组织缺损，包括肿瘤手术后缺损的立即整复。

（2）某些颌面器官的再造，如舌、腭、鼻、眼睑、耳廓等的缺损。

（3）封闭或覆盖深部组织（如肌腱、肌、神经、大血管、骨等）或有暴露的创面。

（4）整复颊部、鼻部等洞穿性缺损。

（5）其他：如矫治颈部瘢痕挛缩等。

（三）骨移植

1. **骨骼来源** 自体骨移植为主，如肋骨、髂骨、颅骨。异体骨可能导致排斥反应。但随着组织工程学的发展，合成材料加骨形成蛋白（BMP）可能为骨修复提供了更多的选择。

2. **骨移植的种类与特点**

（1）单纯游离骨移植术：包括骨密质、骨髓的整块移植。

1）优点：简便易行，但有时塑形较困难。

2）缺点：植骨可发生部分或完全吸收。

（2）成形性骨松质移植术：也称骨松质骨粒及骨髓移植术。需有塑形好的支架为骨粒提供支撑。

1）优点：骨松质抗感染力强，易成活。支架好塑形，操作简便。

2）缺点：不能用于感染区、瘢痕区或软组织缺少区。

（3）带肌蒂的骨移植术：目的是通过肌蒂部血供来增加骨骼的营养，减少骨吸收，提高骨成活率。但骨营养基本来自骨膜，抗感染力不高。另外，转移方向也受到蒂的限制。

**14**

（4）血管吻合游离骨移植术：近年来应用显微外科技术行血管吻合、血液循环重建的一种新的骨游离移植术。优点是不中断骨质的血供，可获得骨的原位早期愈合；抗感染能力强。可用于瘢痕区、放疗区。

3. 软骨移植　多用于填塞凹陷和恢复下颌支的缺损，也可用于鼻、耳廓再造。

（1）软骨来源：多取自体新鲜软骨，如肋软骨、鼻中隔、耳廓软骨。

（2）特点：质韧，易于雕成所需形态。软骨无骨髓腔，富含成熟的软骨细胞，排异反应小，即使异体软骨也易于成活。

（四）其他组织移植

1. 真皮及脂肪移植　真皮移植常用于垫平颜面部凹陷畸形及颞下颌关节成形术时充填骨间间隙。脂肪移植主要用于整复颜面部凹陷性缺损，恢复面容丰满度。

2. 黏膜移植　来源有限，临床不常使用，可用皮肤移植代替。

3. 筋膜移植　坚实而富有弹性的结缔组织，抗感染能力强，移植后反应小。常用于面瘫患者以矫正口眼歪斜或上睑下垂的悬吊。

4. 肌移植　分为带蒂和游离两类。主要用于修复面颈部凹陷性缺损或充填死腔。

5. 神经移植　用于修复神经缺损。手术时立即整复，恢复效果好。

6. 复合组织移植　几种移植组织的联合使用，用于修复面颈部大型缺损。

7. 生物材料植入　不锈钢、涤纶、钛金属较常用。

8. 组织工程化组织移植　20世纪90年代发展起来的医工结合的新技术。以期在体内外形成生物组织，整复组织缺损，但目前距离临床要求还有差距。

## 三、各类畸形及缺损整复要点

### （一）口角歪斜

1. 临床诊断　口角或颊部因瘢痕挛缩常可导致口角不在一水平线上。

2. 整复要点　瘢痕切除，设计 Z 成形术，将下方的瓣转向上方。

### （二）小口畸形

1. 临床诊断　出现在严重灼伤或某些炎症疾病、肿瘤切除之后。口裂变小。

2. 整复要点　在口角处沿唇红缘延伸，向外侧皮肤做长短、大小适宜的三角形切口；将该切口处的皮肤、皮下组织切除，保留黏膜；将此黏膜翻转后与上下皮肤切口缝合。

### （三）唇外翻或内卷

1. 临床诊断　口周皮肤瘢痕或组织缺损常引起唇外翻；口唇内侧黏膜缺失或瘢痕挛缩则常导致内卷，导致牙外露，口唇闭合不全，涎液外溢。

2. 整复要点　轻度可选用 Z 成形术；重度需瘢痕切除，选用皮瓣或黏膜瓣转移。

### （四）唇红缺损

1. 临床诊断　可见于烧伤、损伤。部分或全部唇红缺损。

2. 整复要点

（1）缺损少于 1/3 者，将剩余的唇红形成滑行瓣。

（2）限于半侧者，选用对侧唇红黏膜瓣带蒂转移修复。

（3）全部唇红缺损，主要靠口唇内侧黏膜滑行翻转至外侧，与皮肤缝合。

### （五）唇缺损

1. 临床诊断　一般指全层复合组织缺损。

2. 整复要点

（1）如缺损不超过全唇的 1/3，可直接或松解后拉

**14**

拢缝合。

（2）大于 1/2 时，选用邻近鼻唇沟组织瓣或对侧唇组织瓣交叉转移。

（3）缺损超过 2/3 时，需要以上两瓣的联合应用。

（六）面颊部缺损

1. 面颊部皮肤缺损　多用邻近带蒂皮瓣转移修复。

2. 颊部黏膜缺损　小缺损可用游离植皮；大面积缺损使用邻近舌组织瓣或游离皮瓣。

3. 颊部全层洞穿性缺损　带蒂皮瓣或游离皮瓣折叠后同时修复视为首选。

4. 面颊部凹陷畸形　根据凹陷的原因选用真皮脂肪、骨、软骨或生物材料填入，以纠正畸形。

（七）鼻畸形及缺损

1. 鞍鼻　鼻梁塌陷呈马鞍状，称为鞍鼻。可使用自体组织和生物材料恢复正常外形。

2. 鼻小柱、鼻翼畸形及缺损

（1）鼻小柱缺损：鼻中隔存在者，缺损面积小，可采用上唇皮瓣或鼻唇沟组织瓣转移整复。鼻小柱缺损同时伴上唇缺损时，可使用鼻唇沟瓣。

（2）鼻翼畸形及缺损：根据鼻翼缺损的范围、瘢痕组织的性质以及缺损周围组织健康的情况，可选择使用全厚皮片、局部皮瓣、耳廓复合组织。

（3）全鼻缺损：指包括鼻骨、鼻软骨、鼻中隔软骨及皮肤的完全缺损。额部正中三叶皮瓣比较常用。全鼻缺损可选用胸肩峰皮管，以腕部携带转移。

# 第二节　常见的牙颌面畸形

牙颌面畸形主要系指因颌骨发育异常所引起的颌骨体积、形态、上、下颌骨之间，及其与颅面其他骨骼之间的关系异常和随之伴发的牙颌关系及口颌系统功能异常，外观则表现为颌面形态异常。

## 一、病因

### (一) 先天因素

1. 遗传因素 某些牙颌面畸形，如下颌发育过度、下颌发育不足等均可由遗传因素引起。

2. 胚胎发育异常 胎儿发育期母体内环境异常，如内分泌紊乱、损伤、感染等。

### (二) 后天 (获得性) 因素

1. 代谢障碍和内分泌功能失调 如维生素 D 缺乏。

2. 不良习惯 吮吸手指、咬笔杆等习惯导致开𬌗等。

3. 损伤及感染 如损伤所致的颞下颌关节强直，感染引起的骨髓炎等，均可导致颌面部的生长发育异常和牙颌面畸形。

4. 其他 如病因不清的进行性偏面萎缩，最终会引起严重而复杂的牙颌面畸形。

## 二、临床诊断

### (一) 颌骨发育过度畸形

1. 前后向发育过度畸形

(1) 上颌发育过度 (前突)。

(2) 下颌发育过度 (前突)。

(3) 下颌颏部发育过度。

(4) 双颌前突。

2. 上下 (垂直) 向发育过度畸形

(1) 上颌发育过度

1) 伴有开𬌗。

2) 不伴有开𬌗。

(2) 下颌发育过度

### (二) 颌骨发育不足畸形

1. 前后向发育不足

(1) 上颌发育不足。

(2) 下颌发育不足。

**14**

（3）下颌颏部发育不足。

2. 上下（垂直）向发育不足

（1）上颌发育不足。

（2）下颌发育不足。

（3）颏部发育不足。

3. 横（左右）向发育不足　多为继发性发育不足。

（三）牙源性错𬌗畸形

可表现为多种类型，最常见的上颌前牙伴牙槽骨前突，下颌前牙伴牙槽骨前突等。

（四）复合性牙颌面畸形

1. 上颌前后向发育过度伴下颌发育不足

（1）上颌前突伴开𬌗。

（2）上颌前突伴深覆𬌗或合并深覆盖。

2. 上颌垂直向发育过度伴下颌发育不足

（1）长面综合征。

（2）长面综合征伴深覆𬌗或上前牙超突畸形。

3. 上颌前后向发育不足伴下颌发育过度

（1）伴开𬌗畸形。

（2）不伴开𬌗畸形。

4. 上颌垂直向发育不足伴下颌发育不足——短面综合征

（1）伴深覆𬌗畸形。

（2）伴深覆盖畸形。

（3）伴以上两种畸形。

5. 不对称性牙颌面畸形　以上各类牙颌面畸形中，均可出现不对称畸形，而某些严重不对称畸形，除骨组织外，还有软组织畸形，治疗难度大。

6. 继发性牙颌面畸形　主要指在出生后的生长发育期，因各种疾病或其治疗引起牙颌面发育畸形。

（五）诊断步骤

1. 病史

2. 检查

（1）临床检查：检查牙颌、牙周、关节及上、下颌骨不同方向比例关系，进行美学评估。

（2）特殊检查

1）牙颌模型

2）X线片检查：包括根尖片，全口牙位曲面体层X线片，头颅正、侧位片等。

3）颌面及牙颌摄影：正侧位颅面像、牙颌关系正侧位像。

3. X线头影测量分析 用于正颌外科的目的在于协助诊断，弄清畸形的结构特征，并用测量分析所取得资料进行治疗设计，疗效预测和评估，因此，X线头影测量分析是牙颌面畸形整治程序中必须进行的一项重要步骤。

## 三、治疗

术前精心设计，并对选定方案的预计治疗效果，作出术前预测，然后根据设计按计划逐步完成治疗。常用的步骤是：①术前正畸治疗；②确认手术计划；③完成术前准备；④正颌手术；⑤术后正畸治疗；⑥追踪观察。

# 第三节 常见的颅面畸形

## 一、颅缝早闭症

颅缝早闭症亦称狭颅症，由于单条或多条颅骨骨缝过早闭合而产生的颅骨变形和伴发大脑压迫症状。对于正常儿童，颅缝在出生后5~6个月产生纤维性联合；后囟门在出生后3个月~1岁闭合，而前囟门则在2~2.5岁时闭合。如早于这个年龄，则导致颅骨的正常发育障碍。

常见的颅缝早闭症有斜头畸形、短头畸形、三角头畸形和小头畸形。

**14**

（一）斜头畸形

1. 临床诊断

（1）头颅畸形

（2）眼眶畸形：两眼眶的横轴不在同一水平。

（3）其他畸形：可合并智力发育迟缓、腭裂等。

（4）X 线表现：可发现早闭的冠状缝及其他畸形。

2. 治疗

（1）Marchac 浮动颅骨瓣方法。

（2）Wihtaker 和 McCarhy 方法。

（二）短头畸形

1. 临床诊断

（1）头颅：头围小于正常年龄组，前额和枕骨扁平。

（2）眼眶：眼眶上壁前后向过短，眼眶变浅，眶容积缩小。

（3）其他畸形：约有 3.5% ~26% 的患者有智力发育迟缓，少数患者伴发脑积水。

（4）X 线表现：可见早闭的颅缝，部分可见脑室变小。

2. 治疗　2 岁以内患儿可选择 Marchac 浮动骨瓣法。

（三）三角头畸形

1. 病因　为额颅缝早闭所致。

2. 临床诊断

（1）头颅畸形：额颅部的前额正中有龙骨嵴状的骨缘，正中骨嵴两侧的额颅骨对称性地后缩。少数患者有颅内压增高。

（2）眼眶畸形：眶上缘成角，眶上缘的两侧对称性地后缩。

（3）其他畸形：智力发育迟缓的发病率较高，可伴发主动脉瓣狭窄，法洛四联症。

（4）X 线表现：额部正中骨嵴致密影像。

3. 治疗　手术应在 2 ~4 岁前进行较为合适，可选用 Marchac 浮动骨瓣法。

（四）小头畸形

1. 病因　全部颅缝过早闭合所致，与较多的染色体异常有关。

2. 临床诊断

（1）头围小于正常值。

（2）智力发育迟缓。

（3）X线：可见指压切迹，脑室变小。

3. 治疗　1岁以内的婴儿应争取做额眶前移手术以扩张颅腔，有利于大脑的发育。若患者脑发育不良，则手术没有意义。

## 二、眶距增宽症

眶距增宽症指由各种原因引起的两眼眶间骨性距离过宽而导致外形和功能异常的一种疾病。作为一种独立的临床症状，可由多种与颅面部畸形有关的疾病引起。最常见的为颅面裂、额鼻部发育不良、额鼻筛型脑膜脑膨出、额眶部骨纤维异常增生症等。

眶距增宽症的治疗多采用Tessier颅内外联合径路的眶周矢状截骨后内移眼眶的手术，为典型的眶距增宽症矫正术。

## 三、颅面裂隙畸形

颅面裂隙畸形指颅面部包括软组织和骨组织的单发或复合的裂隙畸形。临床上有各种颅面裂的分类法，但临床上以Tessier的颅面裂分类法有较好的实用价值，因而被广泛接受。

1. 诊断要点　依据裂隙发生的位置不同而表现出不同的症状。Tessier 0～14号颅面正中的裂隙畸形，表现为额鼻骨发育不良、Ⅲ度的眶距增宽症伴眼眶纵轴的不平行，以及分裂鼻、上唇正中裂、腭盖高拱等，少数0号裂可表现为眶距过狭。

2. 治疗　重度0～14号裂的严重眶距增宽症，应进

**14**

行颅内外联合路径的眶周截骨内移术。眶-上颌骨的裂隙一般建议在青春期后进行修复。软组织缺损可使用额部转移皮瓣，轻度的缺损可使用局部皮瓣。

## 四、颅面部综合征

常见的颅面部综合征有 Crouzon 综合征、Apert 综合征和 Treacher-Collins 综合征。

### (一) Crouzon 综合征

Crouzon 综合征是多发性颅部骨缝和面部骨缝早闭引起的颅部和面部复合畸形的症候群，常伴颅内压增高症。

1. 临床诊断　上颌骨严重后缩、突眼、反𬌗。

2. 治疗　小儿患者可仅行额眶前移术以改善头颅畸形和增加眶上壁的深度。轻度畸形可在青春期后进行手术治疗，可选用颅外法自身稳定型的 Le Fort Ⅲ 型截骨前移术；中、重度患者可选用颅内外联合路径的分块颅面骨前移。

### (二) Apert 综合征

Apert 综合征又称尖头并指综合征，为散发的常染色体显性遗传性疾病。

1. 临床诊断　颅面部的症状与 Crouzon 综合征相似，表现为颅缝早闭的头颅畸形、突眼和面中部严重发育不良。在 Apert 综合征中，头颅畸形多为尖头和短头。最主要特征为手或趾的并指（趾）畸形。

2. 治疗　小儿患者可行额眶前移术，成人的手术选择同 Crouzon 综合征。

### (三) Treacher-Collins 综合征

Treacher-Collins 综合征又称面下颌发育不良，为常染色体显性遗传的疾病。发生不同程度的面侧区裂隙样畸形。

1. 临床诊断　双侧睑裂的横轴向下倾斜呈反蒙古眼、下颌发育不良，有外耳畸形，如小耳等。

2. 治疗　对于骨性缺损，应进行重建，使用肋骨或颅骨外板修整眶部和颧弓。对外眦过低等软组织畸形，可用上睑皮瓣转移修复下睑，同时行外眦韧带向上悬吊。下颌后缩畸形在青春期后行必要的正颌手术。

（黄永清　孙小娟）

**14**

## 第一节　牙体缺损修复

### 一、瓷贴面修复

#### （一）瓷贴面修复的适应证

瓷贴面修复的主要对象为前牙以及暴露于美学区的前磨牙。随着口腔科粘接材料和技术的发展，瓷贴面修复越来越"挤占"全冠修复的生存空间；同时，随着瓷及树脂材料的发展，以及医师和患者对微创修复的理解和需求日益增加，瓷贴面也随时迎接来自树脂充填修复的竞争。从大多数情况来看，对牙体预备量的要求：全冠 > 瓷贴面 > 树脂修复；而从技术敏感性而言，对医师（这里不谈修复技师）的要求：树脂修复 > 瓷贴面 > 全冠。

因此，深入理解并谨慎选择瓷贴面修复的适应证尤为重要。

1. Magne 对瓷贴面的适应证进行分类

（1）第Ⅰ类：牙齿对漂白耐受。

1）第Ⅰ类 A 型：四环素牙齿颜色异常Ⅲ级和Ⅳ级。

2）第Ⅰ类 B 型：牙齿外漂白和内漂白无效。

（2）第Ⅱ类：主要形态的改善。

1）第Ⅱ类 A 型：锥形牙。

2）第Ⅱ类 B 型：关闭牙间隙或关闭牙间三角区。

3）第Ⅱ类 C 型：增加牙齿切缘长度和牙齿突度。

（3）第Ⅲ类：主要形态的改善。

1）第Ⅲ类 A 型：重度冠折。

2）第Ⅲ类 B 型：由于酸蚀和磨耗，釉质重度缺损。

3）第Ⅲ类 C 型：广泛的先天及获得性发育畸形。

2. 主要涵盖情况　包括以下三类：

（1）缺损修复：①牙冠折裂；②牙体重度磨耗。

（2）牙体颜色异常。

（3）改善形态：①关闭邻牙间隙或者牙龈乳头位置的三角区；②牙体发育畸形。

3. 瓷贴面在选择适应证时，还需要考虑瓷材料的种类，目前用于瓷贴面加工的材料较多。

（1）硅基陶瓷：包括长石质陶瓷（如 CEREC Blocs 等）、白榴石加强陶瓷（如 IPS Empress 等）、二矽酸锂陶瓷（如 IPS e. max 等）等，该类瓷材料具有较好的美学效果，适合大多数前牙区贴膜修复，但其强度较非硅基陶瓷更低，一般要求贴膜厚度达到 0.6mm 以上。

（2）非硅基陶瓷：非硅基陶瓷主要是指二氧化锆陶瓷（如 3M EXPE LAVA、KaVo Everest、IPS e. max Zir-CAD、CEREC inLab 等），该类陶瓷材料具有较高的强度，最低厚度可达 0.4mm，但是由于二氧化锆陶瓷的透光性，在前牙区瓷贴面修复时需要配合个性化的饰面瓷，操作要求较高。

（二）瓷贴面修复的设计

瓷贴面修复的设计总原则应是在最大限度地保留牙体组织和保护牙髓、牙周组织的基础上，恢复患牙的形态，建立自然协调的美观，使患者能够自信的行使其原有的功能。同时，瓷贴面修复和口腔其他治疗一样，应是序列治疗的一部分，即瓷贴面修复过程应是在患者建立正常的牙体牙髓和牙周基础条件后进行，并且在修复完成后继续采取口腔卫生指导和措施。瓷贴面修复的设

**15**

计需要考虑比色、材料选择、力学设计、咬合设计等多个方面，很多专著和文章对其进行了详细的阐释，本部分仅就以下三个问题展开讨论：

1. **基于导板的瓷贴面修复设计** 基于微创修复的目的，在瓷贴面修复预备前，应制取患者的研究模型，由医师和技师共同制作诊断蜡型；采用树脂材料将蜡型翻制如患者口内，检查其大小、形态等。这个过程也被称为 mock-up（图 15-1-1）。

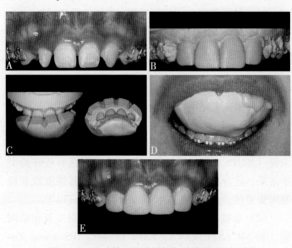

图 15-1-1 基于导板的瓷贴面修复设计

A. 患者前牙区先天缺失；经过正畸治疗后，仍存在较为明显的间隙；前牙切缘和牙尖高度不协调 B. 医师和技师共同在研究模型上制作诊断蜡型，恢复理想的形态和大小 C. 采用硅橡胶材料，制取带有诊断蜡型模型的印模；在硅橡胶导板上刻画标记线，以利于印模在患者口内的准确就位 D. 在印模内注入甲基丙烯酸乙酯材料，翻入患者口内 E. 取下硅橡胶印模，去除多余树脂，可看到诊断蜡型的形态已翻制在患者口内

2. **切缘设计** 瓷贴面切缘形态主要包括非包扰型和

包扰型，特点和适用范围有所不同（图15-1-2）。

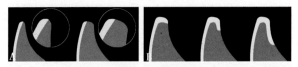

图 15-1-2 瓷贴面的切缘形态设计

A. 非包扰型可更多的保留釉质。但是，在切缘厚度较低的情况下，切端釉质容易形成锐边，增加模型损坏几率；贴面切缘也容易出现锐边，增加制作难度和破坏风险　B. 切端包扰的范围不同，当贴面边缘仅覆盖切缘未在舌侧形成反折时，减少了牙体舌侧预备量；当形成舌侧包扰时，贴面边缘更为隐蔽，但是舌侧边缘预备难度增加，需要制备为微凹斜面或者对接边缘；当贴面需要关闭更大间隙或者大幅度改变牙体外形时，可谨慎采用大范围的舌侧包扰型设计

3. 颈缘形态　瓷贴面预备体颈缘的形态一般为带有短斜面的圆缓边缘，避免出现尖锐的边角。与全瓷冠边缘不同，在不妨碍贴面就位的情况下，颈部可形成较浅的凹面，以增加贴膜边缘强度，有利于粘接（图15-1-3）。

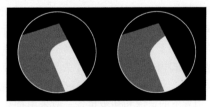

图 15-1-3 颈缘形态

正确的边缘设计，没有锐利的线角，边缘未形成翘起的无基釉，颈部可稍内收形成浅倒凹

**（三）牙体的预备和处理**

瓷贴面的牙体预备除了遵循保护牙髓牙周组织、分次间断磨除等总原则外，还应采用导板引导下的精细化微创预备方法。

**15**

1. 制作导板　瓷贴面预备的导板有两种，一种是直接在原始的研究模型上制作；另一种是在有诊断蜡型的模型上制作。前者用来检查牙体磨除的量；后者用来检查瓷贴面修复的空间（图 15-1-4）。

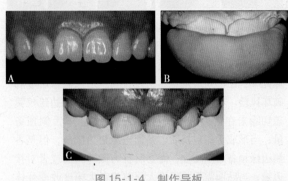

图 15-1-4　制作导板

A. 患者口腔原始状态　B. 直接在研究模型上制作硅橡胶印模　C. 对硅橡胶印模进行切割并在口内分别就位，观察不同位置的牙体预备量；当在制作了诊断蜡型的模型上翻制硅橡胶印模时，这类导板指示的空间，则是目标修复体所具有的空间

2. mock-up 引导下的定深和初步预备　如前所述，mock-up 是瓷贴面修复在牙体预备前重要的诊断和设计手段；同时，由于 mock-up 可模拟修复体的目标大小和形态，所以在口内戴入 mock-up 作为导板，直接在上面进行牙体预备，可保证以修复目标为引导的精确预备。mock-up 引导下的定深和初步预备一般采用特殊形态车针，如带环车针，以及颗粒较粗的金刚砂车针，在局麻下进行（图 15-1-5）。

3. 精细预备　在瓷贴面形态初步形成后，建议医师在配戴放大镜的条件下进行预备体的精细修整（图 15-1-6）。

4. 排龈和抛光　排龈建议首选不含收敛剂的编织排龈线，采用微创方法将其轻压入龈沟内，注意勿侵犯生物学宽度（图 15-1-7）。

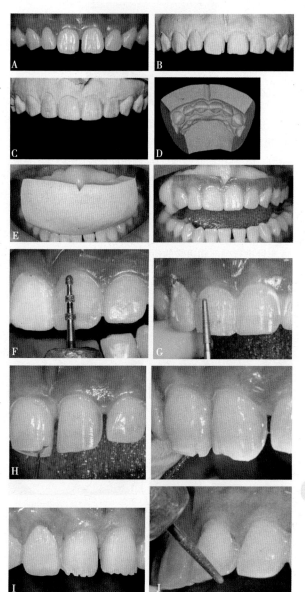

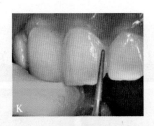

图 15-1-5　mock-up 引导下的定深和初步预备

A. 患者口内原始状态，前牙存在间隙和缺损　B. 制取模型　C. 制作诊断蜡型　D. 制作硅橡胶印模　E. 完成 mock-up　F. 直接在树脂导板上，采用带环车针进行定深预备　G. 采用锥度车针预备唇面　H. 树脂导板引导下的切缘定深预备　I. 定深预备后仍可见树脂导板　J. 采用锥度车针进行切缘预备　K. 采用粒度稍细的小直径锥度车针进行颈部和边缘的预备，颈部预备一般位于龈上邻面不破坏既有的邻接关系，从而形成瓷贴面预备体的初步形态

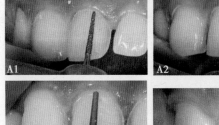

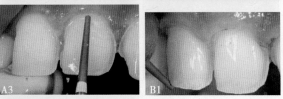

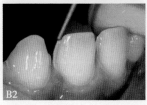

图 15-1-6　精细预备

A. 由粗至细采用不同粒度的车针进行精细修整　B. 注意修整切缘和邻面的薄弱边缘

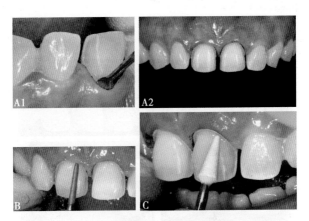

图 15-1-7 排龈和抛光

A. 微创排龈的首要原则是保护生物学宽度 B. 抛光前对颈缘等部位再次进行精细修整 C. 逐级采用橡皮轮进行抛光

（四）印模和临时修复体

准确的印模有赖于完整的预备面暴露，因此，建议采用二次印模的方法，使用精细印模材料制取瓷贴面预备体印模（图 15-1-8）。

（五）牙面及瓷贴面的处理和粘接

1. 瓷贴面的检查和试戴　加工中心完成后的瓷贴面在处理和粘接前，需要对适合性、完整性等进行细致的检查（图 15-1-9）。

2. 瓷贴面的处理　非硅基陶瓷瓷贴面在粘接前，应该进行喷砂处理；而硅基陶瓷贴面则需要进行氢氟酸酸蚀处理。需要注意的是氢氟酸具有较强的挥发性，处理和清洗应注意防护。酸蚀完成后应立即涂布硅烷偶联剂（图 15-1-10）。

3. 牙面的处理和粘接　在瓷贴面牙体预备时，最大限度地保留釉质是保证粘接质量的关键。但是有研究表明，有 70% ~ 80% 的患者在瓷贴面修复预备时存在牙本质的部分暴露，此时可在预备完成后采用牙本质粘接剂对牙面进行处理。在正式粘接瓷贴面前，应常规排龈，

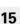

**15**

有条件的应使用橡皮障。牙面的处理和粘接具体步骤如下（图 15-1-11）：

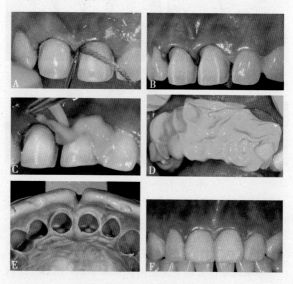

图 15-1-8　印模和临时修复体

A. 采用一整根排龈线连续压入龈沟内　B. 排龈线的一端保留部分线头位于龈沟唇侧外　C. 使用镊子夹持线头，边牵拉边注入低黏性的印模材料　D. 使用气枪喷气使印模材料与牙面更贴合，将盛有中等黏性印模材料的托盘就位于口内　E. 印模固化后，取出托盘，检查印模质量，喷入消毒剂，准备灌模　F. 采用在原始观察模型上制作的印模，翻制临时修复体，并采用点状酸蚀技术进行临时粘接

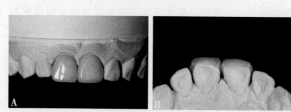

图 15-1-9　检查瓷贴面在模型上就位的情况

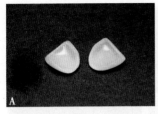
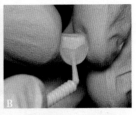

图 15-1-10 瓷贴面的处理

A. 硅基陶瓷瓷贴面的氢氟酸处理

B. 涂布硅烷偶联剂

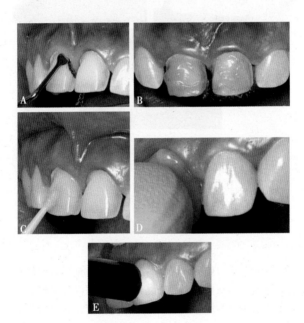

图 15-1-11 牙面的处理和粘接

A. 粘接前的排龈 B. 酸蚀 C. 按照说明书要求，依次涂布底漆和粘接剂 D. 涂布粘接树脂，就位 E. 光固化

15

4. 粘接后处理（图 15-1-12）

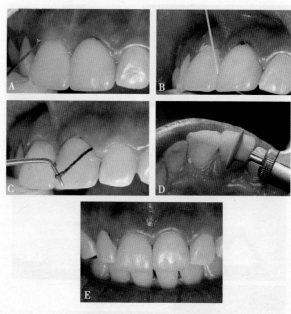

图 15-1-12　粘接后处理

A. 采用手术刀清理粘接树脂　B. 牙线清理　C. 取出排龈线　D. 咬合调整后并进行抛光　E. 粘接完成

（沈颉飞）

## 二、全冠

全冠是用口腔科修复材料制作的覆盖全牙冠的修复体。它是牙体缺损的主要修复形式。根据修复材料的不同，全冠可分为铸造金属全冠、烤瓷熔附金属全冠及全瓷冠。

### （一）全冠的适应证

1. 牙体严重缺损，固位形、抗力形较差，或充填后牙体或充填物的固位形、抗力形较差者。

2. 死髓牙、四环素牙、氟牙症、锥形牙和釉质发育

**15**

不全等，不宜用其他方法修复或患者要求美观而永久修复的患牙。

3. 低𬌗，邻接不良，牙冠短小，错位牙改形，牙冠折断，半切术后需以修复体恢复正常解剖外形、咬合、邻接及排列关系。

4. 固定义齿的固位体。

5. 隐裂牙、牙髓活力正常或已做牙髓治疗无症状者。

6. 牙周病矫形治疗的固定夹板。

7. 不宜或不能做正畸治疗的扭转错位牙。

（二）临床注意事项

1. 龋坏牙修复前，应妥善处理龋坏的牙体组织，控制致龋因素。

2. 对金属过敏的患者，禁用金属或烤瓷熔附金属全冠。

3. 牙体无足够固位形、抗力形者，应采用辅助固位与抗力措施后再修复。

4. 深覆𬌗、紧咬合，无法预备足够间隙的患牙，应注意修复体强度设计。

5. 夜磨牙患者或其他不良咬合习惯者，要注意𬌗设计。

（三）全冠临床修复基本程序

1. 比色　烤瓷熔附金属全冠和全瓷冠需在基牙预备前初步决定冠的颜色（图 15-1-13）。

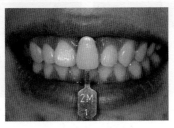

图 15-1-13　比色

2. 活髓牙麻醉　为保证活髓牙预备时无痛操作，提高工作效率，减轻患者不适，应对患牙行局部麻醉。

3. 余留牙调整　特别是对颌牙的不均匀磨损、伸长、殆曲线异常进行调整。

4. 基牙牙体预备

(1) 前牙的牙体预备：不同材料冠牙体预备量不同（表 15-1-1）。

表 15-1-1　前牙的牙体预备

| | 金属熔附烤瓷全冠 | 全瓷冠 |
|---|---|---|
| 切端 | 1.5~2.0mm | 2.0mm |
| 邻面 | 1.2~1.5mm | 1.0~1.5mm |
| 邻面 | 消除倒凹，1.0~1.2mm | 消除倒凹，>1.0mm |
| 舌面 | 0.8~1.5mm | 上前牙 0.5~1.5mm |
| | | 下前牙 0.5~1.0mm |
| 颈缘 | 唇侧龈下 0.5~0.8mm | 龈上或龈下 |
| | 舌侧龈上 | |
| | 肩台 1.0mm | 肩台 0.8~1.0mm |

1) 切端预备：先确定预备量（图 15-1-14，图 15-1-15），再按方向预备。

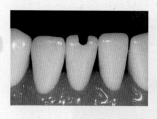 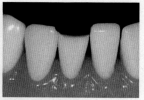

图 15-1-14　根据预备需要量，确定引导沟　　图 15-1-15　切端预备

2）唇面预备：先确定预备量（图 15-1-16），再按方向预备（图 15-1-17 ~ 图 15-1-19）。

3）邻面预备（图 15-1-20，图 15-1-21）

4）舌面预备（图 15-1-22，图 15-1-23）

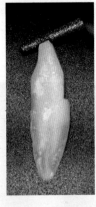

图 15-1-16　唇面确定
预备深度

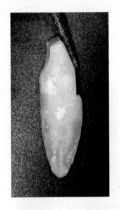

图 15-1-17　下前牙切缘
向舌侧倾斜

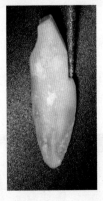

图 15-1-18　切 2/3
向舌侧倾斜10°~15°

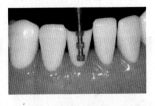

图 15-1-19　颈 1/3 部保持
2°~5°切向聚合颈圈

**15**

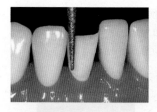

图 15-1-20 邻面预备
避免伤及邻牙

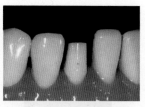

图 15-1-21 邻面预备
消除倒凹

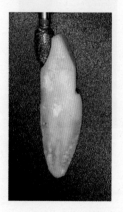

图 15-1-22 舌侧凹预备

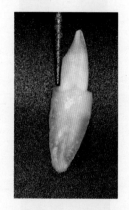

图 15-1-23 颈 1/3 部保
持 2°~5°切向聚合颈圈

5）排龈：将排龈线预先置于龈沟内，借助药物及机械压迫作用使龈沟敞开（图 15-1-24）。

6）颈缘预备（图 15-1-25）

**15**

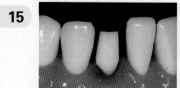

图 15-1-24 放置排龈线

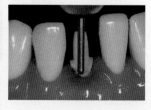

图 15-1-25 颈缘肩台预备

7）精修完成预备：基牙初步预备后，需要进行检查和精修。检查的主要内容是：①𬌗面在三个不同颌位上的𬌗面间隙及基本外形；②轴壁有无倒凹；③邻面及颊舌面𬌗向聚合度；④颈部预备的宽度、均匀性、平滑性及颈缘线的连续性；⑤各个轴面角、𬌗缘嵴是否圆滑等（图15-1-26）。

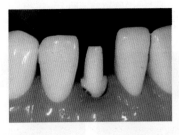

图 15-1-26　精修完成

（2）后牙的牙体预备：不同材料冠牙体预备量不同（表15-1-2）。

1）𬌗面预备（图15-1-27～图15-1-30）

2）颊面预备（图15-1-31～图15-1-33）

表 15-1-2　后牙牙体预备

|  | 金属冠 | 金属熔附烤瓷全冠 | 全瓷冠 |
|---|---|---|---|
| 𬌗面预备 | 0.8～1.5mm | 2.0mm | 1.5～2.0mm |
| 颊面 | >0.8mm | 1.0～1.2mm | >1.0mm |
| 邻面 | >0.8mm | 1.0～1.2mm | >1.0mm |
| 颈缘肩台 | 0.3～0.8mm | 颊面0.8～1.0mm | 1.0mm |
|  | 根据金属不 | 舌、邻面0.7～ |  |
|  | 同，需求不同 | 1.0mm |  |

**15**

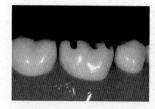

图 15-1-27 引导沟确定
预备深度（颊面观）

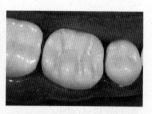

图 15-1-28 引导沟确定
预备深度（𬌗面观）

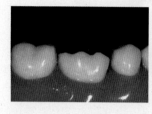

图 15-1-29 依据𬌗面外形
预备（颊面观）

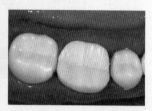

图 15-1-30 依据𬌗面外形
预备（𬌗面观）

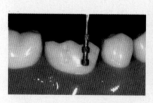

图 15-1-31 确定预备深度

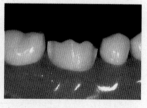

图 15-1-32 消除倒凹
（颊面观）

**15**

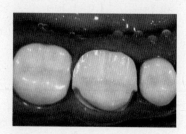

图 15-1-33 消除倒凹（𬌗面观）

3）邻面预备（图 15-1-34，图 15-1-35）

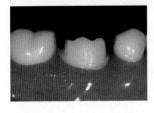 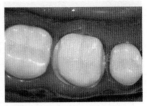

图 15-1-34 邻面预备
消除倒凹（颊面观）

图 15-1-35 邻面预备
消除倒凹（殆面观）

4）舌面预备（图 15-1-36，图 15-1-37）

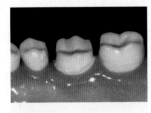 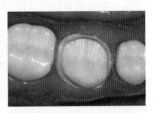

图 15-1-36 舌面预备
消除倒凹（舌面观）

图 15-1-37 舌面预备
消除倒凹（殆面观）

5）排龈（图 15-1-38，图 15-1-39）

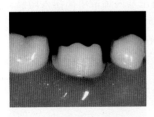 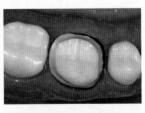

图 15-1-38 排龈
（颊面观）

图 15-1-39 排龈
（殆面观）

**15**

6）精修完成牙体预备（图 15-1-40，图 15-1-41）

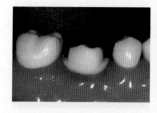

图 15-1-40 精修完成
预备（颊面观）

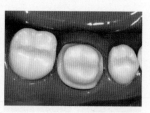

图 15-1-41 精修完成
预备（𬌗面观）

5. 排龈及印模制取　一般采用双线排龈。在第 1 根
排龈线的基础上，压入第 2 根排龈线，取出第 2 根排龈
线后，取硅橡胶印模（图 15-1-42，图 15-1-43）。

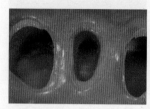

图 15-1-42 硅橡胶
印模（前牙）

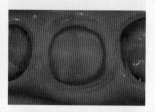

图 15-1-43 硅橡胶
印模（后牙）

6. 暂时冠制作　暂时冠的制作可用硅橡胶在备牙前
制取初印模，再于备牙后将甲基丙烯酸甲酯注入印模，
戴回口内，直接制作（图 15-1-44 ~ 图 15-1-51）。也可
以备牙后取模，灌注模型后在体外间接制作。

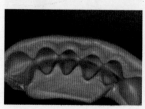

图 15-1-44 牙体预备
前的初印模（前牙）

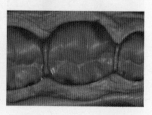

图 15-1-45 牙体预备
前的初印模（后牙）

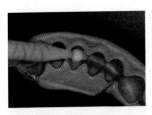

图 15-1-46 注入甲基丙烯酸甲酯（前牙）

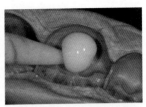

图 15-1-47 注入甲基丙烯酸甲酯（后牙）

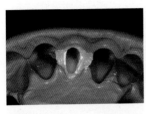

图 15-1-48 印模戴回口内，待甲基丙烯酸甲酯凝固后取出（前牙）

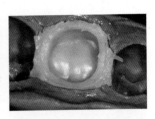

图 15-1-49 印模戴回口内，待甲基丙烯酸甲酯凝固后取出（后牙）

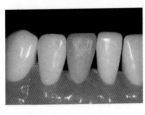

图 15-1-50 暂时冠（前牙）

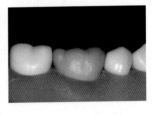

图 15-1-51 暂时冠（后牙）

**15**

7. 转移咬合关系 使用蜡殆或硅橡胶记录咬合关系，并转移至殆架（图 15-1-52，图 15-1-53）。

8. 技工室制作

9. 试戴 包括：①去除临时冠，清理基牙；②试戴全冠（图 15-1-54，图 15-1-55）；③牙线检查和调整邻接点；④探针检查颈缘密合性；⑤咬合检查及调整（图

15-1-56，图 15-1-57）；⑥形态颜色的沟通。

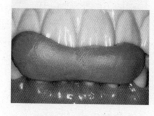

图 15-1-52 前牙
硅橡胶验记录

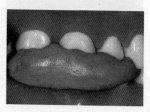

图 15-1-53 后牙
硅橡胶验记录

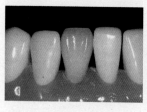

图 15-1-54 试戴全冠
（前牙）

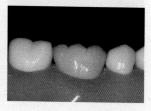

图 15-1-55 试戴全冠
（后牙）

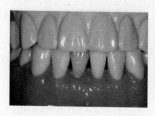

图 15-1-56 咬合检查
（前牙）

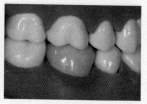

图 15-1-57 咬合检查
（后牙）

**15**

10. 粘接 全冠在粘接前需要用橡皮轮和抛光膏对调改后的金属面或瓷面进行抛光。金属冠和金属熔附烤瓷冠可选用水门汀、玻璃离子和树脂类等粘接剂进行粘接。全瓷冠则需要选择强度较高的树脂水门汀类粘接剂进行粘接。此外，透明度较高的全瓷冠粘接前，还需要使用与树脂粘接剂匹配的试色糊剂进行试色。

## 三、桩核冠

桩核冠是指利用桩插入根管内以获得固位的一种全冠修复体，分为桩、核、冠三部分。

### (一) 桩核冠的组成

1. 桩　是插入根管内的部分，利用摩擦力和粘接力、粘接力与根管内壁之间获得固位，进而为核和最终全冠提供固位。桩的主要功能是固位，其次是传递应力，改变牙根的应力分布。

(1) 根据制造方法不同，桩可分为铸造桩和预成桩。铸造桩采用失蜡法个别铸造完成，为桩核一体的金属桩核；预成桩为预成的半成品桩，有不同的形态和大小，根据根管的具体情况使用。

(2) 根据材料不同，桩可分为金属桩、陶瓷桩和纤维桩。

1) 金属桩：包括金合金、镍铬合金、钛合金等。其机械性能良好，但美观性较差。金属桩弹性模量太大，容易导致根折。另外，磁性金属会导致 MRI 图像的扭曲变形。

2) 陶瓷桩：主要是氧化锆桩，美观性好，但硬度高，容易导致根折。

3) 纤维桩：包括碳纤维桩、玻璃纤维桩、石英纤维桩等。目前常用的玻璃纤维桩和石英纤维桩美观性好，弹性模量与牙本质相近，能减少桩修复后根折的风险。但桩本身的强度不如金属桩和陶瓷桩，容易折断。

2. 核　核固定于桩之上，与剩余冠部牙体硬组织一起形成最终的全冠预备体，为全冠提供固位。

制作核的材料有金属、银汞合金、复合树脂、陶瓷等。金属核一般与金属桩整体铸造，强度好。全瓷核为间接修复设计，通常为氧化锆核，美观性好。银汞合金和复合树脂核一般是与预成桩配合形成直接桩核，其中复合树脂具有强度高、美观和易操作的优点，并能通过粘接剂与剩余牙体组织形成良好的结合。

**15**

3. 全冠　位于核与剩余牙体组织形成的预备体之上，用于恢复牙齿的形态和功能。

（二）桩核冠的适应证

1. 临床牙冠中度以上缺损，无法直接应用冠类修复者；

2. 临床牙冠重度缺损，断面达龈下，但根有足够长度，经过冠延长术或牵引术后可暴露出断面以下至少1.5mm的根面高度，磨内未暴露根分叉者；

3. 错位、扭转牙而非正畸适应证者；

4. 畸形牙直接预备固位形不良者。

除此之外，患牙应具备完善的根管治疗，根管充填满意，根尖封闭良好，原有根尖周炎症得到控制等条件，方可行桩核冠修复。

（三）桩的设计

1. 桩的长度　对桩的长度有如下要求：

（1）桩的长度至少应与临床牙冠冠长相等；

（2）牙槽骨内的桩的长度应大于牙槽骨内根长的1/2；

（3）桩的末段与根尖孔之间应保留不少于4mm的根尖封闭区。

2. 桩的直径　一般来说，在桩材料强度足够的条件下，桩的直径在1/4～1/3根径范围内对牙根的抗折性无明显影响。

3. 桩的形态　主要有柱形和锥形。根据桩的表面形态又可分为光滑柱形、槽柱形、锥形、螺纹形等。

4. 牙本质肩领　最终冠的边缘应覆盖所有缺损区与原有修复体，并在其边缘上方保留足够的健康牙本质，即至少1.5mm的牙本质肩领。

（四）桩核冠临床修复步骤

1. 检查口内情况，患牙拍摄X线片，了解牙根的长度、直径、外形，根管的形态、粗细，根管治疗的情况，以及根尖周和牙槽骨的情况等（图15-1-58）。

2. 剩余牙体组织的初步预备　根据所选择的全冠修

复体的要求进行初步预备，去除薄壁弱尖、原充填物、龋坏组织，确定边缘线，保证牙本质肩领处牙体厚度不小于1mm，高度不小于1.5mm。

3. 根管预备 根据X线片标记扩孔钻，按根管方向，低速进钻并做提拉动作将切碎的根管充填糊剂及牙胶带出。根据牙根的长度、外形、直径，按设计要求选择相应型号根管钻预备至所需桩道的工作长度（图15-1-59）。

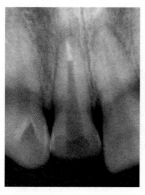
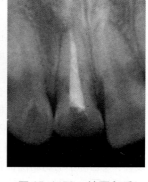

图 15-1-58 桩预备前　　图 15-1-59 桩预备后

4. 铸造桩核的临床步骤 间接法制取根管桩道印模：先在根管内注入高流动性、抗撕裂的印模材料（通常是硅橡胶）（图15-1-60），插入印模桩或金属针（图15-1-61），再将印模材料注满根面，放入堆满印模材料的托盘，等待凝固后取出（图15-1-62），灌模型，送技工室加工制作。

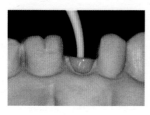
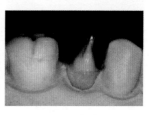

图 15-1-60 根管内注入　　图 15-1-61 插入金属针
　　　　　硅橡胶

**15**

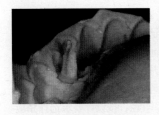 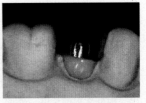

图 15-1-62 取出桩的 图 15-1-63 试戴金属
印模 桩核

金属铸造桩核口内试戴（图 15-1-63），检查桩的就位、边缘密合度、固位力、核的形态、聚合度、咬合情况等，冲洗、干燥根管，玻璃离子粘接剂或树脂加强型玻璃离子粘接剂粘接。

氧化锆桩核口内试戴与金属桩核相同，冲洗干燥根管，根管及冠部牙体酸蚀、树脂粘接剂处理，注入双固化流体树脂于根管内，充分固化。

5. 纤维桩核的临床步骤 纤维桩树脂核为直接修复设计：①乙醇小毛刷刷洗根管壁（图 15-1-64）；②氯己定液冲洗根管（图 15-1-65）；③干燥根管（图 15-1-66）；④注入自酸蚀双固化流体树脂于根管内（图 15-1-67）；⑤插入纤维桩，充分固化（图 15-1-68）；⑥根据全冠预备要求堆塑树脂核（图 15-1-69）。

6. 进一步牙体预备（图 15-1-70），取印模，灌注工作模型，全冠制作，临床试戴完成后粘接（图15-1-71）。

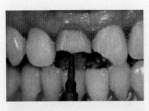 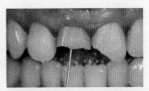

图 15-1-64 乙醇小毛刷 图 15-1-65 氯己定
刷洗根管壁 冲洗根管

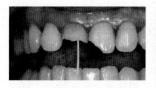

图 15-1-66 纸尖干燥根管

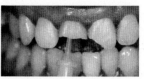

图 15-1-67 注入双固化自酸蚀粘接剂

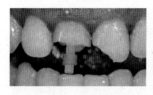

图 15-1-68 插入纤维桩

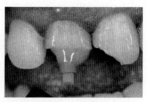

图 15-1-69 堆塑树脂，光固化

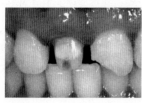

图 15-1-70 按全冠要求预备核

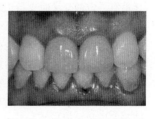

图 15-1-71 全冠试戴完成

（牟雁东　庞春燕）

## 第二节　牙列缺损的修复

**15**

### 一、固定义齿

（一）固定义齿的适应证及注意事项

固定义齿也称固定桥，是利用缺牙间隙两侧或一侧的天然牙或种植牙作为基牙，在基牙上制作义齿的固位体，并与人工牙连接成为一个整体，通过粘接剂将义齿粘接在基牙上，患者不能自行摘戴的一种义齿。

1. 适应证

（1）缺牙数目：固定义齿适合于牙弓内的少数牙缺失或少数牙的间隔缺失，即 1 颗牙或 2 颗牙缺失。对于口内缺失牙较多而余留牙较少的情况下，在没有其他辅助固位、支持措施时，不能采用固定义齿修复。

（2）缺牙部位：只要符合少数牙缺失，或少数牙的间隔缺失，且基牙的数目和条件均能满足支持、固位者，均可以考虑固定桥修复，但末端游离缺失时对基牙条件要求更高。

（3）基牙条件

1）牙冠：殆龈高度应适当，形态正常，牙体硬、软组织健康。

2）牙根：牙根应粗壮并有足够的长度。多根牙的牙根有一定的分叉时支持力较强。牙根周围牙槽骨吸收最多不能超过根长的 1/3。

3）牙髓：最好是健康的活髓牙；进行完善的牙髓治疗，并经过时间观察已治愈的也可选作基牙。

4）牙周组织：较为常见的情况是牙周无不可治愈的炎症，无病理性动度，牙槽骨有不同程度的吸收，吸收最多不超过根长的 1/3。

5）基牙位置：基牙的位置基本正常，无过度的牙体扭转或倾斜移位。

（4）咬合关系：咬合关系要求基本正常，缺牙间隙有适当的殆龈高度，对颌牙无伸长，有良好的殆间锁结关系，缺隙侧邻牙无倾斜移位。

（5）缺牙区牙槽嵴：缺牙区牙槽嵴需在拔牙或手术后 3 个月且完全愈合，牙槽嵴吸收趋于稳定，剩余牙槽嵴愈合良好，形态基本正常，无骨尖、残根、增生物及黏膜疾患。

（6）口腔卫生状况：制作固定义齿前，需进行完善的牙体、牙周治疗，使患者意识到口腔卫生的重要性并配合保持口腔卫生。

(7) 余留牙情况：特别是同一牙弓内，余留牙牙冠无伸长、下沉及过度倾斜，无重度松动，无不良修复体，牙冠缺损或龋坏已治疗，无根尖周病或牙周病。

2. 注意事项

(1) 患者年龄小，临床牙冠短，髓腔较大，髓角高，根尖部未完全形成时，需要特别注意牙髓保护。

(2) 缺牙较多，余留牙无法承受固定义齿殆力时，必须增加基牙或采用种植基牙等手段。

(3) 缺牙区毗邻牙牙髓、牙周已有病变尚未经治疗时，需进行彻底治疗后才可用作基牙。

(4) 牙槽嵴吸收未稳定者，可先制作暂时性固定修复体，待吸收稳定后可做永久固定桥修复。

(二) 固定义齿的组成和分类

1. 固定义齿的组成　由固位体、桥体和连接体三部分组成（图 15-2-1）。它通过固位体与基牙粘接形成整体，恢复缺失牙的生理形态、咀嚼和发音功能。

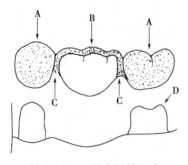

图 15-2-1　固定桥的组成
A. 固位体　B. 桥体　C. 连接体　D. 基牙

**15**

(1) 固位体：是在固定桥基牙上制作的全冠、部分冠、桩冠、嵌体等，是将基牙和桥体相连接的部分。当固定桥粘接于基牙后，它不仅使义齿获得固位，而且将桥体所承受的殆力传导至基牙上。所以要求固位体能牢固地固定在基牙上，在义齿行使功能时，能抵抗来自各方向的力，而不至于从基牙上松动和脱落。

（2）桥体：即人工牙，是固定桥修复缺失牙形态和功能的部分。桥体的两端或一端与固位体相连接，将𬌗力传导到基牙上。

（3）连接体：是连接桥体和固位体的部分。因其连接方式不同，可分为固定连接体和可动连接体。前者是用焊接法或整体铸造法将固位体和桥体相连接，形成一个不能活动的整体。后者通过桥体一端的栓体与固位体一端的栓道相嵌合，有一定的应力缓冲作用，可减小基牙所承受的应力峰值。可动连接体常用于双端固定桥的一端，而另一端采用固定连接体。

2. 固定桥的分类 根据其结构不同分为双端固定桥（图 15-2-2）、半固定桥（图 15-2-3）、单端固定桥（图 15-2-4）以及复合固定桥（图 15-2-5）。其中前三种为固定桥的基本类型，统称为简单固定桥。复合固定桥为包含以上两种或三种基本类型的复合组成形式。

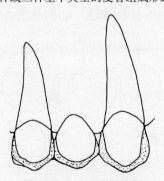

图 15-2-2 双端固定桥

**15**

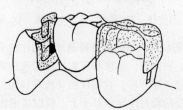

图 15-2-3 半固定桥

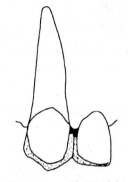

图 15-2-4　单端固定桥

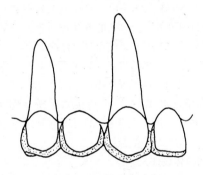

图 15-2-5　复合固定桥

（1）双端固定桥：又称完全固定桥，桥体与两端固位体之间均为固定连接。当固位体粘接于基牙后，基牙、固位体、连接体、桥体成为一个相对不动的整体，从而组成了新的咀嚼单位。双端固定桥所承受的殆力能较均匀地分布到两端基牙上，通过牙周膜传到牙槽骨，所以双端固定桥可以承受较大的殆力，是固定桥最理想的设计方式，也是临床应用最为广泛的一种固定桥。

（2）半固定桥：半固定桥的桥体一端为固定连接，另一端为可动连接。桥体的可动连接端多为栓体栓道式结构，在桥体上制成一定形状的栓体，并将其嵌合于固位体上近缺隙侧的栓道内。半固定桥一般适用于一侧基牙倾斜度较大，或两侧基牙倾斜方向差异较大，难以求得共同就位道的病例。

（3）单端固定桥：又称悬臂固定桥，此种固定桥仅一端有固位体，桥体与固位体之间为固定连接，另一端完全游离无任何支持，仅与邻牙有邻接关系。其适应证：①缺牙间隙小；②患者的殆力不大；③基牙牙根粗大，牙周健康，有足够的支持力；④牙冠形态正常，可为固位体提供良好的固位力。

（4）复合固定桥：是将两种或两种以上的简单固定桥组合而成。如在双端固定桥的一端再连一个半固定桥或单端固定桥。复合固定桥一般包括4个或4个以上的牙单位，常包括前牙和后牙。整个固定桥中含有2个或2个以上的间隔基牙，包括的基牙数目多且分散，要获得共同就位道比较困难，使用时应合理设计。

此外，随着技术的进步，又出现了几种特殊结构的固定桥，如种植磁性附着体固定桥（图15-2-6）、固定-可摘联合桥（图15-2-7）、粘接固定桥（图15-2-8）等，从而进一步扩大了固定桥的适用范围。

（三）固定义齿的设计

1. 固位体设计

（1）固位体类型

1）冠内固位体：即嵌体固位体（图15-2-9），因其固位力差，外形线长，容易产生继发龋，目前临床上很少采用。

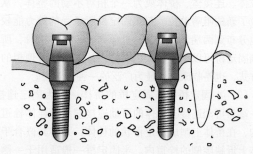

图 15-2-6　种植体磁性附着体固定桥

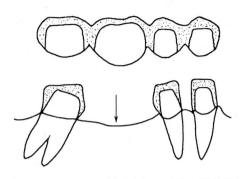

图 15-2-7 固定-可摘联合桥（套筒冠附着体）

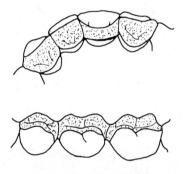

图 15-2-8 粘接固定桥

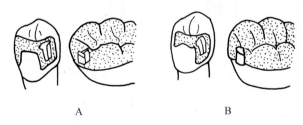

A                    B

图 15-2-9 冠内固位体
A. 三面嵌体 B. 二面嵌体

**15**

2）冠外固位体：包括部分冠和全冠（图 15-2-10），这是固定桥采用最多、也较理想的一种固位体。其固位力强，牙体切割浅，能够满足美观的需要，能较好地保护桥基牙牙体组织，适应范围广。

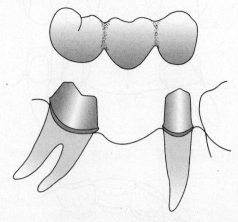

图 15-2-10　全冠固位体

3）根内固位体：即桩冠固位体（图 15-2-11）。其固位作用良好，能够恢复牙冠外形，符合美观要求。主要用于经过完善根管治疗的死髓牙。

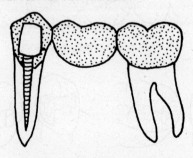

图 15-2-11　桩核-冠外固位体

**15**

（2）固位体的固位力

1）基牙形态对固位力的影响：由于通常采用冠外固位体，只要基牙的牙冠长、牙体组织健康、咬合关系正常者，就可获得较大的固位力。

2）固位体类型对固位力的影响：全冠的固位力大于部分冠，部分冠的固位力大于嵌体。

3）固位型的预备对固位力的影响：全冠固位体为保证有足够固位力，要求𬌗向聚合度不超过6°。

4）双端固定桥两端的固位力应基本相当。

5）固位体的固位力大小应适应固定桥的需要，桥体跨度长，弧度大，𬌗力越大，要求固位体的固位力越大。

（3）固位体的就位道：共同就位道不仅取决于基牙的形态、位置和排列，还取决于固位体的设计（图15-2-12）。

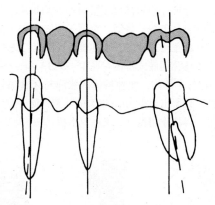

图 15-2-12　固定桥的共同就位道

（4）固位体的边缘设计：对于全冠固位体，边缘即颈缘的伸展范围视桥基牙的条件和修复体对固位力要求的大小而定。

（5）固位体对基牙的保护

1）若桥基牙有缺损或畸形，在设计固位体时应一并修复，若牙冠已有充填物，固位体应将其覆盖。

2）固位体的设计应防止桥基牙产生牙尖折裂。

（6）固位体的美观要求：应以金属烤瓷或全瓷固定桥修复前牙缺失，多采用全冠固位体，固位效果好，美观，耐用。

2. 桥体设计

（1）桥体类型

1）金属桥体：桥体用金属铸造并与固位体一并制

**15**

成金属固定桥。

2）非金属桥体：主要有全树脂或全瓷桥体，与固位体一并制成全树脂或全瓷固定桥。

3）金属与非金属联合桥体：主要为烤瓷熔附金属桥体，以该类桥体制成的固定桥对前后牙缺失均适用。

（2）桥体龈面设计

1）接触式桥体：接触式桥体的龈面与牙槽嵴黏膜接触，在缺牙区牙槽嵴高度正常时一般均采用这种桥体形式。其优点是美观、舒适，有利于发音及龈组织的健康。其可分为盖嵴式桥体、改良盖嵴式桥体、鞍式桥体、改良鞍式桥体和船底式桥体（图15-2-13A～E）。

2）悬空式桥体：此种桥体的龈面与牙槽嵴顶的黏膜不接触，且留出至少3mm以上的间隙，便于食物通过而不聚集，自洁作用良好，又称卫生桥（图15-2-13F）。

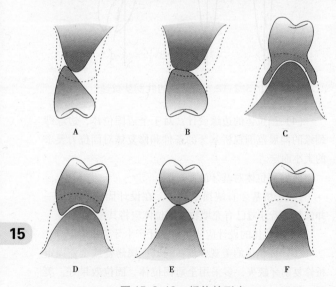

A　B　C

D　E　F

图 15-2-13　桥体的形态
A. 盖嵴式　B. 改良盖嵴式　C. 鞍式
D. 改良鞍式　E. 船底式　F. 悬空式

（3）桥体轴面设计

1）唇颊面和舌腭面的外形和突度：在恢复缺失牙唇颊面外形时，应参照天然牙的解剖形态特点和缺牙区的具体情况，且符合美观要求。

2）唇颊面的排列位置：桥体的排列位置通常和缺失牙间隙一致，排列出的桥体形态与同名牙相似，与邻牙协调，达到美观的要求。当缺牙区间隙略大于同名牙时，可通过扩大唇面近远中邻间隙，加大桥体唇面突度，制作轴面发育沟纹等措施，利用视角误差达到改善美观的目的（图 15-2-14，图 15-2-15）。如果缺牙间隙明显大于同名牙，可酌情添加一较小的人工牙。

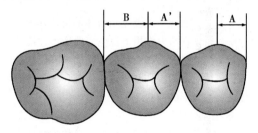

图 15-2-14　第二前磨牙桥体间隙过大的调整

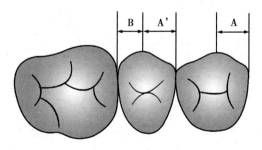

图 15-2-15　第二前磨牙桥体间隙过小的调整

3）唇颊面的颈缘线：桥体唇颊面颈缘线的位置应与邻牙协调，才能达到良好的美观效果。如果缺牙区牙槽嵴吸收过多，可将桥体颈 1/3 适当内收，加大唇面龈 1/3 至中 1/3 的突度，达到对桥体牙形态和美观的要求

（图 15-2-16）。

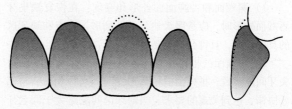

图 15-2-16 前牙桥体龈缘位置的调整

4）邻间隙的形态：前牙唇侧邻间隙的形态尽可能与同名牙一致。后牙舌、腭侧的邻间隙应扩大，以便食物溢出和清洁。

（4）桥体的强度：主要是指桥体的抗弯强度。在咀嚼过程中，桥体在𬌗力作用下发生弯曲变形，桥基牙会产生屈矩反应，过大的屈矩反应可能造成固位体松离桥基牙或造成桥基牙的损伤和固定桥的破坏。因此需要增加桥体抗弯曲变形的能力。

3. 连接体设计

（1）固定连接体：是将固位体与桥体连接成完全不活动的整体（图 15-2-17）。

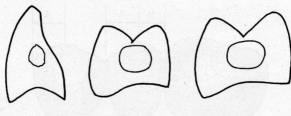

图 15-2-17 固定连接体的位置
A. 前牙 B. 前磨牙 C. 磨牙

（2）活动连接体：是将固位体与桥体通过活动关节相连接。活动关节通常是由栓体和栓道组合而成，即临床上应用的各种附着体。栓道通常位于固位体上，呈凹槽形；栓体位于该端桥体上，呈凸形（图 15-2-18）。当栓体嵌合于栓道内即形成活动关节，亦称栓道式附着体。

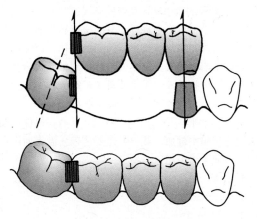

图 15-2-18　活动连接体

4. 固定义齿设计时的注意事项

（1）形态：固定桥中的固位体和桥体尽可能与对侧同名牙相似，如果没有同名牙，则应该与相邻的余留牙协调。

（2）牙色：牙色是很个性化的，随年龄、性别、肤色、种族等而不同。对同一个体，不同的牙位，不同的年龄阶段牙色也可有较大差别。即使是同一颗牙，其不同的部位色泽也不相同。

（3）与牙龈的协调性：牙龈的形态、位置、颜色等均会对美观效果产生较大的影响。修复效果和牙龈的美观性是相互影响的。

（4）整体协调性：包括修复体与天然牙的协调，修复体、牙与颌的协调，牙颌与颜面部的协调，牙颌与整体的协调等不同层面。

**15**

（四）固定义齿制作

1. 修复前检查　修复前应对患者的口腔局部情况做详细检查，检查缺失牙的部位和数目及缺牙区牙槽嵴的情况。重点检查余留牙的情况，包括余留牙的部位、数目、排列、咬合关系、磨耗或磨损、牙体或牙周病变等，特别是选作桥基牙的牙齿需拍 X 线片。

2. 修复前的医患交流及修复方案的制订 在制订修复方案前，必须与患者进行充分的交流和沟通，并对患者的口腔条件和修复效果进行恰当的评估，让患者了解并配合整个治疗过程。完整的治疗计划常涉及牙体、牙髓、牙周、牙龈手术、牙槽外科、正畸等各个方面，治疗计划应对必要的处理进行合理安排。

3. 清洁口腔 清洁口腔内软垢及牙石，以保证基牙预备时牙周组织健康。此外，还要清理牙齿表面沉积的色素，以便于牙齿比色。

4. 比色

5. 排龈

6. 牙体预备

（1）原则：①各基牙预备体之间必须有共同就位道；②不同固位体设计需要不同的基牙牙体磨除量以及不同的牙体龈边缘预备形式；③固位体预备时要留有连接体的空间。

（2）方法和步骤

1）切缘及殆面的预备：要注意引导沟的预备。

2）轴面的预备：各基牙轴向预备面必须相互平行且向殆方稍有聚合，并与就位道一致。轴面预备可采用各基牙同向面同期预备，以便更容易取得共同就位道。

3）颈缘的预备：为取得共同就位道，颈缘的位置可做调整，如设计为龈上边缘。

7. 印模制取 常用的橡胶类印模材料主要是硅橡胶和聚醚橡胶。根据印模材料的流动性不同，分为一步法取印模和两步法取印模。

8. 记录殆关系 固定义齿修复可采用咬蜡殆的方式记录咬合关系，为上殆架和修复体的制作提供方便，并恢复良好的咬合功能。

9. 牙体预备后的基牙保护及临时修复体 在牙体预备过程中，采用正确的操作方法，尽可能减小对牙髓的刺激，避免误伤牙髓。在颈缘肩台预备过程中，要尽可能减少对牙周组织的损伤。在牙体预备后，采用暂时固定桥对基牙进行保护。

10. 试戴与粘接　试戴时检查基牙与邻牙接触点位置及接触的松紧；固位体颈缘是否到位密合；固定桥𬌗面与对颌牙是否接触良好；桥体组织面与黏膜既不能有缝隙也不能压迫。试戴中如有调磨，试戴合适后需要上釉或抛光。

（五）固定义齿制作及试戴中常见问题及处理

1. 就位困难

（1）修复体就位的标志

1）修复体边缘达到设计的位置。

2）患者咬合基本正常。

3）冠桥修复体在患牙上不出现翘动。

（2）造成固定桥就位困难的原因及处理

1）基牙预备不够：在修复体的组织面衬一层薄咬合纸后戴入修复体，用手指加压，然后取下修复体检查其组织面，有阻力部位可在冠组织面以及相应的牙体上看到对应的染色部位，少量多次磨除阻挡修复体就位的牙体部分，以及与此部位相对的冠组织面，再次戴入观察是否已就位。

2）各基牙不具备共同就位道：经过填除倒凹处理的修复体，如果在试戴时仍出现就位困难，则应主要考虑通过调磨基牙而达到就位；如无法通过口内修整获得就位，或修整后基牙磨除过多使得固定桥的稳定和固位不佳时，均应重行牙体预备，重作修复体。

3）固位体边缘过长：将冠边缘长短修整合适，固定桥即可就位。调改时注意保持冠边缘厚度，冠边缘不能过厚，也不能过薄。医师修整后再交由技师进行必要处理，如重新进行修整、烧结瓷边缘等。

4）桥体龈底部过高：调改桥体底部后常规应重新进行烧结上釉，以重新获得光滑的桥体底面，否则极易引起菌斑滞留。

**15**

5）固定桥内有金属瘤：先做喷砂处理，清除部分粘砂，使"小瘤"显现清楚，仔细磨除，清除阻挡，冠桥即可就位。

6）印模或模型不准：如果变形程度不大，可由临床医师对修复体进行调改；如果修复体变形量较大，则不可通过调磨法将固定桥勉强调改就位，而应重新取模制作。

7）邻牙移位或基牙自身伸长：需适当调磨基牙及邻牙，固定桥即可就位。

2. 翘动

（1）修复体设计不当：如单端固定桥设计时应尽量减小桥体近远中径及颊舌径，减小固定桥承受𬌗力时所受的不利杠杆作用，保持桥体的平衡和稳定。

（2）基牙牙体预备问题：基牙预备后未做精修磨光，在戴桥时，该部位在基牙上形成支点。此外，基牙轴面预备存在倒凹区也可出现翘动情况。

（3）修复体制作问题：如因金属瘤造成，应仔细磨去金属瘤。如因代型磨损造成，应在修复体组织面衬上一层薄的咬合纸，然后在患牙上试戴，取下冠桥仔细检查组织面，少量多次磨去染色部位，直至消除修复体的翘动。如因发生变形造成，则应重新制作修复体。

3. 邻接点不良

（1）接触关系过松：需送回技工室进行加瓷或激光焊接恢复至恰当的邻接关系。情况严重、邻面外形不良者需要重新制作或将烤瓷全部崩除后重新上瓷。

（2）接触关系过紧：用一层薄咬合纸衬在修复体与邻牙之间，确定接触位置后，少量多次磨除染色部位，切忌不可一次磨除过多。

（3）接触区形态部位及面积不正确：应重新制作修复体。

4. 密合性不良

（1）增加冠桥修复体边缘密合性的措施

1）基牙预备时肩台一定要清晰明确，采用高质量印模材料取模，取模时进行适当排龈止血处理，并仔细吹干，以确保模型颈缘清晰。制备印模后，应仔细检查印模，如有可疑问题则应重新进行牙体制备。

2）在适应证许可的前提下，尽量采用龈上肩台预备，可大幅度降低制作难度，提高修复体边缘密合性。

3）瓷边缘尽量用肩台瓷，以减少收缩。

（2）桥体龈端与软组织的密合性不良：桥体组织面与牙龈之间应为紧密贴合而无静压力。如存在压迫牙龈则应重新取模修正桥体，如接触式桥体与软组织之间有较明显的缝隙，需将修复体退回技工室，在桥体龈端上重新加瓷处理。

5. 固位不良

（1）摩擦力不足

1）基牙预备不当：需临床医师修改设计，重新进行备牙。对于临床牙冠过短者，可在增加辅助固位形，如洞固位形，肩台宜设计为龈下肩台。

2）固位体制作不当：此时应重新制作修复体。

3）固定桥设计不当：固定桥一端固位良好，另一端固位不足，通过改变设计，加强弱端，使两端固位体的固位力达到基本均匀。两端固位体的固位力均不足，对临床冠短小及外形不佳的基牙，要增加辅助固位形设计，以提高基牙的固位力，或增加基牙数量提高固位力。

4）操作者原因：因医师经验不足，盲目磨改，造成固位体与基牙不密合，降低修复体固位力。

（2）约束力不足：需要设计合理的外形，包括钉、洞、箱状等辅助固位形。如铸造过程中因各种原因而未能完整再现熔模中的辅助固位形，可重新制作修复体。

（3）粘接因素

1）粘接材料：粘接材料不同其粘接强度不同，复合树脂粘接材料的粘接性能优于传统的水门汀粘接剂。

2）粘接面积和形式：修复体粘接面积越大则粘接力越大，固位体机械固位形越好，其粘接力越大。

3）冠桥修复体固位体与基牙之间的密合度：修复

**15**

体边缘不密合，水分和唾液会从边缘渗漏，使粘接剂溶解，降低粘接力，过早出现粘接失败。

4）粘接材料应用中的技术问题：应注意检查材料的性质及有效期，受潮的材料不能使用，否则会影响粘接效果。粘接前固位体内壁与基牙表面应彻底清洁、干燥，避免各种污物、唾液污染粘接表面形成分离间隙，影响粘接效果。必要时用酸蚀、超声清洁、喷砂粗化等特殊处理，以增加粘接剂与粘接面表面的结合强度。

粘接剂的调和比例对材料自身的强度及粘接强度有显著影响，因此，调和粘接剂时应严格按照技术说明，掌握好粘接材料的调和比、调拌速度、用量及粘接时机。调拌过稀会降低自身强度及粘接强度；调拌过稠，如果操作不够及时或没有加压粘接，可能引起咬合增高，并因粘接剂层过厚而造成粘接强度下降。在粘接剂未完全硬固前，应保持对冠桥修复体的持续加压，同时应持续隔离唾液和水分，防止结合面吸水降低粘接力。

（张连云　李长义）

## 二、可摘局部义齿

可摘局部义齿（RPD）是利用天然牙、黏膜和牙槽骨作支持，依靠义齿的固位体和基托固位，用以修复缺损牙列及相邻软、硬组织，患者可自行摘戴的一种修复体。目前可摘局部义齿仍是我国牙列缺损常用的修复方法。

（一）可摘局部义齿的适应证

从修复个别牙缺失到仅余留单颗牙的大范围缺损，均可采用可摘局部义齿修复。

1. 适用于各种牙列缺损，尤其是游离端缺牙者。

2. 缺牙伴有牙槽骨、颌骨或软组织缺损者。

3. 拔牙创愈合过程中需制作过渡性义齿者，或青少年缺牙需维持缺牙间隙者。

4. 牙周病需活动夹板固定松动牙者。

5. 因磨耗或多牙缺失造成的咬合垂直距离过低，需恢复垂直距离者。

6. 由于各种原因不能耐受固定义齿修复或主动要求进行活动义齿修复者。

由此可见，可摘局部义齿具有适用范围广、磨除牙体组织少、患者能自行摘戴、易于清洁、制作方法相对简便、费用相对低廉、能够加补零件及修理等优点。但其缺点也非常明显，与固定义齿相比，其体积大、部件多，初戴时患者常有异物感，有时会影响发音，甚至引起恶心，同时咀嚼效能也不如固定义齿。因此，在临床应用时有以下注意事项：①因精神等疾病生活不能自理，不能妥善摘戴、清洁、保管义齿，甚至有误吞义齿危险的患者不宜使用；②对义齿异物感无法克服或对义齿材料过敏者要慎用；③各种严重的牙体、牙周或黏膜病变未得到有效治疗控制者必须先处理完善，稳定后再考虑修复。

（二）可摘局部义齿的类型

1. 按义齿对承受力的支持方式分类

（1）牙支持式义齿：是指义齿所承受的力主要由天然牙承担，在缺牙间隙的两侧基牙均放置卡环和𬌗支托。适用于少数牙缺失、基牙稳固的病例。

（2）黏膜支持式义齿：是指义齿承受的力主要由黏膜及牙槽骨承担，基牙不放置𬌗支托，适用于缺牙多、余留牙条件差或咬合关系差的病例。

（3）混合支持式义齿：是指义齿所承受的力主要是由天然牙、黏膜和牙槽骨共同承担，基牙上有𬌗支托和卡环，适用于各类牙列缺损，尤其是游离端缺牙者。

2. 按义齿制作方法和材料分类

（1）树脂胶连式可摘局部义齿：义齿全部或大部分由树脂制作而成，采用弯制钢丝卡环固位，多用于过渡性、暂时性义齿。

（2）金属铸造支架式可摘局部义齿：义齿的支架由金属整体铸造制作而成，人工牙和树脂基托附着在金属支架上。常用的金属材料有：钛及钛合金、钴铬合金及

**15**

钴铬钼合金等。与树脂胶连式可摘局部义齿相比，其具有坚固耐用、体积小和美观舒适的优点。

（三）可摘局部义齿的组成

可摘局部义齿一般由人工牙、基托、殆支托、固位体和连接体等部件组成（图 15-2-19）。

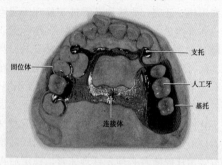

图 15-2-19 可摘局部义齿的组成

1. 人工牙 是义齿结构上用以代替缺失牙，恢复牙冠形态和功能的部分。

（1）种类

1）按制作材料可分为瓷牙、复合树脂牙/树脂牙、金属树脂结合牙和全金属牙四种。复合树脂牙是目前最常用的人工牙材料。

2）按人工牙殆面形态可分为解剖式牙、非解剖式牙和半解剖式牙三种。

（2）选择原则

1）人工前牙主要考虑美观，兼顾切割、语言等功能。

2）人工后牙主要考虑恢复咀嚼功能，尽量选用硬度较大、耐磨性能好的硬质树脂牙，或与牙釉质硬度、磨耗性能相近的瓷牙和铸造金属牙。

2. 基托 是覆盖在缺牙区牙槽嵴及相关的牙槽嵴唇颊舌侧及硬腭上，用来承载支持人工牙并将殆力传递到口腔支持组织的义齿部件。

（1）种类：按照材料不同分为树脂基托、金属基托和金属网加强树脂基托三种。

（2）设计要求

1）基托有足够的伸展范围，应根据缺牙部位、数目，基牙健康状况，牙槽嵴吸收程度和殆力大小等决定。

2）基托应有一定的厚度，树脂基托一般厚约 2mm，金属基托一般厚约 0.5mm，边缘可稍厚至 1mm，并且圆钝。

3）与口腔软硬组织准确贴合，基托覆盖上颌结节颊侧、上颌硬区、下颌隆突、内斜嵴及骨尖等部位的组织面应做缓冲处理。

4）基托磨光面应高度抛光，美观仿真，便于自洁。

3. 支托  是指放置于基牙上，用以支持义齿、防止龈向下沉及传递殆力的一种金属硬性装置。若支托放置于基牙殆面，则称为殆支托；放在前牙舌面称为舌支托或舌隆突支托；放置于前牙切缘，则称为切支托。其中殆支托是最常用的一种形式，也被常用作支托的总称。

设计要求如下：

（1）形态：常规铸造殆支托从殆面看呈圆三角形，边缘嵴处较宽，向殆面中心变窄。通常长度约为磨牙近远中径的 1/4 ~ 1/3 或前磨牙近远中径的 1/3 ~ 1/2；宽度为磨牙颊舌径的 1/3 或前磨牙的 1/2 ~ 1/3；厚度为 1 ~ 1.5 mm。

（2）位置：殆支托一般位于后牙的近远中边缘嵴上，尤其是近缺牙区基牙的殆面。如果因咬合过紧而不易获得殆支托间隙时，可放在磨牙的颊（舌）沟处，但不能影响就位和咬合。殆支托要有一定的强度，因此需要预备足够的殆支托凹间隙以满足殆支托厚度的要求。

（3）殆支托与基牙的关系：殆支托所传递至基牙的作用力应与牙长轴方向一致或接近。研究表明，殆支托凹底应与基牙长轴垂线呈 20°（磨牙）或 10°（前磨牙）的仰角，使得殆力能够沿着基牙长轴方向传递（图 15-2-20）。也有建议殆支托凹底应与基牙长轴线形

**15**

成等于或少于90°的夹角。

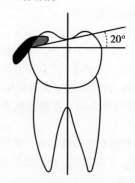

图 15-2-20　聆支托的斜度与基牙长轴垂线的关系

4. **固位体**　是可摘局部义齿用以抵抗脱位力作用，获得固位、支持和稳定的重要部件。可分为直接固位体和间接固位体，其中卡环型固位体是目前应用最广泛的直接固位体。

（1）卡环的设计种类繁多，其设计的一般原则有：

1）固位臂：金属臂的尖端有一定弹性，位于基牙倒凹区，有一定的固位力，保证义齿在正常咀嚼功能状态时不脱位。

2）对抗臂：是位于与固位臂相反牙面上的刚性部件，用以对抗固位臂在离开倒凹区时对牙体产生的侧向力。

3）非功能状态时，对基牙不应产生静压力。摘戴义齿时，对基牙应无侧压力，不损伤基牙。

4）符合美观要求，尤其是前牙区，尽量少显露金属。

5）与基牙密合，外形圆钝光滑，不应刺激或损伤口内的软硬组织。

（2）为了满足各类牙列缺损基牙和余留牙的不同情况义齿的设计要求，各种不同类型的卡环可以独立使用或灵活组合应用，如 RPI 卡环组、RPA 卡环组等（图15-2-21，图15-2-22）。

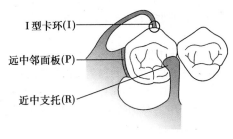

I 型卡环(I)

远中邻面板(P)

近中支托(R)

A

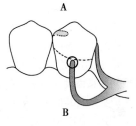

B

图 15-2-21　RPI 卡环组

A. 殆面观　B. 颊面观

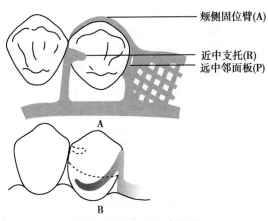

颊侧固位臂(A)

近中支托(R)
远中邻面板(P)

A

B

图 15-2-22　RPA 卡环组

A. 殆面观　B. 颊面观

5. 连接体　可将义齿各部分连接在一起，同时殆力传递、分布于基牙和相邻的支持组织，使义齿所受的殆力能较为合理的分布。此外，通过连接体设计还可以增

**15**

加义齿的强度，缩小义齿面积，利于患者的发音及减少不适感。

可分为大连接体和小连接体两类。大连接体也称主连接体或连接杆，是连接牙弓两侧义齿部件的结构，主要类型有腭杆（前腭杆、后腭杆、侧腭杆）、舌杆、唇/颊杆、腭/舌板。小连接体的作用是把义齿上的各部件与大连接体基托相连接。

（四）局部可摘义齿的设计

根据患者口腔软硬组织的条件与患者对牙列缺损修复提出的要求设计可摘局部义齿。义齿的美观及功能不仅取决于材料与制作工艺，义齿的设计也至关重要。

1. 可摘局部义齿设计的基本要求

（1）保护基牙及其他口腔组织的健康：在义齿的设计和制作过程中，应避免过度磨切牙体组织，尽量利用天然间隙放置支托与卡环。合理设计支托、卡环以及基托的延展范围以分配基牙和基托下组织所承受的𬌗力，保护基牙健康。

（2）适当地恢复咀嚼功能：恢复缺牙咀嚼功能是义齿修复的主要目的，义齿的咀嚼功能应根据基牙的情况、咬合关系、缺牙区牙槽嵴的状况，恢复到合适的程度，实现对口腔组织的生理功能性刺激。

（3）良好的固位和稳定：义齿的固位和稳定是义齿行使功能的基础。如果义齿的固位和稳定差，可能会导致基牙及基托下支持组织的损伤。

（4）兼顾舒适与美观。

（5）坚固耐用，容易摘戴。

2. 可摘局部义齿的固位和稳定

（1）义齿的固位与固位力：可摘局部义齿的固位是指义齿在口内就位后，不因唇颊舌肌生理运动、食物黏着及重力作用而向𬌗向或就位道相反方向脱位。抵抗脱位的力称为固位力，主要由直接固位体提供。

1）固位力的来源：可摘局部义齿的固位力主要来源于义齿部件与天然牙之间形成的摩擦力，基托与唾液、唾液与黏膜之间的吸附力、表面张力与大气压力，对下颌义齿而言还存在义齿自身的重力。

2）调节固位力的具体措施：义齿固位力过小，义齿容易脱位，而固位力过大，则容易损伤基牙，摘戴困难。因此，调节固位力可使义齿符合生理要求和功能需要：①固位体数目：通常情况下，单颌可摘局部义齿的固位体数目为2~4个。如果由于条件所限，卡环数目少于所要求的数目，则需要通过扩大基托范围等方法来加大固位力。②固位体位置：一般要求直接固位体的位置尽量分散，处于牙列两侧起到相互制锁的作用。固位体尽量呈三角形或四边形分布，间接固位体离支点线的位置越远越好。③基牙：选择牙体和牙周状况健康的基牙，牙冠长短合适，且有一定的倒凹。④就位道：改变就位道的方向可改变基牙倒凹的深度、坡度及制锁角的大小，从而调节义齿的固位力；如果基牙或固位体的数目超过2个，在确定共同就位道时最好使用导线观测仪。⑤尽量充分利用吸附力、大气压力和表面张力来协同固位，通常可通过扩大基托的伸展范围来加强固位。

（2）义齿的稳定：义齿的固位和稳定是义齿发挥良好功能的两个重要因素。两者既有联系，又有区别。义齿稳定是指其在行使功能中，不围绕某一支点或转动轴发生旋转等不稳定现象，始终保持平衡而不脱位。

1）义齿不稳定的消减方法：①设置间接固位体：通常可通过增加平衡距离的方法消除平衡力与作用力的不平衡，具体是在远离支点线处设立间接固位体（图15-2-23）。②消除或减弱支点作用：可摘局部义齿可能存在的支点有两种：一种是支托和卡环在基牙上形成的支点，可通过不设置支托或者设置近中支托的方法解决；另一种是基托与基牙下组织形成的支点，通常可通过功能性印模，并对硬区部位的义齿基托组织面进行缓冲，消除黏膜可让性的差异进行预防。③建立良好的咬合关系：对于牙支持式的可摘局部义齿一般不需要改变咬合关系，而对于丧失咬合关系的混合支持式义齿，则需要

**15**

尽量建立平衡𬌗。在牙尖交错咬合时无早接触，前伸或侧方咬合时无𬌗干扰。

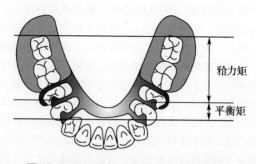

图 15-2-23　间接固位体与支点线间关系

2）义齿不稳定的临床表现及处理：①翘起：游离端义齿受到食物的黏着力或上颌义齿因为重力作用，游离端基托𬌗向转动脱位。临床上常通过在支点的平衡端放置间接固位体，延长基托或者增加导平面板和利用基牙远端倒凹区的制锁作用来制止义齿末端的翘起。②摆动：在侧向力作用下，义齿游离端向颊、舌向水平摆动。临床上可通过选用牙尖斜度小的人工牙，改变直接固位体的位置，在远离支点线外放置间接固位体及延长基托等方法解决义齿摆动的问题。③旋转：义齿绕支点线转动，纵线式支点线形成颊舌向转动，而横线式支点线则形成前后向转动。临床上可通过采用组合卡环，人工牙减数减径，加宽支托或利用邻牙的制锁作用等方法减少义齿的旋转。④下沉：义齿在𬌗力的作用下基托压向其下的黏膜组织。下沉是游离端义齿不稳定的主要表现，可造成黏膜组织的压痛和基牙损伤。主要的处理措施包括增加支持力和减小𬌗力。其处理措施有：游离端人工牙的减数、减径以减轻𬌗力；制作覆盖义齿或种植体支持式义齿以增加支持力；尽量伸展游离端义齿的基托面积和制作功能性印模等。

3. 可摘局部义齿的分类设计

（1）Kennedy 第一类牙列缺损的义齿设计：Kennedy

第一类牙列缺损为牙弓双侧远中游离端后牙缺失，多设计为天然牙和黏膜混合支持式义齿。如果缺牙区邻近牙齿的牙周条件差，无法承受过大的𬌗力则可不设𬌗支托，设计为黏膜支持式义齿。这类缺损义齿的稳定设计至关重要，设计不良常导致支持组织的损伤。因此，临床上通过增加间接固位体的设置，缺牙区邻牙导平面的制备及消除支点等方法增强义齿的稳定性。

1）基牙固位体的选择：通常在双侧末端基牙放置对基牙创伤小的卡环，如 RPI 卡环组、RPA 卡环组等。

2）间接固位体的设置：只要有可利用的基牙，应在支点线的对侧设立𬌗支托，离支点线越远越好。最常用的间接固位体是𬌗支托、连续卡环、上颌前腭板和舌板。

3）游离端缺牙间隙修复：在不影响口腔活动的前提下尽量扩展基托的面积增加支持力，减少游离端鞍基的长度，减少人工牙的数目，降低人工牙的牙尖高度，减少颊舌径以减少𬌗力。通过这些措施保护剩余牙槽嵴。

4）设计举例见图 15-2-24 ~ 图 15-2-29。

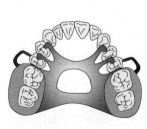

图 15-2-24 上颌双侧磨牙缺失时的义齿设计

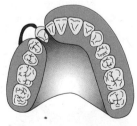

图 15-2-25 上颌多数牙缺失，仅个别前牙存留时的义齿设计

15

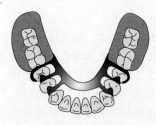
图 15-2-26 下颌双侧磨牙缺失时的义齿设计

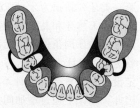
图 15-2-27 下颌双侧磨牙缺失合并前牙缺失时的义齿设计

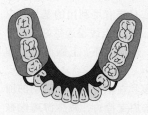
图 15-2-28 下颌双侧磨牙、前磨牙缺失时的义齿设计

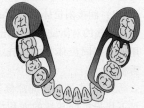
图 15-2-29 下颌双侧单颗磨牙缺失时的义齿设计

（2）Kennedy 第二类牙列缺损的义齿设计

1）Kennedy 第二类牙列缺损是指单侧后牙游离端缺失，义齿通常设计为天然牙和黏膜混合支持式。牙列缺损的特点和设计要点基本与 Kennedy 第一类牙列缺损相似。

2）设计举例见图 15-2-30～图 15-2-33。

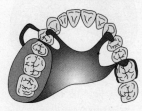
图 15-2-30 上颌单侧磨牙、前磨牙缺失时的义齿设计

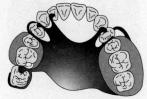
图 15-2-31 上颌 Kennedy 第二类第一亚类缺损的义齿设计

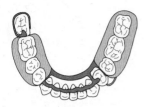

图 15-2-32 下颌 Kennedy 第二类第一亚类缺损的义齿设计

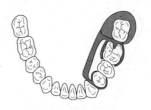

图 15-2-33 下颌单侧单颗磨牙缺失时的义齿设计

（3）Kennedy 第三类牙列缺损义齿设计：Kennedy 第三类牙列缺损是指一侧或双侧的后牙非游离缺失，即在缺隙两侧都存在天然牙。义齿通常为牙支持式。这类义齿由于有天然牙的支持，不容易发生下沉，义齿的固位和稳定性都比较好，修复效果比较令人满意。

1）基牙固位体的选择：通常在缺牙间隙两侧的邻近基牙上放置固位卡环，直接固位体的分布通常呈三角形或四边形以利稳定。一般建议直接固位体的数目不超过4个，这样才能不影响口腔清洁且方便摘戴。

2）间接固位体的设置：当单侧多牙缺失时，需要在牙弓对侧设置间接固位体，通常为𬌗支托或间隙卡环。而单侧缺牙较少时，义齿的设计尽量不跨越牙弓以增加患者戴用的舒适度，此时可通过调整就位道使义齿处于制锁状态。

3）设计举例见图 15-2-34 ~ 图 15-2-37。

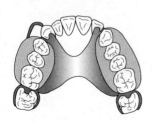

图 15-2-34 上颌 Kennedy 第三类第一亚类缺损的义齿设计

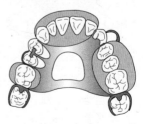

图 15-2-35 上颌 Kennedy 第三类第二亚类缺损的义齿设计

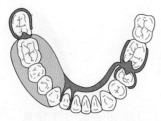

图 15-2-36 下颌 Kennedy 第三类缺损的义齿设计

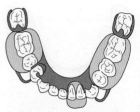

图 15-2-37 下颌 Kennedy 第三类第二亚类缺损的义齿设计

（4）Kennedy 第四类牙列缺损义齿设计：Kennedy 第四类牙列缺损是指跨过中线的前部缺牙。缺牙数目较少时通常采用牙支持式，缺牙数目多时采用天然牙和黏膜混合支持式设计。

1）基牙固位体的选择：对缺牙数目较少且美观要求高的患者可不设置卡环，而是通过基托与余留牙腭舌面的制锁作用或弹性树脂基板的弹性卡抱作用获得固位。

2）间接固位体的设置：如果缺牙数目较多，可以通过在磨牙上设置𬌗支托以增加义齿的稳定性。

3）设计举例见图 15-2-38 ~ 图 15-2-41。

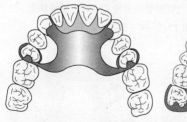

图 15-2-38 上颌 Kennedy 第四类缺损的义齿设计

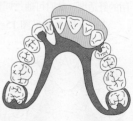

图 15-2-39 上颌 Kennedy 第四类缺损的义齿设计

**15**

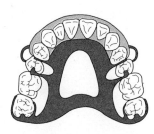

图 15-2-40　下颌 Kennedy 第四类缺损的义齿设计

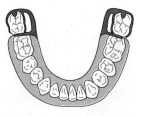

图 15-2-41　下颌多数牙缺失，仅双侧磨牙存留时的义齿设计

（五）局部可摘义齿的制作

1. 修复前准备

（1）口腔检查：了解缺牙部位和数目，缺牙间隙大小，缺牙区伤口愈合情况，牙槽嵴有无骨尖和倒凹。检查余留牙缺损、龋坏、牙周及倾斜情况。了解咬合关系，有无深覆𬌗、深覆盖、开𬌗、反𬌗等，检查余留牙有无伸长、错位等。检查颜面部发育状况，颜面对称比例关系及颞下颌关节。调查旧义齿的使用情况及破损原因。X 线检查缺牙区有无残根或异物，评估余留牙龋坏、牙周及原有治疗情况。

（2）修复前口腔处理：拆除口内不良修复体，拔除无法保留患牙，牙体缺损及龋病行充填或牙髓治疗，根尖周炎行根管治疗，牙周炎行牙周病序列治疗，过度倾斜及伸长余留牙行调磨或去髓后冠修复，恢复正常的牙冠高度及倾斜度。手术去除牙槽嵴骨尖、骨突、过大倒凹及残根碎片等。

（3）牙体预备：用金刚砂车针在安置固位体的基牙上进行支托凹和隙卡沟的预备。后牙𬌗支托凹按𬌗支托凹要求进行预备，可用口镜及蜡片进行检查是否达到要求。隙卡沟深度为 1～1.5mm，注意不要破坏接触点，颊舌外展隙的转角区应圆钝，可用探针进行检查（图15-2-42）。牙体预备时尽量利用上、下颌咬合时的天然

**15**

间隙，尽量少磨牙，必要时磨改对𬌗牙，以保证支托凹有足够空隙。

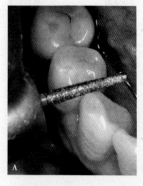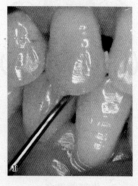

图 15-2-42　隙卡沟预备

A. 用金刚砂车针预备　B. 用探针检查

2. 取印模、灌模型

（1）托盘选择：选用有孔的成品托盘，选择与患者牙弓大小协调一致的托盘。托盘应略大于牙弓，其内面与牙弓内外侧之间有 3~4mm 空隙以容纳印模材料，托盘翼缘离开黏膜皱襞 2mm，不妨碍软组织的功能活动，上颌托盘后缘盖过上颌结节和颤动线，下颌托盘盖过磨牙后垫。如果成品托盘部分与口腔情况不合适，可用技工钳调改，或用蜡、印模膏、胶布加添托盘边缘长度及高度。

（2）印模材料选择：用于可摘局部义齿取模的印模材料有藻酸盐、印模膏、硅橡胶等。藻酸盐（图 15-2-43）和印模膏操作简便，临床上比较常用，但印模形态稳定性和准确性维持时间较短，暴露于空气中时间过长，会快速失去水分而导致收缩，因此从口中取出后，应及时灌注模型。硅橡胶印模（图 15-2-44）精确度高，尺寸稳定性好，永久变形率小，但材料成本较高，一般用于附着体义齿等精密修复时使用。因硅橡胶结固后弹性低，较硬，取模前先用黏蜡、琼脂等填补余留牙倒凹，以免印模不易从口中取出或损伤余留牙。

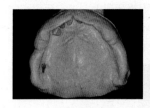 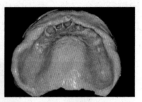

图15-2-43 藻酸盐印模 图15-2-44 硅橡胶印模

（3）印模方法：分为解剖式印模和功能性印模。

1）解剖式印模：是在承托义齿的软硬组织处于非功能状态下取得的，为无压力印模，通常用流动性较好的印模材料制取。牙支持式义齿和黏膜支持式义齿采取解剖式印模。

2）功能性印模：是在一定压力状态下取得的印模，也称选择性压力印模。牙和黏膜混合支持式义齿（肯氏分类第一类、第二类）可采取功能性印模。其优点是受力均匀，减少基牙受力及牙槽嵴吸收。缺点：操作烦琐。

（4）灌注模型：取得准确印模后，用人造石等模型材料灌注模型。用流水冲去印模内唾液等，将水分吸干，按照厂家规定的水粉比调拌人造石，先将少量人造石置于印模高处，手持托盘放在模型振荡器上，使人造石逐渐流入牙冠部和缺牙区牙槽嵴，同时使气泡逸出，然后继续添加人造石，直至所需厚度，模型基底厚度应在16mm以上（图15-2-45）。人造石完全凝固后即可脱模，用石膏修整机修整模型周边多余人造石，最后进行模型消毒。

3. 确定颌位关系

（1）在模型上利用余留牙确定上、下颌关系：适用于缺牙不多，余留牙的上、下颌关系正常（图15-2-46）。

（2）利用𬌗记录确定上、下颌关系：适用于牙周病患者或矫正治疗患者，在口内能保持上、下颌垂直关系，

**15**

但在模型上难以确定上、下颌关系。将蜡片烤软或用硅橡胶行咬合记录，置于口内下颌牙列上，进行牙尖交错位记录，校正无误后待其变硬，从口内取出后放在模型上，对位上、下颌模型即可（图 15-2-47）。

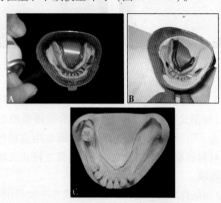

图 15-2-45　灌注模型
A. 用蜡片围模　B. 使用模型振荡器　C. 完成模型

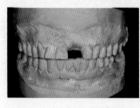

图 15-2-46　左侧上颌中切牙缺失，利用余留牙确定上、下颌关系

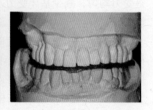

图 15-2-47　口内用蜡片咬合记录后，把咬合记录置于模型上，确定上、下颌关系

（3）利用蜡堤记录上、下颌关系：游离端缺失，或上、下颌牙列缺失牙无对颌牙相对，但仍有余留牙维持上、下颌垂直距离时，可在模型上制作暂基托和蜡堤，放入口内测定牙尖交错位，取出蜡堤，利用蜡堤确定上、下颌模型的正确颌位关系（图 15-2-48）。若口内余留牙

不能维持上、下颌垂直距离，或现有垂直距离变低时，必须在口内重新确定垂直距离和正中关系后，才能用蜡堤记录法确定牙尖交错位。

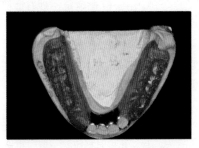

图 15-2-48 利用支架制作蜡堤，
在口内确定颌位关系后置于模型，
确定上、下颌关系

4. 可摘局部义齿技工制作 技工在观察仪上根据缺牙部位以及余留牙倾斜情况决定义齿就位道，确定义齿设计方案，进行填倒凹等模型预备，制作铸造支架或弯制卡环，排牙充胶，完成可摘局部义齿制作。

（六）局部可摘义齿初戴

1. 初戴前准备 磨除义齿组织面突起、支托下卡环内残留树脂及进入倒凹的基托。

2. 义齿就位 边调磨边戴入，不能强行戴入。义齿就位后应达到的要求：①基托与牙槽嵴黏膜贴合；②卡环与基牙密合；③支托在支托凹内与基牙密合；④基托与余留牙密合；⑤义齿在口内平稳无翘动或摆动。

3. 义齿就位困难的原因及处理 义齿制作每个步骤中的操作不当或失误均可造成义齿就位困难（表15-2-1）。

4. 义齿就位后检查

（1）基托：调磨过长基托，缓冲有压痛处基托，有空隙则加衬。

（2）连接体：缓冲有压迫及过长的连接体，有空隙则重做。

**15**

表15-2-1 义齿就位困难的原因、检查及处理

| 就位困难原因 | 检查 | 处理 |
|---|---|---|
| 基托、人工牙进入倒凹 | 咬合纸检查确定阻碍就位的具体位置 | 砂石磨除，反复调改，直至完全就位 |
| 卡环过紧，卡环体部进入倒凹 | 倒凹填补不够，制作支架时磨损模型 | 调磨卡环体部牙体组织，或重做卡环 |
| 支托移位 | 模型磨损，或装盒、充填时移位 | 去除支托修理或取模重做 |
| 义齿变形 | 印模、模型不准，或装盒、磨光时义齿变形 | 通过基托加衬等纠正，明显变形应取模重做 |

（3）咬合：正中关系是否正常，调磨过高垂直距离，垂直距离过低可用自凝树脂加高咬合。

（4）固位力调整：用技工钳调整卡环位置，达到合适的固位力，便于义齿摘戴。但不宜反复调改，以免卡环折断。

5. 戴牙的注意事项

（1）异物感：初戴义齿时，口内可能暂时会有异物感、恶心或呕吐等不良反应。一般耐心戴用1~2周后即可改善。

（2）耐心练习摘戴义齿：摘义齿时最好推拉基托，而不是卡环。戴义齿时不要用牙咬合就位，以防止卡环变形或义齿折断。

（3）初戴义齿，不宜进硬食。

（4）饭后睡前应取下义齿，刷洗干净。

（5）夜间不配戴义齿，减轻支持组织负荷，使之有一定的休息时间。

（6）义齿养护：不戴义齿时，将义齿浸泡在冷水或义齿清洁液中，切忌放在开水或乙醇溶液中。

（7）如不适应及时复诊：如感觉义齿有不适的地方或义齿损坏、折断，应及时复诊，不要自己动手修改。

（七）义齿初戴后可能出现的问题及处理

1. 疼痛

（1）基牙疼痛：明确基牙疼痛性质，如为自发痛，应检查基牙有无龋齿、牙周病。如为过敏性冷热刺激痛，则对颈部楔状缺损或过深支托凹进行脱敏治疗。基牙持续性胀痛，可能是卡环或基托过紧，应对过紧部分稍加调磨。基牙产生咬合痛，可能是支托、人工牙、基托等咬合过高引起，应进行调𬌗处理。

（2）软组织疼痛：基托边缘过长，压迫颊舌侧软组织或进入倒凹，擦伤黏膜，应适当磨短基托边缘。在硬区、骨性隆突区域，基托压迫造成局部疼痛、溃疡，在基托相应处应进行缓冲。用小棉签蘸甲紫标在溃疡区，戴入义齿来检查应该磨短、缓冲的基托区域。可摘局部义齿咀嚼压力较大或义齿支持作用较差，如缺牙较多、支托较少；人工牙排列过多、牙面过宽；义齿平稳性差，有翘动或摆动；基托面积过小，压力较集中，会引起较大面积黏膜压痛及红肿，可采用扩大基托支持面积，增加间接固位体或支托数目，减少人工牙等方法。牙槽嵴较窄，黏膜较薄，耐受力低等也会引起较大面积的黏膜压痛，可采用软衬材料加衬，以减轻黏膜负担。

2. 固位不良

（1）弹跳：卡环臂端抵住邻牙，未进入基牙倒凹，修整卡环臂即可纠正。

（2）基牙固位形差：基牙牙冠短小或呈锥形，可设置冷弯卡环，也可把基牙进行全冠修复，改变牙冠外形。

（3）基托与组织不密合，边缘封闭不好：常发生于修复缺牙数目较多的义齿，没有充分利用基托的吸附力和大气压力的作用而影响义齿的固位、稳定，可进行义齿重衬处理。

（4）人工牙位置排列不当：前牙排列覆𬌗过大，前伸时上颌义齿前后翘动；后牙排列在牙槽嵴顶颊侧，咬合时以牙槽嵴顶为支点发生翘动。可按选磨调𬌗原则进行磨改，如无法改善，应重新排列人工牙。

3. 义齿咀嚼功能差 咬合关系不正确，与对𬌗牙接触不良，𬌗面平坦，垂直距离过低，都可能降低咀嚼效能。根据不同原因进行相应修改。

4. 义齿摘戴困难 卡环过紧，倒凹区基托缓冲不够，患者没有掌握摘戴义齿方向，均可造成义齿摘戴困难，需调改卡环，磨改基托，教会患者摘戴义齿。

5. 食物嵌塞 由基托与组织不密合，卡环与基牙不贴合，基托与天然牙之间有空隙等原因造成。选择适当就位道，尽量减小不利倒凹，如倒凹填补过多造成不应有的空隙，可用自凝树脂局部衬垫解决。同时加强患者的口腔卫生和义齿清洗，防止天然牙发生龋病和牙周病。

6. 发音不清晰 可摘局部义齿的固位体、基托、连接体等组成均会对正常发音产生不同程度的影响，一般经过一段时间的练习，多数患者可逐渐习惯恢复到正常的发音水平。

7. 咬颊黏膜、咬舌 上、下颌后牙覆盖过小，或缺牙后，颊部软组织向内凹陷均会造成咬颊黏膜，应加大后牙覆盖，加厚基托以推开颊肌。咬舌多因下颌后牙排列偏向舌侧或因𬌗面过低引起，可适当升高下颌𬌗平面，磨改下颌人工牙舌面或重排后牙。

8. 美观问题 人工前牙的选择不当，如形状不协调、颜色差别较大；人工牙排列不当，过于偏向唇侧或舌侧；面积设计不当，唇部基托外形太突等，可根据情况酌情进行修改。

**15**

（八）可摘局部义齿的修理

1. 基托折断修理 将义齿戴入口中，连同印模取下后灌模、脱模，再在石膏模型上用自凝或热凝树脂修理。

2. 卡环折断 将义齿戴入口内，取模，把义齿放入印模内正确位置上一起灌模。在模型上重新弯制不锈钢丝卡环，用自凝或热凝树脂固定。

3. 人工牙折断、脱落或增添的处理 磨除义齿上残留的牙冠及舌侧基托，选择合适的人工牙，磨改其盖嵴部使之粗糙，在人工牙和基托磨改处涂布单体，使树脂充分溶胀，按咬合关系，用自凝树脂固定。

4. 重衬　义齿使用一段时间后，由于牙槽嵴吸收，基托组织面与黏膜组织不密合，产生食物嵌塞。在基托组织面均匀磨除一层，使之粗糙，然后涂布单体，调拌自凝树脂，在黏丝早期放置于基托组织面上。将义齿戴入口内，使义齿就位，嘱患者自然咬合，同时让患者做功能性整塑。在树脂尚未凝固之前，从口内取出义齿，置于温水中浸泡，加速完成聚合过程。待树脂完全硬固后，去除倒凹区树脂，磨光即可。

5. 余留牙拔除后增添人工牙、卡环　将义齿戴入口内，取模，把义齿放入印模内正确位置上一起灌模（图15-2-49）。在模型上弯制卡环，排列人工牙，装盒，充胶，完成修理（图15-2-50）。

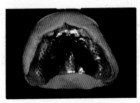 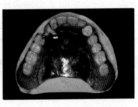

图15-2-49　旧义齿位于印模内正确位置　　图15-2-50　旧义齿位于模型上正确位置

（麻健丰　陶建祥）

# 第三节　全口义齿

**15**

为牙列缺失患者制作的义齿称为全口义齿，俗称总义齿。在种植义齿问世之前，普通全口义齿是无牙颌修复的唯一方法。对下颌牙槽嵴低平，用普通全口义齿难以满足患者对咀嚼食物的要求。口腔黏膜对义齿基托材料过敏或有其他黏膜疾病而不适合全口义齿修复者，可选择其他修复方法如种植全口义齿等。

## 一、修复前的准备

（一）口腔检查

1. 颌面部 检查患者颌面部是否对称；上唇长短和唇颊的丰满度；下颌是否前突；下颌运动和颞下颌关节的情况。

2. 检查拔牙创愈合情况 是否有残余牙根、残片，牙槽嵴的丰满度，是否有松软牙槽嵴，牙槽嵴有无过大倒凹、过锐骨尖和骨棱。

3. 上、下颌弓的位置关系 检查上、下颌弓水平及垂直关系是否协调，如不协调可能对人工牙的排列带来困难。

4. 唇系带和颊系带 检查唇系带是否与中线一致，以及系带附着处距牙槽嵴顶的距离。系带距牙槽嵴顶过近时，则会影响义齿的边缘封闭。

5. 旧义齿 检查旧义齿固位与稳定情况，基托的伸展范围，人工牙的排列位置及磨耗度，旧义齿基托覆盖区黏膜的色、形、质及咬合检查。了解义齿使用情况和患者对新义齿的要求。

（二）修复前的外科处理

1. 牙槽嵴有妨碍义齿就位的过大倒凹或尖锐的骨嵴、骨尖时，需行牙槽嵴修整术。

2. 上颌结节颊侧倒凹较大并伴有上颌前部牙槽嵴有较大唇侧倒凹时，需施行上颌结节修整术；若两侧上颌结节颊侧均有明显倒凹，可对较大倒凹侧施行手术；若上颌结节下垂与对颌磨牙后垫接触，需施行上颌结节成形术，为修复创造间隙。

3. 下颌隆突过大时，可施行下颌隆突修整手术。

4. 当牙槽嵴过度吸收、唇颊系带接近牙槽嵴顶时，为改善固位需做唇颊系带修整手术。

5. 长期使用不合适的旧义齿所导致的黏膜慢性炎症性增生，在停戴义齿后增生软组织不能自行消退时，需

**15**

手术切除。

## 二、全口义齿的制作

### (一) 印模

印模的总体要求：精确的组织解剖形态；适度的伸展范围；反映周围组织的功能形态。

1. 取模前的准备

（1）选择托盘：托盘应比牙槽嵴宽 2～3mm，边缘离开黏膜皱襞 2mm。上颌托盘后缘两侧覆盖翼上颌切迹，后缘中部盖过腭小凹；下颌托盘后缘覆盖磨牙后垫。

（2）印模材料：初印模材有印模膏、硅橡胶初印模材、藻酸盐类弹性印模材；终印模材有氧化锌丁香油印模材料、轻体硅橡胶终印模材料或者聚硫轻体印模材料。

2. 取初印模　选用与患者口腔情况大致相似的成品托盘，以软化印模膏为印模材（60～70℃水浴），肌功能整塑后制取初印模（图 15-3-1）。

3. 制作个别托盘　在初印模灌制的石膏初模型上制作个别托盘（图 15-3-2）。

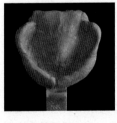
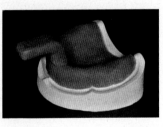

图 15-3-1　取初印模　　图 15-3-2　制作个别托盘

**15**

4. 边缘整塑　将边缘整塑材料放在个别托盘边缘，使之呈鞍状包绕托盘的边缘，就位于口内整塑，整塑的边缘应光滑圆钝，且宽度与移行沟宽度一致。边缘整塑可逐段分区进行（图 15-3-3）。

5. 取终印模　将终印模材料放置在个别托盘内，以轻微压力和颤动方式就位，做肌功能整塑，获取终印模

（图15-3-4）。

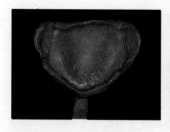 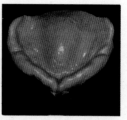

图15-3-3　边缘整塑　　　图15-3-4　终印模

（二）模型

1. 灌制模型　　可用一般灌注法和围模灌注法灌制模型。

2. 形成后堤区　　如果在取终印模时未做后堤区加压完成边缘修整者，可在模型上用刮除石膏的方法形成后堤区（图15-3-5）。常用口镜柄或T形充填器按压患者后堤区，以确定其范围和深度。

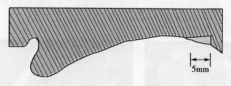

5mm

图15-3-5　模型上后堤区的处理

（三）颌位记录

天然牙列存在时，上、下颌骨关系由天然牙的咬合接触而保持，上、下颌牙列缺失后，上、下颌骨失去了牙齿的咬合支持和稳定的位置关系。因此，需借助于代替天然牙列的𬌗托将上、下颌骨的垂直关系及水平关系记录下来。

1. 垂直颌位关系　　以天然牙列咬合在牙尖交错位时所维持的鼻底至颏底的垂直距离为标准，称为颌间距离或垂直距离。

确定垂直距离的方法有多种：

（1）下颌姿势位时，鼻底至颏底的距离减去息止𬌗间隙 2 ~ 3mm。

（2）面部距离观察法：通过观察面下 1/3 部与整个面部是否协调。

（3）瞳孔至口裂的距离约等于鼻底至颏底的距离。

（4）拔牙前记录：拔牙前，记录患者在牙尖交错位时的侧面外形轮廓。

（5）参考旧义齿，义齿若有磨耗则应适量升高垂直距离。

2. 水平颌位关系　确定水平颌位关系即确定正中关系位，指下颌髁突位于关节凹居中偏后，而不受限的生理后位。因受颞下颌关节韧带的限制，正中关系位比较恒定，具有可重复性。确定水平颌位关系常见的方法有直接咬合法与哥特式弓描记法。

（1）直接咬合法确定颌位记录

1）制作暂基托：用于颌位记录的基托是全口义齿基托的临时替代物。暂基托应坚硬、不变形和稳定。暂基托的边缘应与完成后全口义齿的边缘一样（图 15-3-6）。

2）制作上颌𬌗堤：利用𬌗平面规使𬌗堤前牙区位于上唇下缘 2mm 或平齐上唇下缘，且侧面与鼻翼耳平面平行；唇侧丰满度依患者面型决定（图 15-3-7）。

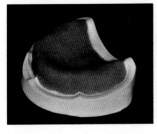

图 15-3-6　制作暂基托

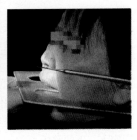

图 15-3-7　𬌗平面规放入口内后，𬌗平面与上唇、鼻翼耳平面的关系

**15**

3）下颌𬌗托的制作：下颌暂基托及𬌗堤的制作方法同上颌。确定下颌𬌗托的高度和位置有两种方法：①确定下颌𬌗托高度的同时取得正中关系位记录：患者反复练习卷舌后舔法后，将烤软的蜡堤黏在下颌暂基托上，迅速引入口中，嘱患者卷舌后舔并轻咬合至合适垂直距离（图15-3-8）。冷却后反复核对无误，固定上、下颌𬌗堤，即确定了垂直水平颌位关系。②先修改预制的下颌𬌗托的高度，直至比合适的下颌𬌗托的高度略低些，然后将烤软的蜡片贴附于下颌𬌗托上引入口中就位，利用卷舌后舔法或吞咽咬合法，嘱患者咬到合适的垂直距离为止。

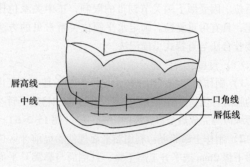

唇高线
中线
唇低线
口角线

图15-3-8 确定下颌𬌗堤的高度和位置

（2）哥特式弓描记法

1）上颌腭部安放描记针，使针的顶端与𬌗平面等高。

2）将描记板固定于下颌𬌗堤表面并与其平行。

3）将上、下颌𬌗托引入口中，嘱患者做下颌前后左右运动，在描记板上，哥特式弓顶点即为正中关系位。固定上、下颌𬌗托。

（3）检查颌位关系记录

1）检查垂直距离是否合适：用前述确定垂直距离方法进一步检查，也可用发音法进一步验证垂直距离是否合适。如用发"m"音确定下颌息止颌位，用发"s"

音确定最小发音间隙。

2）检查正中关系是否正确：检查患者在反复咬合时𬌗托是否有前移或扭动。术者可将两小指插入患者外耳道，感觉并比较咬合时两侧髁突向后撞的力是否等量。还可将两示指放于颞部，感觉并比较咬合时两侧颞肌是否等量收缩。

3）检查𬌗平面是否合适：𬌗平面两侧应等高，后牙区𬌗平面应等于或略低于舌背的粗糙面和侧缘的移行部舌侧缘处。远中延长线应约等于磨牙后垫的 1/2 高度。

（4）𬌗堤唇面划标志线：包括中线、口角线、唇高线和唇低线。

（四）上𬌗架

𬌗架是在口外用来表示牙颌关系的一种仪器。它可保持上、下颌骨的位置关系，并在一定程度上模仿人的下颌运动。

（1）面弓转移上颌与颞下颌关节的位置关系（图 15-3-9）

（2）利用面弓将上颌转移至转移台（图 15-3-10）

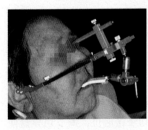

图 15-3-9　面弓转移上颌与颞下颌关节的位置关系

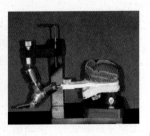

图 15-3-10　利用面弓将上颌转移至转移台

**15**

（3）固定上颌模型（图 15-3-11）

（4）固定下颌模型（图 15-3-12）

（5）利用克里斯坦森现象确定髁导斜度（图 15-3-13）

（6）确定侧方髁导斜度：侧方髁导斜度（L）＝前伸髁导斜度（H）/8＋12

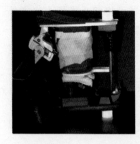

图 15-3-11 固定上颌模型

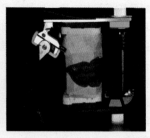

图 15-3-12 固定下颌模型

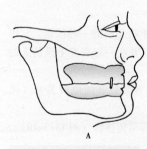

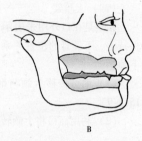

图 15-3-13 利用克里斯坦森现象确定髁导斜度

A. 上、下颌殆托处于正中殆位

B. 前伸殆关系记录时呈现克里斯坦现象

（7）确定切导斜度：当上、下颌前牙排好，形成较小的切导斜度后，松开固定切导盘的螺丝，推切导针使上颌体后退至上、下颌前牙切缘接触位，调节切导盘使切导针前后移动时，切导盘始终与切导针下端接触，此时切导盘表面斜度即要求得到的度数。

（五）选牙及排牙

1. 人工牙的选择和排列　前牙的主要作用是恢复外观，在殆堤上所画的标志线只是选择人工牙和排牙的起点，要根据需要为每一位患者排出独具特色的人工牙列。

2. 后牙的选择和排列 选择后牙时，主要是考虑咀嚼功能的发挥，还要重视义齿承托组织的保健。选择后牙时主要从后牙的近远中总宽度、后牙的颊舌向宽度、𬌗龈高度、𬌗面形态、人工牙的材料、后牙的颜色这几个方面加以考虑。

3. 平衡𬌗排牙时，要使全口义齿达到牙尖交错𬌗平衡、前伸𬌗平衡、侧方𬌗平衡。

## 三、全口义齿初戴

### (一) 义齿检查

给无牙颌患者戴全口义齿之前，要先对义齿进行检查。检查义齿组织面有无树脂小瘤、边缘是否过锐和过于粗糙，如有则应先予以磨除，然后再戴入义齿。顺序检查基托边缘长短和磨光面形态，有无疼痛，颌位关系是否正确等，特别是咬合关系有无早接触，如有则需适当选磨处理。

### (二) 选磨

选磨是为了调磨牙尖交错𬌗的早接触点，使牙尖交错𬌗达到广泛均匀的接触和稳定的尖窝关系，并调磨长正中、侧方𬌗和前伸𬌗时的牙尖干扰，达到平衡𬌗接触。选磨牙尖交错𬌗的早接触点时，主要选磨与早接触支持尖相对应的近远中边缘嵴和中央窝。选磨侧方𬌗干扰时，先选磨少数有接触点的非支持尖上的𬌗干扰点，直到所有非接触尖均有接触为止。选磨前伸𬌗干扰，以选磨下前牙唇斜面为主，一直到至少两侧第二磨牙都有接触为止。

### (三) 医嘱

1. 初戴全口义齿可能会有异物感、恶心或发音不清等症状，需要耐心试用，1~2周内症状即可消失。

2. 初次戴牙后，首先练习用后牙咀嚼，开始时只吃软一点的小块食物，待掌握后牙咀嚼后，再练习前牙切咬食物，注意不要大口咬。

3. 饭后及睡前取下义齿，用牙膏和软毛牙刷刷洗义

**15**

齿后再用清水冲洗，睡前用冷水浸泡，不要用热水。

4. 注意口腔卫生。

5. 如有疼痛等症状，应及时到医院复诊，切勿自行修改。

### 四、戴牙后出现的问题及处理

全口义齿戴用一段时间后，由于某些原因，可能会出现一些问题或临床症状，这时医生要对因、对症及时进行修改，以便保护口腔组织的健康和功能的恢复。戴牙后可能出现的问题见表15-3-1。

表15-3-1 戴牙后可能出现的问题及处理

| 临床症状 | 原因 | 处理 |
|---|---|---|
| 义齿基托下黏膜局限性疼痛 | 牙槽嵴上有骨尖、骨嵴、骨棱；上、下颌隆突、上颌结节颊侧、下颌舌骨嵴等部位黏膜较薄，或取印模是压力过大导致黏膜局部充血、糜烂、溃疡 | 采用压力指示剂或甲紫定位，明确部位后局部缓冲处理 |
| 义齿基托边缘或系带处黏膜溃疡、疼痛 | 边缘伸展过长，边缘过锐或系带缓冲不足 | 调磨基托过长、过锐边缘，但要防止过度调磨导致固位力下降 |
| 牙槽嵴顶或斜面黏膜上弥散性发红、疼痛难以定位或游走性疼痛 | 牙尖交错𬌗和侧方𬌗有早接触或干扰，𬌗力分布不均匀 | 选磨早接触点直至达到𬌗平衡；否则重新确定𬌗关系、面弓转移，再上𬌗架选磨调𬌗 |

续表

| 临床症状 | 原因 | 处理 |
|---|---|---|
| 基托下黏膜多处压痛或破溃,但定位检查无明显压力过大区 | 义齿不稳定,上颌后牙排列过向颊侧,下后牙过向舌侧,或牙尖交错𬌗关系有误差 | 再上𬌗架调𬌗,如为人工牙排列位置不当,则需重新制作义齿 |
| 摘戴时疼痛 | 剩余牙槽骨颊舌侧或下颌舌骨嵴下方存在较大倒凹,义齿向倒凹下伸展过多 | 局部缓冲或调整基托长度 |
| 吞咽时疼痛,抬舌时义齿松动 | 下颌基托舌侧后部伸展过长 | 调磨过长基托边缘 |
| 上、下颌牙槽嵴普遍疼痛伴肌肉关节酸痛,息止𬌗间隙消失 | 垂直距离过高 | 前牙覆𬌗不大时再上𬌗架调𬌗解决,否则重新制作全口义齿 |
| 食物残渣易进入基托内导致疼痛、溃疡 | 义齿稳定性差、义齿咀嚼时翘动明显或抛光面外形控制不良,导致食物残渣在边缘聚集并进入基托下 | 调整抛光面外形,分析不稳定原因并做调整;无法调整则重新制作义齿 |
| 口腔处于休息时义齿脱落 | 基托与黏膜不密合或边缘伸展不足 | 重衬或重新制作 |

**15**

| 临床症状 | 原因 | 处理 |
| --- | --- | --- |
| 口腔处于休息时义齿固位尚可,说话、张口等运动时易脱落 | 系带缓冲不足或基托边缘过长 | 磨改基托过长、过厚边缘,缓冲系带,形成基托磨光面应有形态,适当减小牙面宽度 |
| 口腔不运动时义齿固位尚可,咀嚼吞咽时义齿易脱落 | 𬌗不平衡,存在𬌗干扰 | 调𬌗或重新制作 |
| 发音障碍或发音时出现哨音 | 人工牙位置过于偏向舌侧,下颌前部基托太厚;哨音的产生是由于后部牙弓狭窄 | 在基托上制作腭皱形态,调磨下颌前部基托厚度,调磨上颌人工牙或下前牙舌侧,必要时重新制作 |
| 恶心 | 上颌后边缘过长、过厚,与黏膜组织不贴合,𬌗干扰导致义齿后部翘起 | 将基托局部磨短、磨薄;基托不密合者重衬;存在𬌗干扰者调𬌗 |
| 咬颊、咬舌 | 覆盖过小或后牙缺失时间过久导致颊侧软组织内陷;有时则是上、下颌义齿后部基托将软组织夹住 | 调磨下颌人工牙颊侧颊斜面和上颌后牙舌尖舌斜面以增加覆盖;如果是由于基托挤压软组织,可将基托磨薄以增加上、下颌基托间间隙 |

**15**

续表

| 临床症状 | 原因 | 处理 |
|---|---|---|
| 咀嚼无力或咀嚼功能不好 | 上、下颌牙接触面积小，或义齿𬌗面机械便利不足，或垂直距离过低 | 建立良好的𬌗关系，增加机械便利，重新制作义齿恢复适宜的垂直距离 |

（张并生）

**15**

# 第十六章 ●●●●

## 口腔种植

### 第一节　种植手术术前准备和手术器械

种植修复是一种新兴的治疗牙列缺损和缺失的修复方式，这种修复方式需要特殊的操作器械才能完成。同时，种植手术之前的准备也是手术顺利进行的重要前提。因此，这一节将介绍种植手术的术前准备及种植手术相关的器械。

#### 一、种植手术术前准备

1. 患者的准备　患者需要在手术之前进行相关的术前检查，主要包括血常规、凝血四项，以及血糖、血压的检查。局麻不能在空腹的情况下进行，以免产生不良反应。女性患者术前应擦去唇膏、粉脂等；男性患者应剃除胡须。

2. 护士的准备　对外科器械、种植工具盒、种植涡轮机头、手术衣、铺巾等应提前进行打包消毒。对种植机、椅位进行检查，确保其可以正常使用。手术室每天紫外线消毒 2 小时，地面、工作台面用含氯消毒液进行清洁。

3. 医师的准备　确定手术计划后与患者进行充分交

542

流，在患者充分知情同意的情况下签署手术知情同意书。根据术前的分析结果相应地准备好手术当天要使用的种植体、愈合帽、特殊手术器械等。

4. 术前对患者进行消毒 患者的消毒应分为口内消毒和口外消毒。

（1）口内消毒：1瓶盖聚维酮碘加2瓶盖生理盐水混合稀释后，嘱患者进行口内的含漱消毒，含漱3次，每次1分钟。

（2）口外消毒：用氯己定棉签或纱布对患者口周进行3次消毒，消毒范围：上界自眶下缘，下界至锁骨上缘，两侧至耳前。

5. 洗手和穿手术衣 首先应对指甲进行修剪并按照六步洗手法进行洗手，在整个洗手穿衣的过程中应保持双手位于胸前并高于肘部。洗手完毕后用消毒液清洗双手的每一个部位，擦干。在护士的配合下，穿手术衣，戴手套。整个过程应遵循无菌原则。

6. 铺巾 护士打开外科器械手术包外层并摆放于推车上，助手洗手穿衣戴手套后打开外科器械包内层，取出头巾、胸巾和洞巾。首先将头巾折叠至一定大小摆放于患者的眼部，注意不要遮住患者的鼻孔；将胸巾放于患者的胸前，向上至锁骨上缘；最后完成洞巾的摆放，将手术野暴露于洞巾开口内（图16-1-1）。

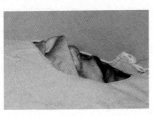

图16-1-1 完成洞巾的铺放

**16**

7. 助手摆放器械 将手术器械按照手术中使用的顺序依次摆放于主刀医师一侧，安装手术刀片、连接种植手机和吸唾管，打开种植器械盒。

## 二、种植手术器械的基本介绍

1. 普通外科器械　为普通外科器械包中的器械（图16-1-2）。每一样器械并不是每次手术都会用到，但有必要了解这些工具的用途，以利于手术的顺利进行和应对手术中可能出现的一些意外情况。

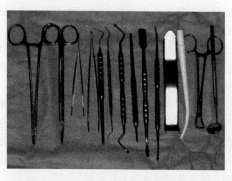

图 16-1-2　普通外科器械

由左至右依次是：持针器、剪刀、精细缝合镊、组织镊、牙周探针、探针、刮匙、手术刀柄、剥离子、骨膜分离器、牵引器、吸唾管、巾钳、口镜

（1）手术刀：由刀柄和刀片组成，种植手术中常用的刀柄是圆头刀柄，偶尔使用平头刀柄。刀片根据刃端形态可分为弯刀片、直刀片等。后牙区切口常用弯刀片，前牙区常用直刀片。手术刀片作为一次性耗材，不可回收使用。当刀片接触骨面或牙齿等硬组织时切割端很容易变钝，故手术中如需做减张切口或察觉刀片变钝时需要更换新刀片。

（2）骨膜分离器：一端为匙状，另一端为三角形的骨膜分离器，工作缘较锐，可快速有效地分离骨膜，暴露骨面。

（3）刮匙：用于刮除术区骨面或牙槽窝内的软组织。其工作端为边缘锐利的汤匙样，具有不同直径大小，刮匙可以是直的或者带角度的。

**16**

（4）牵引器（拉钩）：通常用来牵拉颊部、舌头或软组织瓣以获得足够手术视野。也可用口镜代替。

（5）剪刀：剪刀常在种植手术中用于切割软组织，也能用于软组织的层次分离，如弯剪。线剪的切割刃较短，尖端锐利，作用是剪断缝线。

（6）组织镊：内侧端带有小齿，作用是利于固定或夹起软组织，利于缝合。

（7）缝合针（线）：种植手术常用的缝合针可分为圆弯针（横截面为锥形）或角弯针（切割刃可在外面或内面）。圆针配合5-0尼龙线适于缝合创缘完整、较薄的牙龈组织。前牙美学区缝线常选用6-0尼龙线。

（8）咬合垫：可以让患者保持开口的状态，有利于缓解患者长时间张口的肌肉疲劳。当手术种植牙的数目较多、位置较靠后、或患者张口度较小时，可给患者用咬合垫。将咬合垫的窄端朝向口腔深部，嘱患者轻咬住，可通过调整其位置来控制患者开口度的大小。

2. 种植机 种植体的植入通常由种植机来辅助完成。常规种植机由控制台、马达、手机组成。种植机的控制台有控制转速、扭力、水量及钻针方向的按键，其LED显示屏可显示每分钟转速、扭力等。

通常的备洞转速可为 20 000rpm、1000rpm 和 800rpm，有些特殊的种植系统对备洞的转速有特别的要求。转速大小可在控制台上手动调节。当备洞完成后，植入种植体时，务必将转速减至50rpm或以下，避免发生意外。

机头是安装钻头并连接到马达上的器械，安装时需要护士与手术助手的共同配合。

## 第二节 种植外科步骤

**16**

以修复为导向的种植外科在口腔种植治疗中扮演着重要角色。种植外科操作的基本原则包括无菌原则、种植体表面无污染原则、种植手术中的微创原则、良好的初期稳定性原则、无干扰性愈合原则以及尽量保留健康的软组织原则。常规的种植手术应包括术前检查与分析、局部麻醉、手术切口设计、翻瓣、修整牙槽骨、预备种植窝、植入种植体、放置覆盖螺丝或愈合帽和伤口缝合等过程，其中预备种植窝又可分为：定位、校正方向、扩孔、颈部成形、螺纹成形等步骤。

下面通过两个病例，分别介绍单颗牙种植修复和多颗牙连续种植修复的种植外科步骤。

## 一、单颗后牙种植

【临床病例】

患者，女，23岁，16牙因龋病拔除6个月，影响咀嚼来诊，要求行种植修复。检查：16牙缺失，缺牙区可见丰满度尚可，黏膜正常无红肿，角化龈宽度尚可，修复距离尚可。口腔卫生情况尚可，牙石（－），BOP（－），余留牙未见明显异常。初诊时口腔内记录见图16-2-1和图16-2-2。

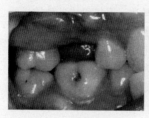 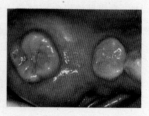

图 16-2-1 缺牙区　　　图 16-2-2 缺牙区
　　　咬合记录　　　　　　　　　 殆面观

（一）术前诊断与分析

1. 根据术前临床检查，可初步诊断为左上颌牙列缺损。修复方式可有活动义齿、烤瓷固定义齿及种植义齿，患者在充分知情同意的前提下，选择种植义齿修复。

2. 影像学检查　由于在人体的上、下颌骨存在重要的解剖结构，必须通过X线的检查才能确定这些重要结构的位置以及可能存在的变异。通过放射线检查还可以测量种植区域的骨量，也可以在一定程度上评估种植区域的骨密度，从而确定正确的手术方案。由于全口牙位曲面体层 X 线片（俗称全景片）是一个二维平面图像，无法反映牙槽骨颊舌向的宽度以及下颌神经管的颊舌向的相对位置，并且存在放大率及前牙模糊的问题，在临床应用中存在一定的局限性。口腔锥形束 CT（CBCT）是通过数字影像技术三维立体成像，可在三维空间上评价可用骨的骨量和骨密度，设计种植修复方案。通过调整不同层面上的图像可以预测种植体与上颌窦、下颌神经管、颏孔、上颌窦底、切牙孔和鼻底等重要结构的相对位置关系，也可配合第三方软件获得临床需要的结果，比如下颌神经管标记、上颌窦的标记、种植体位置和形状的预测等。因此，在口腔种植修复的影像学检查中应尽可能选择 CBCT 进行术前分析。本病例的 CBCT 分析如下（图 16-2-3，图 16-2-4）：

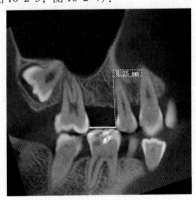

图 16-2-3　缺牙区冠状面

根据口内情况结合影像学检查，决定种植体植入的位置、方向，植体的数目、直径和长度。种植体距离颊舌侧骨板的距离应有 1 ~ 1.5mm，例如植入 1 颗直径 4.8mm 的植体，则需要 7.8mm 的牙槽骨宽度。如果骨宽

**16**

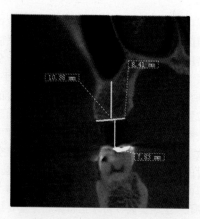

图 16-2-4　缺牙区矢状面

度不足，则需要选择相应的骨增量技术。骨的高度限制了种植体长度的选择，如过低的上颌窦底，牙槽嵴顶距离下颌神经管以及颏孔的高度不足。通常来讲，植体底部距离下颌神经管以及颏孔须留有 2mm 的安全距离，高度不足时也需要选择相应的骨增量技术；过低的上颌窦底往往需要进行上颌窦提升术。另外，还可以选择宽直径的短种植体来避开重要的解剖结构。

根据 CBCT 影像及数据测量，患者可采用 1 个直径4.8mm、长度 8mm 的 ITI 系统骨组织水平种植体，不需要骨增量、上颌窦提升及软组织增量手术。

（二）局部麻醉

种植手术主要采用口内局部浸润麻醉方法，首选酰胺类麻醉注射剂。术中麻醉剂用量为 0.8 ~ 1.2 毫升/牙，根据手术及切口设计的范围，将药物缓慢注射于唇颊侧、舌腭侧和牙槽嵴骨膜下方。另一种常用麻醉方法为神经传导阻滞麻醉，用于皮质骨厚、骨质致密的下颌后牙区。通常下颌牙可采用下牙槽神经阻滞麻醉与局部浸润麻醉，效果更佳。本病例患者无麻醉药物过敏史，采用 16 牙局部浸润麻醉。

（三）切开翻瓣

后牙一般选择弯刀片，在 16 牙缺失区牙槽嵴顶

**16**

切开（切至骨壁），两侧邻牙近缺隙侧做龈沟内切口（图 16-2-5）。

翻黏骨膜瓣操作时，可先用大刮匙工作头插入牙槽嵴顶切口内抵住骨壁沿近远中方向来回拉动几次，再用剥离子插入牙槽嵴顶，利用其凸面的推力将颊舌向的黏骨膜瓣往切口两侧剥离开，并用 3-0 丝线将两侧瓣拉开，暴露出牙槽嵴顶的骨面（图 16-2-6）

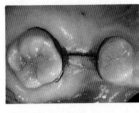

图 16-2-5　切口
（黑线示）

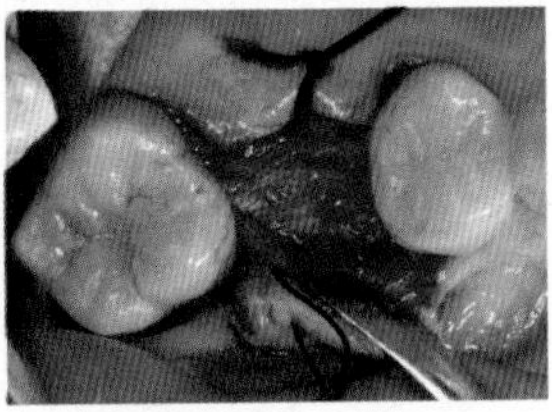

图 16-2-6　翻瓣

（四）定位

患者为 16 牙缺失，术者应位于患者 9 点位置从颊侧和𬌗方观察术区，判断钻的长轴在近远中向上位于 15 远中邻面和 17 近中邻面外形高点的连线的中点，在颊舌向上位于 15 和 17 中央窝的连线上，使用 1.4 的球钻定位（图 16-2-7），2.3 的球钻突破骨皮质，2.2 的先锋钻扩孔，平行杆检测方向（图 16-2-8），3.1 的球钻突破骨皮质。

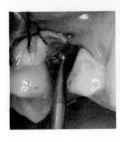
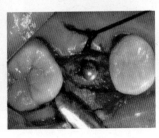

图 16-2-7　球钻定位

图 16-2-8　先锋钻扩孔，
平行杆检测方向

**16**

若发现在第一根定位钻进入骨面时，由于牙槽嵴顶骨皮质容易使钻针在骨面打滑，可先将钻针离开骨面一点距离踩脚踏使其达到一定钻速后再按原设计的定点和方向钻入骨内。若发现方向有偏差，应使用球钻或专用的侧切钻修改方向，确定三维方向位置正确。

术者在做好支点后，钻针向骨内进入并上下提拉直至达到所需植入深度。若做好右手的支点后在提拉过程中以手腕为轴转动手掌，那么钻针的运动轨迹是一个以手腕为中心的弧线运动，其往骨内越深就越靠近近中，则很有可能伤及邻牙牙根。因此，在提拉钻的过程中应保持手腕不动，用整个手臂的上下运动来实现钻针沿其预定的长轴方向运动。

（五）种植窝逐级预备

预备过程如下：2.8 扩孔钻预备至预定深度（8mm），平行杆检测方向（图 16-2-9），2.8/3.5 的颈部成形钻成形骨皮质（图 16-2-10），3.5 的扩孔钻扩孔，深度测量杆测量深度、检测方向，3.5/4.2 的颈部成形钻成形骨皮质，深度测量杆测量深度、检测方向，4.2 的扩孔钻扩孔（图 16-2-11），4.8 的骨皮质钻预备（图 16-2-12）。

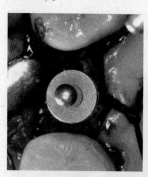 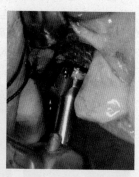

图16-2-9 平行杆检测方向　图 16-2-10 颈部成形钻

在预备过程中应保证每一根扩孔钻都是按照原来定位的方向制备植牙窝。手势应与第一根定位钻进入骨内

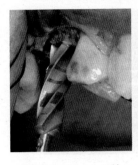

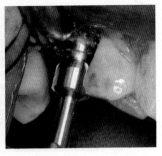

图 16-2-11 4.2 的
扩孔钻

图 16-2-12 4.8 的
骨皮质钻

的手势一样，先做好支点，上下提拉时不能转动手腕，需整个手臂上下抬动。换每根钻扩孔时仍要边钻边随时关注钻针的三维方向与理想植入方向保持一致。扩孔完成后检查是否穿通骨壁，用探针探查植牙窝内骨壁是否坚硬。若探到有软的地方则可能为穿通点。

（六）种植体的植入

种植体植入前先用 4.8 的攻丝钻进行攻丝，攻丝时可先用手直接攻丝，若骨质疏松无阻力可不攻，若阻力较大可借助扳手攻全长（图 16-2-13）。取种植体时需用种植体连接器卡进携带体中，把种植体从包装中取出（图 16-2-14）。种植体从包装中取出后应斜向朝上，不能朝下，否则可能导致种植体掉落。

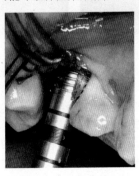

图 16-2-13 攻丝钻攻丝

**16**

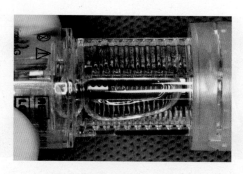

图 16-2-14　包装中的种植体

　　种植体植入牙槽窝内时钻的长轴方向依然与原制备方向保持一致（图 16-2-15），使种植体达到预定的理想位置，拆除携带体（图 16-2-16）。但植入之前必须先把种植机参数调到植入模式，然后再将种植体缓慢旋入。

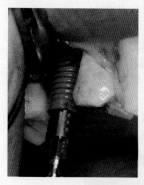
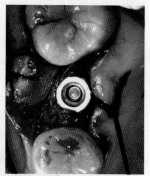

图 16-2-15　植入种植体　　图 16-2-16　拆除携带体
后的种植体（殆面观）

**16**

　　（七）旋入愈合帽或覆盖螺丝，缝合

　　1. 因该病例初期稳定性很好，可选择非埋置式愈合方式，避免了二期修复时再做一次有创的切口，而可以直接取模。若种植体初期稳定性欠佳，建议选择埋置式愈合方式，促进种植体的愈合。

2. 愈合帽拧紧后开始关闭创口。该病例采用间断缝合方法，在愈合帽近远中各行一针间断缝合，完成创口关闭（图 16-2-17）。

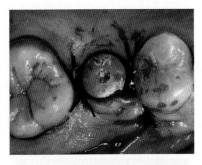

图 16-2-17　旋入愈合帽，间断缝合

（八）术后 CBCT 检查及医嘱

判断种植体是否达到了理想的三维位置。可行术后的影像学检查确认，CBCT 显示种植体位置良好（图 16-2-18，图 16-2-19）。

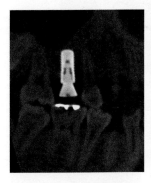

图 16-2-18　冠状面
显示近远中位置良好

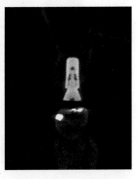

图 16-2-19　矢状面
显示颊舌向位置良好

**16**

一般种植术后需给予抗炎消肿止痛治疗。术毕即刻在术区给予冰袋安抚冷敷，酌情给予口服抗生素、地塞米松，同时给予漱口水漱口，必要时口服止痛片。还应

给患者交代常规的术后医嘱。如术后的注意事项以及复诊时间等。

## 二、多颗牙连续种植

【临床病例】

患者，男，60岁，1年前因牙周病导致下后牙脱落，影响咀嚼来诊，要求种植修复。检查：35—37，44—47牙缺失，缺牙区可见唇侧丰满度欠佳，黏膜正常无红肿，角化龈宽度欠佳，修复距离尚可。口腔卫生情况不良，牙石（＋），BOP（－），余留牙未见明显异常（图16-2-20～图16-2-22）。

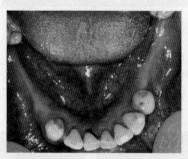

图16-2-20　患者下颌34—37，
45—47缺失（口内观）

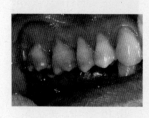

图16-2-21　修复距离尚可
（右侧颊面观）

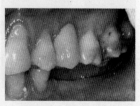

图16-2-22　修复距离尚可
（左侧颊面观）

（一）术前诊断与分析

1. 诊断与治疗计划　根据病史与临床检查，本病例初步诊断为下颌牙列缺损。修复方式可有活动义齿及种植义齿，患者在充分知情同意的前提下，选择种植义齿修复。

2. 确定种植体数目与位置

（1）确定种植体数目：对于连续缺失 3 颗后牙，可选择植入 3 颗种植体进行单冠修复，或者在两端植入 2 颗种植体进行双端桥修复；如果两端骨量或骨质不佳，也可选择植入相邻两颗种植体，采用有悬臂的联冠修复方式，但是注意悬臂要尽量短。同理，连续缺失 4 颗牙时，通常应植入 3 颗或 4 颗牙，也可以采取带有悬臂的联冠修复方式。

（2）确定种植体植入位置：根据种植体与相邻种植体及天然牙应保持的最小安全距离（相邻种植体间最小距离为 3mm，种植体与相邻天然牙的最小距离为 1.5mm）及植入位点拟修复牙的牙冠宽度（表 16-2-1）确定植入位置，同时也应参考术前 CBCT 测量的可用修复距离。

为了便于记忆，可简单记为前磨牙冠宽为 7mm，磨牙冠宽为 10mm。

表 16-2-1 恒牙后牙牙冠宽度测量统计表（平均数）

| 牙列 | 牙位 | 牙冠宽度（mm） |
|---|---|---|
| 上颌 | 第一前磨牙 | 7.2 |
| | 第二前磨牙 | 6.7 |
| | 第一磨牙 | 10.1 |
| | 第二磨牙 | 9.6 |
| 下颌 | 第一前磨牙 | 7.1 |
| | 第二前磨牙 | 7.1 |
| | 第一磨牙 | 11.2 |
| | 第二磨牙 | 10.7 |

**16**

1）CBCT 上测量可用水平修复距离：以该患者右侧缺牙区为例，在 CBCT 矢状位，对缺牙间隙近远中牙冠的最凸点测量，即为可用水平修复距离（图 16-2-23）。

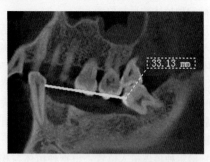

图 16-2-23　CBCT 显示右侧
缺牙区水平修复距离

2）利用可用修复距离设计种植体数目和位置：以该患者右侧缺牙区为例，缺失 44—47 共 4 颗牙，那么按照正常牙冠宽度前磨牙 7mm，磨牙 10mm，共需 34mm 修复距离，CBCT 测量可用修复距离为 33.13mm，应该足够修复 4 颗正常宽度的牙冠。拟植入 3 颗种植体，于 44、46、47 三个位点植入，采用 44—46 双端桥修复，47 单冠修复。①44 牙按照拟修复牙冠宽度 7mm，定点应位于 43 牙冠远中 3.5mm 处；②47 牙按照拟修复牙冠宽度 10mm，定点应位于 48 牙近中 5mm 处；③46 牙按照拟修复牙冠宽度 10mm，定点应位于 47 牙中心 10mm 处，即 46、47 牙中心应相距 10mm。

（3）确定种植体的直径和长度：如果为正常牙冠宽度，通常前磨牙区需要植入直径 4mm 左右的植体，磨牙区需要植入直径 5mm 左右的植体，当然也需要根据缺牙区骨量、对颌情况、植入种植体的数目做适当调整。

比如对颌牙为活动修复，咬合力不大，那么磨牙区植入直径 4mm 左右植体应该也能满足要求。

种植体长度的确定，根据缺牙区骨量情况酌情选择，通常采用长度 10mm 左右的植体。

如该患者，在 CBCT 上测量 44 位点，应在距离 43 牙位点 3.5mm 左右定位，将蓝色线移至距 43 牙 3.5mm 位置，再在冠状面测量此位点的骨宽度和高度。图 16-2-24 示骨宽度 6.5mm，减去颊舌侧至少各 1mm 的骨板厚度，为 4.5mm，可植入直径 4mm 左右的种植体。

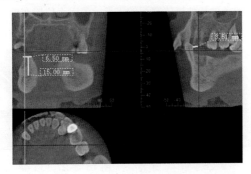

图 16-2-24　44 牙位点 CBCT 测量

测量 47 位点，应在距离 48 牙位近中 5mm 左右定位（图 16-2-25），在冠状面测量骨高度和骨宽度，骨宽度为 6mm，植入直径 4mm 左右的种植体，可避免进行骨增量，嵴顶距离下颌神经管为 11.75mm，选择长度为 10mm 的种植体，术中避免伤及下颌神经管，也可选择长度 8mm 的种植体，对初学者来说更安全。

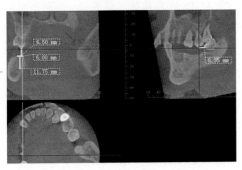

图 16-2-25　47 牙位点 CBCT 测量

**16**

（二）麻醉、切开翻瓣及定位

1. 本病例联合应用下牙槽阻滞麻醉与局部浸润麻醉，常规切开翻瓣，充分暴露手术视野。连续多颗牙缺失的种植定位较单颗牙种植复杂，一般情况先种植邻近天然牙的种植体，通常为采用缺牙间隙前的天然牙作为定点参考进行种植体窝洞的定点。先定点位置在前的牙齿，再定点位置靠后的牙齿（图16-2-26，图16-2-27）。

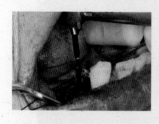
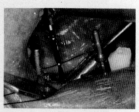

图16-2-26　以43牙为参照定44位点

图16-2-27　以44牙为参照定47位点，再以47牙为参照定46位点

2. 确定定位是否理想的方法

（1）角度：在行联冠或固定桥修复时，种植体基台之间需要获得一定的共同就位道时，特别需要注意，术中不断使用平行杆，不断确认修整方向，保证两颗种植体尽可能的平行。如本病例中，设计为44—46双端桥，应使44和46种植体尽量平行，以利于后期修复（图16-2-28）。

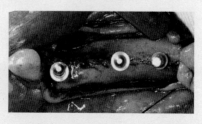

图16-2-28　平行杆检查方向，保证44牙和46植体尽量平行

**16**

（2）咬合：可观察对侧牙齿，例如下颌第一磨牙的中央窝的位置应指向上颌第一磨牙功能尖的颊斜面，但是应根据患者咬合情况具体判断（图 16-2-29）。

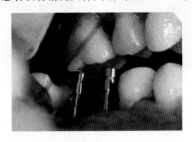

图16-2-29　检查种植体咬合方向

（三）预备种植窝，植入种植体

定位后，通常先种植缺牙间隙中近中有邻牙的种植体，通过逐级备洞植入近中种植体后，不去除种植体携带体，没有携带体的种植体需要旋入种植体定位杆，这样远中的牙齿可以以近中牙齿的携带体或平行杆为参照进行种植，方便确定远中种植体的方向和角度。对于该患者，即应先对 44 牙位进行逐级扩孔，此时可以 46 牙位平行杆和 43 牙为参照逐级扩孔（图 16-2-30），44 牙位植入种植体，在 44 牙位种植体旋上种植体定位杆，以 44 定位杆为参照对 47 牙位扩孔（图 16-2-31），再植入 47 牙位植体，以 47 牙位种植体定位杆对 46 牙位逐级扩孔（图 16-2-32）再以 44 牙位植体为参照植入 46 牙位植体（图 16-2-33）。

**16**

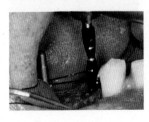

图 16-2-30　对 44 牙位进行逐级扩孔

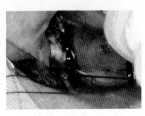

图 16-2-31　以 44 定位杆为参照对 47 牙位扩孔

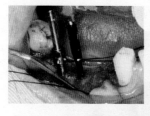

图 16-2-32 以 47 牙位种植体定位杆对 46 牙位逐级扩孔

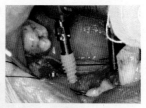

图 16-2-33 以 44 牙位植体为参照植入 46 牙位植体

（四）关闭创口、缝合

1. 三颗种植体植入完成，殆面观可见种植体颊舌侧均有足够的骨厚度（图 16-2-34），旋入愈合帽（图 16-2-35），间断缝合（图 16-2-36）。

2. 术后 CBCT 显示，种植体位置方向良好（图 16-2-37）。

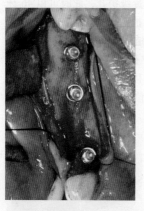

图 16-2-34 种植体颊舌侧均有足够的骨厚度

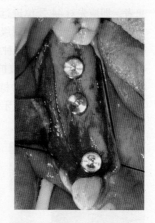

图 16-2-35 旋入愈合帽

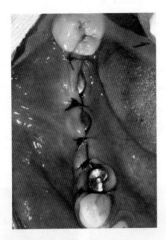

图 16-2-36 间断缝合

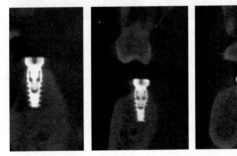 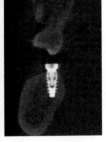

图 16-2-37 术后 CBCT 显示种植体位置方向良好

## 第三节 种植修复步骤

一般种植手术 3~6 个月后才能进行上部结构修复。种植上部结构修复是种植治疗的重要组成部分，其修复方式如同常规修复，由种植修复医师完成的主要步骤包括印模的制取、基台的选择与调磨、修复体口内配戴以及修复后维护等过程，但在具体步骤中又有较大差别。下面通过 3 个病例，分别介绍单颗牙种植修复、多颗牙

**16**

连续种植修复和全口覆盖式种植修复的步骤及注意事项。

## 一、单颗牙种植修复

【临床病例】

患者，女，23 岁，3 个月前于 16 牙位植入种植体 1 颗。检查：16 牙位可见愈合帽，牙槽嵴丰满度尚可。黏膜正常无红肿，角化龈宽度尚可，对颌牙伸长。口腔卫生情况尚可，牙石（–），BOP（–）。图 16-3-1 和图 16-3-2 示取模前口腔内记录。

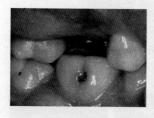 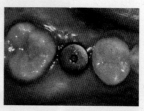

图 16-3-1　取模前颊面观　　图 16-3-2　取模前𬌗面观

（一）取模

1. 种植取模的理想时机

（1）种植体植入后针对不同种植体系统，取印模时机有细微差别，但总的来说，未植骨的种植手术后 3 个月是较为安全的，较早取模，可能会导致种植体松动。

（2）视诊：种植体周围黏膜无红肿发炎症状，无瘘管（图 16-3-3）。

（3）探诊：无出血。

（4）影像学检查：种植体周无阴影（图 16-3-4）。

2. 取模方案的选择　常规取模方案可分为闭合式和开窗式取模。闭合式取模应用闭合式取模柱（常为带螺纹的锥形帽状结构、表面较平滑）和无开孔的不锈钢托盘；开窗式取模应用开窗式取模柱（上段有较大倒凹，长度大、中央空心，固定螺丝穿过其中与种植体上端相连）和取模柱相应部位开孔的个性化托盘，开窗式取模更适用于操作空间大的前牙区取模。该患者 16 牙位取模，颌间距离有限，采取非开窗式取模。

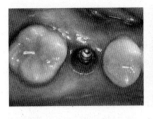

图 16-3-3　旋下愈合帽
后观察到健康的牙龈袖
口形态

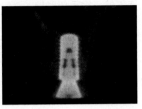

图 16-3-4　CBCT 显示
种植体周无阴影

3. 制取印模

（1）旋下患者口内的愈合帽，水气吹净种植体内连接部分。

（2）将闭合式取模柱通过螺丝固定于种植体上（图 16-3-5），通过根尖片检查印模帽是否到位。

（3）将少量轻体硅橡胶用印模输送枪推注到取模柱周围，使印模材料充满此关键部位的表面和间隙，然后将盛有重体硅橡胶的托盘压到牙列上。一般 3 分钟左右印模材料凝固后将托盘取下，托盘取出时取模柱并没有一并取出，可见印模内取模柱的阴模，需要松开螺丝取下口内的取模柱，在口外将取模柱与种植体替代体连接好，再插回印模相应的位置（图 16-3-6）。

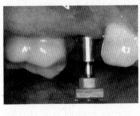

图 16-3-5　闭合式取模
柱通过螺丝固定于种植
体上

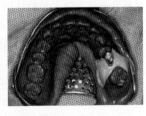

图 16-3-6　取模完成
后，取模柱连接种植体替
代体插回印模相应位置

**16**

（4）检查种植体替代体在模型里的稳定性，若稳定度不够，需重新取模。

4. 灌注模型

（1）涂分离剂：取模后 0.5 小时，在种植体的替代体与印模帽周围涂布配套分离剂，短暂等待后，用气枪吹去多余分离剂。

（2）注射牙龈代型材料：将硅橡胶牙龈代型材料用混合枪打入印模内相应部位，操作时枪尖紧贴印模模腔侧壁、围绕替代体与印模帽行环形注射，范围以近远中向不影响邻牙形态、垂直向不影响种植体替代体在石膏材料内的固位为标准，待牙龈代型材料完全固化后修整其底面成倒锥形，以利于摘戴（图 16-3-7，图 16-3-8）。

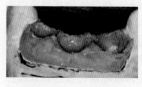

图 16-3-7 牙龈代型材料唇面观　　图 16-3-8 牙龈代型材料𬌗面观

（3）灌注超硬石膏：待注射牙龈材料后 0.5 小时，按要求的水粉比将调好的超硬石膏浆从印模的高处向低处流注，灌注过程中要用手工或振荡器进行振荡。模型材料的高度需高于种植体的替代体底部 1～2mm，以免在模型修整过程中暴露替代体而影响精度。

（二）基台的选择和调磨

对于种植单冠修复来说，基台的选择和调磨较为简单，但应符合以下要求：

1. 基台直径　一般选择愈合帽直径对应的基台直径。

2. 基台穿龈高度　可用牙周探针在模型上测量从种植体代型到人工牙龈边缘的垂直距离，此距离减去 1mm 左右为基台穿龈高度，一般建议选择高度最低穿龈。

3. 基台高度　根据不同修复体选择基台高度。调磨基台时需用涡轮机和金刚砂针，按照所需修复距离降低基台高度，但需保证基台高度至少 4mm 才能达到足够的固位力，避免过多降低基台高度。

（三）戴牙

1. **检查模型**　取下人工牙龈，检查基台边缘是否与牙冠边缘密合，咬合是否有接触。如模型有问题，建议返工。

2. **安装永久基台**　在模型上用金刚砂针标记出基台正颊侧。旋下口内愈合帽，冲洗吹干种植体内部，从模型上旋出永久基台后，乙醇棉球消毒吹干，按做的标记置于口内颊侧（若基台就位，则会感觉基台不能旋转且不能往下沉，扭紧中央螺丝时不会在基台已稳固的基础上，再加大力，螺丝又能再扭紧），拍 X 线片确定其到位（图 16-3-9）。

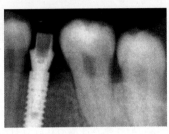

图 16-3-9　X 线片确认基台到位

3. 试戴牙冠

（1）调磨接触点：若修复体因邻面的阻力而不能就位，应对修复体邻面进行调磨，调磨时应遵循少量多次调磨的原则，以免过度调磨造成邻接破坏，引起食物嵌塞。修复体就位后牙线能通过邻接区但有明显阻力表示邻接关系良好。

修复体完全就位的标准：探针探查冠边缘与肩台衔接紧密无缝隙；X 线片显示牙冠与基台外缘连续且之间无低密度影像。

（2）调𬌗：保证义齿在牙尖交错𬌗、侧方𬌗及前伸𬌗无早接触及𬌗干扰。尽量保证𬌗力沿种植体长轴传导，减小侧向力对种植体周围骨组织损伤。临床上可通过降

**16**

低牙尖斜度，使功能尖尽可能位于种植体长轴上来减少侧向力的产生。

（3）基台螺丝预载荷：应根据不同种植系统对基台螺丝预载荷大小的要求，对螺丝施加扭力。加载时使用扭力控制器缓慢将基台螺丝旋紧于种植体内。

（4）封堵螺丝孔：对螺丝孔消毒吹干后，采用封洞inlay树脂封堵螺丝孔，光固化40秒钟（图16-3-10）。

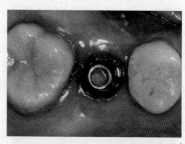

图 16-3-10　inlay 树脂封堵螺丝孔

（5）完成最终修复体的粘接（图16-3-11，图16-3-12）：修复体打磨抛光，粘接过程中一般用棉卷隔湿，于邻牙处放置牙线，后牙戴入牙冠后让患者自然咬合数次，之后在修复体与对颌牙之间放置一块棉卷让患者用力咬紧。一般前牙戴入牙冠后，医生需垫棉卷将牙冠沿基台长轴方向用力按压，而不能让患者自然咬紧，防止侧向使牙冠移位。清除多余粘接剂时，必须在粘接剂完全硬固之后进行，否则会造成修复体上浮移位以及修复体边缘粘接不全。清除邻面粘接剂可用牙线反复提拉去净。

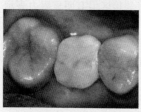

图 16-3-11　最终
修复后𬌗面观

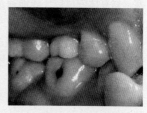

图 16-3-12　最终
修复后颊面观

**16**

（四）修复后随访

种植义齿修复后的随访是维持种植疗效的重要保证。通过随访可以早期发现种植义齿出现的问题，及时给予干预，预防或阻断疾病进程，将危害减至最低程度，避免造成不可挽回的损失，达到"早发现、早诊断、早治疗"的目标。有必要反复对患者强调随访的重要性，提高患者主动保护的意识。

1. 随访时间　一般建议修复后 1 周、3 个月、6 个月和 1 年进行复诊，以后每年复诊。

2. 随访内容　修复后 1 周随访内容包括检查咬合及使用情况。之后每次复诊内容如下：

（1）主观感觉：主观满意度的评估，种植义齿带来的异常感觉；

（2）客观检查：修复体检查，软组织检查，影像学检查（图 16-3-13，图 16-3-14）；

（3）口腔卫生宣教。

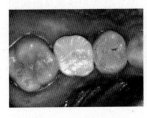

图 16-3-13　最终修复后半年复诊𬌗面观

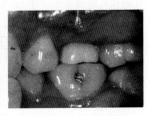

图 16-3-14　最终修复后半年复诊颊面观

## 二、多颗牙连续种植修复

【临床病例】

患者，男，60 岁，4 个月前于 44—47 牙位植入种植体 3 颗。检查：44—47 牙位可见愈合帽，黏膜正常无红肿，角化龈宽度尚可。口腔卫生情况一般，牙石（-），BOP（-）。图 16-3-15 示取模前口腔内记录。

16

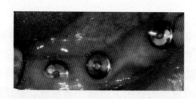

图 16-3-15 取模前𬌗面观

(一) 取模

1. 多颗牙单冠修复的取模 与单颗种植体取模方式类似，可采用开窗式取模或闭口式取模，印模的处理及模型的灌注等亦无区别，本病例不再赘述。

2. 联冠修复取模 对于联冠或者固定桥修复时，基台需要拥有共同就位道。取模时产生的细微差别可能导致修复体不适合，因此，对于多颗种植牙连冠修复的印模，有别于单颗种植牙的取模，它是将不同印模帽之间互相刚性连接，这样可以降低印模帽移位的可能性，从而提高印模精确度。取模流程：①在口内用线将几个印模帽相互缠绕连接（图 16-3-16）；②再用快速自凝树脂将它们连成坚固的整体（图 16-3-17），从而确保每一个印模帽的稳定性；③常规采用开窗式印模，该方法应建立在印模帽完全就位的基础上，任何一个印模帽未就位，所取得的模型都不准确，因此，需拍 X 线片确定印模帽是否完全就位。

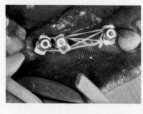

图 16-3-16 多个开窗式取模柱之间绑牙线

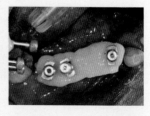

图 16-3-17 快速自凝树脂将取模柱连成坚固的整体

3. 远中游离连续缺失记录咬合 由于种植体的愈合基台通常是平龈或者略高于牙龈，不利于咬合记录材料的固定，所以在确定咬合关系时，通常换用较高的愈合基台或较高的印模帽，方便确定咬合关系。适合的记录材料放置入口内时应是柔软的，拿出口腔时应是硬的，如蜡、咬合硅橡胶等（图16-3-18，图16-3-19）。

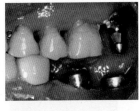 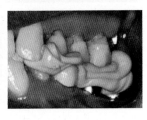

图 16-3-18 使用愈合帽 　 图 16-3-19 咬合记录
及取模柱确定咬合关系

　　当口内两侧后牙均没有咬合关系时，两侧应分别确定咬合关系，同时应上𬌗架，在模型上试戴，并反复与口内咬合关系校正。

（二）基台的选择和调磨

　　多颗连续种植修复基台的选择和调磨，若最终修复为单冠者，基台处理同单冠的基台处理方式。若最终修复为联冠者，应注意基台的共同就位道，对于咬合间距较低、不利于获得固位的患者，为了获得足够的修复空间，基台高度可以酌情磨短至≤4mm。

（三）戴牙

　　多颗牙的单冠或联冠戴牙过程与单颗牙的戴牙过程类似，也需要常规拍摄 X 线片确认就位。但戴牙应有一定的顺序，一般先戴缺牙间隙近中种植体的牙冠，以近中天然牙的远中邻面作为参考，确定近中种植牙冠的方向后，再戴入远中种植体的牙冠（图16-3-20，图16-3-21）。

　　牙冠不到位的原因，可按如下逐条排除：先就位近中基台，远中基台取出，此时检查牙冠边缘是否与基台紧密贴合，若未贴合，则应调磨近中接触面，直至就位；若贴合良好，再戴入远中基台，此时发现修复体未贴合，则着重调磨远中触点、远中基台及共同就位道。

**16**

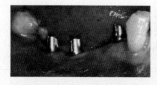
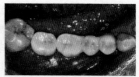

图 16-3-20　基台就位　　　　图 16-3-21　最终修复

（四）修复后随访

多颗牙连续种植修复随访时间和内容同前，该病例随访资料如下（图 16-3-22，图 16-3-23）：

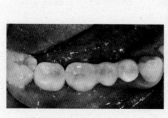
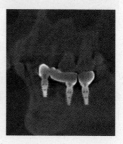

图 16-3-22　修复后　　　　图 16-3-23　修复后
3 个月复查　　　　　　　　3 个月复诊 CBCT

## 三、全口覆盖式种植义齿修复

【临床病例】

患者，男，65 岁，上、下颌多颗牙缺失多年，牙槽骨吸收为Ⅱ类：中度垂直向和水平向骨萎缩，患者选择覆盖式种植义齿修复。于 3 个月前 13 牙位、16 牙位、36 牙位、43 牙位置共植入 4 颗种植体，修复前口内情况如下（图 16-3-24，图 16-3-25）：

**16**

覆盖义齿依靠连接于种植体的上部结构获得支持和固位，根据支持形式不同，分为组织支持、组织/种植体支持、种植体支持为主的覆盖义齿。种植覆盖义齿的修复有别于种植固定修复。该患者种植体植入后 3 个月，CBCT 显示种植体达到良好的骨结合，进行覆盖义齿修复，修复操作简述如下：

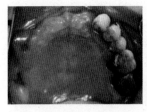

图 16-3-24 修复
前上颌𬌗面观

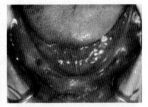

图 16-3-25 修复
前下颌𬌗面观

（一）二次印模法制取印模和模型

（二）颌位关系记录

记录垂直距离和水平颌位关系（图 16-3-26）。

（三）上𬌗架（图 16-3-27）

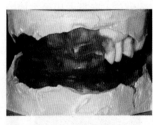

图 16-3-26 记录垂直
距离和水平颌位关系

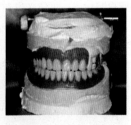

图 16-3-27 上𬌗
架，排牙

（四）口内试戴（图 16-3-28）

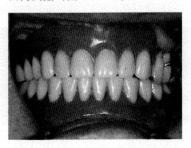

图 16-3-28 口内试戴

**16**

（五）完成覆盖义齿，戴牙

1. 安装阳性部件（图16-3-29，图16-3-30）

2. 在覆盖义齿对应 Locator 的位置打孔（图16-3-31，图16-3-32），将阴性部件上到基台上，戴入义齿观察是否影响义齿组织面就位，反复调整确保组织面完全就位。

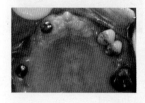 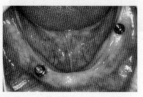

图16-3-29 安装 Locator 阳性部件（上颌）　图16-3-30 安装 Locator 阳性部件（下颌）

3. 口内 Pick-up 分别在义齿基托和口内基台处填塞自凝树脂，再使义齿在口内就位，嘱患者用最大的咬合力咬紧义齿 5~10 分钟，完成口内 Pick-up（图16-3-33~图16-3-37）。

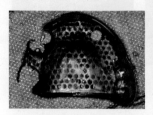 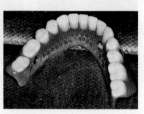

图16-3-31 对应上颌 Locator 的位置打孔　图16-3-32 对应下颌 Locator 的位置打孔

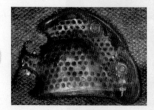 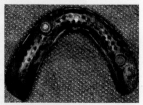

图16-3-33 上颌 Locator 附着体就位　图16-3-34 下颌 Locator 附着体就位

**16**

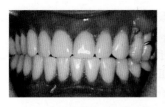

图 16-3-35　最终修复效果

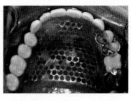

图 16-3-36　最终修复效果（上颌）

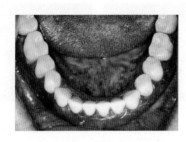

图 16-3-37　最终修复效果（下颌）

## 第四节　影响种植美学的因素

种植美学主要体现在美学区的缺牙种植修复。客观而言，美学区是指在大笑时可以看见的牙及牙槽嵴部分；主观而言，对患者具有美学重要性的牙及牙槽嵴部分均为美学区。理想的美学种植修复应与患者的口腔及颌面部结构相协调，具体表现为种植体周软组织轮廓、颜色和质地以及修复体形状、色泽和光学特点等，需要与周围的健康牙列相协调。但是，随着缺牙后软硬组织的变化，美学种植修复面临极大的挑战。研究表明，将美学指标纳入种植成功评价标准后种植成功率将会显著降低。影响种植修复美学效果的因素众多，除了患者主观心理因素以外，主要包括种植治疗计划的制订、种植体植入的三维位置方向、软组织塑形、袖口精确印模等因素。深入理解这些因素是保障种植美学修复效果的前提。下

**16**

面通过临床病例来阐述各影响因素：

临床病例：患者，女，21岁，因侵袭性牙周炎导致上前牙松动，牙根暴露，牙周治疗效果不佳，软硬组织表现为持续性吸收。影响咀嚼和美观，就诊于种植科，要求种植美学修复治疗。检查：牙列拥挤，12，11，21，22牙Ⅲ°松动，口腔卫生维持良好。CBCT显示牙槽骨吸收至根尖1/3，11牙唇侧骨壁缺失（图16-4-1～图16-4-4）。

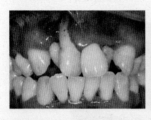
图 16-4-1　口内正面像

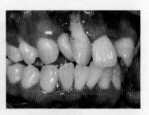
图 16-4-2　口内右侧面像

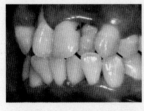
图 16-4-3　口内左侧面像

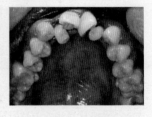
图 16-4-4　上颌殆面像

## 一、美学区种植治疗计划的制订

美学区种植治疗计划的制订包括拔牙时机、种植时机、软硬组织处理方案。

1. 拔牙时机的确定　当美学因素占主导地位时，在排除常规的种植禁忌证前提下，应首先判断拔牙时机。当牙周炎患者骨严重吸收且牙周治疗效果不佳时，及时拔除患牙，清除炎性肉芽组织有利于骨量保存（图16-4-5）。

2. 种植时机的确定　根据种植体植入时机不同，种植手术可分为即刻种植（Ⅰ型，拔牙后同期植入）、早期种植（Ⅱ、Ⅲ型，拔牙后 4 ~ 16 周）以及延期种植（Ⅳ型，拔牙后 6 个月）。植入时机是影响美学效果的重要因素。延期种植会造成软组织的塌陷、骨组织的大量吸收，治疗时间长，治疗美学效果差，一般前牙美学区应避免延期种植。即刻种植有利于软硬组织保存，能够减少失牙时间与总治疗时间，在适应证选择恰当的前提下，能够达到良好的美学效果。但是，即刻种植对病例的筛选与医师的外科技术要求较高，对于临床中大多病例并不适用。因此，早期种植成为能够最大程度缩短治疗时间，同时保存软硬组织的选择。

该患者存在慢性炎症，且唇侧软组织严重缺损，牙槽嵴高度与宽度均严重不足，不满足即刻种植与早期种植适应证，若不进行骨组织扩增恢复骨量后再行延期种植，美学效果将不可预期。因此，此时计划拔牙后同期行位点保存术，在保存现有骨量的同时提供软组织修复时间，为后期植骨及种植手术做准备，尽可能保护软硬组织，提高后期治疗的美学效果（图 16-4-6）。

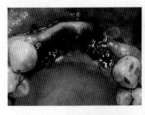

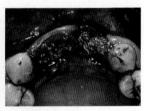

图 16-4-5　拔除 12—22 牙，可见牙槽窝内大量的肉芽组织

图 16-4-6　牙槽窝位点保存

3. 骨扩增技术的选择　该患者由于侵袭性牙周炎导致种植区牙槽骨高度和宽度严重的不足。针对水平向、垂直向骨缺损，onlay 自体块状植骨效果良好（图 16-4-7）。而块状植骨存在一定吸收，此时结合 GBR 技术，可以在一定程度上弥补骨块吸收量（图 16-4-8）。不同骨扩增

**16**

技术的适应证不同，骨扩增潜能亦有较大差异，应根据患者与术者情况决定，只有选择了适当的扩增方法，才能达到良好的美学效果。

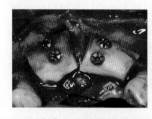 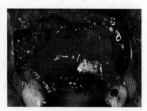

图 16-4-7 下颌升支取骨，将取下骨块固定于牙槽嵴顶部，同时恢复骨高度与骨宽度

图 16-4-8 在骨块周围以及取骨部位植入骨粉，覆盖胶原膜，扩增唇侧轮廓，减少骨块吸收

4. 软组织处理

（1）软组织的减张缝合：软组织需达到无张力缝合，以避免创口裂开移植物暴露感染（图 16-4-9）。因此，种植科医师的减张缝合技巧将直接影响美学效果。

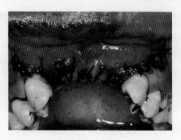

图 16-4-9 减张缝合

（2）软组织扩增：美学区常有软组织扩增需求，而软组织扩增的时机和方式选择非常灵活，但时机与方式均可能影响美学效果。当前牙区出现软组织不足时，常需进行软组织扩增以重建软组织形态，方法包括游离龈移植、游离结缔组织移植（CTG）、深层带蒂结缔组织移植（VIPCT）和腭侧带蒂瓣半厚瓣唇侧卷入技术等。目

**16**

前使用最广泛的软组织扩增方法仍为 CTG。但由于游离组织缺乏血供，CTG 效果并不稳定。

腭侧带蒂瓣唇侧卷入技术在微创的前提下实现了移植物血管化，是牙周手术应用于种植体周软组织扩增的进一步体现。在暴露种植体覆盖螺丝的同时，该技术能充分利用腭侧深层结缔组织与牙槽嵴顶角化龈，利用唇侧蒂提供血供，切口设计保护龈乳头，腭侧创面小且由腭侧表层角化瓣覆盖从而得到保护。此方法效果优于游离结缔组织移植，但对外科医师的技术要求较高。

该患者在二期手术前唇侧软组织塌陷，因此在进行二期手术同期采用腭侧带蒂瓣唇侧卷入技术进行软组织扩增（图 16-4-10 ~ 图 16-4-13）。

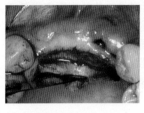

图 16-4-10 腭侧锐性分离浅层角化结缔组织

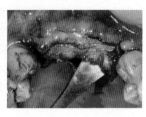

图 16-4-11 剥离腭侧深层结缔组织

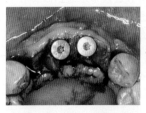

图 16-4-12 带蒂瓣分为种植体部分与桥体部分，种植体部分卷入唇侧，桥体部分松弛覆盖于暴露的牙槽嵴顶上

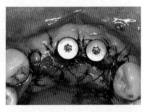

图 16-4-13 缝合

**16**

## 二、种植体植入的三维位置方向

正确的种植体三维植入方向和种植体周充足的骨量是同时保障前牙种植美学与功能恢复的前提条件。术前准确的种植方向设计是实现正确三维植入方向的关键步骤。术前可进行 CBCT 检查后制作种植导板精确定位，也可在诊断模型上制作蜡型后，制作简易导板确定扩孔方向。原则上，在颊舌方向上，种植体颊侧骨板厚度至少为 2mm；在近远中方向上，与天然牙距离不低于 1.5mm，种植体之间的距离不低于 3mm；在冠根向上，种植体上端应位于对侧同名天然牙牙龈水平根方 3mm。前牙缺失后，若满足即刻种植适应证，可进行即刻种植。此时为保证种植体颊面与颊侧骨壁外轮廓距离不低于 2mm，种植体颊面与骨壁间应留有一定间隙。违背前牙种植三维植入方向原则可能导致美学并发症。对于牙缺失后已表现为不同程度骨吸收者，植体周围骨量可能不足，因此，在术前应确定骨量是否充足，设计同期或分期骨扩增手术。

## 三、软组织塑形

为了获得良好的穿龈轮廓和过渡带形态，需要对美学区种植体周围软组织进行引导和成形（图 16-4-14 ~ 图 16-4-17），可调整临时冠颈部形态以达到模拟邻牙牙龈形态的目的。软组织塑形效果将直接影响最终美学修复。

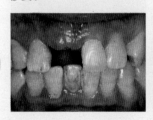

图 16-4-14　牙龈塑形前（正面观）

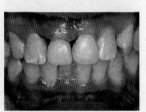

图 16-4-15　戴入临时冠第 1 天（正面观）

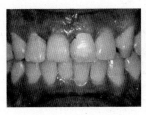 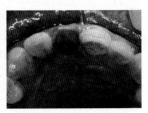

图 16-4-16 牙龈
塑形 3 个月（正面观）

图 16-4-17 牙龈
塑形 3 个月后袖口形态

## 四、精确复制牙龈形态

在通过临时修复体对软组织进行了扩增塑形后，在取模进行最终的牙冠制作阶段，需要精确地复制出软组织袖口形态。而常规转移柱颈部形态不能满足此要求，需要使用个性化转移柱。使用硅橡胶阴模或者制作具有临时修复体颈缘形态的个性化转移柱均能取得精确的复制效果。对于多颗牙缺失患者，可在临时修复体上磨出凹槽，利用临时修复体取模。

## 五、避免粘接剂残留

粘接剂残留会导致种植体周红肿、疼痛、探诊出血或有渗出物、探诊深度加深、X 线示种植体周围骨吸收，进而严重影响种植美学修复的长期效果。为减少粘接剂的残留，除了传统使用乙醇棉球和牙线清洁外，针对穿龈较深粘接剂不易去净的牙冠，应采用一些特殊的去粘接剂的方法，比如使用去粘接剂的代型，使用 ePTFE 薄膜减少颈缘粘接剂残留等。去粘接剂的代型操作简便、经济实用。

在前牙美学区，条件允许时一般建议采用螺丝固位方式，降低种植体周围炎的发生，增加美学效果。

## 六、早发现、早诊断、早治疗

针对美学区种植修复患者，长期随访可早期发现种植义齿问题，及时给予干预以阻断疾病进程，将危害降

**16**

至最低程度，避免造成不可挽回的损失，达到"早发现、早诊断、早治疗"的目标。有必要反复对患者强调随访的重要性，提高患者主动保护的意识。

## 第五节　常用的骨增量技术

充足的骨量是种植义齿获得成功的重要保证，骨缺损的存在限制了种植义齿的临床应用，采用恰当的骨增量技术是获得理想种植修复条件并扩大种植义齿适应证的有效方式。

### 一、引导骨再生技术

引导骨再生技术（GBR）是根据不同细胞迁移速度各异的特点，利用屏障膜阻挡迁移速度较快的结缔组织和上皮细胞，允许有潜在生长能力、迁移速度较慢的成骨细胞优先进入骨缺损区，实现新骨再生。屏障膜和骨移植材料（图 16-5-1）的使用是 GBR 的两个关键影响因素，对于维持骨再生的稳定空间发挥着重要作用。

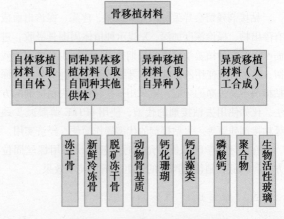

图 16-5-1　常用骨移植材料类型

（引自《牙种植学的引导骨再生——20 年的进展》）

**16**

（一）适应证

GBR 应用广泛，在全身条件许可前提下，局部适应证主要包括：

1. 术前增加种植区骨量。

2. 即刻种植时的骨缺损。

3. 种植手术中出现的骨裂开或骨壁穿孔。

4. 种植体周围炎造成的骨吸收。

5. 配合其他骨增量手术。

（二）局部风险因素

1. 未控制的牙周病。

2. 术区急、慢性感染。

3. 未控制的口腔局部病变。

（三）临床操作步骤

1. 瓣的设计　植骨材料在黏膜下的无干扰愈合和软组织创口的无张力关闭是 GBR 获得成功的关键所在。骨缺损区局部增量后，牙槽嵴体积增加，通常需在唇/颊侧做骨膜松弛切口以利于创面关闭。

切口和瓣的设计应遵循口腔外科已有原则，其中包括创造一个宽基底的瓣以保证良好血供。含有两个垂直松弛切口的梯形瓣和只有一个松弛切口的角形瓣是常用的设计形式（图 16-5-2，图 16-5-3）。

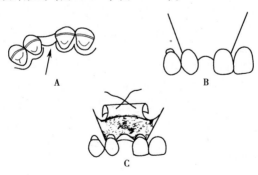

图 16-5-2　梯形切口设计示意图

A. 偏腭侧水平切口　B. 垂直松弛切口　C. 梯形瓣

**16**

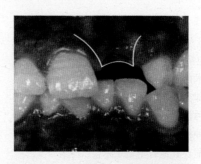

图 16-5-3 保留龈乳头的梯形瓣设计

2. 切口设计 包括缺牙区牙槽嵴顶水平切口和垂直向松弛切口。

(1) 牙槽嵴顶切口设计

1) 上颌：牙槽嵴顶略偏腭侧切口。

2) 下颌：牙槽嵴顶正中切口。

(2) 垂直松弛切口设计

1) 下颌：牙槽嵴顶切口延伸至邻牙龈沟内，转向前庭区做垂直松弛切口。

2) 上颌：上颌前牙区是美学敏感区，是否需要增加垂直松弛切口以及切口是否需要包括龈乳头尚存争论。

由于轮廓扩增后软组织创口的无张力关闭至关重要，因此，增加垂直松弛切口常不可避免，此时，可将其设计在尖牙的远中，以免瘢痕线显露或术后通过激光手术予以去除。

保留龈乳头的切口设计，可减少邻面牙槽嵴的吸收，但是瓣太小，垂直线样瘢痕处于美学关键部位。累及龈乳头的瓣基底宽，视野清晰，血供好，但可能引起较多的邻面牙槽嵴吸收。

因此，在遵守 GBR 原则的基础上，切口设计可以是个性化的。

3. 植入植骨材料 理想的植骨材料应具备骨传导作用、骨诱导作用和骨生成作用。但迄今尚无任何一种材料能同时满足两种以上的特性，因此有学者建议将不同的材料混合应用，自体骨屑直接覆盖于暴露的种植体表面，然后在其外侧覆盖低替代率的植骨材料（图 16-5-4）。种植体植入并同期 GBR 时，覆盖于种植体表面的植骨材料厚度应不小于 2mm。

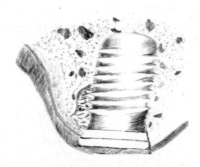

图16-5-4　轮廓扩增的三层技术概念示意图
二层骨移植材料（种植体表面为自体骨屑，外层为人工植骨材料），最外层为屏障膜★为自体骨屑，☆为人工骨材料

4. 屏障膜的放置与固定　屏障膜的覆盖范围应超过缺损边缘至少 2～3mm，其中胶原膜放置时应平整无皱褶（图 16-5-5）。

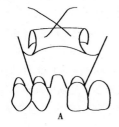
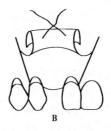

图 16-5-5　GBR 示意图
A. 植骨材料覆盖缺损区
B. 覆盖屏障膜（双层膜技术）

胶原膜的固定方法：一是将膜边缘嵌入黏骨膜下方，直抵骨壁，靠黏骨膜瓣的挤压固位；二是在膜的中央穿

**16**

一小孔，用种植体覆盖螺丝固定；三是用膜钉固定于邻近骨壁上。缝合时应避免膜发生移动。

5. 创口关闭

（1）创缘无张力对合。通常用 15 号刀片在唇/颊侧瓣内进行减张缝合。

（2）避免太多缝线，缝线之间的最佳距离是 2～3mm。

（3）牙槽嵴顶切口多用5-0 缝线间断单线缝合；松弛切口多用6-0 缝线间断单线缝合（图 16-5-6）。连续多颗牙的缺牙间隙等预计会显著肿胀的区域，应用4-0 缝线。

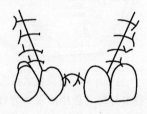

图 16-5-6 间断缝合示意图

（四）同期 GBR 手术的决策标准

针对不同骨缺损类型，制订恰当的治疗方案。当满足以下条件时，GBR 可与种植体植入同期进行。

1. 符合功能和美学需求的种植体的三维植入位置。

2. 种植体有一定的初期稳定性。

3. 种植体周骨缺损形态为成骨效果好的有利型骨缺损。

骨缺损的分类有多种，Vanden Bogaerde 将种植体周骨缺损分为闭合性和开放性骨缺损，是临床判断骨缺损严重程度的一种简易方法，缺损区的剩余骨壁数越多，骨愈合能力越强（图 16-5-7）。

（五）并发症及处理

GBR 的并发症主要发生在使用不可吸收膜时，其分类如下：

1. 膜的暴露和感染

（1）Ⅰ类：不足 3mm 的膜暴露，无脓性渗出。

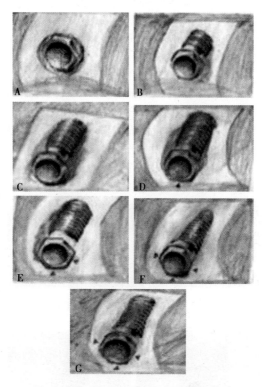

图 16-5-7　种植体周骨缺损分类示意图

A. 闭合性缺损　B. 开放性骨缺损，种植体在骨面上方　C. 开放性骨缺损，种植体在骨面下方　D. 开放性骨缺损，种植体与一壁骨接触　E. 开放性骨缺损，种植体与二壁骨接触　F. 开放性骨缺损，种植体与三壁骨接触，位于牙槽嵴内　G. 开放性骨缺损，种植体与三壁骨接触，位于牙槽嵴外

处理：使用 0.2% 氯己定液局部抗炎，暴露的膜可暂不做处理，但需每周随访，3~4 周后，将膜取出。

（2）Ⅱ类：大于 3mm 的膜暴露，无脓性渗出。

处理：必须立即将膜取出，关闭软组织创面，并局部应用阿莫西林或头孢类抗生素。

**16**

（3）Ⅲ类：膜暴露伴脓性渗出。

处理：立即取出膜，局部清创去除感染组织，全身应用抗生素。

（4）Ⅳ类：脓肿形成，但膜未暴露。

处理：立即切开，并将膜取出，彻底清创去除感染组织，局部抗生素冲洗并配合全身用药。

2. 与骨膜松弛切口相关的损伤，如眶下神经或颏孔损伤、舌下血肿等。这些损伤一旦发生，后果严重。应熟悉相关解剖结构，细心操作以充分规避。

（六）临床病例（图 16-5-8 ~ 图 16-5-12）

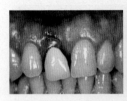
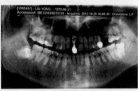

图 16-5-8　原修复体松动，X 线见种植体骨内折断

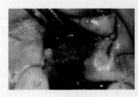
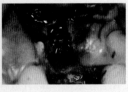

图 16-5-9　垂直切口位于远中的角形瓣，取出折断植体

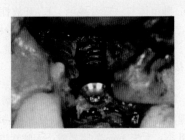

图 16-5-10　种植体周骨
缺损属于有利型骨缺损

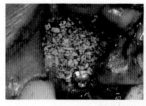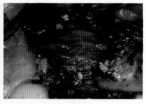

图16-5-11 同期GBR，双层屏障膜

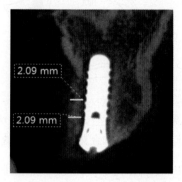

图16-5-12 覆盖种植体的植骨
材料厚度至少要达到2mm

## 二、上颌窦底提升术

### （一）概述

上颌窦底提升术是针对上颌窦腔气化增大导致的骨高度不足所采取的骨增量技术，通过将上颌窦黏膜从窦底骨壁剥离并抬升后，创造新骨再生空间以获得所需骨量。

健康的上颌窦黏膜较薄，约0.3~0.8mm，易与上颌窦内壁剥离。当长期吸烟或患有慢性上颌窦炎时，窦黏膜性状发生改变，变薄或增厚、质地变脆、与下方骨壁粘连，增加了黏膜穿孔风险。约31.7%的上颌窦内存在骨性分隔（又称Underwood's septa），增加了手术操作难度和黏膜撕裂风险。

**16**

上颌窦的动脉血供来自上颌动脉（MA）发出的若干分支，其中上牙槽后动脉（PSAA）和眶下动脉（IOA）是血供的主要来源（图 16-5-13）。当牙槽嵴严重吸收时，血管分支距离牙槽嵴顶的距离变小（表16-5-1），术中注意避免对其造成损伤。

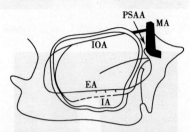

图 16-5-13　上颌窦区血供示意图（侧面观）

MA. 上颌动脉　PSAA. 上牙槽后动脉　IOA. 眶下动脉　EA. 骨外血管吻合支　IA. 骨内血管吻合支

临床中常采用的术式为侧壁开窗上颌窦底提升术和经牙槽嵴顶上颌窦底提升术。

表 16-5-1　血管距牙槽嵴顶距离与剩余牙槽骨高度之间的关系

|  | A + B | C | D | E |
|---|---|---|---|---|
| 牙槽嵴至血管距离（mm) |  |  |  |  |
| 平均值 | 21.25 | 16 | 11.08 | 9.6 |
| 数值范围 | 17～27 | 15～18 | 8～15 | 7～12 |
| 剩余牙槽骨高度（mm) |  |  |  |  |
| 平均值 | 12.56 | 8.4 | 8 | 2.1 |
| 数值范围 | 9～20 | 5～10 | 3～7 | 1～4 |

注：A～E 代表 LEKHOLM 和 ZARB 牙槽嵴分类。A. 大部分牙槽嵴尚存；B. 发生中等程度的牙槽嵴吸收；C. 发生明显的牙槽嵴吸收，仅基底骨尚存；D. 基底骨已开始吸收；E. 基底骨已发生重度吸收

（二）适应证

1. 局部适应证　垂直骨高度不足（通常指小于10mm）或颌间距离过小。

2. 局部风险因素

（1）上颌窦内感染（积脓症）；

（2）慢性上颌窦炎；

（3）牙源性感染；

（4）炎症或其他病理性损伤；

（5）严重的过敏性鼻炎。

（三）侧壁开窗上颌窦底提升术临床操作步骤（图16-5-14）

1. 切口和瓣设计　切口设计时需考虑：翻瓣后能充分暴露术区，视野清晰；方便颊侧骨壁开窗操作；减小对局部血供的影响。

常用切口：牙槽嵴顶偏腭侧做水平切口，距骨窗边缘至少一颗牙处做垂直松弛切口，可设计为角形（图16-5-14A）或梯形瓣。当垂直松弛切口位于尖牙区时，要注意不能超过前庭沟，以免损伤眶下神经分支。

2. 骨窗设计

（1）骨窗形态和范围：骨窗形态可分为边缘圆滑的矩形或椭圆形（图16-5-14B）。以往开窗范围均较大，通常设计为：下缘在窦底上方约2～5mm，近中缘距上颌窦前壁约3mm，上缘距下约缘8～10mm，长度约15mm。优点在于可使术者清楚观察到窦腔内情况，易于剥离黏膜和放置植骨材料；缺点是手术创伤大、术后反应重。在熟练操作的基础上应尽量减小开窗范围，减少损伤，缩短骨窗愈合时间。

（2）开窗骨块的处理：开窗骨块可有两种处理方式。一种是形成一个上部铰链状的骨瓣（图16-5-14C），将其翻入窦腔作为新的上颌窦底。优点在于同期植入植体时，翻入窦腔的皮质骨块可成为通向上颌窦腔的屏障，防止骨屑或植骨材料进入窦腔；缺点是翻入骨瓣时，锐利的骨边缘可能会损伤窦黏膜。另一种是将开窗骨块完

**16**

全取下，黏膜提升后复位或粉碎后与植骨材料混合，置入提升空间内。优点是安全、易操作。

3. 窦底黏膜的提升　将窦黏膜从窦壁小心剥离并松解后，向上、向内推起，术中可通过鼻通气实验检查黏膜的完整性（图16-5-14D）。当黏膜与窦壁完全分离后，可看到其随呼吸节律而上下运动。窦内置入植骨材料，并根据剩余牙槽骨的条件决定是否同期植入种植体（图16-5-14E）。

4. 关闭骨窗　可将开窗的游离骨块复位后覆盖屏障膜或直接行GBR以关闭骨窗（图16-5-14F）。

5. 创面关闭　单线间断缝合（图16-5-14G）。

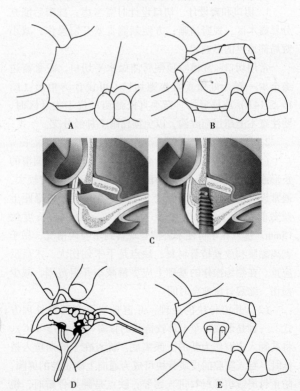

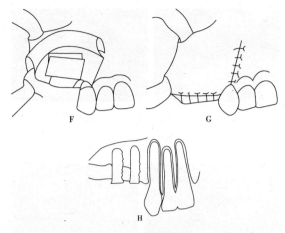

图 16-5-14　侧壁开窗上颌
窦底提升术临床步骤示意图

A. 角形切口　B. 侧壁开窗　C. 铰链状骨瓣，提升黏膜
D. 鼻通气试验　E. 填入植骨材料，同期植入种植体
F. 胶原膜覆盖骨窗　G. 间断缝合　H. 术后放射线影像
表现

（四）临床病例（图 16-5-15 ~ 图 16-5-18）

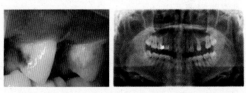

图 16-5-15　24, 26 缺失，26 可用骨高度约 3.5mm

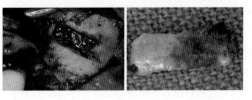

图 16-5-16　侧壁开窗，去除骨块，暴露窦黏膜

**16**

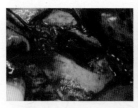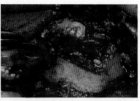

图 16-5-17　提升上颌窦黏膜并在提
升空间内置入植骨材料

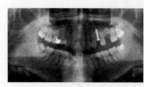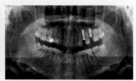

图 16-5-18　提升 6 个月后延期种植

（五）经牙槽嵴顶上颌窦底提升术临床操作步骤

该术式的手术路径是从牙槽嵴顶进入，使上颌窦底产生微小骨折或缺损后，向上推起窦黏膜，使之与窦底骨壁分离后，置入植骨材料，或直接植入种植体。

1. 切口设计　通常无需翻瓣，常用切口为牙槽嵴顶正中或偏腭侧水平切口。

2. 窦底黏膜的提升

（1）Summers 骨凿冲顶技术：采用 Summers 骨凿，敲击上颌窦底骨壁致其骨折，利用骨折骨块将窦底黏膜顶起，直至达到提升高度（图 16-5-19）。

缺点：冲顶过程中产生的振荡会给患者带来不适，操作不当易导致窦黏膜穿孔。

（2）超声骨刀技术：根据超声骨刀可有效切割硬组织，但不损伤软组织的特性，利用其钻透骨壁时产生的振荡及水流的冲击力，使窦黏膜与窦底骨壁分离（图 16-5-20）。

优点：减轻患者术中不适感；手术安全性和可靠性高；初学者易于掌握。

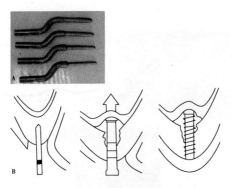

图 16-5-19　Summers 骨凿及上颌窦底冲顶示意图

A. Summers 骨凿　B. 上颌窦底冲顶示意图

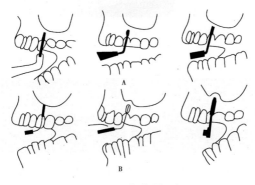

图 16-5-20　超声骨刀经牙
槽嵴顶上颌窦底提升术示意图

A. 种植窝制备，超声骨刀逐步钻透上颌窦底壁止于
其下方约 2mm　B. 提升窦底黏膜，同期植入种植体

（六）临床病例（图 16-5-21 ~ 图 16-5-23）

**16**

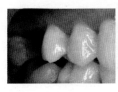
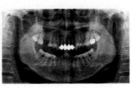

图 16-5-21　上颌窦腔气化增大，可用骨高度约为 6mm

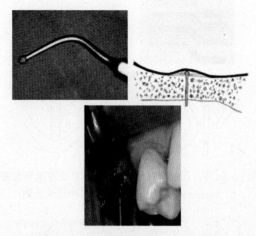

图 16-5-22　超声骨刀工作端从种植
窝内进入并钻透窦底壁，提升黏膜

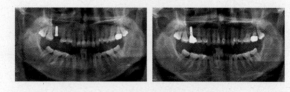

图 16-5-23　提升同期植入种植体，
4 个月后完成上部修复

（七）并发症及处理

常见并发症分为术中并发症和术后并发症。

1. 术中并发症

（1）出血：可采用加压止血或等待自然凝血。

（2）黏膜穿孔：直径小于3mm 时，无需处理，小心剥离穿孔周围的黏膜使其折叠即可关闭穿孔；直径在 5~10mm 时，须将穿孔周围的黏膜剥离起来以防止裂口继续扩大，然后用屏障膜覆盖穿孔处以免植骨材料进入窦腔；直径大于 10mm 时，穿孔则难以修复，通常需要终止手术。

16

（3）污染：注意术中无菌操作，去除口腔内病灶。

2. 术后即刻并发症 主要表现为出血。口腔出血最有效的处理方法是压迫止血，鼻腔出血施以冷凝加压。

3. 术后远期并发症 包括：①窦内未成骨；②种植失败；③上颌窦炎；④口腔-上颌窦瘘。此时，需取出种植体，清除病灶后择期修复。

## 三、上置式植骨术（onlay 植骨术）

上置式植骨术（onlay 植骨术）是将从自体获取的游离骨块固定于骨缺损区，使之与原有牙槽骨愈合以增加骨宽度或高度的骨增量方法，其骨改建和新骨形成是一个包含骨生成、骨诱导及骨传导的复杂过程。移植骨块的来源和受植区不同，骨块吸收率也不相同，由于骨吸收常无法避免，因此适当过量植骨是必要的。

### （一）适应证

1. 局部适应证 对于严重的颌骨吸收和大面积骨缺损，onlay 植骨是首选方案。通常当剩余骨高度小于 5mm，水平骨宽度小于 4mm 时，可考虑 onlay 植骨。

2. 局部风险因素

（1）尚未控制的牙周病患者或口腔卫生极差者。

（2）颌骨病理性改变，如术区颌骨囊肿、异物或感染性病灶。

（3）病理性黏膜病变，如白斑、红斑、扁平苔藓等。

### （二）临床操作步骤

1. 切口和瓣设计 切口设计既要保证受植床的完全显露，又要防止植骨后软组织裂开。常用切口与 GBR 相似，垂直松弛切口需至少远离植骨区 5mm 以上。

2. 受植床的制备 修整受植床骨表面，并在骨皮质上钻孔，增加可游离出的成骨细胞数，加速骨愈合。

3. 游离骨块的获取 供骨区的选择取决于骨缺损的外形和范围。缺损范围小，可选口内供骨区，如颏部、

**16**

下颌升支、下颌骨外斜线等（图 16-5-24）。缺损范围大，则需选择口外供区，如髂骨、腓骨等。

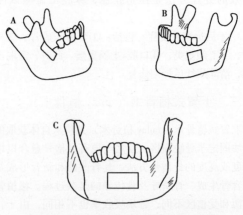

图 16-5-24　常用的口内供骨区示意图

A. 下颌升支　B. 下颌骨外斜线　C. 颏部

4. 移植骨块的贴合和固定　修整游离骨块，使之与受植骨床适合并贴合。用钛钉或直接用种植体将骨块固定于受植区。在受植区与移植骨块的间隙内填塞植骨材料，表面覆盖屏障膜。

5. 软组织的处理　onlay 植骨成功与否，软组织的处理至关重要。常用方法有：

（1）充分松弛黏骨膜瓣后减张缝合；

（2）利用转瓣技术或结缔组织移植；

（3）应用异体组织补片。

（三）并发症及处理

并发症分别来自供骨区和受植区。

1. 供骨区并发症主要是对邻近组织产生的影响　如术后疼痛、局部血肿、敏感度变化、感染、取骨区局部骨折等。口内供骨区中，颏部取骨的并发症发生率最高。

处理：供区并发症应以预防为主，术前给予布洛芬等止痛剂有助于缓解术后疼痛和肿胀。

2. 受植区并发症及处理

（1）移植骨块污染：浸泡在碘伏中或重新取骨。

（2）伤口裂开：磨除骨块暴露部分，去除死骨，局部及全身使用抗生素抗感染，并重新关闭创面。

（3）骨块吸收：改用较短、较细的种植体或重新植骨。

（四）临床病例（图 16-5-25 ~ 图 16-5-29）

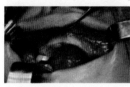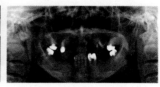

图 16-5-25　缺牙多年，牙槽骨吸收严重

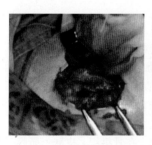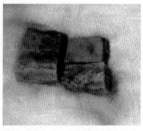

图 16-5-26　选取髂前上棘作为供骨区

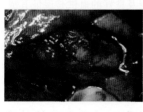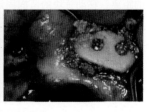

图 16-5-27　骨块与植骨床贴合并固定

**16**

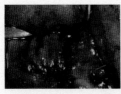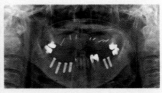

图 16-5-28　骨块外覆盖屏障膜及术后即日 X 线

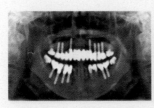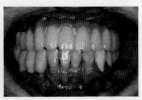

图 16-5-29　完成上部修复

## 四、牵张成骨术

牵张成骨（DO）是通过对骨切开后仍保留骨膜和软组织附着及血供的骨段，施加特定的牵张力，促使牵张间隙内新骨形成，以增加垂直或水平骨量的方法。其生物学基础为 Ilizarov 提出的张力-拉力法则，即对生物活体组织逐渐施加牵张力时产生的刺激可促使一些组织结构再生与生长，不仅可以发生在骨组织，皮肤、筋膜、肌肉、血管、周围神经等也均相应得以延长。骨折断端的距离，移动骨块的坚固固定及良好的血供是保证其成骨效果的重要因素。

（一）适应证

1. 垂直骨缺损在 10mm 及以上者。

2. 牙槽嵴节段性缺损，尤其位于美学区时。

3. 狭窄牙槽嵴需行水平牙槽嵴牵张。

4. 骨性粘连牙或种植体的垂直向位置改变，无法通过正畸解决时。

**16**

（二）临床操作要点

1. 切口设计 切口位置要考虑避免影响软组织扩张并保护血供。颊侧黏骨膜要充分剥离，避免损伤舌侧骨膜。常用切口为前庭切口。

2. 骨切开及牵张器的安放 在预计牵引的部位行骨切开术或骨皮质切开术，并安放牵张器。前者有利于暴露术野和关闭创口；后者有利于保证移动骨块牙槽嵴顶的血供。

3. 间歇期 从骨切开术后到开始施加牵张力的 5~7 天内为间歇期，目的是使切骨间隙内形成初期的骨痂组织。

4. 牵张期 从牵张开始到结束，约需持续 1~2 周。影响新骨形成的主要因素是牵张的速度和频率。目前临床上最常用的牵张速度为 0.8~1.0mm/d，分 1~2 次进行。

5. 固定期 上颌 4~6 个月，下颌 3~4 个月，目的是防止新生骨组织发生塌陷，保障牵张效果。种植时机常选择在牵张结束后 8~12 周（图 16-5-30）。

（三）并发症及处理

1. 术中并发症 牵张器安放困难；骨切开时损伤舌侧软组织；移动骨段或基骨骨折、牵张器干扰咬合等。此类并发症应以预防为主，完善的术前设计至关重要。

2. 牵张过程中的并发症

（1）牵张方向不正确，主要表现为向舌侧偏移；

（2）移动骨段吸收；

（3）创口裂开或黏膜穿孔；

（4）牵张器折裂等。

处理：加强抗感染措施并放慢牵张速度。

3. 牵张后并发症

（1）术区感染；

（2）成骨效果欠佳。

处理：术后使用抗生素抗感染；保持良好的口腔卫生；成骨不佳时，可通过其他骨增量方法弥补纠正。

**16**

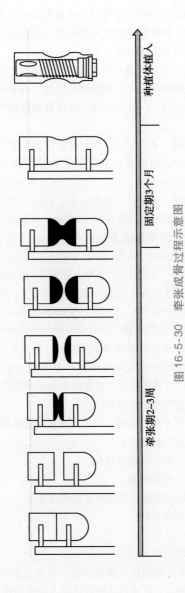

图 16-5-30 牵张成骨过程示意图

　　牵张成骨术的并发症相对较多，但如果做到术前设计周密，术中谨慎操作，术后护理得当，通常可有效规避并发症的产生。

　　（四）临床病例（图 16-5-31 ~ 图 16-5-35）

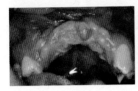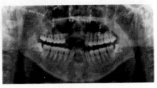

图 16-5-31　外伤后致颌骨骨折伴
大量的前牙区垂直骨缺损

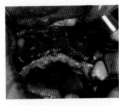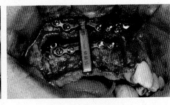

图 16-5-32　骨切开并安装牵张成骨器

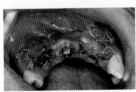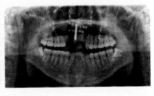

图 16-5-33　缝合，牵张成骨器部分暴露于口腔中

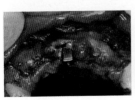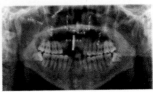

图 16-5-34　牵张期

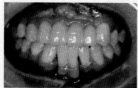
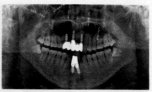

图 16-5-35　完成上部修复

（王佐林　满　毅）

# 第十七章

## 牙颌畸形

## 第一节　牙颌畸形的临床检查

牙颌畸形也称错𬌗畸形，指在生长发育过程中由先天的遗传因素或后天的环境因素造成的牙齿、颌骨、颅面的畸形，影响口颌系统的功能和美观，并具有显著的群体疾患特征。它是口腔三大常见疾病之一，发病率约为70%～80%，其形成和表现包括牙齿排列及位置关系的异常，上、下颌骨大小及位置的异常，可能影响患者的口腔功能、牙及牙周健康和面貌形象，值得基层口腔医师高度关注。

全面、系统的牙颌畸形临床检查是正确诊断、拟定恰当的正畸治疗计划并获得理想疗效的必要前提，检查项目列为表17-1-1。

表 17-1-1　检查项目表

| 一、一般情况 | | | | | |
|---|---|---|---|---|---|
| 姓名 | | 性别 | | 年龄 | |
| 家庭地址 | | 职业 | | 联系电话 | |
| 主诉 | | | | | |

续表

| 现病史 | |
|---|---|
| 既往史 | （包括系统性疾病、过敏史、牙颌畸形史） |
| 治疗动机 | 自愿要求/动机一般/被迫治疗 |
| 治疗要求 | 特别高/较高/一般 |
| 配合度 | 好/中/差 |

| 二、颜面检查 | | |
|---|---|---|
| 正面 | 面部三等分 | 短面型/均面型/长面型 |
| | 面部对称性 | 对称/不对称 |
| | 面中线 | 偏左/居中/偏右 |
| | 唇齿位 | 闭合正常/开唇露齿 |
| | 上唇长度 | 过短/正常/过长 |
| | 露龈笑 | 无，露齿量过少/无，露龈量正常/有，微笑时露龈 __ mm |
| | 颧部 | 平/正常/高 |
| 侧面 | 侧面型 | 凹面型/直面型/凸面型 |
| | 鼻唇角 | 小/正常/大 |
| | 颏点 | 靠前/正常/靠后 |
| | 颏唇沟 | 浅/正常/深 |
| | 面下1/3高度 | 短/正常/长 |
| | 下颌角 | 小/正常/大 |

| 三、牙齿及咬合 | |
|---|---|
| 牙列式 | ———┼——— |
| 个别牙错位情况 | （个别牙在牙列中位置不正的情况） |
| 上、下颌牙弓形态 | 尖圆形/卵圆形/方圆形 |

**17**

续表

| 磨牙关系 | | Ⅰ类／Ⅱ类／Ⅲ类 | |
|---|---|---|---|
| 尖牙关系 | | Ⅰ类／Ⅱ类／Ⅲ类 | |
| 中线 | 上颌 | 左偏　mm　／居中／右偏　mm | |
| | 下颌 | 左偏　mm　／居中／右偏　mm | |
| 覆𬌗 | 前牙 | 开𬌗　mm／正常／深覆𬌗　mm | |
| | 后牙 | 开𬌗　mm／正常／深覆𬌗　mm | |
| 覆盖 | 前牙 | 反覆盖　mm／正常／深覆盖　mm | |
| | 后牙 | 正锁𬌗覆盖偏大／正常／反锁𬌗覆盖偏小 | |
| 牙量 | 上牙列 | 拥挤　mm／拥挤　mm | |
| | 下牙列 | 拥挤　mm／拥挤　mm | |
| 𬌗曲线 | Spee曲线 | 反／平／过大　mm | |
| | 横𬌗曲线 | 反／平／过大　mm | |
| Bolton 比 | 前牙比 | | 全牙比 |
| Pont 指数 | 第一前磨牙比 | | 第一磨牙比 |
| 四、功能检查 | | | |
| 颞下颌关节 | 张口度 | mm | |
| | 张口型 | 偏左／偏右／不偏 | |
| | 关节铰锁 | 左／右 | |
| | 弹响 | 无／开口期／闭口期单侧／双侧 | |
| | 咬合干扰 | 无／向前／向后／向左／向右 | |
| | 疼痛 | TMJ／肌肉 | |
| | TMJ 触诊 | 无／清脆音／摩擦音 | |
| 不良习惯及持续时间 | | 吐舌／吮指／咬唇／咬物／吮颊／张口呼吸／偏侧咀嚼 | |

**17**

续表

| 五、X 线头影测量分析（部分测量项目） | | | | | | |
|---|---|---|---|---|---|---|
| | 正常值 | | | | 治疗前 | 治疗后 |
| | 混合牙列期 | | 恒牙列期 | | | |
| | 男 | 女 | 男 | 女 | | |
| SNA（°） | 82 | 82 | 84 | 83 | | |
| SNB（°） | 78 | 78 | 80 | 80 | | |
| ANB（°） | 4 | 4 | 4 | 3 | | |
| MP to FH（°） | 28 | 30 | 29 | 28 | | |
| Y-axis（°） | 63 | 65 | 65 | 64 | | |
| S-Go：N-Me | 62~64 | 62~64 | 62~64 | 62~64 | | |
| FMIA | 65~71 | 65~71 | 65~71 | 65~71 | | |
| FMA | 16~35 | 16~35 | 16~35 | 16~35 | | |
| IMPA | 84~92 | 84~92 | 84~92 | 84~92 | | |
| U1 to L1（°） | 121 | 122 | 121 | 127 | | |
| U1 to SN（°） | 73 | 74 | 73 | 75 | | |
| U1 to NA（mm） | 4 | 4 | 4 | 4 | | |
| U1 to NA（°） | 25 | 24 | 24 | 22 | | |
| L1 to NB（mm） | 6 | 6 | 7 | 6 | | |
| L1 to NB（°） | 30 | 30 | 32 | 28 | | |

## 一、口腔临床检查

### （一）一般情况

**17**

1. **基本情况** 包括患者的姓名、性别、年龄、通讯地址、职业、联系电话。

2. **主诉** 即患者最主要想解决的问题和要求，医师在制订治疗计划时必须纳入考虑。

3. 现病史 包括牙颌畸形出现的时间，是否进行性加重，是否做过相关治疗以及效果。

4. 既往史 是否曾患有系统性疾病、有无过敏史等，另需注意是否有外伤史、有无不良的口腔习惯和牙颌畸形遗传史。

5. 心理层面内容 对患者心理层面进行评估，应对矫治难度、矫治方案、是否依赖患者配合、是否需要心理层面沟通作出判断。

（二）颜面检查

颜面部的检查包括正面和侧面两个方面。

1. 正面检查

（1）面部三等分：正常人面部应有均衡的三等份，以发际点、眉间点、鼻下点为界，三个部分长度基本相等。

（2）面部对称性及面中线：面部的不对称可能有骨性、功能性及软组织不对称（图 17-1-1），必要时配合正位片检查。

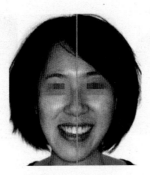

图 17-1-1 面部发育不对称，下颌偏斜

（3）唇齿关系：正常情况应是上唇自然松弛状态下，上下唇接触或上中切牙切缘在上唇唇缘下 2mm，微笑时应暴露上切牙牙冠的 3/4 或上唇缘位于上切牙颈缘水平，大笑时只应有少许牙龈暴露（图 17-1-2）。

**17**

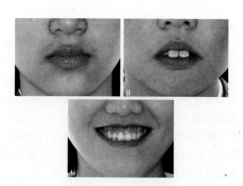

图 17-1-2　唇齿关系

A. 正常闭合嘴唇　B. 开唇露齿　C. 露龈笑

（4）颏部高度：对于颏部过高、面型前突的患者，尤其是成年女性，拔牙内收矫治后可能会表现为颏部过高更加明显，正面显得瘦削，需要特别注意。

2. 侧面检查

（1）侧面型：根据面部侧貌轮廓将侧面型分为以下三类（图 17-1-3）：

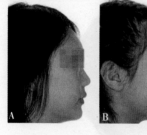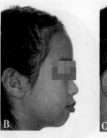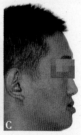

图 17-1-3　侧面型

A. 直面型　B. 凸面型　C. 凹面型

1）直面型：上、下颌骨前后关系协调，软组织额点、鼻底点和颏前点基本在一条直线上。

2）凸面型：鼻底点在额点和颏前点连线的前方。

3）凹面型：鼻底点在额点和颏前点连线之后。

**17**

（2）鼻唇角：为侧貌中鼻小柱与上唇间形成的角（图 17-1-4）。正常值为成年男性 86°±13°，女性 90°±12°。鼻唇角的大小与上颌骨的前后位置、上切牙唇舌向倾斜度及鼻小柱的倾斜度均有关。

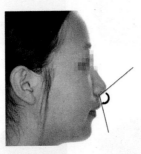

图 17-1-4 鼻唇角

（3）颏点：通过软组织鼻根点和眶点分别作眶耳平面垂线，理想的颏点应在上述两条垂线之间的区域。如果颏点位于该区域后方为下颌后缩，如果颏点位于该区域之前则为下颌前突（图 17-1-5）。

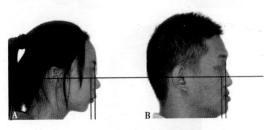

图 17-1-5 通过颏点对下颌位置的评估
A. 下颌后缩 B. 下颌前突

（4）颏唇沟：颏唇沟深多见于垂直向发育不足的患者，如骨性深覆𬌗畸形；另外前牙深覆盖也可引起下唇外翻、颏唇沟变深（图 17-1-6）。

（5）面下 1/3 高度及下颌角的大小：两者与患者的生长型相关。正常的下颌角大小约为 125°。垂直生长型患者下颌角较大，面下 1/3 高度增加；水平生长型患者

**17**

609

下颌角较小，面下 1/3 高度减小（图 17-1-7）。

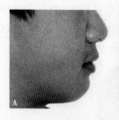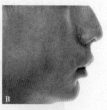

图 17-1-6　颏唇沟形态

A. 颏唇沟正常　B. 颏唇沟深

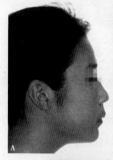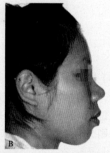

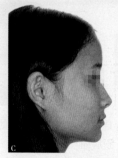

图 17-1-7　下颌角评估

A. 正常　B. 较大　C. 较小

**17**

（三）口内检查

口腔内部常按口腔前庭、固有口腔和牙齿三部分检查。

1. 口腔前庭 观察牙龈有无充血、肿胀、萎缩以及有无牙周袋，检查上唇系带的形态及附丽情况。

2. 固有口腔 检查黏膜是否健康；检查舌的大小、位置、边缘有无牙齿印迹；检查腭盖形态是否高拱；同时检查有无腭裂、咽炎、扁桃体炎、腺样增生等。

3. 牙齿及咬合 应检查牙齿的数目、大小及是否有龋洞、缺失、松动和修复体等。

正常𬌗及其特征是诊断和治疗牙颌畸形的重要依据和治疗标准，进行全面的正畸检查和诊断才能拟定适宜的治疗计划。

1972 年 Andrews 提出了正常𬌗的六个标准（表 17-1-2）。

表 17-1-2 Andrews 正常𬌗标准

| Andrews 正常𬌗标准（six keys） |
| --- |
| ①上、下颌牙弓间的关系，其中上颌第一磨牙的近中颊尖应咬在下颌第一磨牙的颊沟上，其远中颊尖的远中边缘嵴应咬合于下颌第二磨牙的近中颊尖的近中边缘嵴；近中舌尖咬合在下颌第一磨牙的中央窝，上、下颌前磨牙为颊尖对楔状间隙，舌尖对窝的关系；上颌尖牙正对下颌尖牙与第一前磨牙间楔状间隙；前牙覆𬌗、覆盖正常，中线一致 |
| ②切牙、尖牙、前磨牙及磨牙均有正常的近远中向倾斜度 |
| ③切牙、尖牙、前磨牙及磨牙有正常的唇（颊）舌向倾斜度 |
| ④牙弓内无旋转牙 |
| ⑤牙列中无间隙，接触点紧 |
| ⑥Spee 曲线平或有轻微曲度 |

以正常𬌗为参照对患者进行牙列及咬合的检查，检查内容包括牙列式、个别牙错位的情况、上、下颌牙弓形态及对称性、磨牙尖牙关系、前牙覆𬌗覆盖、拥挤度、𬌗曲线等（表 17-1-1）。

**17**

（四）功能检查

检查内容包括张口度、张口型、关节弹响等颞下颌关节情况及是否具有不良习惯等（表 17-1-1）。

（五）模型分析

1. **拥挤度分析**　牙弓的拥挤度为牙弓应有长度与牙弓现有长度之差（图 17-1-8）。

（1）牙弓应有长度（必需间隙）：即牙弓内各牙齿宽度的总和。用分规分别测量第一恒磨牙近中所有牙齿牙冠的最大宽度，求其总和。

（2）牙弓现有长度（可用间隙）：即牙弓整体弧形的长度。

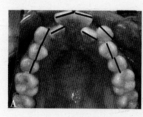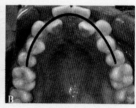

图 17-1-8　拥挤度分析

A. 牙弓应有长度　B. 牙弓现有长度

2. **牙齿大小协调性——Bolton 指数分析**

（1）前牙 Bolton 指数 = 下前牙牙冠宽度总和/上前牙牙冠宽度总和（正常参考值：78.8% ±1.72%）

（2）全牙 Bolton 指数 = 下颌全牙列牙冠宽度总和/上颌全牙列牙冠宽度总和（正常参考值：91.5% ±1.51%）

3. **Spee 曲线**　为下颌牙弓𬌗面弧度最低点至下切牙切端与最后一个磨牙的牙尖连线的距离（图 17-1-9）。

（六）X 线头影测量分析

对颅面骨骼的 X 线检查方法主要包括全景片、侧位片、正位片及颏顶位片等。口腔锥形束 CT（CBCT）也逐步成为有力的检查手段。

X 线头影测量分析主要是对头颅定位侧位片的定点、测量和分析（图 17-1-10），正畸医师可了解颅颌面软硬

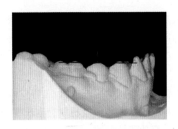

图 17-1-9 Spee 曲线测量

组织形态及其生长发育，诊断牙颌的发生部位及机制，预测正畸的治疗目标。常用的分析方法包括 Downs 分析法、Tweed 分析法、Stainer 分析法、Ricketts 分析法及 VTO 分析法等，以及各种头影图迹重叠比较法等。

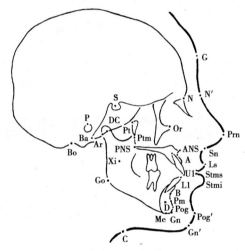

图 17-1-10 头颅定位侧位片定点

　　颅面软组织的形态与正畸治疗目标密切相关，定量分析判断组织的形态及变化也同样重要。软组织的测量分析法主要包括 Ricketts 的 VTO 法、Holdaway 分析法，以及一些常用于软组织分析评估参考的线、角等，如 Steiner 的 S 线、Ricketts 的审美平面、Merrifield 的 Z 角等。

　　常用的反映上、下颌骨与颅底的关系、上、下颌骨

**17**

之间相互关系、生长型、上、下颌切牙倾斜度及矢状向
位置关系的部分测量项目见表 17-1-1。

二、牙颌畸形的诊断

通过前期全面系统的检查之后，需要对临床资料进行
综合分析，判断畸形的病因及机制，列出主要问题清单，
同时评价是否有功能性问题、是否具有生长发育潜力和心
理问题，以拟定最适宜的矫治计划（图 17-1-11）。

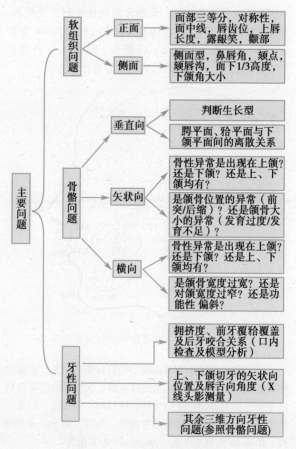

图 17-1-11　主要问题示意图

（一）牙颌畸形分类

目前，临床最常用 Angle 分类法。Angle 认为上颌第
一磨牙的位置稳定是𬌗的关键，据此从矢状向将牙颌畸
形进行了分类（表 17-1-3，图 17-1-12）。

表 17-1-3　安氏分类法

| 安氏分类 | 矢状向错𬌗 | 上、下颌第一磨牙关系 |
|---|---|---|
| 安氏 I 类错𬌗 | 中性错𬌗 | 上颌第一磨牙的近中颊尖咬在下颌第一磨牙的颊沟 |
| 安氏 II 类错𬌗 | 远中错𬌗 | 上颌第一磨牙的近中颊尖咬在下颌第一磨牙的颊沟前方，下颌磨牙的位置较理想位置靠远中 |
| 安氏 III 类错𬌗 | 近中错𬌗 | 上颌第一磨牙的近中颊尖咬在下颌第一磨牙的颊沟后方，下颌磨牙的位置较理想位置靠近中 |

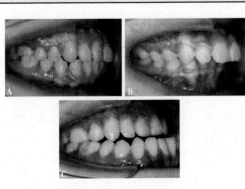

图 17-1-12　安氏分类法

A. 安氏 I 类　B. 安氏 II 类　C. 安氏 III 类

**17**

但是，Angle 分类有其局限性：忽略了牙与颌骨颅面的关系；未考虑到牙颌的分类应从横向、矢状方向及垂直方向等三向立体地来描述；Angle 分类法无法反映牙颌畸形的形成机制。

（二）生长发育潜力的判断

生长发育潜力可为矫治时机及矫治方法的选择提供重要的参考。对于轻、中度骨性畸形的有生长发育潜力的儿童可选择功能矫治、矫形治疗或代偿性治疗，而严重的骨性畸形需待生长发育停滞后才能进行正畸-正颌联合治疗。

对青春期的预测判断方法主要有身高生长预测法；第二性征预测法；通过手腕片和颈椎片的骨龄预测法等。

（三）生长型的判断

面部生长型包括平均生长型、水平生长型和垂直生长型，可经头影测量值进行判断（表 17-1-4）。

1. 水平生长型  患者其肌肉的张力以及咬合力大，伸长后牙后容易复发，深覆𬌗改正较为困难。这类患者的牙移动较慢，拔牙间隙关闭相对困难。

2. 垂直生长型  患者咀嚼肌力小，磨牙容易伸长和前移，深覆𬌗较易矫治，但也容易出现支抗的丧失及下颌骨向下向后旋转造成面部容貌恶化，矫治设计要注意加强支抗设计及避免后牙伸长。

表 17-1-4  生长型判断的参考数值

|  | 前后面高比 | SN-MP | FH-MP |
|---|---|---|---|
| 水平生长型 | >65% | <29° | <22° |
| 平均生长型 | 62%~65% | 29°~40° | 22°~32° |
| 垂直生长型 | <62% | >40° | >32° |

## 三、牙颌畸形矫治设计应考虑的问题

（一）正畸治疗流程

牙颌畸形患者可供参考的治疗流程图（图 17-1-13）。

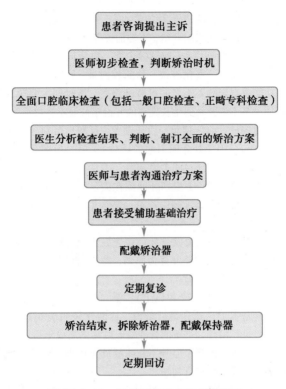

图 17-1-13　牙颌畸形患者治疗流程图

（二）牙颌畸形治疗计划的制订和预后估计应考虑的问题

1. 不同时期阶段牙颌畸形矫治的适应证　有些由生长发育形成的暂时性错𬌗及不良习惯造成的牙颌畸形，在早期去除不良诱因后存在自行调整的可能；有的牙颌畸形早期矫治又可以充分利用生长潜力以达到事半功倍的治疗结果，因此需要判断和选择适当的矫治时机。

以下系各时期的潜在矫治情况及适应证：

（1）乳牙期（3~6岁）：患者小，通常不能很好地配合，治疗前应了解乳牙牙根发育或吸收情况。

适应证：前牙反𬌗，下颌前突；后牙反𬌗；严重深

**17**

覆𬌗，远中𬌗；凡妨碍牙、颌、面正常发育及正常功能的不良习惯所造成的开𬌗、下颌前突等牙颌畸形。

（2）替牙期（7～12岁）：乳、恒牙同时存在，牙列咬合不稳定，变化较快，诊断较困难。轻度错𬌗畸形与功能发育影响不大者，可暂时观察。该时期主要矫治颌骨关系不调及妨碍生长发育的牙齿错位及不良习惯等。

适应证：前牙反𬌗；后牙锁𬌗，反𬌗；个别牙严重错位（包括因额外牙而引起的错位）；第一恒磨牙严重错位；上、下颌牙弓间关系错乱；不良习惯未破除造成的各类错𬌗畸形；上中切牙间隙在尖牙已萌出而不能关闭者；上切牙严重舌倾；开𬌗、骨性Ⅱ类牙颌的早期矫治等。

替牙𬌗期因正值颌骨牙弓快速发育期，矫治器设计应以不妨碍牙颌生长发育为原则，戴矫治器时间不应过长，矫治力也应轻微。

（3）恒牙期（12岁以上）：第二恒磨牙萌出后，𬌗的发育基本上已达到最后阶段，诊断比较明确而肯定，可积极进行治疗。严重的骨性畸形最终仍需成年后正畸-正颌外科手术治疗，但并不意味就放弃该类患者的前期矫治，应视情况综合判断。

2. 正畸治疗与年龄、性别的关系 儿童与青少年阶段颌骨正在生长发育，骨质生长活跃，矫治效果较好。同时考虑到错𬌗的类型，如影响生长发育的早期骨性畸形，愈早愈好。儿童牙颌畸形的发生处于生长发育早期或高峰期前，是儿童牙列、𬌗、颌面部骨骼以及肌肉生长最活跃的时期，此时颅颌面各部位生长的速度快、变化大，组织细胞代谢最活跃，牙周组织及颌骨的可塑性大，对矫治的反应好，适应性强，改建快，但往往变化也比较快。

成年后骨质为代偿性增生，颌骨生长发育停止，矫治效果不如儿童与青少年，且时间也较长，对一些功能与健康影响大的牙颌畸形也应治疗，甚至考虑应用正畸-正颌外科来治疗。

男女青春期各不相同，女孩较男孩早，如利用生长发育快速期则女孩矫治应比男孩稍早一些。

3. 选择矫治体系 可根据患者的年龄、牙列期及矫治目的选择合适的矫治器。

（1）在乳牙期和替牙期，矫治目的是调整颌骨间关系不调，阻断畸形发展，所以一般采用功能矫治器或活动矫治器，戴用时间不宜过长，不影响牙齿、颌骨的正常发育。

（2）骨性错𬌗畸形的早期矫治，是希望用较大的矫形力促进骨的发育从而达到改善颌骨间关系不调及面型，采用骨矫形器如前牵引矫治器、快速腭中缝开展矫治器等。

（3）恒牙列期一般性矫治的主要目的是矫治错位牙齿、排齐牙列，最常用的是固定正畸矫治器，如方丝弓、直丝弓、Begg、Tip-edge 等矫治器，此类矫治器使用最广泛，应用于各类牙颌的矫治，不受年龄限制。

随着成人正畸需求量增大、患者对美观的重视程度愈发显著，在矫治器的选择上美观方面也要纳入考虑（图 17-1-14）。

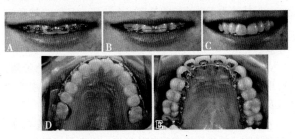

图 17-1-14 不同正畸矫治器

A. 固定金属矫治器 B. 固定陶瓷矫治器 C. 活动隐形矫治器 D. 唇侧矫治器𬌗面观 E. 舌侧矫治器𬌗面观

**17**

4. 矫治目标

（1）良好的𬌗关系：上、下颌牙齿排列整齐，正常的𬌗接触关系；前牙覆𬌗覆盖正常；Spee 曲线正常；牙弓与颌骨间关系协调。

（2）正常的口颌系统功能及健康的牙体牙周组织：在矫治过程中要特别注意患者的口腔卫生，要求早晚及饭后刷牙，及时清除牙面托槽周围的食物残渣，防止发生脱钙和继发龋。另外，矫治力大小要适当，不宜过大，防止牙齿过度松动。

（3）美观的面型：大多数患者都要求改善颜面外貌，医师在制订治疗计划时要从本民族、本地区、不同年龄性别的正常标准做出个体化设计。

（4）稳定：稳定的疗效是很重要的，不可忽视矫治后的保持，可定期复查追踪。

5. 保持　无论是否接受过正畸治疗，牙周组织、咬合关系和颜面形态都会一直发生不同程度的变化，维护良好的正畸疗效，医师在拟定矫治计划时术前重视保持的需要，患者也需要以良好的心态面对后续的疗效变化。在正畸治疗开始前，患者应被告知治疗后复发的可能存在，有些病例甚至需要终身保持，一些局部因素或全身性疾病造成的牙齿和牙周组织的退化也会影响保持的效果。

保持作为正畸治疗的最后一个阶段，又称"被动治疗阶段"，主要通过固定或活动正畸保持器等维系正畸疗效。

（1）固定保持器通常是粘接于尖牙到尖牙的舌侧，有不同类型的材料：弹性弓丝、刚性弓丝、铸造刚性夹板及复合材料如玻璃纤维复合树脂等。

固定保持器的优点是对尖牙间宽度的保持效果好，能有效防止前牙拥挤或间隙的复发，亦有利于后牙的生理性调整；缺点是容易堆积菌斑，且脱落率较高。不同保持器材料之间相比较：弹性弓丝允许牙齿的微小移动，有助于保持牙周的物理特性；在使用寿命方面，弹性多股麻花丝直接固定要优于纤维加强型复合树脂保持器。先天性缺牙或过小牙造成牙列间隙的患者也可以采用固定义齿修复的方式实现固定保持（图17-1-15）。

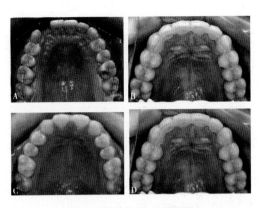

图 17-1-15　固定保持器

A. 弹性多股麻花丝固定保持器　B. 玻璃纤维复合树脂固定保持器　C. 侧切牙先天缺失患者矫治前　D. 矫治后固定义齿修复

（2）活动保持器包括热塑压膜透明保持器、基托和弓丝保持器、全牙列𬌗垫、颌间保持器、主动型保持器等，可根据患者实际情况加以使用（表 17-1-5）。活动保持器相对于固定保持器而言更有利于菌斑控制，但更依赖于患者的配合，需要坚持配戴及及时清洁。热塑压膜透明保持器美观性较好，制作简单，无弓丝在拔牙间隙穿过，但可能干扰咬合运动及容易损坏；基托和弓丝保持器有利于后牙的生理性调整，但唇侧弓丝在一定程度上影响了美观，唇弓在尖牙远中跨𬌗，可能引起拔牙间隙的复发（图 17-1-16）。

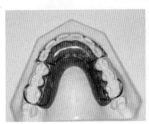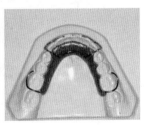

图 17-1-16　基托和弓丝保持器

**17**

表 17-1-5 不同保持器对比一览表

|  | 美观 | 允许后牙生理性调整 | 依赖患者配戴 | 容易堆积菌斑 | 干扰咬合运动 | 易脱落或破损 |
|---|---|---|---|---|---|---|
| 舌侧固定保持器 | √ | √ |  | √ |  | √ |
| 热塑压膜保持器 | √ |  | √ |  | √ | √ |
| 基托和弓丝保持器 |  | √ | √ |  |  |  |

（3）生物学保持不仅包括牙齿和牙周的健康维护，还针对畸形性质实施一些必要的治疗举措。诸如对于矫正的扭转牙，在机械保持以外，通过牙龈环切术切断牙槽嵴顶纤维可用来防止扭转的复发。

总体上，牙颌畸形千变万化，涉及患者生长、心理、体质及认同，诊断治疗相对复杂，正畸治疗质量控制流程图见图 17-1-17，尤其是关键环节。

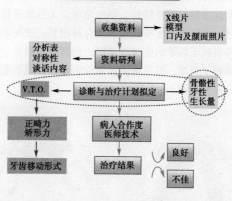

图 17-1-17 正畸治疗质量控制流程图

（宋锦璘）

## 第二节 常用的正畸矫治器
## 及矫治技术

### 一、活动矫治器及矫治技术

活动矫治器是患者可以自行摘戴的一种矫治装置。我国最初开展口腔正畸工作时，以活动矫治器为主。活动矫治器结构简单，所使用的材料价格低，在基层单位治疗简单错𬌗中发挥着重要作用。以下将着重介绍临床常用的普通机械活动矫治器（不包括功能矫治器）。

（一）霍利保持器

1. 霍利保持器 由双曲唇弓、一对磨牙卡环及树脂基托组成（图 17-2-1）。

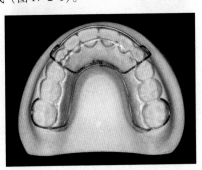

图 17-2-1 霍利保持器
（重庆医科大学附属口腔医院供图）

2. 适应证 适用于唇侧或舌侧错位牙齿的保持以及防止扭转牙的复发。

3. 作用原理 利用唇弓和树脂基托使牙齿和颌骨稳定于矫治后的特定位置，以防止复发。

4. 临床应用及注意事项 双曲唇弓应与前牙轻轻接触而无压力，卡环应具有良好的固位作用，基托可覆盖全部硬腭，也可制作成马蹄形。为了增强固位，还可在

**17**

双曲唇弓远中焊接单臂卡于前磨牙上，有时也可在后牙上作连续卡环。保持器舌侧基托的边缘应与牙列舌侧牙面密贴，以起到良好的保持作用。通常第 1 年需要全天戴用保持器，第 2 年开始根据患者具体情况酌情调整，逐步过渡到夜间戴用，对于某些特殊的错𬌗畸形甚至需要终身戴用保持器。

（二）𬌗垫舌簧矫治器（图 17-2-2）

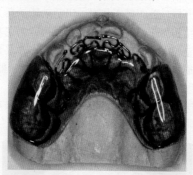

图 17-2-2 𬌗垫舌簧矫治器

（重庆医科大学附属口腔医院供图）

1. 适应证

（1）上颌双侧后牙𬌗垫活动矫治器：常用于矫治前牙反𬌗、下颌前突等畸形。

（2）上颌单侧后牙𬌗垫矫治器：主要适用于单侧后牙反𬌗、锁𬌗，𬌗垫位于健侧。

（3）上、下颌𬌗平面式𬌗垫牵引钩矫治器：常用于颌间牵引，矫治上颌或下颌前突及发育不足，解除上、下颌之间的不利限制。

2. 作用原理 𬌗垫舌簧矫治器，可解除反𬌗等不利锁结关系及其造成的损害，同时还可以形成正常的进食条件；平面式𬌗垫还可以解除上、下颌相对运动时的锁结，有利于上、下颌骨位置的协调。

3. 临床应用及注意事项

（1）𬌗垫的高度以解除锁结为宜。

**17**

（2）固位应良好，加力应适宜。

（3）每间隔1～2周加力一次，上前牙推至解除反𬌗的覆盖后，应分次磨除𬌗垫，每次磨0.3～0.5mm，直至𬌗垫底部全部被磨除。

（三）带翼扩弓可摘矫治器（图17-2-3）

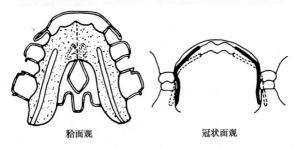

𬌗面观　　　　　　冠状面观

图17-2-3　带翼扩弓可摘矫治器

1. 适应证

（1）适用于上颌及下颌牙弓的宽度均有狭窄，后牙𬌗关系为中性𬌗关系，临床牙冠高度足够者。

（2）前牙轻度拥挤或上前牙排列整齐伴唇向，同时有下前牙轻度拥挤者。

（3）适用于年龄较小的患者。

2. 作用原理　带翼扩弓活动治器能同时同步扩大上、下颌牙弓而不需要上、下颌两个扩弓矫治器。扩弓加力部分仅仅设计在上颌，通过矫治器向下延伸的翼板，在扩大上颌牙弓的同时扩大下颌牙弓。

3. 临床应用及注意事项　扩弓簧不要与组织面贴得太紧，以免加力后扩弓簧压迫硬腭黏膜。加力后应注意腭黏膜是否有压痛并进行相应处理。扩弓过程中，应观察下颌后牙的横𬌗曲线，其较平时即停止扩弓。

（四）导弓式矫治器（图17-2-4）

1. 适应证　常用于矫治乳牙期或替牙期伴下前牙散隙的前牙反𬌗。

2. 作用原理　导弓式矫治器是𬌗垫矫治器的一种变

**17**

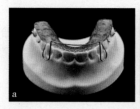
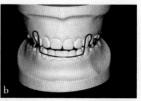

图 17-2-4 导弓式矫治器

（重庆医科大学附属口腔医院供图）

形，其区别在于𬌗垫矫治器是解除锁结后主要为推上前牙唇向解除反𬌗，而导弓式矫治器则是解除锁结后借助于诱导弓的弹力和激发肌肉活动所产生的力，关闭下前牙散隙，诱导下颌向后，使下颌进行生理性调位，是一种机械-功能混合性活动矫治器。

3. 临床应用及注意事项

（1）固位要求高，下前牙诱导弓加力应适宜。

（2）𬌗垫应为平面式，应以不对下颌产生不利诱导为原则。

（3）反𬌗解除后，分次磨除𬌗垫，形成正常覆𬌗后仍继续戴用一定时间以巩固疗效，否则易复发。

（五）口腔不良习惯矫治器

1. 唇挡丝（图 17-2-5）、腭刺（图 17-2-6）

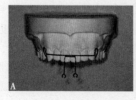
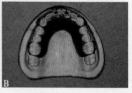

图 17-2-5 唇挡丝

（1）适应证：不良舌习惯、不良唇习惯、吮指习惯等及其所致的错𬌗。

（2）作用原理：该矫治器通常是在一般机械型活动矫治器上设置辅件，如腭舌刺、栅栏、唇挡丝等，以阻

**17**

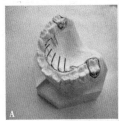
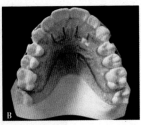

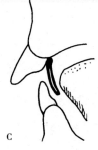

图 17-2-6　腭刺

（重庆医科大学附属口腔医院供图）

止不良唇舌习惯及吮指习惯等，并同时矫治因不良习惯所致的错𬌗。

（3）临床应用及注意事项

1）要求固位良好，否则容易造成软组织损伤。

2）切忌告诉患者戴口腔不良习惯矫治器是靠惩罚而起作用。

3）矫治完成后，应分次拆除腭舌刺、唇挡丝等，并强调口腔不良习惯矫治器应继续戴用 0.5 年以上。

2. 前庭盾（图 17-2-7）

（1）适应证：适用于口呼吸、咬物、咬指习惯的矫治；唇功能训练；上颌前突、牙弓狭窄及替牙早期下切牙舌倾的矫治。

（2）作用原理：发挥作用的部分在口腔前庭部位，用以消除唇颊肌对牙弓及颌骨的不正常压力，使牙弓内外处于平衡状态；前庭盾还可以对上、下颌牙弓、颌骨

**17**

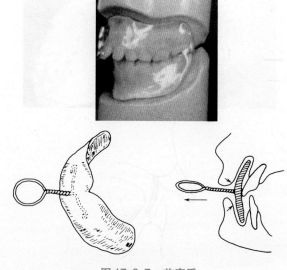

图 17-2-7　前庭盾

的矢状向、垂直向、横向三维方向进行调整。

（3）临床应用及注意事项

1）尽量多戴用，戴用时上下唇应尽量闭合，并反复练习。

2）初戴时前庭沟及唇系带处可能有压痛，应注意调磨压痛点部位的树脂。

3）为避免患者夜间发生窒息的危险，可在前庭盾前部预备几个通气孔。

4）每 3～4 周复诊一次，可在保持前庭盾厚度约 2.5mm 的情况下，通过在局部应用自凝树脂垫底或缓冲的方法，调节牙弓承受的矫治力。

## 二、固定矫治器及矫治技术

固定矫治器是由带环、托槽、弓丝及其他附件组成。此类矫治器只能由正畸医师装拆调整，患者不能自行摘戴。常用的固定矫治器有方丝弓矫治系统和直丝弓矫治系统。

**17**

（一）有关固定矫治的操作技术

1. 分牙技术　在装配带环之前，需要对支抗牙的近远中邻面进行处理，使支抗牙与邻牙间产生间隙，以利于安放带环（图17-2-8）。

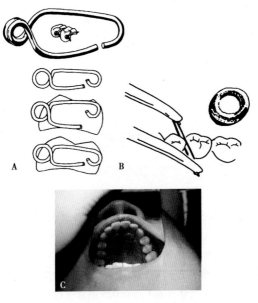

图 17-2-8　橡皮圈/分牙簧分牙法

（1）橡皮圈分牙法：分牙时间约 3~5 天。

（2）分牙簧分牙法：对于邻接关系紧密及邻牙萌出不足的牙齿效果较好，分牙时间约 3~5 日。

2. 带环粘接技术　粘固前，将带环在患者牙齿上试戴，检查咬合关系，磨除早接触部分，基牙吹干后，用玻璃离子粘固剂（或磷酸锌粘固剂）粘固，带环戴入就位后将多余的粘固剂去除干净。

3. 托槽粘贴技术（图17-2-9）

（二）常用的固定矫治器

1. 方丝弓矫治器

（1）方丝弓矫治器由带环、托槽、弓丝及其他附件

**17**

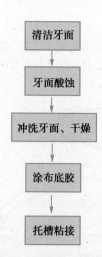

图 17-2-9　托槽粘贴技术流程图

组成。

1）带环：常用的是第一磨牙的成品带环，并带有颊面管和牵引钩。

2）托槽：方丝弓矫治器常用金属双翼托槽。托槽的中部是容纳弓丝的槽沟，槽沟的宽度和深度有两种：一类是 0.018 英寸（宽）×0.025 英寸（深）；另一类是 0.022 英寸（宽）×0.028 英寸（深）。

①高度：指由牙尖或切缘到槽沟的𬌗向底面之间的距离（图 17-2-10，表 17-2-1）。

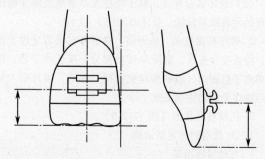

图 17-2-10　托槽应在牙面上的位置

表 17-2-1　常用的托槽定位高度（mm）

| 牙位 | 上颌 | 下颌 |
|---|---|---|
| 中切牙 | 4.5 | 4.0 |
| 侧切牙 | 4.0 | 4.0 |
| 尖牙 | 5.0 | 5.0 |
| 第一前磨牙 | 4.5 | 4.5 |
| 第二前磨牙 | 4.5 | 4.5 |
| 第一磨牙 | 4.5 | 4.5 |

②轴倾度：正常排列的牙齿长轴均有一定的倾斜度（图 17-2-11，表 17-2-2）。托槽粘接时，必须考虑这个因素。

表 17-2-2　托槽的倾斜度

| 牙位 | 上颌 | | 下颌 | |
| | 不拔牙病例 | 拔牙病例 | 不拔牙病例 | 拔牙病例 |
|---|---|---|---|---|
| 中切牙 | 2° | 2° | 0° | 0° |
| 侧切牙 | 4° | 4° | 0° | 0° |
| 尖牙 | 0° | 6° | 0° | 6° |
| 第一前磨牙 | 0° | — | 4° | — |
| 第二前磨牙 | 0° | 0° | 4° | 4° |
| 第一磨牙 | 0° | 0° | 6° | 6° |
| 第二磨牙 | 0° | 0° | 0° | 0° |

③近远中位置：托槽的中心与牙冠的唇、颊面中心一致。

3）矫治弓丝：一般矫治初期使用细圆丝，在关闭间隙、弯制理想弓形时使用方弓丝。

**17**

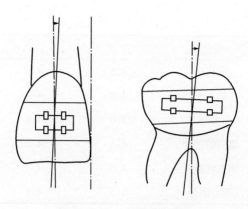

图 17-2-11　托槽的轴倾度

4）末端颊面管：颊面管的内径规格有 0.018 英寸 ×
0.025 英寸和 0.022 英寸 ×0.028 英寸两种。颊面管可以
是单颊面管或双颊面管，通常单颊面管用于下颌磨牙；
双颊面管用于上颌磨牙。

（2）基本操作步骤：以拔牙矫治远中错𬌗病例来说
明（图 17-2-12）。

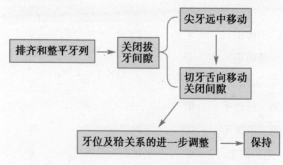

图 17-2-12　方丝弓基本操作步骤流程图

2. 直丝弓矫治器　源于方丝弓矫治器，即把方丝弓
矫治技术中弓丝上弯制的三个序列弯曲，预置在托槽和
颊面管上，减少了弓丝上弯制三个序列弯曲的程序。

操作步骤特点：

（1）强调托槽粘接的位置的精确；

（2）第二磨牙通常加入矫治系统；

（3）广泛使用高弹性弓丝；

（4）使用弱而持续的矫治力；

（5）强调牙弓的完全整平；

（6）第一阶段采取尖牙后结扎和末端弓丝回弯来防止前牙唇倾与加深覆殆；

（7）第二阶段通过尖牙近中弓丝加牵引钩，使用滑动法关闭拔牙间隙。

## 三、功能矫形治疗

### （一）功能矫治器及矫治技术

1. 功能矫治器的定义 功能性矫治器是一种可摘矫治器，本身不产生任何机械力，在口内的固位一般也不严格，而是通过改变口面肌功能促进殆发育和颅面生长，矫治发育中的错殆畸形。

2. 临床常用的功能矫治器

（1）平面导板（图 17-2-13）

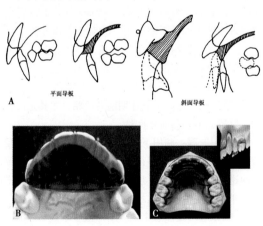

图 17-2-13 平面导板与斜面导板

（重庆医科大学附属口腔医院供图）

**17**

1）适应证：平面导板适用于矫治后牙高度不足的低角型深覆𬌗患者。斜面导板适用于上颌正常、下颌后缩的远中错𬌗畸形患者。

2）作用原理：前牙区基托加厚成为平面时，下前牙切缘与平面导板接触，使上、下颌后牙脱离咬合接触，可压低前牙并升高后牙，前牙基托成斜面时，可以导下颌向前。平面导板与斜面导板均通过升颌肌的收缩力发挥作用。

3）临床应用及注意事项：①当下前牙咬合在平面导板时应均匀接触，上、下颌后牙离开应大于息止𬌗间隙；平面导板根据后牙接触的情况应逐次加高。②在下切牙正中咬合时，下切缘咬在斜面导板后缘之前 2～3mm 处。下颌后缩严重的患者应分次引导下颌向前。③戴用过程中应注意颞下颌关节的检查。

（2）斜面导板（图 17-2-13）

1）适应证：下颌后缩的远中错𬌗畸形。

2）作用原理：引导下颌向前，改善下颌后缩。

3）临床应用及注意事项：①在下切牙正中咬合时，下切缘咬在斜面导板后缘之前 2～3mm 处。下颌后缩严重的患者应分次引导下颌向前。②对于安氏Ⅱ类2分类患者应先使用舌簧纠正上前牙长轴，再诱导下颌向前生长。③戴用过程中应注意颞下颌关节的检查。

（3）下颌树脂联冠式斜面导板

1）适应证：适用于乳牙期前牙反𬌗，尤其是反覆𬌗较深、反覆盖不大的前牙反𬌗。

2）作用原理：利用下前牙区树脂导板斜面解除反𬌗锁结及诱导反𬌗牙的前移；解除咀嚼肌张力过大所致的下颌的逆时针旋转生长，反覆𬌗深时所致的后牙萌出不足；刺激后牙牙槽的生长及牙齿的萌出。

3）临床应用及注意事项：①一般在下颌6颗前牙上制作联冠，斜面应向后上倾斜45°～60°，斜面应有足够的宽度，以免咬合时上前牙咬在斜面舌侧，使前牙反𬌗加重；②如果联冠导板固位差，可采用粘固剂粘接在下前牙上；③一旦前牙反𬌗解除，应及时去除联冠导板。

（4）肌激动器（图17-2-14）

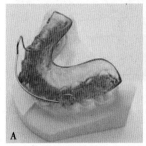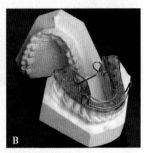

图17-2-14　肌激动器

（重庆医科大学附属口腔医院供图）

1）适应证：主要用于青春发育高峰期安氏Ⅱ类1分类错𬌗畸形。

2）作用原理：肌激动器的矫形力是下颌位置改变所产生，主要作用是刺激下颌骨的矢状向、垂直向生长，轻度抑制上颌骨矢状向生长。

3）临床应用及注意事项：①注意检查牙导面与牙齿接触部分的"光亮区"。上颌牙"光亮区"在近中龈侧，而远中树脂被缓冲，以刺激下后牙向远中𬌗向萌出；下颌牙"光亮区"在远中龈侧，而近中树脂被缓冲，以刺激下后牙向近中𬌗向萌出。调磨不利的"光亮区"。②替牙𬌗期的患者应注意是否影响乳恒牙正常替换。③矫治器每天确保14小时戴用时间，一般试戴1周后可适应，每4~6周复诊一次，疗程为10~12个月。若患者下颌后缩同时伴有上颌前突可联合使用口外弓（详见口外弓的使用）。

（5）功能调节器分为四种类型，即FR-Ⅰ、FR-Ⅱ、FR-Ⅲ、FR-Ⅳ，现在常用的是FR-Ⅲ（图17-2-15）。

1）适应证：①FR-Ⅰ用于矫治安氏Ⅱ类1分类和安氏Ⅰ类错𬌗畸形；②FR-Ⅱ用于矫治安氏Ⅱ类2分类错𬌗畸形；③FR-Ⅲ用于矫治安氏Ⅲ类错𬌗畸形；④FR-Ⅳ用

**17**

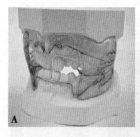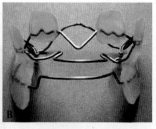

图 17-2-15　FR-Ⅲ型矫治器
（重庆医科大学附属口腔医院供图）

于矫治替牙期与恒牙早期牙弓狭窄，基骨发育不足的双颌前突及轻度骨性开𬌗畸形。

2）作用原理：通过颊屏、唇挡阻断口周肌肉的异常功能，消除口周肌肉力对牙齿、牙槽骨及颌骨生长的限制，诱导牙弓、颌骨及面部产生横向、垂直向、矢状向等生长效应。

3）临床应用及注意事项：①用于混合牙列期及恒牙早期效果较好；②初戴时每天 1 ~ 3 小时逐渐增加到每天戴用 18 小时左右，每隔 4 ~ 6 周复诊一次；③对于上颌骨发育明显不足的患者，可将上唇挡适当前移以最大程度刺激上颌骨生长；④日夜戴用 3 个月横向、垂直向、矢状向改善，6 ~ 9 个月，磨牙关系得到矫正，1 年左右矫治结束；⑤混合牙列矫治后，一般需要保持 1.5 年，恒牙列早期需保持 2 ~ 3 年。

（6）双𬌗垫矫治器（图 17-2-16）

1）适应证：一般适用于替牙期、恒牙初期安氏Ⅱ类伴下颌后缩。

2）作用原理：是一种调整下颌矢状向位置的装置，通过功能性前移下颌，刺激下颌骨生长。

3）临床应用及注意事项：①建议全天戴用，4 ~ 6 周后开始分次调低上颌𬌗垫，一般 4 ~ 6 次复诊可将上颌𬌗垫全部磨除，上、下颌磨牙建𬌗，然后再分 2 ~ 3 次磨除下颌𬌗垫，疗程约 6 个月。②替牙𬌗期的患者应注意

**17**

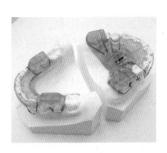

图 17-2-16 双𬌗垫矫治器

（重庆医科大学附属口腔医院供图）

是否影响乳恒牙正常替换。③对于下颌有偏斜的应注意中线问题。

3. 功能矫治器的治疗程序（图 17-2-17）

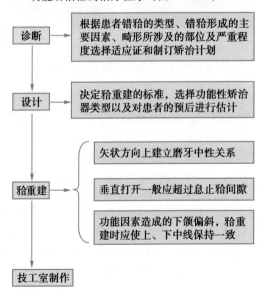

图 17-2-17 功能矫治器的治疗程序流程图

**17**

4. 二期治疗 在功能性矫治器治疗完成后，常使用固定矫治器排齐牙列、完成精细调整。

（二）矫形矫治器及矫治技术

在正畸治疗中，任何矫治力均同时伴随反作用力，这种反作用力需要牙齿或颌面组织来承受，这些部位称为支抗。矫形矫治包括利用口内支抗的腭中缝开展矫治器及利用口外支抗的口外唇弓矫治器、头帽颏兜矫治器和前方牵引矫治器等。

1. 腭中缝开展矫治器（图 17-2-18）

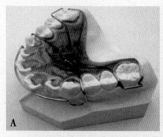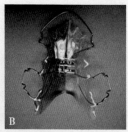

图 17-2-18　腭中缝开展矫治器

（重庆医科大学附属口腔医院供图）

（1）适应证：适用于上颌骨缩窄腭盖高拱；上颌骨绝对或相对不足，后牙反𬌗等。

（2）作用原理：腭开展在儿童生长发育期内通过使用矫形力打开腭中缝，使中缝结缔组织产生新的骨组织，从而使上、下颌牙弓的基骨相适应。

（3）临床应用及注意事项：①快速腭开展每天调节螺旋开大器 1/4 圈，开展的速度约 0.5~1mm；慢速腭开展每周调节螺旋开大器 1/4 圈，开展的速度约 1mm，扩弓后需保持或立即采用固定矫治器继续治疗并维持扩展效果。②对于下颌存在拥挤或下颌牙弓或基骨也代偿性狭窄的病例，虽不表现出后牙的反𬌗，但也需腭开展矫治。

2. 口外弓矫治器（图 17-2-19，图 17-2-20）

1）适应证：口外弓既可作为增强后牙支抗或推磨牙向远中的重要辅助装置，也可用于治疗青春快速发育

**17**

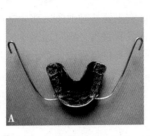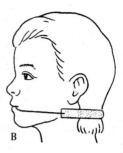

图 17-2-19 口外弓低位牵引
（重庆医科大学附属口腔医院供图）

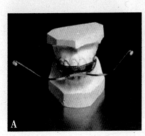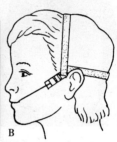

图 17-2-20 口外弓高位牵引
（重庆医科大学附属口腔医院供图）

期上颌前突畸形，以抑制上颌骨的生长。

2）作用原理：口外弓具有两种作用，每侧磨牙受到 200～300g 的作用力，可产生加强支抗或向远中移动磨牙的作用；而当每侧磨牙受到 350～500g 作用力时，可有效地抑制上颌骨的生长。

3）临床应用及注意事项：根据不同生长型选择不同的口外力牵引。

①垂直向控制高位牵引对上颌骨与上后牙产生远中向和垂直向压入的力，适用于高角患者。低位牵引在抑制上颌骨向前生长的同时，促进上颌后部牙槽骨的向下生长，适用于低角患者，可使下颌骨产生顺时针方向旋转。

**17**

②口外弓作用力在多数情况下是通过上颌第一磨牙对上颌牙槽骨产生作用的。它主要是对上颌后部牙槽产生作用。当上颌前部垂直向发育过度，则可通过 J 形钩或在功能性矫治器的前部设置高位牵引钩，对上颌前部牙槽骨和上切牙进行压低。

3. 头帽颏兜矫治器　头帽颏兜矫治器适用于上颌正常、下颌发育过度，下颌平面角小，下面高正常的患者（图 17-2-21）。

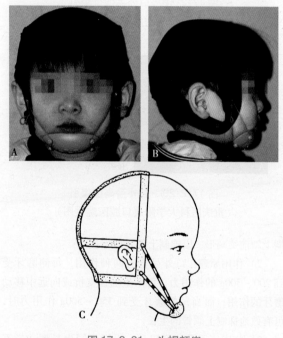

图 17-2-21　头帽颏兜

（1）适应证

1）前下面高短的低下颌角Ⅲ类错𬌗。

2）轻度的下颌前突畸形者，且下颌可后退至前牙对刃的位置。

3）下颌切牙位置基本正常或稍唇倾。

4）无明显的颞下颌关节病。

头帽颏兜是另一种颌骨矫形作用的矫治器。头帽颏兜矫治器支抗部分在口外，作用力的受力部分也在口外。其作用就是抑制下颌向前生长和下颌功能性前伸。

（2）作用原理：对处在生长期的下颌前突畸形，只要施加足够的抑制力且持续足够长的时间，就可产生抑制下颌生长的作用。对于低角型Ⅲ类病例，头帽颏兜可使下颌骨产生向下、向后旋转，而改变下颌原有的生长方向，使上、下颌骨在矢状面的关系变得协调。此时，虽然下颌骨的生长量并未改变，但上、下颌骨在矢状方向上的位置关系已发生变化，从而产生了抑制下颌向前生长的生长改良效果。

（3）临床应用及注意事项

1）矫治力的大小：一般对下颌前突畸形，每侧施加200～300g牵引力；对于功能性下颌前伸畸形，每侧施加300～500g牵引力；对骨性下颌前突，需抑制下颌向前生长使下颌向下、向后旋转生长，则每侧牵引力至少500g以上。

2）牵引力的方向：通常情况下，力的牵引方向应从颏部至髁突，使下颌产生向下、向后旋转。对有开𬌗或高角倾向的患者，牵引力的方向应通过髁突的上方，使下颌向前、向上旋转，以减小开𬌗倾向。

4. 前方牵引矫治器　适用于下颌正常，上颌发育不足，下面高不足，上、下颌骨关系矢状向不调，有生长发育潜力的患者（图17-2-22）。口内可使用𬌗垫矫治器，在尖牙颊侧附牵引钩，每侧500g力，每天至少牵引14小时。应注意加强口内矫治器的固位。

（1）适应证：适用于有生长发育潜力的上颌发育不足的Ⅲ类错𬌗畸形。

（2）作用原理：前方牵引矫治力开始时间应在儿童生长发育迸发期到来之前，牵引力不小于1～2kg。前方牵引上颌骨时以整个下颌牙弓作为支抗。

（3）临床应用及注意事项

**17**

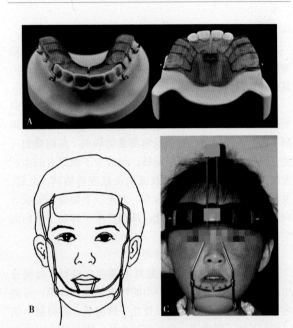

图 17-2-22　前方牵引矫治器

（重庆医科大学附属口腔医院供图）

1）口内装置固位良好。

2）每侧牵引不小于 500～800g。

3）每天戴用不得少于 14 小时。

4）3～4 周复诊一次，复诊时对软、硬组织变化进行评估。

5）在前方牵引矫治前 1 周内快速扩弓打开腭中缝。

6）对有开𬌗倾向的Ⅲ类患者，应把口内的牵引钩向前调，调至前磨牙或尖牙处。而上颌骨发育不足较重、前牙反覆𬌗深者，可在磨牙上牵引。

7）一般在前牙建立 2～4mm 覆盖时方能停止牵引。

## 四、舌侧矫治器及矫治技术

舌侧矫治器是美国 Dr. Craven Kurz 医师于 20 世纪 70

年代开始研制，经过不断地研究和临床实践，在 1976 年研发了第一代舌侧矫治器。它的美观性给口腔正畸学带来了新的飞跃（图 17-2-23）。

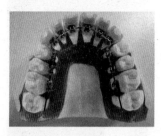

图 17-2-23　舌侧矫治技术

（重庆医科大学附属口腔医院供图）

（一）舌侧矫治技术的特点

1. 舌侧矫治技术的力学特点　与唇侧矫治不同，舌侧托槽的位置更接近牙齿的阻抗中心，受到同样的力所产生的生物学效应也不尽相同。

（1）矢状方向上，同样大小的压低和内收力量，舌侧托槽更易发生前牙的舌倾。

（2）垂直方向上，压低前牙时，若前牙倾斜度正常或唇倾，唇侧矫治较舌侧矫治产生更大的唇倾力值；若前牙舌倾，舌侧矫治更容易加重前牙舌倾，在矫治 Angle Ⅱ类深覆𬌗的患者时，应先唇展前牙再压低。

（3）水平方向上，舌侧托槽间距较唇侧小，弓丝的相对刚性增加，矫治扭转牙的难度增加。

2. 托槽定位及间接粘接技术　因为牙齿舌侧的解剖外形不规则，口内隔湿困难等原因，舌侧矫治器常采用间接粘接技术。通过口内取模，在模型上确定托槽的位置，再由转移托盘将托槽转移至口内，用光固化粘接。使托槽粘接更加准确，缩短了临床操作时间。

（二）舌侧矫治技术的适应证

可进行唇侧矫治的患者，一般均可行舌侧矫治。

**17**

（三）舌侧矫治技术的临床应用（图17-2-24）

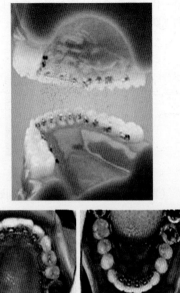

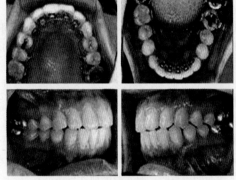

图17-2-24 舌侧矫治技术的临床应用

（重庆医科大学附属口腔医院供图）

1. 舌侧正畸治疗的步骤　包括前牙整平、转矩整平、整体内收、精细调整。

2. 舌侧矫治的弓丝选择　一般遵循以下顺序：

（1）整平排齐阶段：0.012～0.014NiTi。

（2）转矩整平阶段：0.0.17×0.017CuNiTi，0.0175×0.0175TMA。

（3）整体内收阶段：0.017×0.025TMA。

（4）精细调整阶段：0.016TMA，0.0175×0.0175TMA。

3. 结扎技术在舌侧矫治中使用双重结扎，对扭转牙采用扭转结扎。

## 五、无托槽隐形矫治器

无托槽隐形矫治技术是一种新型错𬌗畸形矫治技术，是最新的计算机图像处理和辅助设计技术，是快速成形技术应用于正畸领域的产物，在技术手段、材料方法、临床应用等方面均取得了令人瞩目的成就（图17-2-25）。

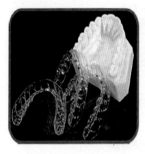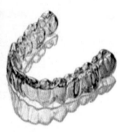

图17-2-25　无托槽隐形矫治器
（重庆医科大学附属口腔医院供图）

（一）组成

无托槽隐形矫治器是一系列透明的具有正畸效果的牙套，它们是以传统正畸理论为基础，利用精密的激光扫描技术，结合三维计算机辅助技术和先进的自动化生产设备，采用新型高分子材料生产出来的。患者按矫治过程配戴矫治器，达到理想的矫治效果。

（二）适应证

1. 个别牙齿错位或者轻度扭转。

2. 轻、中度拥挤（1~6mm），轻、中度间隙（1~6mm）。

3. 没有骨性牙弓狭窄。

4. 固定矫治器治疗后复发的病例。

5. 不愿选择固定矫治器的患者，或者有以下情

**17**

况者：

（1）只需要牙齿单纯倾斜移动。

（2）牙周状况不良或对龋齿易感。

（3）覆𬌗较浅或有轻度开𬌗。

（4）有重度牙齿磨耗。

（5）口内已有多个烤瓷、金合金或其他修复体。

（三）临床应用（图17-2-26）

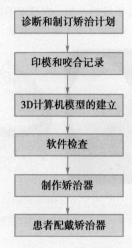

图7-2-26　无托槽隐形
矫治技术临床应用流程图

**（李新春）**

# 第三节　牙颌畸形的早期矫治

## 一、乳牙反𬌗

乳牙反𬌗按照临床情况可分为三类：个别乳牙反𬌗、乳前牙反𬌗和乳后牙反𬌗。

（一）诊断要点

1. 个别乳牙反𬌗　原则上，一段牙弓内如果有 1～2

**17**

颗牙反𬌗，称为个别乳牙反𬌗。

2. 乳前牙反𬌗　乳前牙区有 3 个以上的牙齿反𬌗，称为乳前牙反𬌗。乳前牙反𬌗可分为牙性、功能性与骨性。其中，牙性与功能性反𬌗表现为上、下颌骨比例正常，前牙一般可退至对刃位，而骨性反𬌗伴有明显的骨骼比例失常，一般不能退到对刃位，常有遗传性因素（图 17-3-1）。

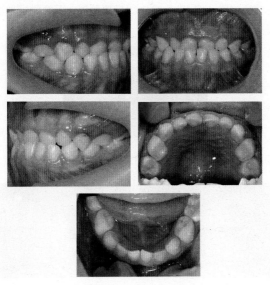

图 17-3-1　乳前牙反𬌗

3. 乳后牙反𬌗　乳后牙区有 2 个以上的后牙反𬌗，可诊断为乳后牙反𬌗。单侧乳后牙反𬌗一般是由于𬌗干扰导致下颌偏向一侧，或者由乳磨牙龋坏导致的偏侧咀嚼习惯引起。双侧乳后牙反𬌗较少见，往往带有特殊因素如腭裂修复术后等情况。

（二）治疗原则

1. 个别乳牙反𬌗　如不产生𬌗干扰，可暂不处理；出现𬌗干扰或创伤𬌗的情况，进行个别牙调𬌗，必要时使用双𬌗垫矫治器纠正。

**17**

2. 乳前牙反𬌗　多为牙性及功能性,原则上应尽早治疗,一般在3~5岁进行,太早患儿难以配合,太晚则乳牙开始替换。治疗应首先关注病因,包括扁桃体肥大、吮指习惯、前伸下颌习惯、乳尖牙磨耗不足、乳磨牙早失引起的前牙咀嚼等,阻断病因才能阻止畸形进一步发展。畸形的矫治根据反覆𬌗程度的不同,可采用的手段包括:①反覆𬌗浅,调磨牙尖;②反覆𬌗中度,双𬌗垫舌簧矫治器(图17-3-2);③反覆𬌗深,下颌联冠斜面导板(图17-3-3)。

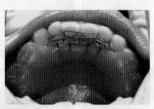

图 17-3-2　𬌗垫舌簧矫治器

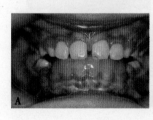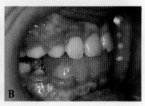

图 17-3-3　下颌联冠斜面导板

3. 骨性乳前牙反𬌗　根据颌骨畸形的情况不同,可在纠正反𬌗的同时酌情加用矫形手段(详见本章第四节中"五、前牙反𬌗")。但是骨性乳前牙反𬌗往往具有遗传因素,考虑到患儿的配合能力与疗效,对于极端病例矫形治疗无法取得良好效果的,应考虑成年后手术的可能性。

4. 乳后牙反𬌗　以病因治疗为主,可通过调𬌗、治疗龋齿等手段阻断病因。必要时也可通过𬌗垫式矫治器升高咬合,再通过四眼圈簧、上颌活动扩弓器等装置扩

**17**

大牙弓（图 17-3-4，图 17-3-5）。

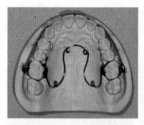 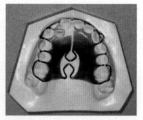

图 17-3-4　四眼圈
簧矫治器

图 17-3-5　上颌活
动扩弓器

乳牙期反𬌗的诊断及治疗见图 17-3-6。

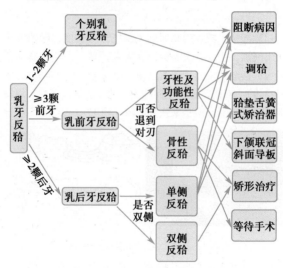

图 17-3-6　乳牙反𬌗的诊断治疗流程图

## 二、乳牙早失

乳牙早失多由于外伤、龋齿、过早拔牙等因素，会
造成后继恒牙萌出障碍、后牙前移、偏侧咀嚼等不良
后果。

**17**

（一）诊断要点

乳牙提前脱落，X线片显示后续恒牙牙根尚未发育或形成不足1/2，牙冠面有较厚的牙槽骨骨质覆盖即可诊断为乳牙早失（图17-3-7）。

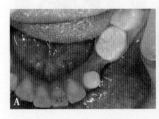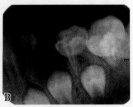

图 17-3-7　乳牙早失

（二）治疗原则

乳牙早失治疗的总原则是维持牙弓长度，保护恒牙萌出间隙，主要方法是使用缺隙保持器，常用的有固定舌弓、活动式义齿、丝圈式缺隙保持器（图17-3-8，图17-3-9）。对于已经发生间隙丢失的，还可以考虑采用缺隙开大矫治器或唇挡来恢复间隙（图17-3-10）。

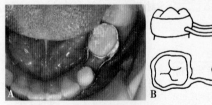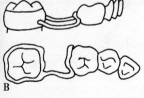

图 17-3-8　丝圈式缺隙保持器

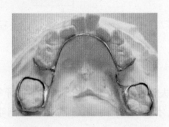

图17-3-9　舌弓式缺隙保持器

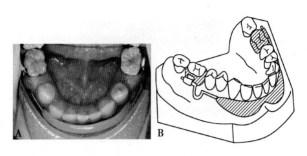

图 17-3-10　唇挡式矫治器

乳牙早失的治疗流程见图 17-3-11。

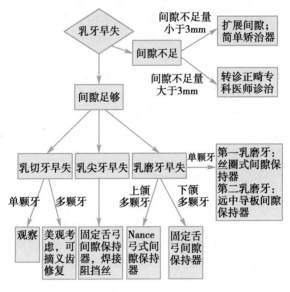

图 17-3-11　乳牙早失的治疗流程图

## 三、乳牙滞留

恒牙胚因外伤、异位、萌出道异常等因素，使乳牙根部分或完全未吸收而延迟脱落的情况称为乳牙滞留（图 17-3-12）。此外，乳牙牙根严重的根尖感染造成根骨粘连也是乳牙滞留的一个常见原因。

**17**

651

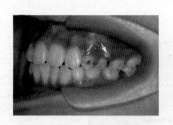

图 17-3-12 乳牙滞留

（一）诊断要点

如替换恒牙已由舌侧或唇侧萌出而被替换乳牙仍未脱落者，则可确诊为乳牙滞留。此外，如发生乳牙逾期未脱落者，可由 X 线片确诊是否存在恒牙牙胚、恒牙位置及萌出道是否异常、是否存在根骨粘连等情况。

（二）治疗原则

滞留乳牙治疗的总原则是尽早拔除，以利于恒牙萌出时进行调整。但是，必须先通过 X 线片确诊恒牙胚状态是否正常。对于可能无法自行调整的恒牙，需要定期复查，必要时根据患者的牙龄、拥挤度等情况制定牵引助萌方案。

## 四、恒中切牙间隙

恒中切牙间隙是替牙期的常见畸形，往往是由于待萌的侧切牙牙胚压迫中切牙牙根所致，是生理性畸形，随着侧切牙的萌出会消失。但是，也存在病理性的恒中切牙间隙，常由额外牙或上唇系带附着异常引起。

（一）诊断要点

病理性的恒中切牙间隙如由上唇系带附着异常引起，临床检查可见中切牙间有粗大的上唇系带与腭乳头相连，牵动上唇时腭乳头黏膜发白。此外，X 线牙片可显示上中切牙间腭中缝处牙槽嵴较宽并有 V 形缺口（图 17-3-13）。恒中切牙间隙如由额外牙引起，则可在 X 线片上看到额外牙的影像（图 17-3-14）。

**17**

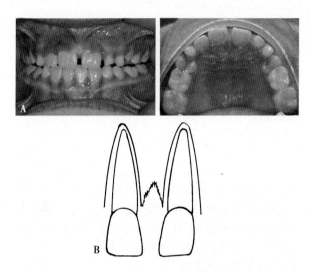

图 17-3-13 上唇系带附着过低导致恒中切牙间隙

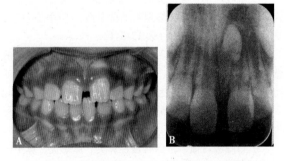

图 17-3-14 额外牙导致恒中切牙间隙

（二）治疗原则

1. 生理性恒中切牙间隙不需治疗，观察侧切牙萌出，该间隙会自行调整。

2. 额外牙引起的中切牙间隙，一般应尽早拔除额外牙，观察间隙自行调整。

3. 病理性恒中切牙间隙早期矫治的指征

（1）影响美观，患儿及家长要求矫治。

**17**

653

(2) 中切牙的位置阻碍侧切牙、尖牙的萌出。

4. 上唇系带异常引起的中切牙间隙一般使用固定矫治器向中间集中关闭。关闭间隙后需要从牙槽嵴顶仔细地切除附着异常的唇系带及全部纤维组织，以防复发。如纤维剔除不完全，极有可能因上唇活动牵拉而导致间隙复发。

## 五、口腔不良习惯

口腔不良习惯是由于口颌系统在生长发育的过程中受到异常的压力，破坏了正常的压力及殆力平衡、协调，使可塑性较强的牙、牙槽骨及颌骨发育异常。口腔不良习惯持续的时间越长，错殆畸形发生的可能性和严重程度越大。口腔不良习惯主要有吮咬习惯、异常吞咽、吐舌、口呼吸和偏侧咀嚼等。

(一) 诊断要点

1. 吮咬习惯 婴幼儿吮咬往往是生理需要，3 岁以后仍然存在或有加重趋势则为不良习惯，不同的吮咬习惯造成不同的错殆畸形 (表 17-3-1)。

2. 异常吞咽及吐舌习惯 一部分保留婴儿型吞咽的患儿，吞咽时舌伸入上、下前牙之间，表情肌与唇肌活动明显。错殆畸形表现为双牙弓前突或者前牙开殆；吐舌习惯则常见与舌体轮廓一致的楔形开殆，常伴有牙弓狭窄和下颌后下旋转。

3. 口呼吸习惯 常伴有慢性鼻炎、鼻窦炎、鼻甲肥大、腭扁桃体或咽扁桃体肥大等鼻咽部疾病，鼻呼吸道不畅。错殆畸形表现为腭穹隆高拱、上牙弓狭窄、上牙弓前突、开唇露齿、下颌后下旋转等。

4. 偏侧咀嚼习惯 常伴有一侧牙齿龋坏或缺失，面颊部不对称，咬合时下颌偏向一侧，颏点及中线偏斜，磨牙关系两侧不一致，甚至出现单侧反殆。

(二) 治疗原则

1. 尽早治疗 不良习惯时间越长，危害越大，一旦发现应尽早治疗。

**17**

表 17-3-1　错殆畸形与不良习惯一览表

| | 吮拇指 | 吮其他指 | 吮咬唇 | 吮咬颊 | 咬物 | 异常吞咽或吐舌 | 口呼吸 | 偏侧咀嚼 |
|---|---|---|---|---|---|---|---|---|
| 上牙前突，开唇露齿 | √ | | | | | | √ | |
| 腭盖高拱，牙弓狭窄 | √ | | | √ | | √ | √ | |
| 下颌后缩 | | | √ | | | | | |
| 下颌后下旋转 | √ | | | | | √ | √ | |
| 双牙弓前突 | | | | | | √ | | |
| 前牙对刃或反殆 | | √ | √ | | | | | |
| 前牙开殆 | | | | | | √ | | |
| 后牙开殆 | | | | √ | | | | |
| 局部开殆 | | | | | √ | √ | | |
| 颜面不对称 | | | | | | | | √ |
| 单侧后牙反殆 | | | | | | | | √ |
| 矫治器 | 指套、唇挡丝、腭网、颊屏 | | | | | 腭刺、腭网 | 前庭盾 | 扩弓器 |

**17**

2. 注重病因治疗 针对诱发不良习惯的原因进行阻断，如治疗鼻炎、扁桃体炎等畅通呼吸道阻断口呼吸习惯；及时治疗龋齿阻断偏侧咀嚼习惯等。

3. 强调心理因素 阻断不良习惯要多与患儿交流，通过沟通调动患儿本身的积极性，决不能采用打骂责备的方法，这会增加患儿的不安全感，不能达到效果。

4. 强调肌功能训练 正确的唇肌、舌肌、颊肌功能可恢复口内正确的肌力平衡，纠正不良习惯导致的错𬌗畸形应以纠正肌肉功能为主，单纯纠正牙颌畸形而忽略肌肉功能很难维持稳定。

5. 使用矫治器辅助破除不良习惯 指套、腭刺、唇挡丝（图 17-3-15）可用于破除吮咬习惯；腭屏或腭网可用于破除异常吞咽及吐舌习惯（图 17-3-16）；前庭盾可用于口呼吸习惯（图 17-3-17）。

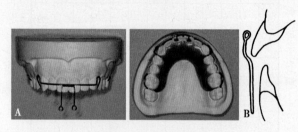

图 17-3-15 唇挡丝

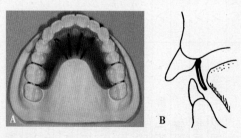

图 17-3-16 腭刺

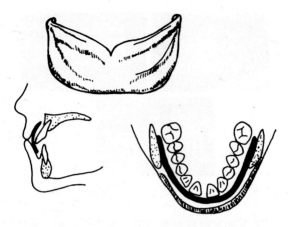

图 17-3-17 前庭盾

(宋锦璘)

# 第四节 常见牙颌畸形的诊治

## 一、牙列拥挤

### (一)诊断要点

1. 临床表现

(1) 口内：多发生于前牙区，也可见于后牙区。牙列拥挤可导致牙弓弧形不规则，左右不对称；前牙覆盖过大、覆𬴊过深，或反𬴊、无咬合接触；后牙段拥挤可表现为后牙反𬴊、锁𬴊等（图 17-4-1）。

(2) 面部：如牙齿的大小与颌骨发育均正常，仅出现牙的排列拥挤，面部一般无异常；若伴颌骨问题，则会影响面型。

2. 测量分析 恒牙列的牙列拥挤度常用模型分析，即牙弓应有弧形长度和牙弓现有弧形长度之差；Bolton 指数可对牙量大小比例进行分析。对于复杂的牙列拥挤需要结合 X 线头颅定位侧位片、全景片、CBCT 对错𬴊畸形在牙、颌、面三维方向进行综合分析。

**17**

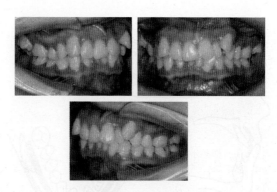

图 17-4-1　牙列重度拥挤，B3 唇向错位，A7B7 锁𬌗

牙列拥挤根据拥挤度分为轻、中、重三度（图 17-4-2）。

（1）轻度拥挤，0 < 拥挤度 ≤4mm；

（2）中度拥挤，4mm < 拥挤度 ≤8mm；

（3）重度拥挤（拥挤度 ≥8mm）。

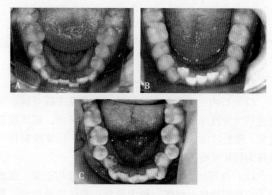

图 17-4-2　牙列拥挤分度

A. 轻度拥挤　B. 中度拥挤　C. 重度拥挤

（二）治疗原则

牙列拥挤的基本治疗原则：应用正畸手段减少牙量或增加骨量，使牙量与骨量趋向协调。其中减少牙量的途径有邻面去釉、拔牙等；增加骨量的途径有：扩展牙

弓的长度和宽度，外力刺激颌骨及牙槽骨生长等。

牙列拥挤矫治方案见图 17-4-3。

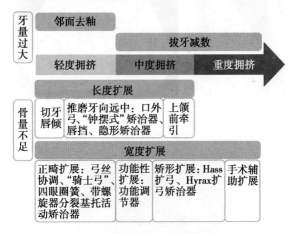

图 17-4-3　牙列拥挤矫治方案流程图

1. 轻度拥挤的矫治　一般采用非拔牙矫治，使用邻面去釉减少牙量，扩展牙弓的长度和宽度增加骨量。

（1）邻面去釉：可单独使用，或与其他矫治联合使用。

（2）切牙唇倾：适用于切牙直立或内倾的牙列拥挤病例。

（3）推磨牙向远中：适用于第二恒磨牙末萌出前、第一恒磨牙前移的病例。每侧后牙可向远中移 3~4mm，可选择口外弓、"钟摆式"矫治器、唇挡、无托槽隐形矫治器等（图 17-4-4）。

（4）矫形扩展：在上颌腭中缝尚未闭合前，使用扩弓装置扩展腭中缝，刺激骨缝内沉积新骨，分为快速扩展和慢速扩展两种方式（图 17-4-5）。

（5）正畸扩展：当上颌腭中缝缺乏骨效应时，可采用固定矫治器主弓丝协调、"骑士弓"、四眼圈簧、带螺旋器分裂基托活动矫治器等，使后牙颊向倾斜，扩大牙弓宽度，解除牙列拥挤（图 17-4-6）。

**17**

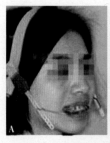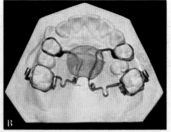

图 17-4-4 推磨牙向远中

A. 头帽口外弓　B. "钟摆式"矫治器

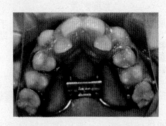

图 17-4-5 矫形扩展

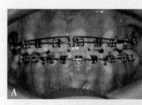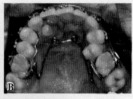

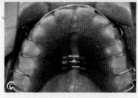

图 17-4-6 矫形扩展

A. "骑士弓"　B. 四眼圈簧

C. 带螺旋器分裂基托活动矫治器

（6）功能扩展：使用功能调节器去除唇颊肌、舌肌的不良压力，适用于替牙早期到生长发育期结束之前的患者。

（7）手术辅助扩展：适用于生长发育结束且需要骨性扩展的成人。

2. 中度拥挤的矫治　通常综合考虑患者的颌骨生长量、侧面突度、前牙唇倾度决定是否拔牙，难以决定时可采用暂不拔牙，待牙列排齐整平后再决定是否要进行拔牙矫治。

3. 重度拥挤的矫治　一般采用减数治疗。首选拔牙部位是第一前磨牙，多采用左、右、上、下对称性减数，以保持牙弓中线与面部中线一致，并保持牙弓间的对称和协调（图17-4-7）。

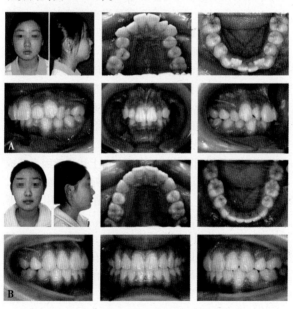

图 17-4-7　重度拥挤的矫治

A. 矫治前面像及口内像

B. 拔除上、下颌第一前磨牙矫治后面像及口内像

**17**

（三）保持

牙列拥挤矫治后，需要进行保持。一般采用可摘保持器，第 1 年患者需 24 小时全天戴用保持器，除进食时。第 2 年只在晚上配戴，直到牙齿稳定，才可停戴保持器。由于个体化差异，不同个体具体的保持方式仍需进一步评估再做相应的决定。

## 二、牙列间隙

（一）诊断要点

临床表现如下：

1. 口内　可能存在牙齿形态或数量上的异常，如过小牙、锥形牙、先天缺牙或中切牙间额外牙。也可能存在上唇系带附丽过低或舌体积过大。

2. 面型　一般情况下，面部外形多不受影响，可能由于牙齿排列异常影响侧貌。

（二）治疗原则

牙列间隙的矫治需要考虑是否关闭间隙以及如何关闭间隙，根据不同目的，矫治方案有所不同。

1. 病因治疗　根据检查可行上唇系带修整，额外牙的拔除和不良习惯的破除，如吮指、舔牙等。

2. 矫正治疗

（1）可关闭间隙的矫治方法：由上述局部因素造成的间隙，在去除病因后，若为替牙列期，可以暂时观察，间隙能自行调整；若为恒牙列期，则必须使用矫治器治疗。

（2）不可关闭的间隙的矫治方法：因先天缺牙、牙量小和舌体过大等因素造成的间隙，在不能单用矫治方法关闭时，可集中间隙后，再做修复治疗。

牙列间隙的治疗方案见图 17-4-8。

（三）保持

用矫正治疗关闭间隙的，需要保持。保持方法同前。如在矫治后需行修复者，则不必经过保持阶段。

**17**

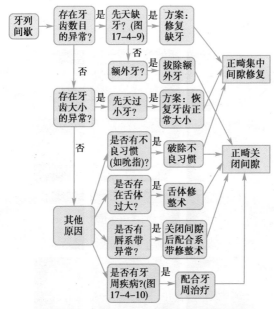

图 17-4-8　牙列间隙正畸治疗方案流程图

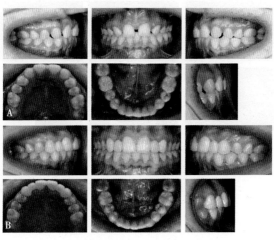

图 17-4-9　患者先天缺失 A2、B2、C1，
上颌集中间隙修复 A2、B2，下颌直接关闭间隙

A. 治疗前　B. 治疗后

**17**

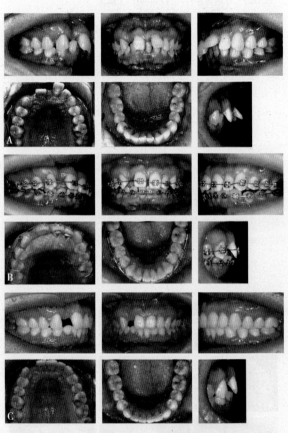

图 17-4-10　牙周病患者，上切牙唇倾散在间隙，
A2 缺失，上颌集中间隙修复 A2
A. 治疗前　B. 治疗中　C. 治疗后

### 三、前牙深覆𬌗

(一) 临床表现和检查

1. 临床表现　可分为以下三类 (图 17-4-11)：

(1) 上前牙长轴正常：多见于替牙期和恒牙早期。面部一般无畸形，严重深覆𬌗时，面下 1/3 稍显短，可见下切牙轻度拥挤，纵轴呈垂直或内倾。

(2) 上前牙唇倾：前牙覆盖增加，上前牙唇倾明显。

(3) 上前牙垂直或内倾：前牙覆盖减少，有时可为 0~1mm，伴前牙拥挤，呈严重闭锁𬌗，可咬伤上前牙舌侧或下前牙唇侧龈组织；后牙为中性𬌗或远中𬌗，下牙弓矢状曲线增大，有时上牙弓补偿曲线是反向弧形。面部外形尚好，一般呈方面形，面下 1/3 高度降低，下颌角明显突出；下颌平面角为低角型。

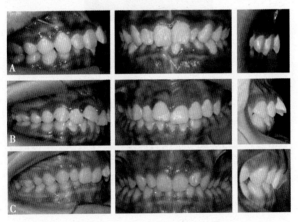

图 17-4-11　深覆𬌗

A. 上前牙长轴正常　B. 上前牙唇倾　C. 上前牙内倾

2. 临床检查　拍摄全景片和 X 线头颅定位侧位片，必要时做肌功能检查。根据覆𬌗程度将深覆𬌗分为Ⅰ、Ⅱ、Ⅲ度 (图 17-4-12)。

**17**

（1）Ⅰ度深覆𬌗：上前牙牙冠覆盖下前牙冠长的1/3以上至1/2处；

Ⅱ度深覆𬌗：上前牙牙冠𬌗：上前牙牙冠覆盖下前牙冠长的1/2以上至2/3处；

（3）Ⅲ度深覆𬌗：上前牙牙冠覆盖下前牙冠长的2/3以上。

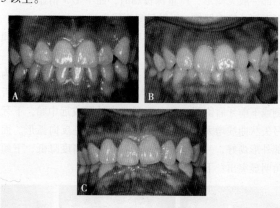

图 17-4-12　深覆𬌗

A. Ⅰ度深覆𬌗　B. Ⅱ度深覆𬌗　C. Ⅲ度深覆𬌗

（二）治疗原则

深覆𬌗的治疗按照畸形形成的机制和病因制订相应的治疗计划（图 17-4-13，图 17-4-14）。尽可能利用生长潜力，通过功能矫形改善面型；通过前倾、压低前牙同时伸长后牙，使咬合打开，牙弓整平；严重的骨性深覆𬌗则应通过牙代偿或正畸－正颌联合治疗。

## 四、前牙深覆盖

前牙深覆盖是指上颌前牙切缘至下颌前牙唇面的最大水平距离大于 3mm（图 17-4-15）。前牙深覆盖是上、下颌牙弓近远中关系的异常，大多发生于替牙期和恒牙早期。可单纯为前牙深覆盖、磨牙关系正常，也可表现为后牙远中𬌗，并伴有前牙深覆𬌗，即典型的安氏Ⅱ类1分类错𬌗。

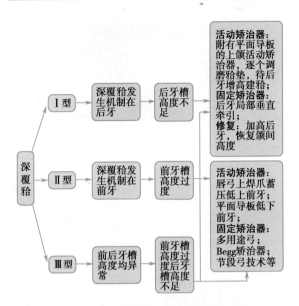

图 17-4-13 深覆殆的治疗原则示意图

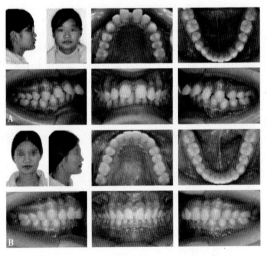

图 17-4-14 Ⅲ度深覆殆患者的矫治

A. 矫治前 B. 矫治后

**17**

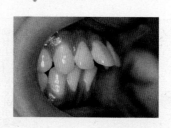

图 17-4-15 深覆盖

（一）诊断要点

1. **按病因机制分类** 按病因机制深覆盖可分为三型：

（1）牙源性：上、下颌骨之间与颅面关系一般正常，磨牙关系为中性𬌗。前牙深覆盖主要是由上颌前牙唇向错位或下颌前牙舌向错位引起，无明显的骨骼异常。

（2）功能性：因神经肌肉反射引起的下颌功能性后缩，也可以由𬌗因素所致。上颌发育一般正常，下颌在牙尖交错位时被迫处于后缩的位置，形成磨牙远中关系、前牙深覆盖。当前伸下颌至中性𬌗关系时，其上、下颌牙弓矢状关系能协调。

（3）骨骼性：由于上、下颌骨发育异常而导致上、下颌为远中错𬌗关系，后牙为远中𬌗，ANB 角通常大于 5°。

2. **前牙深覆盖** 可分为三度（图 17-4-16）：

（1）Ⅰ度深覆盖：上颌前牙切缘至下颌前牙唇面的最大水平距离为 3 ~ 5mm。

（2）Ⅱ度深覆盖：上颌前牙切缘至下颌前牙唇面的最大水平距离为 5 ~ 8mm。

（3）Ⅲ度深覆盖：上颌前牙切缘至下颌前牙唇面的最大水平距离为 8mm 以上，严重者可达 10mm 以上。

3. 拍摄全口牙位曲面体层 X 线片和 X 线头颅定位侧位片，分析颅面结构和面部高度等。

（二）治疗原则

矫治原则应及早去除病因，解除牙列不齐，减小前牙深覆盖，矫治后牙的远中𬌗关系。

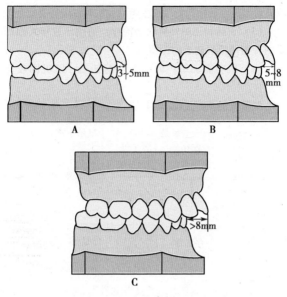

图 17-4-16　覆盖的分度

（1）病因治疗：包括破除各种不良习惯，拔除上颌牙弓内额外牙，治疗呼吸道疾病等。病因治疗后，替牙期的前牙深覆盖有可能自行调整，需进行矫治器治疗。

（2）矫治器治疗

1）活动矫治器矫治：单纯的前牙深覆盖，一般上颌牙弓内有间隙，如因不良习惯导致前牙唇向移位或是拔除额外牙后产生的间隙，可用双曲唇弓内收上颌牙弓前段，矫治深覆盖。

2）功能性矫治器：适用于上颌骨发育基本正常、下颌处于远中后缩位的生长发育期的青少年患者，常用的功能性矫治器有 Activator、Fränkel－Ⅱ型矫治器、Twin－block 矫治器和 Herbst 矫治器等。

3）固定矫治器矫治：前牙深覆盖时常需采用减数治疗，减小覆盖、排齐牙列、调整后牙殆关系。应用固定矫治器时，可以先拉尖牙向远中至中性关系，然后内收上切牙减小覆盖。如果前牙覆盖很大，需要大范围的切牙内

**17**

收，可以配合使用口外弓或微螺钉种植体以增强支抗。

（3）正畸和正颌外科联合治疗：适用于成年人因严重的骨骼畸形所造成的深覆盖。

（4）肌功能训练：训练下颌前伸肌，以巩固咬合关系。

深覆盖的治疗见图 17-4-17。

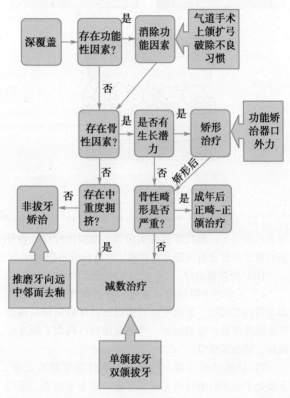

图 17-4-17　深覆盖的治疗流程图

五、前牙反𬌗

前牙反𬌗为常见的错𬌗畸形，有个别前牙反𬌗及多数前牙反𬌗。可出现在乳牙期、替牙期和恒牙期，临床

表现为下切牙位于上切牙的唇侧，形成不同程度的反覆
𬌗和反覆盖。前牙反𬌗对口腔功能、颜面美观和心理健
康有较严重的影响，并且随着患者年龄增长症状逐渐加
重，因此备受重视（图 17-4-18）。

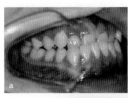
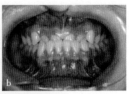
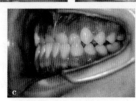

图 17-4-18　前牙反𬌗

（一）诊断要点

1. 临床表现　可单纯表现为前牙反𬌗，而后牙关系
正常，面部外形无明显异常。严重者，除前牙反𬌗外，
还有后牙为近中错𬌗和面中 1/3 发育不足，下颌前突等
畸形。

2. 分类　前牙反𬌗按致病机制分为三型：

（1）牙源性：多为局部障碍引起，表现为单纯性前
牙反𬌗，反覆盖较小，磨牙关系为中性或近中。下颌大
小形态正常，上、下颌骨关系正常，颜面基本正常。

（2）功能性：由不良哺乳姿势、𬌗干扰等引起的下
颌功能性过度前伸和前牙反𬌗，下颌大小和形态正常，
下颌能后退至前牙切对切关系，又称为假性下颌前突。

（3）骨骼性：多由遗传和疾病等因素所致的上、下
颌骨关系异常，上颌发育不足、下颌发育过度。除前牙
反𬌗外，前牙反覆盖大，磨牙为近中关系，并有颌骨畸
形，下颌前突且不能后退，颏部明显前突，侧面观呈凹
面型，可伴有面部偏斜。

**17**

3. X线检查　可拍摄全口牙位曲面体层 X 线片片和头颅定位侧位片，分析颅颌面结构，从而了解畸形的严重程度。必要时应拍摄头颅定位正位片及颞下颌关节片。

（二）治疗原则

矫治原则是及早去除病因，早期矫治，以利于颌面部向正常方向发育。

1. 病因治疗　包括纠正不良的哺乳姿势，早期破除口腔不良习惯，乳牙早失的间隙保持，乳尖牙磨耗不足的调磨和扁桃体疾患的早期治疗等。

2. 矫治器治疗

（1）上颌𬌗垫式活动矫治器：适用于乳牙期、替牙期牙源性前牙反𬌗。𬌗垫应包括所有后牙𬌗面，咬合时切牙分开 1mm，在反𬌗牙舌侧放置舌簧（图 17-3-2）。

（2）下颌前牙树脂联冠斜面导板矫治器：适用于乳前牙反𬌗和上切牙舌向错位，反覆𬌗深、反覆盖小的病例（图 17-3-3）。

（3）下颌𬌗垫式活动矫治器：适用于下颌前牙有散在间隙而上颌前牙牙体长轴基本正常的病例，应用双曲唇弓关闭下颌前牙间隙达到矫治前牙反𬌗的目的。

（4）功能性矫治器：适用于乳牙期和替牙期的功能性反𬌗和轻度骨性前牙反𬌗，如 Fränkel‐Ⅲ型矫治器（图 17-4-19）。

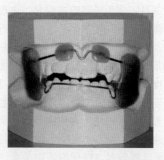

图 17-4-19　Fränkel‐Ⅲ型功能矫治器

（5）头帽颏兜：用于乳牙晚期、替牙期和恒牙初期的骨性前牙反𬌗伴有下颌前突的患者，可与其他口内矫治器联合使用，有时也作为保持装置单独使用（图17-4-20）。

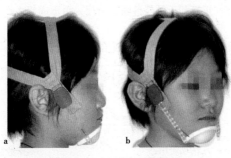

图 17-4-20　头帽颏兜

（6）上颌前方牵引器：用于上颌发育不足、位置后缩的骨性前牙反𬌗，可在替牙期或恒牙初期使用。前方牵引常与快速腭开展联合使用（图17-4-21）。

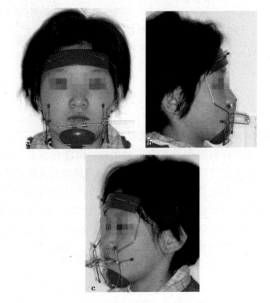

图 17-4-21　前方牵引

**17**

（7）固定矫治器：方丝弓和细丝弓矫治器均可应用，在用于恒牙期前牙反𬌗的病例时，治疗中要使用Ⅲ类颌间牵引。

（8）正畸和正颌外科联合治疗：用于成年人严重骨性前牙反𬌗的矫治。

前牙反𬌗不同阶段使用矫治器的时机见图17-4-22。

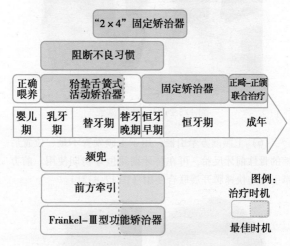

图 17-4-22　前牙反𬌗矫治器治疗时机示意图

## 六、前牙开𬌗

开𬌗是一种严重影响美观及功能的错𬌗畸形。以牙颌面部垂直向发育异常为主要表现，但常包含长、宽、高三维方向的不调。开𬌗的形成主要与异常的人体姿势、舌习惯（如吐舌习惯、伸舌吞咽习惯）、口颊肌群功能（如升颌肌群力量不足或吮拇指、咬物等不良习惯造成局部肌群功能异常）密切相关，少数与局部干扰（下颌第三磨牙前倾或水平阻生、后牙伸长）、佝偻病、遗传等有关（图17-4-23）。

（一）诊断要点

1. 开𬌗分度　按上、下颌切牙切缘间垂直距离大小作为标准将开𬌗分为三度（图 17-4-24）：

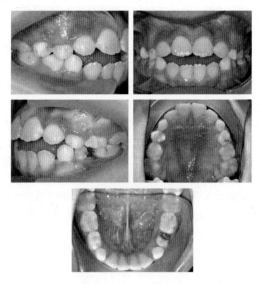

图 17-4-23　前牙开𬌗

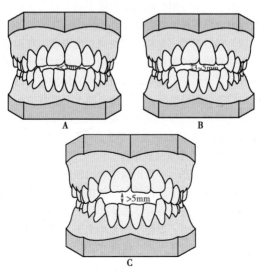

图 17-4-24　开𬌗的分度

（1）Ⅰ度：上、下颌切牙垂直分开3mm以内；

（2）Ⅱ度：上、下颌切牙垂直分开3~5mm；

（3）Ⅲ度：上、下颌切牙垂直分开5mm以上。

2. 开𬌗分类　按发生机制可分为牙性开𬌗及骨性开𬌗。

（1）牙性开𬌗：主要为牙及牙槽的问题，即前牙萌出不足，前牙牙槽发育不足或（和）后牙萌出过长、后牙牙槽发育过度，面部无明显畸形，颌骨发育基本正常。

（2）骨性开𬌗：患者除牙及牙槽的问题外，主要表现为下颌骨发育异常，下颌支短、下颌角大、角前切迹深、下颌平面陡、下颌平面角大，PP、OP、MP三平面离散度大，Y轴角大，下颌呈顺时针旋转生长型，后、前面高比（S-Go/N-Me）小于62%，面下1/3过长，严重者呈长面综合征表现，可能伴有上、下颌前牙及牙槽骨的代偿性增长。

（二）治疗原则

1. 生长早期儿童

（1）牙性开𬌗：多由不良习惯引起，治疗以去除不良习惯为主，混合牙列期可用活动矫治器加舌屏、腭刺，有助于纠正不良习惯，使用𬌗垫阻止后牙过度萌出。此期开𬌗矫治后还需加强咀嚼肌的功能训练。

（2）骨性开𬌗：如为神经肌肉功能异常，可调整不良的人体姿势和破除口腔不良习惯。治疗时采用𬌗垫颏兜口外垂直牵引尽可能抑制颌骨的垂直向发育，口内矫治器的𬌗垫可做得稍高，这可能有助于下颌髁突的生长和下颌支增长，引导下颌骨正常生长。严重的骨性开𬌗可留至成年后采用正颌-正畸联合治疗。

2. 生长后期儿童及成年人

（1）牙性开𬌗：一般用固定矫治器矫治，必要时配合后牙的𬌗垫以利于压低后牙。如伴有前牙前突、拥挤的患者，可采用拔牙矫治，选择拔除牙弓中、后段的牙，降低后牙段间距离，促使下颌发生向上、前旋转。同时注意破除患者的不良习惯，加强咀嚼肌的肌力训练。

（2）骨性开𬌗

1）轻度骨性开𬌗的矫治：轻度骨性开𬌗患者前牙垂

直开𬌗度较小，一般小于3mm。一般采用上、下颌前牙适当伸长、磨牙压低或者牙弓减数内收上、下颌前牙，来消除前牙开𬌗，建立正常的前牙覆𬌗、覆盖。

2）中度骨性开𬌗的矫治：中度骨性开𬌗患者前牙垂直开𬌗度为3~5mm。治疗此类开畸形，主要通过拔除第三磨牙提高间隙，直立已经近中倾斜的牙齿，以改变倾斜的𬌗平面，矫治开𬌗。必要时可配合种植体支抗，特殊情况下也可考虑拔除第二或第一磨牙，前移第三磨牙。

3）重度骨性开𬌗的矫治：多表现为长面综合征。此类开𬌗畸形是典型的手术治疗的适应证，单纯的正畸治疗难以达到治疗目的，只能通过正畸和正颌外科的联合矫治，以达到矫治前牙开𬌗、改善面形的目的。

前牙开𬌗的诊断及治疗见图17-4-25。

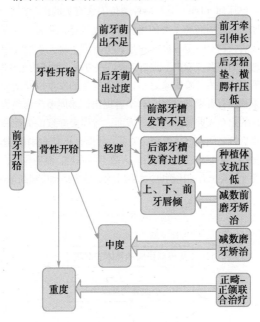

图17-4-25　开𬌗的诊断及治疗流程图

（白玉兴）

# 第十八章

## 口腔疾病与全身疾病的关系

### 第一节 糖尿病与牙周病

糖尿病（DM）是与多种遗传因素有关的内分泌异常。糖尿病与牙周病在人群的患病率均比较高，两者均为多基因疾病，都有一定程度的免疫调节异常。研究表明牙周炎与糖尿病存在"双向"促进关系。一方面，糖尿病尤其是2型糖尿病作为危险因素之一，与牙周炎的发生以及病情的严重程度有着密切关系。有学者提出，牙周炎应当列为糖尿病的第6大并发症。另一方面，牙周炎导致的炎症和胰岛素抵抗之间也存在着密切关系。牙周炎和糖尿病相互影响和制约。近年来，糖尿病患病人数不断剧增，而糖尿病合并慢性牙周炎患者的比例也大幅度上升，临床医师应提高警惕。

### 一、发病机制

#### （一）血管基膜改变

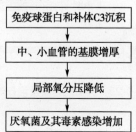

（二）炎性细胞因子的作用

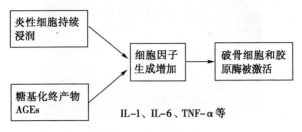

IL-1、IL-6、TNF-α 等

（三）白细胞趋化和吞噬功能缺陷

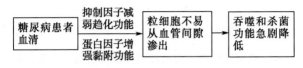

（四）胶原代谢紊乱

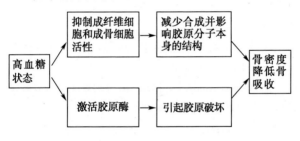

## 二、临床表现

1. 糖尿病的主要症状 "三多一少"，即多尿、多饮、多食和体重减轻，可有皮肤瘙痒。2 型糖尿病临床上常有肥胖症、血脂异常、脂肪肝、高血压、冠心病等疾病常同时或先后发生，并伴有高胰岛素血症。

2. 伴糖尿病牙周炎的表现 牙周组织的炎症较重，牙龈红肿严重而广泛，龈缘红肿呈肉芽状增生，易出血，反复发生急性脓肿，牙槽骨破坏迅速，常伴深的牙周袋和明显的牙齿松动，对常规牙周治疗反应欠佳（图 18-1-1）。

**18**

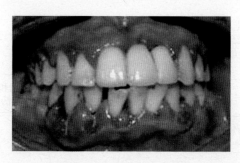

图 18-1-1　伴糖尿病牙周炎

## 三、诊断

1. 糖尿病症状　高血糖所导致的多饮、多食、多尿、体重下降、皮肤瘙痒、视力模糊等急性代谢混乱表现。

2. 随机血糖浓度≥11.1mmol/L（200mg/dl）。

3. 空腹血糖≥7.0mmol/L（126mg/dl）（正常值＜5.6mmol/L或＜100mg/dl）。

4. 在糖耐量测试中，服用75g葡萄糖2小时后血糖浓度≥11.1mmol/L（200mg/dl）。

## 四、治疗

1. 治疗要点　治疗糖尿病患者的牙周炎时必须首先控制血糖，对于血糖明显升高，伴有酮症酸中毒的患者，请内科医师会诊，依据血糖水平调节用药剂量，血糖水平控制后，立即进行牙周治疗；对于糖代谢控制不佳或有严重并发症的糖尿病患者，一般只进行应急的牙周治疗，如急性牙周脓肿等，同时给抗生素以控制感染。

（1）术前准备：控制血糖，服用抗生素。监测术前3天的空腹血糖，给予患者饮食建议，使血糖控制在7mmol/L以下。洁治前3天预防性服用抗生素，对血糖控制不好或伴有严重感染的患者，应在龈下刮治或牙周手术前请内科医师会诊，确定是否应采取其他措施防止菌血症而造成病灶感染。

（2）治疗时机：尽量安排在早餐及服药后 1.5 小时，治疗过程中要观察有无低血糖出现，如四肢发冷、面色苍白、出冷汗、头晕、心慌等症状。一经发现应终止操作，可饮糖水。

（3）严格消毒：漱口液含漱，消毒口腔黏膜。含漱药物包括 0.12% ~ 0.2% 氯己定液（洗必泰液）、复方氯己定含漱液（氯己定 + 甲硝唑）、1% 或 3% 过氧化氢液。

（4）减少损伤：动作轻柔，分区段多次刮治。操作时动作要轻柔，牵拉口腔时不可用过大的力量，以防黏膜破损增加患者感染的机会。采用超声洁治机洁治时，术中应根据牙石的大小、硬度及附着情况不同，调节超声洁牙机的功率大小。如果炎症严重者，则应分区段多次刮治，尽量缩短治疗时间。

（5）加强牙周维护：维护期缩短至 1 ~ 3 个月，强调定期复查的意义，教会正确的刷牙方法，牙线和牙缝刷的使用。

2. 伴糖尿病牙周炎的牙周治疗时机

（1）血糖控制理想的患者（空腹血糖 4.4 ~ 6.6mmol/L，HbAlc < 6.5%），牙周治疗操作同全身健康者。

（2）血糖控制良好的患者（空腹血糖 6.1 ~ 7.0mmol/L，HbAlc 6.5% ~ 7.5%），牙周治疗操作同全身健康者，尽量采用非手术治疗。当日按处方服药并合理进食，减轻患者焦虑。

（3）血糖控制差甚至存在并发症或者使用大剂量胰岛素的患者（空腹血糖 > 7.0mmol/L，HbAlc > 7.5%），可进行非手术治疗，预防性使用抗生素以减少治疗后感染和伤口不愈的发生。慎用含有肾上腺素的局麻药物，不建议牙周手术。若必须进行牙周手术治疗，尽可能控制 HbAlc < 10%，若达不到应预防性应用抗生素；如果手术会影响 1 型糖尿病患者饮食，应与患者的内科医师

**18**

协商是否需要调整胰岛素的使用剂量。

（4）血糖控制极差者，若患者空腹血糖 > 11.4mmol/L，则牙科治疗后感染概率增大，建议仅做对症急诊处理，如脓肿切开引流、全身辅助抗生素应用、口腔卫生指导、局部用药（袋内放置、冲洗、漱口剂），待血糖控制后再开始进行牙周常规治疗。

## 五、注意要点

对糖尿病患者的牙周治疗宜采取多次、短时、基础治疗为主的基本治疗原则；在初期以应急处理为主，待血糖水平控制较为稳定或内科治疗保障条件下再开始复杂治疗。

1. 详细了解患者的主诉症状及相关病史。

2. 控制感染　加强口腔及全身健康教育，必要时应用抗生素。

3. 制订周密的治疗计划，安排好治疗时间　在可能的情况下将治疗安排在胰岛素活性高峰期或高峰期后，尽量在上午早饭后和服降糖药后，治疗时间尽量缩短，控制在 2 小时内。

4. 尽量采用非手术治疗。

5. 防止低血糖　治疗前了解患者的饮食习惯及进食情况，结合用药情况考虑风险。

6. 加强牙周维护　维护期缩短至 1～3 个月，强调自身的菌斑控制及定期复查。

# 第二节　心血管疾病与牙周病

牙周感染可能是心血管疾病的危险因素之一。动脉粥样硬化斑中，可检出牙周致病菌包括牙龈卟啉单胞菌，提示它们可能通过引起动脉粥样硬化的发生、发展而影响心血管疾病的进程。

**18**

## 一、发病机制

### 1. 细菌直接作用于宿主细胞

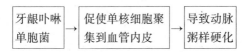

### 2. 炎性细胞因子

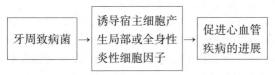

### 3. 宿主的免疫反应

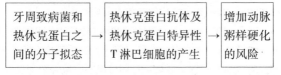

## 二、临床表现

与单纯牙周病患者相同，若服用降压药物可参照药物性牙龈肥大（图 18-2-1）的临床表现。

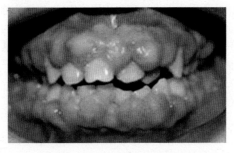

图 18-2-1　药物性牙龈肥大

**18**

## 三、诊断

请内科医师会诊以明确诊断。

## 四、治疗

1. 术前准备

（1）了解病史：详细询问相关病史，是否发生过并发症，询问患者目前的服药情况。

（2）心理准备：医师应做好安慰和解释工作，必要时可酌情应用镇静药物。

（3）测量血压：高血压患者的牙周治疗计划应参考血压状况制订。

1）高血压前期：收缩压 120 ~ 139mmHg 或舒张压 80 ~ 89mmHg，牙周治疗同健康人。

2）一期高血压：收缩压 140 ~ 159mmHg 或舒张压 90 ~ 99mmHg，常规咨询内科，每次就诊时测量血压，告知患者其血压情况，牙周治疗同健康人，减轻精神压力。

3）二期高血压：收缩压 > 160mmHg 或舒张压 > 100mmHg，常规咨询内科，每次就诊时测量血压，告知患者其血压情况；如果收缩压 < 180mmHg 和舒张压 < 110mmHg，可进行选择性的牙周治疗（常规检查、预防性洁治、牙周非手术治疗和牙体治疗）；如果收缩压 ≥ 180mmHg 或舒张压 ≥ 110mmHg，建议立即进行内科治疗，只进行急症处理（减轻痛苦、减少出血和感染），减小精神压力。

2. 术中操作

（1）麻醉药物：使用利多卡因作为局麻药物，缓慢推注，同时密切观察患者反应。

（2）无痛操作：手术动作轻柔，超声洁牙机的功率大小应适当。

（3）防止出血：治疗期间一定要密切注意出血情况，一旦发现出血不止就要马上停止并止血。

（4）心电监护：一些高危患者，可请心血管科医师

**18**

协助，心电血压监护可及时了解术中异常情况。

3. 术后处理

（1）术后复测血压、心率。

（2）术后需让患者休息 10～30 分钟。

（3）血压平稳，无心悸、胸闷等情况，方可离院。

（4）如发现异常应及时请相关科室协助治疗处理。

## 五、注意要点

1. 心血管疾病患者进行牙周治疗时，应与内科医师取得联系。

2. 配戴心脏起搏器、除颤器者，应避免使用超声波洁牙机进行洁治。

3. 高血压患者进行牙周治疗时，局麻药中肾上腺素的浓度不应大于 1∶100 000。对未经过治疗的高血压患者一般不进行牙周治疗，除非急症处理。研究表明血压在晨起时开始增高，上午 10 点左右达高峰，下午的血压则较低，所以较复杂的牙周治疗以下午为宜。在治疗过程中应避免患者在口腔治疗椅上的体位突然变化，减少体位性高血压的出现。

4. 对于不稳定性心绞痛一般不进行牙周治疗，急症处理应与内科医师商讨。对于稳定性心绞痛可选择性的进行牙周治疗。

5. 心脏搭桥术后进行牙周治疗应谨慎。6 个月内若需牙周治疗应与内科医师会诊。

6. 对风湿性心脏病、先天性心脏病和有人工心脏瓣膜者应预防性使用抗生素以防感染性心内膜炎。牙周治疗当天应服用抗生素，牙周手术抗生素的应用应延长至拆线后。

7. 脑血管意外（卒中）的患者牙周治疗时的注意事项

（1）卒中后 6 个月内不建议行牙周治疗，急症应与内科医师商讨后再做处理。

（2）卒中 6 个月后可进行牙周治疗，但每次治疗时

**18**

间要短,局麻药中肾上腺素的浓度不应大于1:100 000。

(3) 对焦虑患者可使用少量镇静剂。

(4) 卒中患者常服用抗凝药,术前应与内科医师商讨能否停药。若能停药,建议停抗凝药2~3天,如身体条件允许,停药1周后进行治疗效果最佳;若不能停药应与内科医师商讨能否进行牙周治疗。术前检查凝血功能,术中注意出血,积极控制感染,防止脑卒中的复发。

# 第三节 血液性疾病与牙周病

## 一、白血病

白血病亦称为血癌,是造血系统的恶性肿瘤,大量增殖的白细胞及其幼稚细胞(即白血病细胞)充斥骨髓腔并取代了正常的骨髓组织,使正常造血功能受到抑制。一些病例以牙龈肿胀和牙龈出血为首发症状,因此早期诊断往往由口腔科医师作出,因此需要口腔科医师可正确鉴别,早期诊断,避免误诊和漏诊。

(一) 病因

白血病患者末梢血中的幼稚血细胞,在牙龈组织内大量浸润积聚,致使牙龈肿大,这是白血病牙龈病损的原因,并非牙龈结缔组织本身的增生。

(二) 口腔表现

1. 牙龈增生、肿大 病变波及边缘龈、牙间乳头和附着龈,牙龈肿胀常为全口性,增生严重。增生牙龈的高度可能与咬合面取齐,外形不规则,呈结节状。颜色暗红发绀或苍白,组织松软脆弱或中等硬度,表面光亮(图18-3-1)。

2. 牙龈及口腔黏膜出血 牙龈出血常为自发性,且不易止住,检查口腔时可见增生的龈缘上有凝血块。牙龈和口腔黏膜上可见出血点或瘀斑。这种不能找到其他原因的出血,可能是白血病的早期症状。龈袋内出血、溢脓可造成口臭。

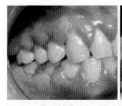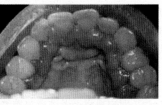

图 18-3-1　白血病的牙龈病损

3. 牙龈坏死　由于牙龈中大量幼稚血细胞浸润积聚，造成末梢血管栓塞，局部组织对感染的抵抗力降低，可使牙龈组织坏死、溃疡和假膜形成，常不易愈合，此种坏死性溃疡的附近无明显炎症反应，有口臭。

4. 牙痛、牙松动　由于大量幼稚血细胞在牙髓腔内浸润，可引起类似牙髓炎的剧烈牙痛。牙龈组织内幼稚血细胞浸润和继发感染，日久可使牙松动。

5. 可有局部和全身淋巴结肿大　最常见于颈淋巴结，呈双侧性、多发性肿大。肿大淋巴结质地软或中等硬度，不粘连，无痛。

（三）诊断

1. 根据临床表现、血细胞分析及血涂片检查，发现血细胞数目及形态异常，可做出初步诊断。

2. 骨髓检查可明确诊断。

（四）鉴别诊断

1. 以牙龈增生为主要表现的慢性龈炎　一般无自发性出血，龈缘附近有明显的菌斑、牙石等刺激因素，局部刺激物与牙龈的肿胀程度成正比。

2. 青春期龈炎、妊娠期龈炎　患者处于性激素分泌的特殊时期，虽然牙龈肿大超过局部菌斑、牙石等刺激的程度，但出血可止住，极少发生牙龈的坏死、溃疡，亦无贫血、乏力、发热等全身的症状。

3. 药物性牙龈肥大　患者有癫痫或高血压史、心脏病或接受过器官移植，并有苯妥英钠、环孢素、硝苯地平等服药史。牙龈的肥大为实质性增生，质地较坚实、

**18**

有弹性，颜色多为淡粉色，不易出血。但多数患者合并有不同程度的牙龈炎症，肥大的牙龈也会表现为质软色红、易出血，但可止住，极少发生牙龈的坏死、溃疡。

（五）治疗

1. 及时转诊至内科确诊，并与血液科医师密切配合治疗。对白血病患者进行口腔治疗时需十分谨慎，有报道在口腔治疗后病情加重，甚至拔牙后出血不止而致死者。

2. 口腔治疗最好在缓解期进行，并最大限度地维持患者的口腔卫生，减轻疼痛和创伤，尽量减少对口腔坏死组织的刺激。牙龈出血以保守治疗为主，压迫止血，局部可用止血药，如用含有肾上腺素的小棉球压迫止血，必要时可放牙周塞治剂观察数天，切实止血后再拆除塞治剂。拔牙、口腔组织活检和深部牙周刮治均属禁忌证。

3. 如根尖急性炎症所致牙痛，应尽量避免切开引流，可行开髓穿通根尖孔以利引流。

4. 在白血病的缓解期，必要时可行简单的洁治术，亦应在内科医师共同会诊下谨慎进行。

5. 任何口腔外科治疗措施均应持保守态度，在接受口腔治疗后，应密切观察感染和出血等并发症的发生。

6. 漱口液和抗生素的应用虽然对疾病治疗意义不大，但对于预防和减少坏死性、溃疡性口腔病变有十分重要的意义。对患者进行口腔卫生指导，加强口腔护理，防止菌斑堆积，减轻炎症。

（六）注意要点

1. 对白血病患者进行口腔治疗时，以保守治疗为主，切忌进行手术或活组织检查，禁用具有刺激性或腐蚀性的药物，尽量避免在操作时引起出血和继发感染。

2. 白血病患者常在早期出现口腔表现，或在疾病的发展过程中出现顽固性口腔损害，对常规治疗效果不佳，口腔医师应特别警惕。

## 二、粒细胞缺乏症

粒细胞缺乏症又称恶性中性粒细胞减少症，是继发性粒细胞减少症。在儿童中少见，主要见于 25 岁以上成年人，由循环粒细胞突然减少引起。

(一) 病因

粒细胞缺乏症可继发于药物反应、化学药物中毒、电离辐射、感染或免疫性疾病，亦可原因不明，但最常见的病因是药物反应。

(二) 临床表现

1. 发病前多数患者有某种药物接触史。

2. 起病急骤、高热、寒战、头痛、极度衰弱、全身不适。

3. 由于粒细胞极度缺乏，机体抵抗力明显下降，感染成为主要合并症。

4. 口腔病损是粒细胞缺乏的重要诊断症状，病损不局限于乳头尖或附着龈，软腭、咽峡发生坏死性溃疡，常伴发剧烈疼痛。

5. 皮肤、鼻腔、阴道、子宫、直肠、肛门均可出现炎症，局部感染常引起相应部位淋巴结肿大。

6. 肺部的严重感染可引起咳嗽、呼吸困难、紫绀。

7. 发生败血症时可伴肝损害，出现肝大、黄疸。

8. 严重者可伴中毒性脑病或中枢神经系统感染，出现头痛、恶心、呕吐、意识障碍，甚至昏迷。

9. 药物过敏者可发生剥脱性皮炎。

(三) 诊断

1. 血象　白细胞明显减少，常低于 $2 \times 10^9$/L，中性粒细胞绝对值在 $0.5 \times 10^9$/L 以下。红细胞和血小板计数在正常范围内。

2. 骨髓象　缺乏粒细胞和浆细胞。再生障碍型粒细胞缺乏症，其粒系各阶段细胞均明显减少，有时仅见少数早幼粒和原始粒细胞。免疫型粒细胞缺乏症的粒系细胞比例可能不减少，但有成熟障碍。恢复期细胞增生高

**18**

度活跃，并有一过性原始粒细胞和早幼粒细胞增多，但数日内比例恢复正常，可与急性白血病相鉴别。

3. 其他 红细胞沉降率（俗称血沉）增快，严重感染者可伴肝功异常，主要是总胆红素定量升高。

（四）治疗

1. 停用引起或可能引起粒细胞缺乏症的药物，药物引起的虽然表现为急症，但预后较好，停药后大部分可恢复。

2. 患者应隔离在单人病房，条件允许时住进无菌层流病室，做好消毒隔离，包括口腔、肛门、外阴等易感部位的局部清洗。

3. 口腔卫生指导 指导患者维护好口腔卫生，由于口腔溃疡和牙龈的肿痛，可以暂时用 0.12%～0.2% 氯己定漱口水代替机械性菌斑控制。

4. 在粒细胞恢复期进行专业的菌斑清除比较理想，在粒细胞减少期应用米诺环素作为辅助治疗能取得较好的效果。

5. 一般不建议手术治疗。

6. 全身支持治疗 加强营养，补充液体，保证足够热量。有肝损害时可用大剂量维生素 C 等护肝治疗。

（五）注意要点

1. 结合临床症状及用药史可明确诊断，及时请内科医师会诊。

2. 粒细胞缺乏症极易合并严重感染，病情危重，死亡率高，需积极抢救。

## 三、白细胞功能异常

（一）概述

1. 白细胞黏附缺陷病 是一种少见的遗传性疾病，患者常出现在近亲结婚的家族中。临床常表现为发生于皮肤、黏膜的反复性细菌性感染，无脓肿形成，组织愈合差，病变的严重程度取决于白细胞黏附分子的表达水平，表达越低病变往往越严重，但除表面黏附分子与该

**18**

病有关外，细胞活化通路有无缺陷也与该病有关。分为两型：

（1）Ⅰ型常染色体疾病（位于 21q22.3）：特征为缺乏白细胞整合素、白细胞功能相关抗原-1 和 p150/95 的 $\beta_2$ 亚单位（CD18），此种缺陷非常明显，患者的白细胞整合素水平不足正常值的 6%。纯合子表现为弥漫型青春前期牙周炎，可影响乳牙列和恒牙列，而杂合子在青春前期的牙周状况是正常的。

（2）Ⅱ型为选择素-配体缺陷，如白细胞缺乏或 gp150-Lewis。此型患者易患复发性细菌感染、中性粒细胞增多症和重度早发性牙周炎。

2. 白细胞趋化和吞噬功能的异常

（1）Down 综合征的牙周组织破坏可能与中性多形核白细胞的趋化功能低下有关，也有报道该病白细胞的吞噬功能和细胞内杀菌作用也降低。

（2）掌跖角化-牙周破坏综合征患者的牙周组织破坏可能与中性粒细胞的趋化功能抑制相关。

（3）非洲裔的侵袭性牙周炎患者中常有这些功能异常中的一种或数种。

（二）治疗

白细胞功能异常患者对菌斑微生物的防御能力下降，所以牙周炎症程度一般较重，治疗效果差，局部的菌斑控制和牙周机械治疗是非常重要，同时与内科医师会诊，应调理增强患者的免疫功能。

（三）注意要点

明确诊断，及时与内科医师会诊，增强患者的免疫力，预防术后感染。

# 第四节 遗传性疾病与牙周病

## 一、遗传性牙龈纤维瘤病

遗传性牙龈纤维瘤病又名家族性或特发性牙龈纤维

18

瘤病，为牙龈组织的弥漫性纤维结缔组织增生，是一种较为罕见的以全口牙龈广泛性、渐进性增生为特征的良性病变。

（一）病因

1. 病因和发病机制不明确，患者多有家族史，也可散发。

2. 遗传方式以常染色体显性遗传为主，少数为隐性遗传。

3. 男女患病率没有明显差别。

（二）临床表现

1. 本病可在幼儿时发病，最早可发生在乳牙萌出后，一般在恒牙萌出后，牙龈即普遍的逐渐增生。

2. 可累及全口的龈缘、龈乳头和附着龈，可直达膜龈联合，以上颌磨牙腭侧最为严重。

3. 增生的牙龈颜色正常，质地坚韧，表面呈球状或结节状，点彩明显，不易出血，无痛。

4. 唇舌侧牙龈均可发生，常覆盖牙面 2/3 以上，妨碍咀嚼，牙齿常发生移位。小儿有时可有萌牙困难。

（三）诊断

根据典型的临床表现或有家族史，无家族史者不能排除此病。

（四）鉴别诊断

1. 药物性牙龈增生　有服药史而无家族史；主要累及牙间乳头和龈缘，仅少数重症者波及附着龈，而牙龈纤维瘤病则可波及附着龈。药物性增生程度相对较轻，增生牙龈一般覆盖牙冠 1/3 左右，而牙龈纤维瘤病则常覆盖牙冠的 2/3 以上；药物性牙龈增生者伴发慢性龈炎较多，组织学观察与纤维型牙龈肥大者相似，而牙龈纤维瘤病则仅偶见炎症细胞。

2. 以增生为主要表现的慢性龈炎　一般伴有炎症，主要侵犯前牙的牙间乳头和龈缘。增生程度较轻，覆盖牙冠一般不超过 1/3。一般有明显的局部刺激因素，无长期服药史及家族史。

（五）治疗

1. 牙龈增生程度较轻时，可通过洁治、刮治术和保持良好的口腔卫生进行有效的控制。

2. 牙龈纤维瘤病的治疗以牙龈成形术为主，需要进行牙龈切除术及牙龈成形术。有人主张用翻瓣术的内斜切口结合牙龈切除术，可保留附着龈，并缩短愈合过程。

3. 术后易复发，复发率与口腔卫生的好坏有关，保持良好的口腔卫生可避免复发或延缓复发。本病为良性增生，复发后仍可再次手术。

4. 部分患者在青春期后可缓解，故手术最好在青春期后进行。有报道在拔牙后，牙龈增生能逐渐消退，但由于患者年龄小，累及牙数多，故一般不主张拔牙。

## 二、掌跖角化-牙周破坏综合征

掌跖角化-牙周破坏综合征又名 Papillon-Lefèvre（PLS）综合征，由该两位学者于 1924 年首次报道本病。已证实是一种罕见的常染色体隐性遗传性疾病，本病较罕见，发病率约为百万分之一至四。

（一）病因

迄今为止，PLS 详细的病因和机制尚不完全清楚。但是经过近 10 年的研究发现一些重要的因素影响着 PLS 的发生、发展。其中，遗传因素、免疫因素以及与其重度牙周破坏表现相关的口腔微生物被认为是最主要的病因。组织蛋白酶 C（CTCS）基因突变是 PLS 的致病基础。

（二）临床表现

1. PLS 患者大多在出生 11 个月至 4 岁发病，大部分皮肤病损与口腔病损同时发生，但也可见皮肤病损早于口腔病损者。

2. 有少部分 PLS 患者的皮肤病损和（或）口腔病损出现在成年后。

3. 以掌跖过度角化为典型特征，手掌、足底、膝部

**18**

及肘部局限性的皮肤红斑、脱屑、皲裂，鱼际等受压力较大的部位相对严重，大多左右对称，冬季可加重，约有 1/4 患者易有身体其他处感染。

4. 患儿智力及身体发育正常。

5. 牙周病损在乳牙萌出不久即可发生，有深牙周袋，炎症严重，溢脓、口臭，牙槽骨迅速吸收，约在 5~6 岁时乳牙即相继脱落，创口愈合正常。待恒牙萌出后又按萌出的顺序相继发生牙周破坏，常在 10 岁时即自行脱落或拔除。有的患者第三磨牙也会在萌出后数年内脱落，也有报道第三磨牙不受侵犯。

（三）诊断

1. 目前 PLS 诊断主要依靠典型的临床表现。

2. CTCS 基因突变检测以及 CTCS 活性测试，将为 PLS 诊断提供更准确的依据。

（四）治疗

PLS 患者牙周破坏严重，对常规的牙周治疗效果不佳，患牙的病情继续加重，往往导致全口拔牙。多数国内外学者主张局部和全身联合治疗，以控制牙周炎症反应，减缓乳牙脱落，确保恒牙正常萌出和维护其牙周健康为治疗目标。

1. 对患者及其家属进行口腔卫生指导，严格控制菌斑，维持良好的口腔卫生，定期进行口腔维护，配合全身使用广谱抗生素及调节机体机能的药物（如补肾固齿丸）。

2. 有报告称对幼儿可将其全部已患病的乳牙拔除，当恒切牙和第一恒磨萌出时，口服 10~14 天抗生素，以彻底消除菌斑，防止恒牙发生牙周破坏。

3. 若患儿就诊时已有恒牙萌出或受累，则将严重的恒牙拔除（也有人主张将已萌出的恒牙全部拔除），重复多疗程的口服抗生素，同时进行彻底的局部牙周治疗，每 2 周复查和洁治一次，保持良好的口腔卫生。这此情况下有些患儿新萌出的恒牙可免于罹病。

4. 定期对牙周情况进行评估，必要时行牙周手术

**18**

治疗。乳牙缺失后，应及时制作间隙保持器或活动义齿修复，以保持颌间间隙和恢复患儿的咀嚼功能，防止颌骨发育不足。恒牙缺失，待炎症控制后，应及时恢复失牙间隙，可采用活动义齿修复，也可采用种植体修复。待恒牙全部萌出（除第三磨牙），且其牙周情况良好的时候，可考虑正畸治疗矫治 PLS 患者的咬合畸形。

## 三、Down 综合征

Down 综合征又名先天愚型或染色体 21-三体综合征，为一种由染色体异常所引起的先天性疾病，本病可有家族性。

（一）临床表现

1. 特殊面容　主要表现为面部扁平，眶距增宽，鼻梁低宽，颈部短粗。常有上颌发育不足、牙齿迟萌、牙间隙较大、系带附着位置过高等。

2. 牙周表现　几乎所有患者均有严重的牙周炎，且其牙周破坏程度远超过菌斑、牙石等局部刺激物的量。全口牙齿均有深牙周袋及炎症，以下颌前牙较重，有时可有牙龈退缩。病情迅速加重，有时可伴坏死性龈炎。乳牙和恒牙均可受累。

3. 可有智力低下、语音发育障碍、行为障碍、运动发育迟缓、生长发育障碍。

4. 约有 1/2 的病例并发先天性心脏病，易患传染性疾病和白血病，约 15% 患儿于 1 岁前夭折。

（二）诊断

1. 对外周血细胞染色体核型分析。

2. 可行羊水细胞染色体检查。

3. 产前筛查血清标志物。

4. 可常规做 X 线片、超声、心电图、脑电图等检查。

（三）治疗

无特效药物。彻底的常规牙周治疗和认真控制菌斑，

**18**

695

可减缓牙周破坏。以进行长期耐心的教育和训练为主，采用综合措施，包括医疗和社会服务。

（四）注意要点

1. 遗传性牙龈纤维瘤病以牙龈增生为主，覆盖牙面 2/3 以上，一般无家族史，无用药史及明显的炎症。

2. 对青少年重症牙周炎者要注意全身表现及可能的遗传因素。

# 第五节　梅　毒

梅毒是由苍白螺旋体引起的慢性性传染病，几乎可侵犯全身各器官，并产生极为复杂的临床表现。梅毒可以很多年无症状而呈潜伏状态，主要通过性传播，也可通过胎盘传播引起流产、早产、死产和胎传梅毒，可在口腔形成典型的病变。

## 一、临床表现

### （一）后天梅毒

1. 一期梅毒　主要症状为硬下疳，有高度传染性。

（1）硬下疳

1）唇硬下疳：一期梅毒最常见的口腔损害。上下唇都可发生。唇下疳常引起唇及周围组织肿胀，其表面有黄色薄痂或为光滑面，可形成溃疡，触之较硬，下颌下淋巴结肿大。

2）舌硬下疳：病变多位于舌前份，表面光滑呈粉红色，覆以灰白色假膜，触之稍硬，无痛，颏下及下颌下淋巴结肿大。

（2）淋巴结肿大：腹股沟及患处附近的淋巴结肿大，大小不等，质硬，不粘连，无痛。

2. 二期梅毒　皮肤可发生对称泛发皮疹、斑疹、丘疹、脓疱疹等。口腔损害表现为黏膜炎和黏膜斑，传染性强。

（1）梅毒性黏膜炎：黏膜呈弥漫性充血，可见于

**18**

颊、舌、软腭悬雍垂、舌腭弓、磨牙后区，可形成溃疡，表面覆以假膜。

（2）梅毒黏膜斑：是二期梅毒最常见的口腔损害。以舌黏膜最多见，损害呈灰白色、光亮而微隆的斑块，圆形或椭圆形，直径约为 0.3 ~ 1.0cm 或更大。疼痛不明显，黏膜斑常为多个。

3. 三期梅毒　口腔黏膜损害主要是梅毒性舌炎、舌白斑和树胶肿。

（1）三期梅毒舌炎：初起时在舌面出现舌乳头消失区，光滑发红，范围逐渐扩大，表现为萎缩性舌炎。舌部有时呈分叶状，表面光滑，伴裂沟，表现为弥散性间质性舌炎。

（2）舌白斑：三期梅毒舌炎可发生白斑，且容易恶变为鳞癌。

（3）树胶肿

1）腭树胶肿：可发生于硬腭、软硬腭交界处或舌腭弓附近。初起黏膜表面有小结节，以后逐渐扩大，中心软化、破溃，造成软腭及舌腭弓附近组织破坏及缺损。硬腭树胶肿可造成口腔与鼻腔穿通。

2）舌树胶肿：好发于舌背。发生在舌体深层的树胶肿一般只有一个，发生在舌体浅层常为单个或几个结节状物，其表面黏膜充血。损害的中央逐渐软化、破溃，形成不规则的穿凿性溃疡，严重者造成组织缺损，影响舌体功能。

（二）先天梅毒

切牙呈半月形，切缘较牙冠中部窄。磨牙呈桑葚状或蕾状，牙尖向中央凑拢。釉质发育不全。先天梅毒还可有特殊面容、鞍鼻等表现。

二、诊断

梅毒的病程长，临床表现可与某些疾病表现相似，如腺周口疮、口腔念珠菌病等，因此必须结合病史、临床表现及实验室检查结果，进行综合分析，才能作出诊

**18**

断。为确诊梅毒，需要进行以下实验室的辅助检查：

1. 非梅毒螺旋体抗原血清试验。

2. 梅毒螺旋体血清试验 包括：①血细胞凝集（TPHA）；②明胶凝集（TPPA）；③酶联免疫吸附试验（ELISA）；④荧光螺旋体抗体吸收试验（FTA-ABS）。

实验室检查结果特异性强，可用作诊断。

## 三、治疗

1. 及早发现，及时正规治疗，愈早治疗效果愈好。剂量足够，疗程规则。不规则治疗可增加复发率及促使晚期损害提前发生。青霉素是治疗梅毒的首选药物，对青霉素过敏者可口服红霉素或阿奇霉素。

2. 治疗先天梅毒牙可采用光固化复合树脂或全冠修复，恢复牙冠形态，改善美观，恢复咀嚼功能。

3. 口腔科医护人员应有高度的认识和自我保护意识，检查治疗前叮嘱患者用0.1%过氧化氢液进行口腔含漱。检查时应戴手套、口罩、护目镜，避免用手直接触摸病灶。

## 四、注意要点

1. 出现梅毒可疑症状者应去正规医院的性病专科就诊，早期诊治，一旦明确诊断，需充分配合医师，彻底治疗。

2. 对可疑患者均应进行预防检查，做梅毒血清试验，以便早期发现新患者并及时治疗。

3. 接触有可疑液体的皮肤、黏膜等部位，应立即用肥皂、流动水彻底冲洗，皮肤部位可用乙醇消毒。若被感染患者使用过的锐利器械刺伤时，应尽早挤压伤口至体液渗出。

4. 梅毒黏膜斑是梅毒最常见的临床表现之一，许多患者往往会认为是口腔溃疡来就诊。临床治疗时，应详细询问病史，遇到首诊口腔无痛性溃疡者，要做血清学检查，排除梅毒可能性。口腔黏膜梅毒传染性很强，在诊治口腔梅毒患者时，应严格执行各种消毒、灭菌制度及操作规程，减少医院感染，做好医护自身防护。

# 第六节　艾滋病的口腔表征

艾滋病即获得性免疫缺陷综合征（或称后天免疫缺乏综合征，AIDS），是一种由人类免疫缺乏病毒（简称HIV）的反转录病毒感染引起的以人体 $CD4^+T$ 淋巴细胞减少为特征的进行性免疫功能缺陷，继发各种机会性感染、恶性肿瘤和中枢神经系统病变的综合性疾患。此病为致命性疾患，患者一旦染上 HIV 后，约 3 个月内机体可产生相应的抗体，至出现明显症状约为 3~5 年，其死亡率几乎可达 100%。约半数患者其存活期仅 1.5 年左右，至今尚无理想的治疗方法。

## 一、临床表现

1992 年世界卫生组织艾滋病感染口腔表征协作中心制定了艾滋病口腔表征的分类及诊断标准，该标准分为 3 类。

（一）第一类为与艾滋病感染密切相关的口腔表征

1. 口腔念珠菌病　最常见的类型是假膜型念珠菌病，也可表现为红斑型念珠菌病和口角炎。病情较严重或反复发作。

2. 毛状白斑　男性患者多见，好发于双侧舌缘，表现为垂直皱褶样，可延伸至舌背或舌腹，呈白色或灰白色斑块。

3. 牙周病　如牙龈线形红斑、坏死性溃疡性牙龈炎、坏死性溃疡性牙周炎。

（1）坏死性溃疡性龈炎的诊断依据：①牙龈红肿，龈乳头与边缘龈呈虫蚀样破坏，表面有灰色坏死组织，可致龈乳头消失；②牙龈出血，疼痛明显，腐败性口臭，可有发热及局部淋巴结肿大；③急性期病变区坏死物涂

**18**

片经瑞氏染色可见大量梭形杆菌和螺旋体；④病势汹涌，破坏迅速。

（2）坏死性溃疡性牙周炎的诊断依据：①牙龈组织红肿，虫蚀样破坏，表面有灰白色坏死组织，龈乳头消失，露出死骨；②牙齿松动；③骨吸收和附着丧失异常严重，但局部牙周组织炎症并不严重；④病情进展速度，组织快速丧失（4周内）；⑤重度疼痛和自发性出血；⑥龈下菌斑可查有厌氧菌和念珠菌。

4. 卡波西肉瘤。

5. 非霍奇金淋巴瘤。

（二）第二类为与艾滋病感染相关的口腔表征

1. 非特异性溃疡。

2. 唾液腺疾病　因分泌减少引起的口干症、单侧或双侧唾液腺肿大。

3. 血小板减少性紫癜。

4. 病毒感染（除 EB 病毒外）　如单纯疱疹性口炎、人类乳头状瘤病毒感染（尖锐湿疣、灶性上皮增生、寻常疣）、带状疱疹病毒感染。

5. 坏死性溃疡性龈口炎。

（三）第三类为可见于艾滋病感染的口腔病变

1. 细菌感染　如伊氏放线菌、大肠杆菌、肺炎杆菌感染。

2. 上皮样血管瘤病。

3. 猫抓病。

4. 药物反应。

5. 除念珠菌以外的真菌感染　如隐球菌、赘生物、地丝菌属、毛霉菌、黄曲霉菌感染、组织胞浆菌荚膜病。

6. 神经病变　如面瘫、三叉神经痛。

7. 复发性阿弗他溃疡。

8. 病毒感染　如巨细胞病毒感染、上皮软疣。

**18**

## 二、诊断

### （一）流行病学史

1. 患有性病或有性病史。

2. 有不安全性生活史 包括同性和异性性接触。

3. 有共用注射器吸毒史。

4. 有医源性感染史。

5. 职业暴露史。

6. HIV 感染者或艾滋病患者的配偶或性伴侣。

7. HIV 感染母亲所生子女。

### （二）临床表现

1. 急性 HIV 感染综合征。

2. 持续性全身淋巴结病。

3. HIV/AIDS 相关临床表现和疾病。

### （三）实验室诊断

1. HIV 抗体筛查试验阳性。

2. HIV 抗体确证试验阳性。

## 三、治疗

艾滋病的治疗应该遵循及早诊断、及早治疗，要按照医嘱治疗，具体问题具体分析，检查与治疗性伴侣等原则。目前还没有可治愈艾滋病的药物，已经研制出的一些药物只能在某种程度上缓解艾滋病患者的症状和延长患者的生命。积极接受医学指导和治疗，可帮助艾滋病患者缓解症状、改善生活质量。

艾滋病尚无特效的疗法，也没有疫苗预防接种。但总的治疗原则为抗感染、抗肿瘤、杀灭或抑制 HIV 病毒、增强机体免疫机能。如疑似为艾滋病患者应请内科医师会诊，尽早确诊。

## 四、注意要点

1. 出现艾滋病可疑症状者应去正规医院的性病专科就诊，早期诊治，一旦明确诊断，需充分配合医师，彻

**18**

底治疗。

2. 艾滋病患者可按常规进行牙周治疗，但注意预防术后感染，建议全身用抗菌药，首选奥硝唑200mg，每日3~4次，共服5~7日，还需使用0.12%~0.2%氯己定含漱液。

（潘亚萍　宋　佳　关晓兵）

# 参考文献

1. 胡德瑜. 口腔预防医学. 第 6 版. 北京：人民卫生出版社，2012.

2. 卫生部办公厅关于印发《口腔预防适宜技术操作规范》的通知. 原卫生部公报，2009.

3. 齐小秋. 第三次全国口腔健康流行病学调查报告. 北京：人民卫生出版社，2008.

4. Poul Erik Petersen. 21 世纪继续提高人类口腔健康水平（世界卫生组织全球口腔卫生策略）. 中华口腔医学杂志，2004，39（6）：441-444.

5. ADA Policy Statement 1. 2. 3：Oral Hygiene，2002.

6. 李刚. 《中国居民口腔健康指南》解读. 北京：中国医药科技出版社，2010.

7. 张志愿. 口腔颌面外科学. 第 7 版. 北京：人民卫生出版社，2012.

8. 高学军，沙月琴. 现代口腔内科学诊疗手册. 北京：北京医科大学出版社，2000.

9. 张志愿，沈国芳. 口腔颌面外科临床手册. 第 3 版. 北京：人民卫生出版社，2009.

10. 孙永刚，王兴. 现代口腔颌面外科学诊疗手册. 北京：北京医科大学出版社，2000.

11. 邱蔚六. 口腔颌面外科学. 第 6 版. 北京：人民卫生出版社，2010.

12. 张震康，俞光岩. 口腔颌面外科学. 北京：北京大学医学出版社，2007.

13. J. O. Andreasen, F. M. Andreasen, L. K. Bak-

land，et al. 牙齿外伤手册. 第 2 版. 葛立宏，译. 北京：人民卫生出版社，2006.

14. 龚怡. 牙外伤. 北京：人民卫生出版社，2009.

15. 樊明文. 牙体牙髓病学. 第 4 版. 北京：人民卫生出版社，2012.

16. 葛立宏. 儿童口腔医学. 第 4 版. 北京：人民卫生出版社，2012.

17. 马绪臣. 颞下颌关节病的基础与临床. 第 2 版. 北京：人民卫生出版社，2004.

18. 王翰章，周学东. 中华口腔科学：口外·正畸卷. 第 2 版. 北京：人民卫生出版社，2009.

19. 陈谦明. 口腔黏膜病学. 第 3 版. 北京：人民卫生出版社，2008.

20. 路再英，钟南山. 内科学. 第 7 版. 北京：人民卫生出版社，2008.

21. 余擎. 牙科临床规范化操作图谱. 第 2 版. 北京：人民卫生出版社，2014.

22. 孙正，牛光良. 社区全科口腔医师临床实践. 北京：人民军医出版社，2011.

23. 马绪臣. 口腔颌面医学影像诊断学. 第 6 版. 北京：人民卫生出版社，2012.

24. E. Whaites，N. Drage. Essentials of Dental Radiography and Radiology. 5th ed. London：Churchill Livingstone Elsevier，2013.

25. 周学东，岳松龄. 实用龋病学. 北京：人民卫生出版社，2008.

26. J. O. Andreasen. 牙外伤教科书及彩色图谱. 第 4 版. 葛立宏，龚怡，译. 北京：人民卫生出版社，2012.

27. 彭彬. 牙髓病学. 北京：人民卫生出版社，2010.

28. 凌均棨，陈智. 口腔医学 口腔内科分册. 北京：人民卫生出版社，2015.

29. Markus Haapasalo，Ya Shen，Domenico Ricucci. Rea-

sons for persistent and emerging post-treatment endodontic disease. Endodontic Topics, 2008, 18：31-50.

30. David Figdor, Kishor Gulabivala. Survival against the odds：microbiology of root canals associated with post-treatment disease. Endodontic Topics, 2011, 18：62-77.

31. Paul V Abbott. Diagnosis and management planning for root-filled teeth with persisting or new apical pathosis. Endodontic Topics, 2008, 19：1-21.

32. 孟焕新. 牙周病学. 第4版. 北京：人民卫生出版社, 2012.

33. 孟焕新. 临床牙周病学. 第2版. 北京：北京大学医学出版社, 2014.

34. 王勤涛. 牙周病学. 北京：人民卫生出版社, 2011.

35. 曹采方. 临床牙周病学. 第2版. 北京：北京大学医学出版社, 2014.

36. Brower RC. Furcation morphology relative to periodontal treatment. Furcation root surface anatomy . J Periodontol, 1979, 50（1）23-27.

37. 斯崇文, 贾辅忠, 李家泰. 感染病学. 北京：人民卫生出版社, 2004.

38. 陈谦明. 口腔黏膜病学. 第4版. 北京：人民卫生出版社, 2012.

39. 张学军. 皮肤性病学. 第6版. 北京：人民卫生出版社, 2004.

40. 徐治鸿. 中西医结合口腔黏膜病学. 北京：人民卫生出版社, 2008.

41. 周红梅, 周刚, 周威, 等. 口腔黏膜病药物治疗精解. 北京：人民卫生出版社, 2010.

42. 黄伟, 曾宪涛, 冷卫东, 等. 双磷酸盐相关性颌骨坏死的循证治疗：附3例报道. 中国口腔颌面外科, 2013, 11（3）：221-228.

43. 杨万群, 黄飚, 梁长虹. 双磷酸盐相关性颌骨坏死影像学研究进展. 中国医学影像技术, 2010, 26 (2): 381-383.

44. 邱蔚六. 口腔颌面-头颈肿瘤学. 北京: 人民卫生出版社, 2011.

45. 周树夏. 口腔颌面外科手术学. 第 2 版. 北京: 人民军医出版社, 2004.

46. 张志愿. 口腔颌面肿瘤学. 济南: 山东科学技术出版社 2004.

47. 鲁塞. 唇腭裂综合治疗学. 石冰, 译. 北京: 人民卫生出版社, 2011

48. 张志光, 张国辉, 罗国钦, 等. 新编唇腭裂整复术. 济南: 山东科学技术出版社, 2008。

49. Mossey PA, Little J, Munger RG, et al. Cleft lip and palate. Lancet, 2009.

50. Ma J, Huang YQ, Yao C, et al. Parental health and social support in the first trimester of pregnancy and the risk of oral clefts: a questionnaire-based, case-control study. Plast Reconstr Surg, 2015, 135 (1): 212-218.

51. 邱蔚六. 口腔颌面外科理论与实践. 北京: 人民卫生出版社, 1998.

52. 维斯梅. 牙种植学的负荷方案·牙列缺失的负荷方案 (第 4 卷). 宿玉成, 译. 北京: 人民军医出版社, 2009.

53. Papaspyridakos P, Chen CJ, Singh M, et al. Success criteria in implant dentistry: a systematicre view. J Dent Res, 2012, 9 (3): 242-248.

54. PD. Waite. Alveolar bone grafting techniques for dental implant preparation. Oral and Maxillofacial surgery clinics of North America, 2010, 22 (3): ix-x.

55. Laura Maestre-Ferrín. Augmentation procedures for deficient edentulous ridges, using onlay autologous grafts: An update. Med Oral Patol Oral Cir Bucal, 2009,

(8): e402-407.

56. Mardinger O, Abba M, Hirshberg A, et al. Prevalence, diameter and course of the maxillary intraosseous vascular canal with relation to sinus augmentation procedure: a radiographic study. Int J Oral Maxillofac Surg, 2007, 36 (8): 735-738.

57. Solar P, Geyerhofer U, Traxler H, et al. Blood supply to the maxillary sinus relevant to sinus floor elevation procedures. Clin Oral Impl Res, 1999, 10 (1): 34-44.

58. Hom-lay Wang. ABC Sinus augmentation classification. International Journal of Periodontics & Restorative Dentistry, 2008, 28 (4): 383-389.

59. Daniel Buser. 牙种植学的引导骨再生: 20 年的进展. 第 2 版. 宿玉成, 译. 北京: 人民军医出版社, 2011.

60. D. Buser, JY Cho. A Yeo. Surgical manual of implant dentistry: step by step procedures. Quintessence Publishing Co. Inc, Hanover Park, Illinois, 2007.

61. Leonardo Vanden Bogaerde. A proposal for the classification of bony defects adjacent to dental implants. Int J periodontics restorative Dent, 2004, 24: 264-271.

62. WS 273-2007-梅毒诊断标准. 中华人民共和国卫生行业标准. 北京: 人民卫生出版社, 2008.